U0339614

Joseph E. Muscolino
Foreword by Ruth Werner

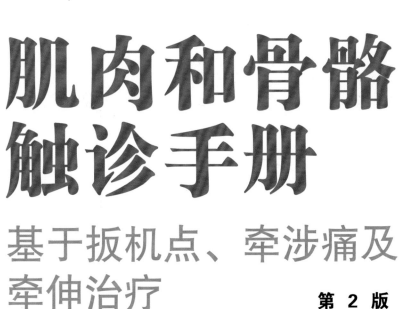

肌肉和骨骼
触诊手册

基于扳机点、牵涉痛及
牵伸治疗
第 2 版

THE MUSCLE & BONE
PALPATION MANUAL
with Trigger Points, Referral Patterns, and Stretching

Second Edition

主　编　〔美〕约瑟夫·E.穆斯科利诺
主　审　励建安　许光旭
主　译　王红星　刘守国

天津出版传媒集团
天津科技翻译出版有限公司

著作权合同登记号：图字：02-2016-62

图书在版编目(CIP)数据

肌肉和骨骼触诊手册：基于扳机点、牵涉痛及牵伸
治疗／（美）约瑟夫·E.穆斯科利诺
(Joseph E. Muscolino) 主编；王红星，刘守国主译. —
天津：天津科技翻译出版有限公司，2021.9(2025.2 重印)
　书名原文：The Muscle and Bone Palpation Manual
with Trigger Points, Referral Patterns, and
Stretching
　ISBN 978-7-5433-3987-3

Ⅰ.①肌… Ⅱ.①约… ②王… ③刘… Ⅲ.①肌肉骨
骼系统-触诊-手册　Ⅳ.①R680.4-62
　中国版本图书馆 CIP 数据核字(2019)第 265461 号

Elsevier (Singapore) Pte Ltd.
3 Killiney Road, #08-01 Winsland House I, Singapore 239519
Tel：(65) 6349-0200；Fax：(65) 6733-1817

The Muscle and Bone Palpation Manual with Trigger Points, Referral Patterns, and Stretching, second edition
Copyright © 2016 by Mosby, an imprint of Elsevier Inc. All rights reserved.
Copyright © 2009 by Mosby, Inc., an affiliate of Elsevier Inc.
ISBN：9780323221962

This translation of The Muscle and Bone Palpation Manual with Trigger Points, Referral Patterns, and Stretching, second edition by Joseph E. Muscolino, was undertaken by Tianjin Science & Technology Translation & Publishing Co., Ltd. and is published by arrangement with Elsevier (Singapore) Pte Ltd.

The Muscle and Bone Palpation Manual with Trigger Points, Referral Patterns, and Stretching, Second edition by Joseph E. Muscolino, 由天津科技翻译出版有限公司进行翻译，并根据天津科技翻译出版有限公司与爱思唯尔(新加坡)私人有限公司的协议约定出版。
《肌肉和骨骼触诊手册：基于扳机点、牵涉痛及牵伸治疗》(第2版)(王红星，刘守国主译)
ISBN：9787543339873

Copyright © 2021 by Elsevier (Singapore) Pte Ltd. and Tianjin Science & Technology Translation & Publishing Co.,Ltd.

All rights reserved. No part of this publication may be reproduced or transmitted in any form or by any means, electronic or mechanical, including photocopying, recording, or any information storage and retrieval system, without permission in writing from Elsevier (Singapore) Pte Ltd. and Tianjin Science & Technology Translation & Publishing Co.,Ltd.

声明

本译本由天津科技翻译出版有限公司完成。相关从业及研究人员必须凭借其自身经验和知识对文中描述的信息数据、方法策略、搭配组合、实验操作进行评估和使用。由于医学科学发展迅速，临床诊断和给药剂量尤其需要经过独立验证。在法律允许的最大范围内，爱思唯尔、译文的原文作者、原文编辑及原文内容提供者均不对译文或因产品责任、疏忽或其他操作造成的人身及/或财产伤害及/或损失承担责任，亦不对由于使用文中提到的方法、产品、说明或思想而导致的人身及/或财产伤害及/或损失承担责任。

Printed in China by Tianjin Science & Technology Translation & Publishing Co., Ltd. under special arrangement with Elsevier (Singapore) Pte Ltd. This edition is authorized for sale in the People's Republic of China only, excluding Hong Kong SAR, Macau SAR and Taiwan. Unauthorized export of this edition is a violation of the contract.

中文简体字版权属天津科技翻译出版有限公司。

授权单位：Elsevier (Singapore) Pte Ltd.
出　　版：天津科技翻译出版有限公司
出 版 人：方　艳
地　　址：天津市和平区西康路 35 号
邮政编码：300192
电　　话：(022)87894896
传　　真：(022)87895650
网　　址：www.tsttpc.com
印　　刷：天津海顺印业包装有限公司
发　　行：全国新华书店
版本记录：889mm×1194mm　16 开本　35.5 印张　1000 千字
　　　　　　2021 年 9 月第 1 版　2025 年 2 月第 2 次印刷
　　　　　　定价：320.00 元

(如发现印装问题，可与出版社调换)

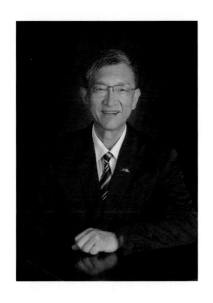

励建安 教授,主任医师,博士研究生导师。美国医学科学院国际院士。南京医科大学第一附属医院康复医学中心主任。亚洲与大洋洲物理医学与康复医学学会候任主席。

主要擅长心血管康复、神经康复、功能评定。此外,积极参与推动体医融合、康养融合、大数据人工智能与主动健康、康复机器人和智能辅具、肿瘤康复、心肺康复等。

曾主持国家自然科学基金 4 项,国家十一五课题子课题 2 项,国家十二五支撑项目子课题 1 项,国际合作项目 6 项等。获得中华医学奖三等奖 1 项,江苏省科技进步二等奖 2 项和三等奖 1 项,江苏医学奖二等奖和三等奖各 1 项,2014 年获得第九届中国医师奖和国家优秀教师称号。

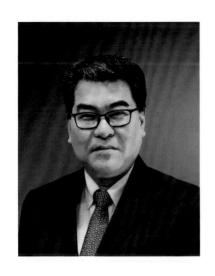

许光旭 教授,主任医师,博士研究生导师。南京医科大学康复医学院院长,江苏省人民医院康复医学中心老年康复医学科主任。现任江苏省康复医学会会长,江苏省康复医学专业质量控制中心主任。中国康复医学会副秘书长,中国医师协会康复医师分会副会长,中国医促会康复医学分会副主任委员,中国康复医学会运动疗法专业委员会主任委员,中国康复医学会社区康复工作委员会副主任委员,中国康复医学会质量控制工作委员会副主任委员,国家康复医学质量控制专家委员会副主任。

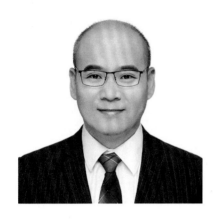

王红星 博士,主任医师,博士研究生导师,东南大学附属中大医院康复医学科主任。曾在北京协和医院进修学习,两次公派赴美国华盛顿大学、美国印第安纳大学留学。现任中国康复医学会电诊断专业委员会副主任委员、中国康复医学会康复医学教育专业委员会副主任委员、中华医学会物理医学与康复分会青年委员、中国研究型医院学会神经再生与修复专业委员会基础学组委员、江苏省预防医学会康复医学专业委员会主任委员、江苏省康复医学会常务理事、江苏省康复医学会神经肌肉电生理诊断专业委员会主任委员及康复教育专业委员会副主任委员、南京康复医学会副理事长,《中华物理医学与康复杂志》通讯编委、《中国脑血管病杂志》编委。

主要擅长脑卒中、脊髓损伤、骨骼肌肉疾病、疼痛的康复诊疗,尤其在神经电生理、神经阻滞、神经源性膀胱临床康复方面具有丰富的临床经验。

主持和参与国家自然科学及省市级课题 10 余项,中国—挪威国际合作教育课题 1 项。以第一作者或通讯作者发表 SCI 论文及中文核心期刊论文 30 篇,主编、副主编及参编专著和教材 10 余部。

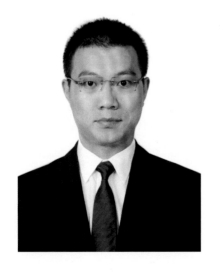

刘守国 康复医学博士,江苏省人民医院康复医学中心副主任治疗师,南京医科大学康复医学院肌骨物理治疗学课程负责人。

现任江苏省康复医学会工伤康复专业委员会副主任委员,南京康复医学会康复治疗专业委员会副主任委员,江苏省康复医学会康复治疗专业委员会常务委员,江苏省康复医学会运动康复专业委员会常务委员,江苏省中医药学会手法研究专业委员会常务委员。临床上主要从事肌骨系统疾病物理治疗工作。

译者名单

主　审　励建安　许光旭

主　译　王红星　刘守国

译校者　（按姓氏汉语拼音排序）

陈　煜　胡筱蓉　蒋学永　兰纯娜　刘　强

刘守国　鲁　俊　王红星　吴亚文　夏　楠

杨京辉　伊文超　于大海　张文通　郑　瑜

郑　泽　周大威

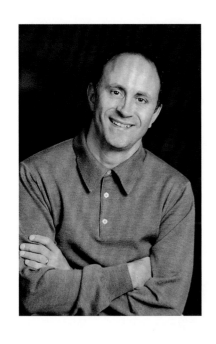

Muscolino 博士从事神经肌肉骨骼、筋膜和内脏解剖以及生理学、运动学和病理学课程的教学超过 25 年。他在 Elsevier 出版了以下专著：*The Muscular System Manual: The Skeletal Muscles of the Human Body, 3rd Edition; Kinesiology: The Skeletal System and Muscle Function, 2nd Edition; Musculoskeletal Anatomy Coloring Book, 2nd Edition; Musculoskeletal Anatomy Flashcards; Flashcards for Bones, Joints, and Actions of the Human Body; Flashcards for Palpation, Trigger Points, and Referral Patterns;* 以及 *Mosby's Trigger Point Flip Chart with Referral Patterns and Stretching*。他还出版了 *Manual Therapy for the Low Back and Pelvis: A Clinical Orthopedic Approach and Advanced Treatment Techniques for the Manual Therapist: Neck*。

Muscolino 博士在 *Massage Therapy Journal* 和 *Journal of Bodywork and Movement Therapies*，以及其他杂志共发表 50 余篇与手法和运动治疗相关的论文。他还为手法和运动治疗师出版了大量的 DVD。Muscolino 博士也是一名国际讲师和指导者，在全世界开办了推行手法和运动治疗继续教育的工作坊，主体涵盖骨科评定、治疗技术、人体力学、尸体解剖以及基础生物力学/运动学。他也开设过临床骨科和手法治疗（COMT）认证班。他是一位美国按摩治疗与身体认证委员会（NCBTMB）认可的继续教育提供者，并成立了很多继续教育机构（CEU）用于按摩治疗师的认证更新。

Muscolino 博士从纽约州立大学宾汉姆顿分校哈勃学院获得生物学学士学位。他从俄勒冈州波特兰的西部州立脊椎指压学院获得整骨博士学位，并获得在美国康涅狄格州、纽约州和加利福尼亚州的执业资格。Muscolino 博士在康涅狄格州从事临床工作 30 年，对每一位患者他都能将软组织治疗与整骨有机结合起来。

审阅者

Robin McCauley Bozark, BA, BS, D.C., M.A., DABCO
Logan College of Chiropractic
Chesterfield, Missouri

Natalie Cormier, Biologist, LMT
Professor of Continuing Education in Sciences
Continuing Education Coordinator
Daytona College
Ormond Beach, Florida

Suzanne Greenspan, RMT, CAT(C), Dip. SIM, B.H.K
Ontario College of Health and Technology
Stoney Creek, Ontario

Renee M. Hicks, NCLMBT
Owner/Director/Instructor
Maiden School of Massage & Bodywork Therapy
Maiden, North Carolina

Jill Ellen Leary, RD, LMT
West Des Moines, Iowa

Melissa Rogan, RMT, RAC, ART
Alberta Massage Training
Grande Prairie, Alberta

第 1 版编者名单

Sandra K. Anderson, BA, NCTMB

Leon Chaitow, ND, DO

Judith DeLany, LMT

Neal Delaporta, NCTMB

Mike Dixon, RMT

Sandy Fritz, MS, NCTMB

Beverley Giroud, LMT, NCTMB

Gil Hedley, PhD

Glenn M. Hymel, EdD, LMT

Bob King, LMT, NCTMB

George Kousaleos, BA, LMT, NCTMB

Whitney Lowe, LMT

Bob McAtee, NCTMB, CSCS, CPT

Thomas Myers, LMT, NCTMB, ARP

Fiona Rattray, RMT

Monica J. Reno, LMT, NCTMB

Susan G. Salvo, BEd, LMT, NCTMB

Diana L. Thompson, LMP

Benny Vaughn, LMT, ATC, CSCS, NCTMB

Tracy Walton, MS, LMT

Ruth Werner, LMP, NCTMB

在"健康中国"大政方针的指引下,中国康复医学迅猛发展,康复医学的从业人员不断增多。康复医疗人员从事临床检查和手法治疗干预的需求日趋紧迫,而有效的检查和治疗依赖于从业者对于人体精确表面解剖技术的全面理解和执行。作为一名康复医学的从业者和教育者,我们在临床实践及高校教育中一直渴望拥有一本能教授大家精确执行体表解剖检查的教科书,而本书正好可以满足我们的需求。本书是一本关于肌肉骨骼系统体表解剖触诊的专著,详尽地介绍了体表触诊技术,为临床工作者及学生提供了精确定位相关结构的路线图。

全书主要分为三个部分。第一部分主要介绍了评估和治疗技术。第二部分主要介绍了骨、骨性标志、关节及韧带的触诊。第三部分是本书的重点,用十一个章节详细介绍了肌肉的体表触诊。编者用分区域和分层的结构组织方法,可视化地将肌骨系统结构的相对深度及与周围组织关系呈现给读者。全书配备了大量体表解剖手法触诊图片,简洁明了地向读者阐述了肌骨系统触诊技术的操作和应用。该书是物理治疗师,特别是从事肌骨手法治疗的物理治疗师的重要参考工具,也适用于骨科医师、康复医师、运动医学从业人员。本书也适合运动爱好者参考阅读,有助于他们了解和认识自身骨骼肌肉解剖,从而正确看待运动中出现的各种问题,并及时发现和正确处理。

王红星和刘守国两位主译有着多年的肌骨系统疾病临床治疗经验,其组织的翻译团队成员有着扎实的外语翻译能力,这些都为全书的翻译质量提供了有力保障。但全书篇幅巨大,翻译中难免存在错误及不妥之处,敬请相关专家、同仁及读者批评指正。

南京医科大学第一附属医院

康复医学中心主任

美国医学科学院国际院士

随着社会发展，人们的生活方式和行为习惯发生了重大变化，肌肉骨骼功能障碍导致的疼痛、活动受限成为影响健康和生活质量的重要原因，物理治疗作为肌肉骨骼疾病的有效手段受到更多关注和重视。基于运动学和生物力学的肌肉骨骼触诊手法是肌肉骨骼系统功能性评估的重要手段，是实施精准物理治疗的前提。

纵观当前的教学体系，无论是大学的医学专业教育，还是临床实践中的继续教学，肌肉骨骼的解剖多侧重于形态结构、肌肉起止点、神经支配以及功能等内容。既无肌肉骨骼表面解剖和触诊的课程，又缺少相关的专业参考书。

王红星和刘守国两位教授之前翻译出版的《触诊技术：体表解剖》一书得到业内同行的关注和认可。本次担纲主译由美国 Joseph E. Muscolino 教授主编的《肌肉和骨骼触诊手册：基于扳机点、牵涉痛及牵伸治疗》，更侧重于肌肉骨骼的触诊方法和技巧。本书提供的大量触诊图片以及图文解释，准确地展现了肌肉和骨骼的定位以及触诊步骤，特别是针对具体肌肉的扳机点、牵涉区域以及牵伸治疗方法等进行了图文描述，无疑是物理治疗师，特别是从事手法治疗的物理治疗师的宝贵参考工具。此外，该书也适用于骨科医师、康复医师、疼痛科医师以及运动医学专业人员和队医，有助于提高其体格检查和评估能力。

该书的主译及翻译团队成员具有扎实的外语基本功，多人有国外留学经历，并从事骨骼肌肉疾病的临床评估和物理治疗工作多年，具有全面的解剖学基础和丰富的临床经验，从而能够保证该书的翻译质量。

南京医科大学康复医学院

中文版前言

　　《肌肉和骨骼触诊手册:基于扳机点、牵涉痛及牵伸治疗》由美国 Joseph E. Muscolino 教授主编。本书是此前主译出版的《触诊技术:体表解剖》的补充和深入。作者结合自己多年的丰富临床经验,对骨骼和肌肉表面触诊技巧、牵伸治疗、扳机点等进行了图文介绍,并将各结构的触诊技巧和步骤清晰地呈现给读者,使读者可以更加形象地理解和掌握不同层次肌肉的触诊方法。

　　选择翻译此书,是因为该专著填补了国内医学教育课程体系中有关肌肉骨骼解剖及触诊技术相关课程的空白。本书有助于物理治疗师在康复评估及实施手法治疗时做到精准定位,有的放矢。对于临床医师和康复医师在骨骼肌肉疾病的体格检查和诊断中,该书的肌肉触诊知识可以使检查思路更为清晰,体格检查操作更为精准。通读全书,犹如对人体每一部位肌肉触诊的一次旅行,每张图片就像一件精美的艺术品。特别是该书重点提及的不同肌肉扳机点、牵涉区域以及对应的牵伸治疗方法,对临床治疗具有指导意义。

　　此书的翻译出版得到南京医科大学第一附属医院、南京医科大学康复医学院及南京医科大学附属江苏盛泽医院、天津科技翻译出版有限公司的大力支持,特此感谢! 鉴于译者水平有限,翻译中难免有不准确甚至错误之处,敬请同仁和读者指正,以利于我们再次印刷时纠正。

序 言

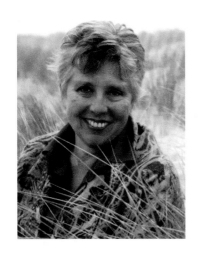

Werner 是一位教育家和作家,对按摩治疗非常有兴趣。她的专著 *A Massage Therapist's Guide to Pathology* 已为第 7 版,在世界范围的按摩学校被广泛使用。她为 *Massage and Bodywork* 杂志撰写专栏,并在全世界进行面授和在线继续教育课程。她是按摩治疗联盟的前任主席,也是按摩治疗教育领域中的一名积极活跃的志愿者。

很荣幸能为 2008 年夏天出版的第 1 版《肌肉和骨骼触诊手册:基于扳机点、牵涉痛及牵伸治疗》写序言。我非常了解这部著作的文本和格式。即便是几年后我仍旧对这些图片印象深刻。但最让我感动的是,这本书已成为今天学生学习的必不可少和期待的专著。

坦率地讲,我非常羡慕这些今天在学校可以学习按摩治疗的学生。现在教学设施多样,他们所接触的技能远比我的 125 小时准入教育广泛。最为重要的是,今天进入按摩学校的学生会有这些教科书和其他专门为他们设计的学习工具。这些东西在我们那个年代是绝对没有的。在 20 世纪 80 年代,我们没有肌肉骨骼系统的教科书可以帮助我们学习运动学知识。而且,我们没有足够的时间对人体功能进行根本的了解和认识。对于大部分医生来说,利用所学知识做出临床判断的能力是有所欠缺的,也包括我自己。

许多学习按摩治疗的学生需要达到充分理解的程度才能学习好肌肉解剖。他们看到这一长串带有附着点和功能的肌肉名单,会感到不知所措。这看起来非常抽象,语言也很生疏,并且"记住它"的目标看起来遥不可及。而本书透彻、清晰并且完美地解释了这些概念。

更好的是,这一版新增加了将那些概念直接应用于临床的工具和方法。现在,按摩治疗教育越来越重视技能的发展,而设计巧妙的第 2 版可以满足这种需求。图解治疗师辅助牵伸、每章包含病例分析,以及可打印的被检者自我管理图表均体现出这本书的优点。学生参加工作以后也会发现这本书仍然必不可少,因为这些知识不仅适用于职业开始阶段,而且在该领域终身都需要。

第 2 版继续明确满足按摩实践者和学生的需求,并保持语言易读、能充分反映人体这一精美艺术,同时聚焦于怎么用这些知识让每一位按摩治疗师学会治疗被检者的方法。每一页都是准确无误、一丝不苟。这本书给按摩治疗师和学生提供了很多方法和技巧,不仅可使他们成为软组织的专家,并且能与其他健康管理提供者进行很专业的交流,以使他们的被检者得到最好的治疗结果。

我坚信第2版将是一种很好的工具,有助于新一代治疗师做好准备,以提升被检者的生活质量。这本书将继续为按摩教育设定最好的标准,这是支持我们所有人的一个共同目标。

Ruth Werner, BCTMB

俄勒冈州沃尔德波特

前　言

框架结构

《肌肉和骨骼触诊手册：基于扳机点、牵涉痛及牵伸治疗》(第 2 版)分为 3 部分。

第 1 部分涵盖了评估和治疗技巧。前两章介绍了触诊的艺术和科学。这两章非常简单明了地介绍了让你成为一名高效、自信触诊者的指导原则。第 3 章通过提供软组织手法(按摩)和绘图的方式显示并完成按摩治疗。鉴于人体力学对学生和治疗师的重要性，第 4 章提供了10 项指导原则，可以更好地提高工作效率。第 5 章介绍了什么是扳机点、它们怎么形成的以及适合于缺血/持续压迫的可能治疗方法。第 6 章介绍了如何推断出需要进行牵伸的肌肉，以及怎么实施高级的牵伸技术，例如收缩放松(CR)牵伸[也被称为体感感觉神经肌肉促进(PNF)牵伸]，以及拮抗肌(AC)牵伸。

第 2 部分由 3 章组成，包括人体骨骼触诊、骨骼标记点和关节，还包括了韧带组织。有效地触诊人体骨骼、骨骼标记点是进行肌肉触诊前非常关键的第一步。关节的有效触诊也是评估被检者的一项必要技巧。该部分的每一章还包括了人体韧带的前、后、侧面的图文介绍。

第 3 部分是本书的主体部分。共有 11 章，涵盖了人体骨骼肌的触诊。每一章代表人体一个部位肌肉触诊的一次旅行。对于每一块肌肉，通过一步步触诊进行展现，并通过推理对每一步触诊进行解释，以便读者能很好地理解并能轻松记住，而不是死记硬背。在人体图像上生动地绘画出骨骼和肌肉的图片，为触诊提供了最准确和清晰的骨骼和肌肉展示。此外，对于自我牵伸和治疗师辅助牵伸，本书提供了每一块特定肌肉牵伸的图文，以及扳机点和扳机点牵涉区域的图文解释。

特色

- 最为合适的触诊体位以及图文解释。
- 肌肉的详细信息，包括附着点、功能、肌肉绘图。
- 触诊时，彩色的肌肉骨骼绘图准确地展示肌肉和骨骼，有助于定位组织和标记点，同时通过详细的触诊步骤进行解释，并配有起始体位图示。
- 扳机点、牵涉模式以及每块肌肉的自我牵伸和治疗师辅助牵伸，为特殊被检者的评估和治疗提供了指导原则。
- 对于贯穿整章、在整个章节中没有详细展开讨论的肌肉，则简单地介绍了这些肌肉的触诊和扳机点。
- 为每块肌肉的触诊注意事项和触诊要点提供了更深入的信息，以加强触诊知识，并为激发记忆重现提供有趣的注意点。

- 第7~9章包括了所有骨骼以及如何触诊骨骼和其标记点。这些章的彩色示意图为治疗师展示了皮肤下骨骼的可视化触诊。
- 每一章开头都有概述、本章大纲、本章目标和关键词。

本版的更新

- 问题回顾,允许学生去讨论基本概念并整合每章的知识点。
- 进一步思考,激发学生的兴趣并挑战他们的推理技能。
- 第2部分格式的重新调整。内容通过叙事的格式展示,以与本书的其他部分相一致,从而使读者更易于学习。
- 病例研究为学生提供了汇总和临床推理的机会。
- 治疗师辅助牵伸的绘图。这些牵伸方法与被检者自我牵伸绘图一起为读者提供了完整的牵伸可视化展示。

没有哪本专著能像本专著一样提供如此多的资源,包括完整、清晰的触诊方法,高质量的图解,其是学习的重要助手。而且还提供了一套完整的骨骼肌牵伸和扳机点的图解。在怎么触诊、怎么牵伸、扳机点理解、完整的韧带覆盖、所有主要按摩手法和遮盖方法、完整的人体力学的内容方面,此专著可以代替图书馆中的3~4本书。

Joseph E. Muscolino

致 谢

撰写的时间越久,就越意识到如果没有大家的鼎力相助,根本就无法完成这样的一部专著。我特别感激在致谢部分能有机会公开地感谢每一位在这部专著的撰写方面给予帮助的人。

首先,我要感谢我所有的学生,毕业的和在读的。很少有人意识到,在一群思维敏捷、积极上进的学生面前讲课是最好的学习方法。每一次学生对我讲课内容提出问题,都有助于我去斟酌下一次讲课怎么说和怎么表达为最好。对于作为老师和作者的我来说,他们给予我的帮助是不可估量的。

有很多学生帮助我编辑照片,这是第4章和第6章以及第7~9章的工作基础。非常感谢!我也必须感谢 Ania Kazimierczuk 和 Amy Van Buren 两位按摩治疗师,他们帮助我制作治疗师辅助牵伸的图片。我也特别感谢一名叫 William Courtland 的学生,是他第一次激发我写专著的兴趣。许多年前,他的一句"你应该写一本书"让我现在踏上成为一个作者的道路。

许多年前,我的一位教授曾经说过:"我们总是站在前人的肩上",这是对的。我衷心感谢过去和现在的与肌肉骨骼解剖、生理、运动学、触诊、评估和治疗相关的专著的作者们。我们所有人都要互相学习,并将我们最好的内容展示给购买这些专著的学生、治疗师、教师和指导者。

这部专著的亮点之一是插图。很多时间我是对这些插图进行补充说明而不是其他内容。特别感谢 Jeanne Robertson 在本书的第1和第2部分中对精美、干净、清晰图片所做的贡献。我也特别感谢来自加拿大 Lightbox Visuals 的 Ken Vanderstoep,他提供了第3部分的精美的扳机点和牵伸方法图解。对于肌肉和骨骼插图的模特,Frank Forney、美国科罗拉多州的 Dave Carlson 以及 Lightbox Visuals 的 Giovanni Rimasti 我的感激之情难以表达。这些令人赞叹的插图为本书增添了很多光彩。同时也要给予 Lightbox Visuals 的 Jodie Bernard 深深的谢意,与她一起工作趣味无穷。她有超强的能力,时刻都在工作状态,我非常乐于与她一起工作,她具有多种优良品质。

为了第3部分许多插图中的漂亮照片,以及本书其他的照片,我需要再次感谢另一位伟大的加拿大人 Yanik Chauvin,Yanik 是一位非常出色的摄影师和合作者。

再次感谢 Elsevier 的编辑、设计和制作团队在第1版中的贡献,特别是 Laura Loveall、Ellen Kunkelmann、Linda Mckinley、Julia Dummitt、April Falast、Linda Duncan 和 Kellie White,并且感谢 Jennifer Watrous,我的策划编辑,也是我编写第1版的全程搭档。现在,特别感谢 Elsevier 团队为第2版所做的付出,包括 Pat Costigan、Rachel McMullen、Becky Leenhouts 和 Julia Dummitt 以及第2版的全程合作者 Shelly Stringer。

特别感谢 Sandy Fritz 和 Susan Salvo 撰写了按摩手法和遮盖技巧一章的主体部分。感谢那些在该书上付出很多时间的按摩治疗教育者的出色组织。您的参与让我倍感荣幸。我也很荣幸邀请到我的好友 Ruth Werner 为本书作序。

最后,最真挚地感谢我的家人,特别是我的妻子 Simona Cipriani。在为了创作这部专著而不能陪伴你的日日夜夜中,是你的耐心、理解和支持让我坚持下去。我爱你们并期待这部专著最终完成之后有更多的时间陪伴你们!

感谢 Diane 给予我的爱和支持,并鼓励着我生命中的每一天。

谨以此书献给我过去、现在以及未来的所有学生。我一直认为课堂和生活即为学习和成长。能成为你们生活中的一部分是一份恩赐，让我们一起面对那些错综复杂的问题以及一张张解剖、生理、运动学、触诊和治疗的图片。我的很多知识都是在教室里和你们一起学习的，谢谢你们！

特别感谢 Diane C. Schwartz，她的勇气、精神和爱心，以及对生活和学习的热情一直并将永远激励着我和每一位认识她的人。

这不仅是一本医学专著
更是读者的高效阅读解决方案

建议配合二维码使用本书

【本书配有读者交流群】

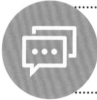 读者入群可与书友分享阅读本书的心得体会和实践体验，提升业务水平，马上扫码加入！

【特配资源】

 医学能力技术提升：入群领取"课件ppt"，可观摩课件，深度了解作者对按摩的临床研究。

 推荐阅读：可获取更多临床按摩系列图书推荐。

【入群步骤】

(第一步) 微信扫码。

(第二步) 根据提示加入交流群。

(第三步) 入群领取学习资源。

微信扫码入群

目　录

第 1 章

触诊简介

概述

本章介绍触诊的一般准则。我们将首先讨论扳机点触诊的两大目标——靶结构的位置和评定。之后,我们将展示用以解释如何触诊的一般准则。在患者的检查和治疗过程中都要强调触诊的重要性。本章包括帮助提升触诊技巧的练习,以及关于无论何时触摸患者都要实践触诊技巧的建议。

注意:本章涵盖的触诊导言对读者成功触诊第7~9章中骨骼以及骨性标记非常有效。由于骨骼和骨性标记是表面包裹着软组织的硬性组织,其触诊相对简单,因此,许多结构在其包裹的组织下显得格外突出,例如结节、骨干、凹陷和髁。然而,肌肉触诊更加细微和具有挑战性。因此,这部分将在第2章中重点介绍。在尝试第10~20章的肌肉触诊前,请先阅读肌肉触诊的艺术与技术。第2章将更深入探讨触诊,同时提供更翔实和复杂的方法和准则,以用于肌肉触诊。

本章大纲

什么是触诊
触诊的目的:位置和评估
如何触诊
触诊的时机
如何学习触诊

本章目标

阅读完本章,学生/治疗师应该能够完成以下内容:

1. 解释本章关键词。
2. 探讨如何结合治疗师的双手和大脑来进行有思考的触诊。
3. 呈现并探讨触诊两大目标的重要性。
4. 描述触诊中缓慢移动的重要性。
5. 探讨触诊中适当压力的重要性。
6. 探讨组织障碍的重要性和其与触诊的关系。
7. 探讨触诊质量的重要性。
8. 探讨触诊的重要性不仅在于对患者的检查中,还在于治疗中。
9. 描述一项可以用于改进触诊技巧的练习。
10. 解释持续练习触诊技巧的重要性。

关键词

适当压力	思考意图	思考触摸
触诊	触诊解读	靶肌肉
靶组织	组织边界	

什么是触诊

触诊有多种定义。触诊一词源于拉丁文"palpatio"，意思是"触摸"。然而，这个解释过于简单，因为触诊的含义更广阔。触诊的内在含义不仅仅是触摸，还包括对所触摸物的感觉和知觉。在此层面上，触诊不仅仅涉及手指和手，触诊还包括思考。成功的触诊要求我们带着思考进行。触诊时，治疗师要关注思考意图；换句话说，治疗师必须掌握自己的手。治疗师必须将相关解剖知识与手指从患者身上得到的信息相结合，然后传送到大脑中。治疗师的大脑要时刻感受来自患者的感觉，同时结合思考（图1-1）。在评估和治疗中结合思考意图即可达到思考触摸。

框 1-1

治疗师不仅可用手指或手触诊患者，有时候还可以用前臂、肘，甚至脚来触摸患者。通常，本书提及治疗师接触患者即指用手指或手。

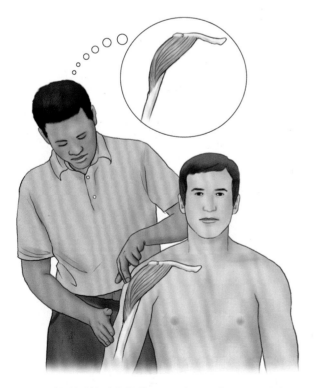

图 1-1　触诊既是手指触摸，也是大脑运作。通过治疗师的手感知的信息必须与解剖知识相结合。

触诊的目的：位置和评估

触诊有两大目的：其一是定位靶结构；其二是评定靶组织。

框 1-2

靶组织常用来命名治疗师想触诊的目标身体结构。如果靶组织是肌肉或肌群，则称为靶肌肉。

对于新手治疗师而言，首要目标或者说是主要目标是定位触诊的靶组织。这通常很难做到。这不单单是触摸患者组织结构，而是从周围组织中接触并辨别靶组织。这需要治疗师能够定位结构的边界、上方、下方、内侧、外侧，甚至深浅。如果组织结构位于表皮，这可能不困难。事实上，尺骨鹰嘴的凸起或发达的三角肌可直接肉眼定位，而不需要触摸患者。然而，如果靶组织位于患者身体深层，那么定位靶组织可能是一项挑战。

框 1-3

通常，把手放在患者身上触诊前，最好先进行视觉观察。一旦将手放在患者身上，手会遮盖任何可能呈现的信息。更多信息请见第2章。

从触诊目的来看，第一步尤为重要，这是因为如果不能准确定位，就不能准确评估。一旦靶组织定位，就可以开始评估。评估要求解释手指触摸组织的感觉，这包括靶组织的特性：大小、形状，以及其他特性。是否柔软、有无肿胀、紧张还是坚硬，评估靶结构是否健康时必须包括以上因素。

值得一提的是，尽管西方医学开发了多种关于评估和诊断的高新技术，但是用手评估仍然是手法治疗师的主要手段。事实上，对于手法治疗师而言，触诊这一通过触摸来收集信息的手段是评估的核心部分。通过仔细触诊，对靶组织准确定位和评估健康状况，手法治疗师可以制订有效的治疗计划,并自信地执行。

框 1-4

尽管触诊对评估而言很关键,但它仍然只是成功评估的一个方面。视诊、病史、特殊骨科评估以及患者对治疗的反应,这都是进行准确评估所必须考虑的。

如何触诊

缓慢移动

鉴于触诊是手和脑的有效结合,给治疗师的大脑足够时间整合手指感知的信息是必要的。这要求触诊十分缓慢,过快触摸患者身体是进行有效且有思考触诊的禁忌。

使用适当压力

探讨如何触诊的下一个问题就是我们应该使用多大的压力?换句话说,什么是适当压力?由于触诊是感知的实践,治疗师手指对其下方组织的敏感性是必要的。然而,去定量触诊压力是困难的。推荐的触诊压力为 5g 到 4kg 不等,这中间相差 800 倍。我们推荐一种方法来量化轻微压力,用手指按压眼皮,以舒适的压力为准。那么多大压力是过大呢?一种好的方法是看触诊手的指甲,如果指甲变白,则触诊的敏感性丧失。

框 1-5

一项感受过大压力的练习是将大拇指指腹按压坚硬的东西 5~10 秒。之后立刻触诊患者身体,同时感觉到了失去敏感性。

通常,新手治疗师使用过小的压力,可能源于害怕伤害患者。他们不熟悉手下是什么结构,害怕对其造成损伤。这类似于进入一个漆黑的房间,由于看不见,我们害怕进去并探索。但是,如果我们打开灯照亮

房间,进入房间将变得轻松。很好地学习解剖就像是打开灯。对手下组织掌握足够的解剖知识,以及积累足够多的触摸经验,会使我们的恐惧感减少,取而代之的是明晰和自信。

相反,有些治疗师的手上力气大,则用过大的压力而忘记患者的舒适感。如果患者因疼痛而紧绷靶肌肉组织,则我们将无法准确评估患者肌肉质地。此时,我们认为该压力过大。

框 1-6

在确保舒适的前提下使用较大触诊压力是需要技术的。通常,如果你缓慢深入触摸患者组织并要求患者平稳而深的呼吸,那么患者可在较大触诊压力下保持舒适。相关技术和准则将在第 2 章中讨论。

最佳压力是指针对特定情况的最适压力。有的患者在强压力下感到不适,因为这会造成伤害;有的患者更喜欢强压力,他们在轻压力下会感到不适,因为这使其皮肤发痒和(或)像是在开玩笑,主要是这没有刺激到皮下组织。同一例患者可能在一个部位喜欢轻压力,而在另一个部位喜欢强压力。

尽管要确保患者的舒适和健康,但治疗师需要记住,触诊的最主要目的是定位和评估患者身体。当触摸患者组织时,触诊手指常需下压至感觉到组织边界。当治疗师手指下的组织的抵抗力增加时,这通常是组织边界。对于异常的组织往往需重点定位和评估。重要的是,不要盲目地从组织边界挤压过去,而应该配合其抵抗感进行充分的探索。因此,触诊患者组织时的适当压力常以能触诊到组织并可以进行探索为依据。

如果结构位于皮下三层之下,不使用较大压力很难对其触诊。例如,触诊盆腹腔内的腰大肌需要相当大的压力。这并不意味着治疗师要很粗暴,但如果不使用足够的压力,肌肉很难被触诊、定位和评估。在临床工作中,如果我们因患者临时的不适而不能准确评估患者组织的功能状况,我们就不能评估患者状况。没有准确评估,我们就无法治疗患者并使其功能改善和恢复。话虽如此,如果可以使用轻压力,我们就用轻压力。例如,如果触诊肱骨内外侧髁,我们没理由不用轻压力,因为该组织位置浅表(图 1-2)。这对浅表肌肉也同样适用。

触诊的质量

我们还要强调触诊的另一点，这就是触诊的质量。触摸患者的质量是要确保患者舒适。通常，治疗师用手指即可获得触诊信息。用手指触诊时，最好用指腹而非指尖。指尖触诊会让患者感觉被刺到，而非触诊。从治疗师观点看，指腹触诊是较理想的，因为指腹比指尖更敏感，并且更能从患者身上收集到细微的线索。

触诊的时机

触诊每时每刻都会用到。无论何时触碰患者，我们都在触诊。这在评估和治疗部分中同样适用。太多治疗师认为，触诊和治疗是一个整体中两个独立分开的部分。治疗师常在第一阶段触诊，并整合感觉输入来评估。通过参考第一阶段获得的触诊信息，治疗师制订治疗计划，并在接下来的时间执行治疗计划，通常会将压力施加在患者的该组织上。严格来说，触诊和治疗像是单行道：触诊是接受患者的感觉信息，治疗是向患者输出压力。该观点的不足是，我们常常利用治疗的机会去收集有用的评估信息。

治疗应该是双行道，不仅仅是向患者组织输出压力，还要从患者身上获取信息(图1-3)。当我们对患者组织施加压力时，我们也感受到组织的质地和反作用力。这些新信息可能指导我们改变或调整治疗的压力。因此在工作中，我们不断评估、收集信息来调整下次压力的速度、深度或方向。理想状态下，压力冲击不该像照着菜谱点菜或是自动驾驶。治疗是一个动态过

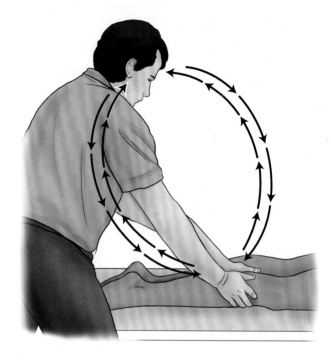

图1-3 此图展示无论何时触碰患者都要进行触诊,甚至在按压治疗时。

程。每次压力冲击都应该按照患者组织对其反应情况进行。这是思考触诊所必需的,正是治疗和评估间自由的互动才能确保患者获得最佳治疗。

如何学习触诊

一个常用的触诊练习是在不看的情况下,将一根头发置于书本的下一页。闭上眼睛,触摸直至找到头发并描述其外形。一旦找到,将头发重新置于两页纸下,再次触摸并描述外形。逐渐增加页数直至你不能找到头发。如果坚持训练,你能够找寻到头发的页数

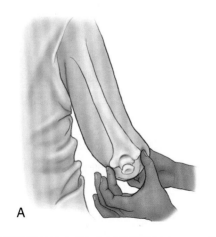
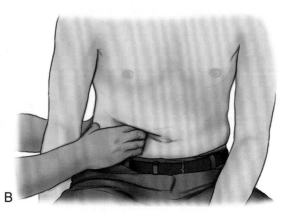

图1-2 此图展示触诊患者组织时的最佳压力。(A)当触诊内外侧髁时,只需要轻压力。(B)然而,当触诊腰大肌时,则要强压力。

将递增,你的敏感度也将提高。

比在课本上练习触诊更重要的是直接在患者身上触诊。当你将手放置在同学身上,或是专业练习中的患者身上时,应不断尝试感知你在解剖课、生理课和运动学上学习的结构。当手在患者身上缓慢移动时,闭上眼睛来阻断外来感觉刺激,并尝试描述手下经过的组织结构,手脑结合,你将更好地感觉它。一旦感觉到它,专注其精确位置并评估其质地。

考虑到手法技术基础依赖于我们的触诊来解读患者身体提供的线索和信息的能力,该技能磨合的越好,我们触诊解读的能力越强。精准的触诊解读能力是不断提高的,并且没有终点。我们越是打磨完善此技能,我们的治疗潜力越大,对我们的患者越有益。然而,本文只能提供关于如何触诊的指导和框架。最终,触诊是一项动态技能,掌握它只能用动态的方法。换句话说:"触诊不是通过读书和听课能学会的,它只能通过触诊来学习。"

进一步思考

除了教材中有限的触诊案例外,治疗师还有哪些方法可以提高触诊的灵敏性?

复习题

1.触诊是什么?

2.思考意图包含什么?

3.如何描述将思考意图融入评估和治疗中?

4.列出触诊中的两大目标。

5.不能准确定位靶组织会带来什么问题?

6.描述触诊中速度的重要性。

7.不考虑治疗师经验和患者舒适度,如何描述适当压力的量?

8.组织边界是什么意思?

9.触诊时应该用手指的哪部分?为什么?

10.在诊疗中治疗师该何时触诊患者身体组织?

11.治疗师如何提高对触诊信息的领会能力?

(刘守国 译　王红星 校)

参考文献

1. Frymann VM: Palpation, its study in the workshop, *AAO Yearbook*: 16–31, 1963.

第 2 章

肌肉触诊的艺术与科学

概述　　本章是第 1 章的延伸,重点讨论骨骼肌的触诊,讨论关于肌肉触诊的艺术和科学性的 20 条指南。靶肌肉的附着位置和动作是肌肉触诊科学的两条最基本指南。其他 18 条指南则描述如何开始和完善肌肉触诊的艺术。总之,这些指南可以帮助开展肌肉触诊的教学。

本章大纲　　引言
肌肉触诊指南目录
肌肉触诊的科学性
肌肉触诊艺术的开始
肌肉触诊艺术的完善
总结

本章目标　　阅读完本章,学生/治疗师应该能够完成以下内容:

1. 确定本章节的关键内容。
2. 解释和论证肌肉的附着位置有助于触诊。
3. 解释和论证肌肉动作有助于触诊。
4. 讨论和举例说明选择最佳动作对靶肌肉独立收缩的重要性。
5. 讨论和举例说明如何辩证思考怎样触诊肌肉,而不是记住触诊过程。
6. 讨论并证明在被检查者靶肌肉收缩时施加阻力的目的和意义。
7. 解释和举例说明在被检查者靶肌肉收缩时施加的阻力不能越过另一个关节。
8. 解释为何在手法触诊前最好仔细观察靶肌肉。
9. 解释为何尽可能首先将靶肌肉置于最易于触诊的位置。
10. 讨论并证明在靶肌肉肌腹或肌腱上施加垂直弹拨手法的意义。
11. 解释在触诊肌肉时使用逐步触诊的意义。
12. 讨论交替收缩和放松靶肌肉的重要性。
13. 解释、举例说明并论证连续两次动作能够帮助触诊肩袖肌群。
14. 解释、举例说明并论证如何使用神经(交互)抑制来触诊靶肌肉。
15. 解释使用合适压力的重要性,并举例说明选择轻压和深压的最佳时间。
16. 讨论触诊深层肌肉时,缓慢触诊与被检查者呼吸模式的重要性。
17. 解释和举例说明如何使用单块肌肉作为定位标志和触诊其他肌肉。
18. 讨论在触诊肌肉骨骼附着位置时,放松和被动松解靶肌肉的重要性。
19. 解释为何触诊时闭眼对治疗师很有帮助。

20. 解释为何触诊时在脑海中构思被检查者皮下的解剖学结构对治疗师很有帮助。
21. 描述减少怕痒的敏感性的方法。
22. 解释短而平的指甲的重要性。
23. 讨论被检查者的最佳体位在靶肌肉触诊时和治疗时两者之间的关系。

关键词

施加阻力	独立收缩	肌肉触诊的科学性
交替收缩和放松	触诊之前的观察	固定手
合适的压力	神经抑制	垂直弹拨
肌肉触诊的艺术	最佳触诊体位	靶肌肉
逐步挪动	触诊手	靶结构
组合动作	交互抑制	视觉观察

引言

正如第 1 章所述,对被检查者的触诊包括定位和评估某一结构,即靶结构。触诊的第一步是精确定位靶结构。第二步即为评估其健康程度。当靶结构是骨骼或骨性标志,触诊过程相对简单,因为骨骼是坚硬的组织并被软组织包围。因此,骨骼和骨性标志相对突出。然而,当靶结构是肌肉时,触诊可能会更困难,因为肌肉是软组织结构,通常其周围也是其他软组织结构。因此,从所有邻近肌肉和其他软组织中辨别出某一块肌肉具有一定的挑战性。

推拿治疗师和许多其他手法治疗师工作时的关注点是肌肉,因此精确的肌肉结构触诊是至关重要的,这在临床工作中尤为显著。本章的重点是学习如何实施肌肉触诊的第一步,也就是学习如何定位靶肌肉。当提及触诊肌肉时,其实就意味着定位肌肉。本章末提供了 20 条指南,以帮助提高肌肉触诊的掌握水平。下文将列出这些指南目录,并详细阐述指南内容。建议在开始第 10~20 章的骨骼肌肉触诊前,完整通读本章。

肌肉触诊指南目录

以下每条肌肉触诊指南都将在本章中详细讨论。现将所有 20 条指南汇总如下。

1. 了解靶肌肉的附着位置,以明确触诊时手的放置部位。

2. 了解靶肌肉的动作。通常会要求被检查者完成其中某一块靶肌肉收缩,以区别于其他邻近肌肉组织(确保不能要求被检查者保持过长时间的收缩,靶肌肉可能疲劳,被检查者会感觉不舒服)。

3. 辩证思考并选择最准确的靶肌肉关节动作,使其发挥最佳独立收缩能力。

4. 如果有必要,在被检查者靶肌肉收缩时增加阻力(当增加阻力时,不能越过任何不需要超过的关节,也就是说,确保阻力仅仅施加在靶肌肉上)。

5. 在将触诊手放置在被检查者身上之前应仔细观察(这一点对浅表肌肉尤为重要)。

6. 尽可能在最容易的位置上首先找到和触诊靶肌肉。

7. 垂直弹拨靶肌肉的肌腹或肌腱。

8. 一旦定位后,沿着靶肌肉的走行方向进行逐步触诊。

9. 在触诊的每一小步,让被检查者交替收缩和放松靶肌肉,并感觉肌肉"在放松时柔软到收缩时坚硬再到放松时柔软"的整个过程中的质地改变。

10. 在肩袖肌群中触诊靶肌肉时可以利用组合动作来达到触诊目的。

11. 为了帮助触诊靶肌肉,必要时可以使用另一块肌肉的交互抑制原理(当使用交互抑制作用时,不能让被检查者太过用力收缩靶肌肉,不能让该交互抑制的肌肉被其他任何方式募集)。

12. 使用合适的压力,即压力不能太大或太小。

13. 当使用较深的触诊压力时,应跟随被检查者缓慢均匀的呼吸而缓慢下压。

14.当一块肌肉触诊完成后，可以利用其作为参考来定位其他肌肉。

15.当触诊肌肉的骨骼附着位置时，需放松和被动松解靶肌肉。

16.当治疗师触诊时，可以将眼睛闭上以集中精神到触诊手指上。

17.在触诊时，触诊者脑海中可以构建被检查者皮下的解剖结构图。

18.当被检查者怕痒时，可以使用较强的压力并让被检查者的一只手放在触诊者手上。

19.触诊的手指甲需要非常短而且平滑。

20.为了更好地触诊肌肉，被检查者应该采取最佳体位。

肌肉触诊的科学性

指南一：了解靶肌肉的附着位置

当靶肌肉为浅表肌肉时，通常不难触诊。如果已经知道其位置，可以很容易地用手来定位和感知。除非该位置有大量的皮下脂肪，在分离被检查者皮肤和一些浅薄的纤维筋膜后，也可直接触及该肌肉。因此，肌肉触诊的第一步是了解肌肉的附着位置。例如，如果了解三角肌的附着位置是从锁骨外侧、肩峰和肩胛冈到肱骨粗隆，那么接下来仅需要将触诊手放置在该位置来感知(图 2-1)。

指南二：了解靶肌肉的动作

通常，即使靶肌肉是浅表肌肉，也很难辨识出肌肉边缘。如果靶肌肉是在另一块肌肉的深层，从浅表和其他邻近肌肉中辨识和触诊该肌肉则会更加困难。为了更好地从所有邻近肌肉组织和其他软组织中辨别出靶肌肉，被检查者通过一个或更多的动作来收缩靶肌肉会有一定帮助。靶肌肉一旦收缩，触之则变硬。假设其他所有邻近肌肉保持放松而触之较软，则可以通过质地就能清晰区分坚硬的靶肌肉和柔软的邻近肌肉组织。此时，需要精准确定靶肌肉的位置。因此，肌肉触诊的第二步就是掌握靶肌肉的动作(图 2-2)。

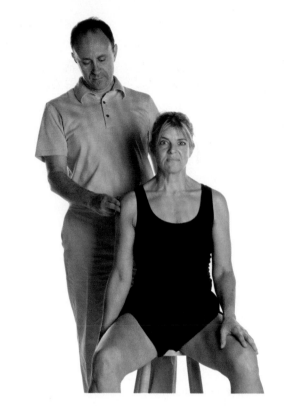

图 2-1　三角肌是浅表肌肉，可以在其附着位置之间很容易进行徒手触诊。

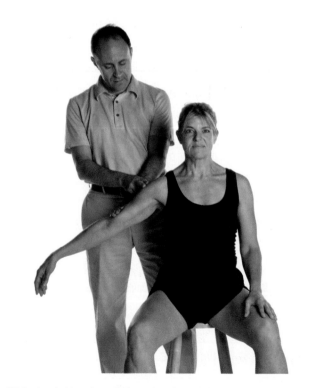

图 2-2　如果三角肌收缩，则很容易精确定位和触诊三角肌。图中，要求被检查者对抗重力外展肩关节(盂肱关节)。

指南一和指南二的肌肉触诊包括了靶肌肉的"科学性"，换句话说，了解肌肉的附着位置和动作是学习肌肉的第一步。掌握该知识，就可以理解大部分肌肉的触诊而不是仅仅依赖于记忆。触诊靶肌肉的附着位置和动作被看作是肌肉触诊的科学性。

肌肉触诊艺术的开始

指南三：选择靶肌肉收缩的最佳动作

了解靶肌肉的附着位置和动作是精准掌握触诊技巧的坚实基础。然而，有效的触诊不仅要求靶肌肉收缩，更要求该肌肉独立收缩。也就是说，仅允许该靶肌肉收缩，而所有邻近的其他肌肉必须保持放松。但是，因为邻近肌肉通常与靶肌肉共同参与某一相同的关节活动，因此通常不能简单地将手放于靶肌肉位置进而再选择该靶肌肉的任一收缩动作。如果选择的动作有邻近肌肉参与，则很难区分出靶肌肉。

为此，让被检查者做何种动作，需要治疗师去创造和辩证思考。这也是肌肉触诊艺术的开始。除了掌握靶肌肉的动作，还有所有邻近肌肉的动作。基于这些知识，才能要求被检查者做出最佳的关节动作以精确触诊靶肌肉。

例如，若靶肌肉是腕部屈中的桡侧腕屈肌（FCR），要求被检查者屈曲手腕时则不仅有 FCR 参与，还有其他两组腕屈肌：掌长肌（PL）和尺侧腕屈肌（FCU）。在这种情况下，要区分出 FCR 和邻近的 PL 和 FCU，应要求被检查者的手腕关节桡偏，而不是屈曲。这会更好地独立收缩 FCR。此时 PL 和 FCU 触之较软，而 FCR 触之较硬，可以很容易触诊和定位（图 2-3）。

框 2-1

评估靶肌肉收缩的目的即为了使靶肌肉独立收缩。也就是说，靶肌肉必须是唯一一块收缩的肌肉，其他肌肉必须保持放松。这是理想情况，常常不能够做到。

框 2-2

被检查者有不能执行的动作很常见，尤其是在做足趾动作时，因为通常情况下确实不能协调完成某个单独脚趾的活动。例如，若靶肌肉是趾长伸肌（EDL），则应要求被检查者伸展五个脚趾中其中两个的跖趾关节和趾间关节。由于有姆长伸肌（EHL）的参与，被检查者通常不能做到在不同时伸展大姆趾的情况下单独伸展以上脚趾。因此，触诊者可以尝试压住大姆趾不让其伸展来使其他两个脚趾单独伸展。然而，检查靶肌肉的目的是使其单独收缩。在以上方法中，即使大姆趾被压住，没有形成大姆趾活动，EHL 还是参与了等长收缩而不是向心收缩。这会造成 EHL 收缩和变硬，使得单独触诊 EDL 变得困难。因此，在任何情况下，当被检查者的非靶肌肉参与了收缩，预防性采取措施让身体的某一部分制动并不能帮助触诊。触诊的目的是靶肌肉的收缩，而不是让某一身体结构移动。

完善肌肉触诊的艺术

了解靶肌肉的附着位置和动作是学习肌肉触诊科学性的前两步。明确要求被检查者执行哪个关节动作是学习肌肉触诊艺术的开始。接下来，完善肌肉触诊艺术则包括知悉和应用许多指南。这些指南将在下文进行全面描述。所有的 20 条肌肉触诊指南已经总结在前文。应尽可能熟记这些指南，因为这些指南会在本书第 3 部分的第 10~20 章的骨骼肌肉触诊中使用。在实践过程中，可能会逐渐熟悉这些指南并灵活使用，并且逐渐加强肌肉触诊技术的艺术性和科学性。

指南四：在靶肌肉收缩时增加阻力

当要求被检查者做出某一靶肌肉的关节活动时，肌肉会收缩、坚硬和突出，当然也经常会出现由于收缩不够而难以触诊的情况。下列情况下尤其常见，例如，当关节活动不引起较大的身体结构移动时，和（或）身体结构移动不需要抗重力时。当被检查者的收缩靶肌

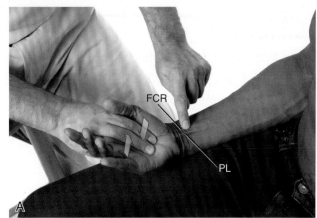

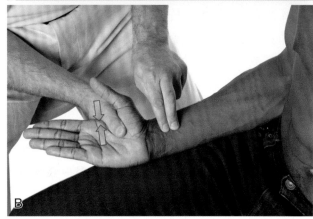

图 2-3　桡侧腕屈肌(FCR)触诊。(A)要求被检查者屈腕，FCR 收缩，但邻近的 PL 也会收缩。(B)要求被检查者桡偏腕关节，仅有 FCR 独立收缩，而邻近的 PL 保持放松。

肉的力量不充分时，可能需要治疗师施加阻力，以利于靶肌肉收缩时更坚硬和更突出。例如，当靶肌肉为旋前圆肌时会要求被检查者将前臂桡尺关节旋前。

此时因为前臂不是非常大的身体结构，旋前动作也不需要抵抗重力，所以旋前圆肌收缩时大多数情况下用力不够充分，不足以使得旋前圆肌足够突出和易于触诊。这种情况下，治疗师可以在被检查者的前臂施加阻力来抵抗前臂做旋前动作，使得旋前圆肌更加用力收缩，易于触诊，并较易区别于邻近肌肉组织(图 2-4)。

> **框 2-3**
>
> 　　触诊时，治疗师触诊的手称为触诊手。另一只手，在上述情况下作为施加阻力的手，称为固定手。

　　阻止被检查者的靶肌肉收缩并不意味着在治疗师和被检查者之间比赛谁更强壮。治疗师仅仅是对抗被检查者的肌肉收缩力量，而不能过度用力。被检查者收缩靶肌肉的力度因人而异。理想状态下，这种力量应该是最轻的、可以使肌肉收缩的、有利于触诊的强度。尤其是当靶肌肉是小且位于具有相同收缩动作的大深层时。例如，梨状肌就位于臀大肌深层。这两块肌肉都可以使大腿髋关节外旋。原则上，强度适中的外旋收缩是由小而深的梨状肌参与，并没有大而浅的臀大肌参与。因此需要抑制臀大肌收缩，区分梨状肌的收缩，以利于触诊。理想状态下，仅仅要求能够感觉到梨状肌收缩的"爆发点"就足够了，换句话说，即

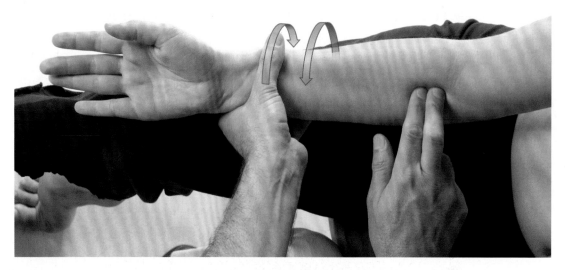

图 2-4　为了使旋前圆肌收缩更有力，治疗师可以一手握住被检查者的前臂远端，并在桡尺关节处施加阻力抵抗前臂旋前。应注意，固定手应置于前臂远端，且不能超过腕关节而握住被检查者的手。

可以感觉到梨状肌收缩而臀大肌保持放松。然而,常常也需要更强地收缩来感觉靶肌肉收缩。指南要求,在触诊靶肌肉时从中等程度的阻力开始。如果不成功,则再逐渐增加阻力。

无论阻力是否施加于被检查者的靶肌肉,治疗师的固定手放置位置不能超过任何其他关节。触诊时,被检查者肌肉收缩的目的是使靶肌肉局部性收缩。这样,该肌肉会成为唯一一块可以触及的坚硬肌肉,也可以从其他邻近的放松状态的肌肉中区分开来。然而,如果治疗师的固定手超过其他关节,可能会引起髋关节的肌肉收缩,而违背了靶肌肉独立收缩的目的。

框 2-4

在触诊过程中,当治疗师让患者收缩靶肌肉或对抗其阻力时,记得让患者每次收缩后要休息几秒钟。持续的等长收缩会使患者不舒适和疼痛。如果要求患者交替收缩和放松靶肌肉,而不是保持持续的等长收缩,那么这对患者来说更舒服,实际上对我们的触诊过程也更好(更多内容参考指南九)。

例如,在触诊旋前圆肌时,当阻力施加于前臂时,治疗师的固定手不能够超过腕关节和握住被检查者的手,这非常重要。如果固定手握住被检查者的手,其他跨腕关节的(如腕部屈腕肌或屈指肌)就可以使腕关节或手指出现活动,使得旋前圆肌很难从其他邻近肌肉中区分出来。因此,施加阻力的手应该置于被检查者的前臂(见图 2-4)。理想状态下,将施加阻力的手置于前臂远端可以产生最佳的杠杆力,从而使治疗师在工作时可以更加省力。

一般情况下,如果治疗师对上臂动作施加阻力,治疗师的固定手应该置于肘关节近端而不能超过肘关节以抓住被检查者的前臂。如果治疗师施加阻力抵抗肘关节活动,治疗师的固定手应该置于前臂远端而不能超过腕关节以抓住被检查者的手。如果治疗师施加阻力抵抗腕关节活动,治疗师的固定手应该置于手掌处,而不能超过掌指关节以抓住被检查者的手指。下肢和躯干的触诊原则与上肢相似。

需要关注的另一方面是施加阻力时被检查者的关节角度。原则上,应该首先要求被检查者轻微活动

该关节,然后再增加阻力。例如,触诊的靶肌肉是腕屈肌,首先让被检查者腕关节轻微屈曲,然后再施加阻力(图 2-5)。这样,通常会诱发很好的靶肌肉独立收缩。因为该方向是被检查者必须移向和对抗施加阻力的方向。沿用腕屈肌群作为示例,该情况下,若腕关节还处于中立位,此时要求被检查者对抗阻力,有可能会引起肘关节的活动,而不是腕关节,因为肘屈肌群收缩也可以对抗治疗师施加的阻力 (图 2-5A)。然

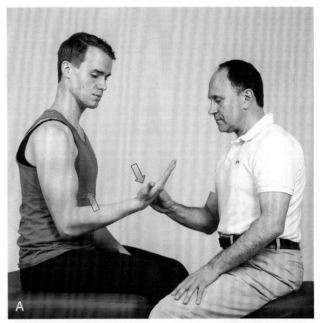

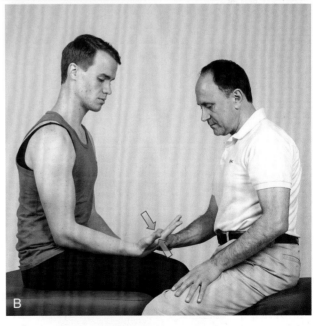

图 2-5 在对腕关节屈曲施加阻力时,选择被检查者腕关节的最佳角度很重要。(A)腕关节处于中立位。(B)腕关节开始时轻微屈曲。

而,若被检查者的手一开始就轻微屈曲,该角度下抗阻收缩时就不能够启动肘关节,因为此时肘关节的屈曲力线和腕屈曲力线不再一致(图2-5B)。

指南五:触诊之前的视诊

即便触诊是通过接触来检查的,视觉观察也是定位靶肌肉非常有价值的方法。尤其是对于浅表肌肉和从皮肤表面就能看出轮廓的肌肉。而通常的情况是,明明靶肌肉可以在视诊时就已经暴露,而治疗师却没有看见,因为其被触诊的手遮挡住了。这常常在靶肌肉放松状态下发生,但同样也会发生在靶肌肉收缩时(尤其是阻力越来越大,收缩越来越强时),因为当肌肉收缩和变硬时,通常肉眼能够看到肌肉暴起。因此,无论何时,在试图触诊靶肌肉之前应首先进行视诊,然后再将触诊的手置于靶肌肉上来感觉。

例如,当触诊腕屈肌群中的PL和FCR时,在将手置于被检查者的前臂之前,应首先在前臂远端的前方近腕关节处观察这两块肌肉的远端肌腱。在该处通常能够直接看到两块肌腱,有助于找到和触诊该肌腱

(图2-6A)。如果不能看到,则要求被检查者屈曲手腕,并适当增加阻力。此时,在触诊的手置于被检查者身上之前,仍需再次观察。当肌肉收缩时,更有可能看到远端的肌腱紧张,且肉眼能看到肌肉暴露,以帮助定位和触诊(见图2-6B)。有很多肌肉通过肉眼观察就能获得很多信息来帮助接下来的触诊。因此,在触诊之前的观察是一条非常重要的原则。

框2-5

需要注意的是,单侧或双侧PL在很多个体中会缺失。

指南六:尽可能先在最容易的部位找到靶肌肉

一旦找到靶肌肉,沿着肌肉走行可以很容易触诊。因此,指南中指出,通常应该先在最容易的位置找

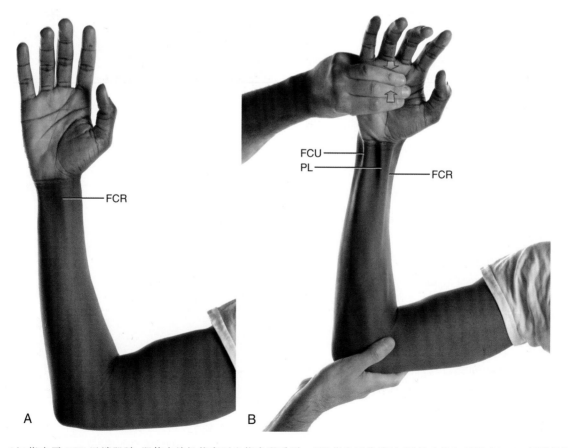

图2-6 (A)指出了FCR远端肌腱,即使在放松状态下也能肉眼看到。(B)指出了收缩时(图示中施加了阻力)FCR远端肌腱紧张,并且变得更加直观。注意,也能看到PL和FCU的肌腱。

到靶肌肉。一旦定位,即沿着肌肉走行和附着位置继续触诊。例如,如果肉眼很容易看到 FCR 的远端肌腱(见图 2-6),即可从该位置开始触诊。一旦清晰触到,再沿着其走行方向向近端附着的肱骨内侧髁继续触诊。

指南七:靶肌肉的垂直弹拨技术

当完成靶肌肉定位或者已经沿着靶肌肉走行找到该肌肉后,最好能够垂直地弹拨肌肉的肌腹或肌腱。垂直弹拨肌肉肌腹或肌腱就像是弹拨吉他的弦一样。从肌腹或肌腱的一侧开始,然后向上至其突出位置,再下降至另一侧肌腹或肌腱。此时,肌肉的轮廓变化会非常容易被触及和感知,比用手指沿着肌肉长轴进行简单滑动触诊更好(该方法仅提供了一点轮廓变化,因此不能够帮助明确靶肌肉的位置)。

需要关注的是,当垂直弹拨肌肉肌腹或肌腱时,触诊手指的移动不是一个小振幅的动作;动作的范围应足够大,开始于靶肌肉的一侧,沿着其升高,再继续穿过全部肌腹,并止于另一侧。该动作意味着,弹拨动作偏移的长度必须相当长。图 2-7 示出了旋前圆肌肌腹的垂直弹拨动作。

指南八:沿着靶肌肉逐步挪动

通过垂直弹拨的方式在最容易的位置找到靶肌肉后,需要沿着肌肉附着位置的全程走行来触诊。此时需要采用逐步挪动的方式。利用该方法沿着肌肉走

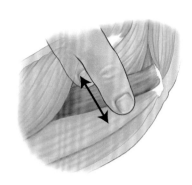

图 2-7　垂直弹拨触诊旋前圆肌肌腹。(Muscolino JE: Kinesiology: the skeletal system and muscle function, 2nd ed., St Louis, 2011, Mosby.)

行触诊,意味着每一个连续的肌肉"触感"都应该被即刻感知,这样肌肉的整个轮廓才不会被忽略。如果在某一点上感觉到靶肌肉,则不应该再沿着肌肉跳过几英寸(1 英寸=2.54cm)来重复感受。如果跳过越长,越可能不再沿着靶肌肉,从而丢失了靶肌肉的触诊走行。图 2-8 指出了靶肌肉定位后的思路,应该应用逐步挪动的方法沿着肌肉的附着位置来触诊。

框 2-6

当沿着靶肌肉的走行进行逐步挪动触诊时,治疗师应该在脑海里形成肌肉位置的清晰走行,从而可以使每一步触诊的挪动都在正确的方向上,并且一直保持在靶肌肉上。

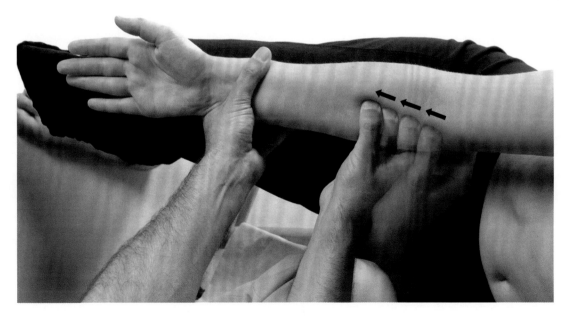

图 2-8　朝向远端附着的位置逐步挪动触诊旋前圆肌。

指南九:交替收缩和放松靶肌肉

前文已经阐述,在触诊时,让靶肌肉保持等长收缩的状态会让被检查者非常不舒服。因此,最好的方法是让被检查者交替收缩和放松靶肌肉。此外,这种方式在治疗师沿肌肉走行进行逐步触诊时,可以帮助保持正确的方向。在触诊过程挪动的每一小步中,若靶肌肉正在交替进行收缩和放松,治疗师可以很容易感受到肌肉的质地变化,从放松时的柔软到收缩时的坚硬,然后再到柔软,从而确保治疗师在逐步触诊的过程中始终沿着靶肌肉走行。如果偶然情况下,治疗师突然从靶肌肉转变方向到其他组织上,也会作为一种提示,因为组织质地不再是从柔软到坚硬再到柔软(放松–收缩–放松)的变化。

当治疗师偏离走行后,触诊的手指应该回到偏离前的点上,即可以清晰感触到靶肌肉的点上,然后在轻微调整方向后继续逐步移动,重新回到靶肌肉的走行位置,要求被检查者继续交替收缩和放松靶肌肉。

指南十:适当时使用组合动作

有很多实例证实,使用组合动作可以帮助靶肌肉独立收缩,易于触诊。大多数例子中都包括肩胛骨旋转,因为肩胛骨旋转不能够独立完成;而肩胛骨在上臂肩关节(盂肱关节)活动时才能够旋转。例如,若触诊的靶肌肉是胸小肌,尽管很多动作都可以使胸小肌收缩,但大部分动作都会导致覆盖在其上层的胸大肌收缩,阻碍胸小肌的触诊。最有效的动作可能是在肩胛骨向下旋转时在前胸触及单独收缩的胸小肌。然而,这个旋转动作仅出现在上臂盂肱关节伸展和(或)外展的时候。因此,为了使肩胛骨向下旋转伴有胸小肌的参与,应要求被检查者伸展和外展上臂盂肱关

框 2-7

双重动作可采用神经(交互)抑制来触诊靶肌肉。例如,触诊肩胛提肌时,治疗师通过把手放在患者的背上,让患者伸展上臂,并内收肩关节(肱盂关节)。这需要肩胸关节的肩胛骨下旋,接着交互抑制并放松斜方肌上部(因为它可以上旋肩胛骨)。放松斜方肌上部,则可通过斜方肌上部触诊到肩胛提肌。更全面的解释,参考指南十一。

节。完成这个动作,应要求被检查者先将手放于腰背后休息位上,再进一步让上臂移动到后伸位置,也就是使被检查者的手向后远离腰背部。该动作可以即刻启动胸小肌收缩,并可以穿过胸人肌很容易触诊到胸小肌(图2-9)。同样的动作也可以用于穿过斜方肌中束触诊菱形肌(见图10-15和图10-16)。

指南十一:在适当的时候使用神经(交互)抑制

交互抑制是一种神经反射,可以导致神经抑制,也就是说,当某肌肉的拮抗剂抑制收缩时,该肌肉会放松。因此,利用该神经反射有时候可以有利于某些肌肉的触诊。例如,若靶肌肉是肱肌,为了使其收缩变得坚硬和易于感知,除了要求被检查者屈曲肘关节而无其他办法,因为这是肱肌参与的唯一动作。但问题

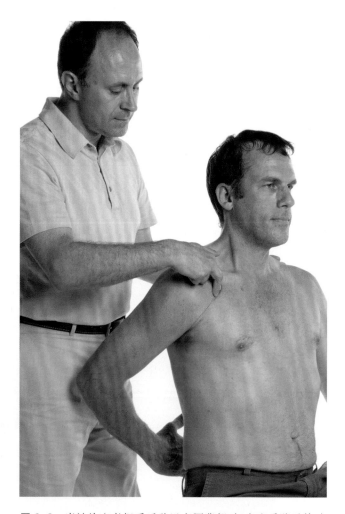

图2-9 当被检查者把手后移远离腰背部时,产生手臂后伸动作。此时该组合动作让肩胛骨做向下旋转的动作,使得胸小肌收缩,并且可以穿过胸大肌很容易触诊到胸小肌。

是,若被检查者屈肘以收缩肱肌,此时也会引发肱二头肌收缩,使得触诊肱肌变得困难,因为肱二头肌在上臂前方覆盖于肱肌之上。肌肉触诊的目的是让靶肌肉独立收缩(即仅仅出现肱肌收缩),而肱二头肌保持放松。所以,即便使肱肌收缩的唯一动作(屈肘)也是肱二头肌的动作,也有可能通过交互抑制的原理抑制肱二头肌的收缩来达到独立收缩肱肌的目的(图 2-10)。为此,可要求被检查者在前臂充分旋前的状态下屈曲肘关节。因为肱二头肌也是参与前臂旋后的肌肉,前臂旋前可以神经性抑制肱二头肌收缩,所以使其在肱肌收缩时(屈肘时)保持放松。此时即达到了单独收缩肱肌的目的。

另一个可以使用神经性抑制原理来独立收缩靶肌肉的例子是在肩胛骨的附着点位置触诊肩胛提肌。若要求被检查者抬高肩胛骨以触诊此时收缩变硬的肩胛提肌,上部斜方肌也会随之出现收缩和变硬,由于肩胛提肌在上斜方肌的深部,这种情况下无法触诊肩胛提肌的肩胛骨部分。为了阻止上斜方肌收缩,应要求被检查者将手置于腰背部,该体位下,伸展和外展肱骨可以使肩胛骨向下旋转。由于上斜方肌参与肩胛骨上旋,因此会被神经性抑制和放松,使得肩胛提

肌能够单独收缩,并且在被检查者抬高肩胛骨时能够很好地触诊(图 2-11)。

框 2-8

当触诊肩胛提肌时,肩胛胸壁关节处肩胛骨向下旋转,不仅交互抑制上斜方肌,以帮助触诊肩胛提肌,也同时加强了肩胛提肌的收缩力量,因为肩胛骨下旋是肩胛提肌的另一个动作。

值得注意的是,当使用神经交互抑制原则来触诊肌肉时,要求被检查者收缩和启动靶肌肉的力量必须非常小。如果非常用力地去收缩,被检查者大脑中的随意运动会覆盖神经性抑制反射,并尽可能尝试募集更多的肌肉来帮助启动关节活动。这会导致本来被抑

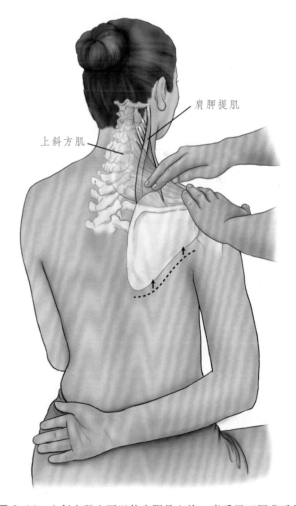

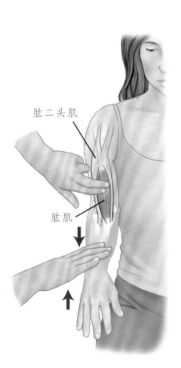

图 2-10　肱二头肌也可以使前臂旋后,当前臂旋前(同时肘关节屈曲)时被交互抑制,有利于肱肌的触诊。(Muscolino JE: Kinesiology: the skeletal system and muscle function, 2nd ed., St Louis, 2011, Mosby.)

图 2-11　上斜方肌也可以使肩胛骨上旋,当手置于腰背后使肩胛骨下旋(同时肩关节外展)时被神经性抑制,有利于肩胛提肌的触诊。

制和放松的肌肉出现收缩。一旦其他肌肉出现收缩，将会阻碍靶肌肉的触诊。例如，当触诊肱肌时，如果前臂肘关节屈曲力量非常大，肱二头肌将被募集，使得触诊肱肌变得困难或不可能。另一个例子就是触诊肩胛提肌，当肩胛骨上提时，上斜方肌将被募集，导致在肩胛骨附着处触诊肩胛提肌变得困难或不可能。

指南十二：使用适当的压力

使用适当的压力已在第 1 章讨论过，这对肌肉触诊非常关键，并在此重复强调(有关触诊压力的更完整讨论，见第 1 章)。需要引起注意的是，压力不能太大，过分的压力会失去敏感性。另一方面，压力又不能太小，有些特别深层的肌肉需要中到重度的压力才能感受到。一般来说，新手在触诊靶肌肉出现困难时，往往由于施加的压力太小了。合适的压力意味着在每块靶肌肉触诊时都应施加最佳的触诊压力。

框 2-9

少数情况下，深部肌肉也可能在极轻的压力下非常容易被触诊。如果肌肉足够深，其边缘不能被感知，则可以通过垂直触诊的方法穿过肌肉来感知收缩，明确其定位。这只能通过非常轻的触摸来感知。例如，位于胫前肌和趾长伸肌深层的踇长伸肌。

指南十三：深部触诊时，需结合被检查者的呼吸并缓慢深入组织中

所有深部肌肉触诊都应该缓慢执行。虽然深压会导致许多被检查者不舒服，但这样常常能够很容易完成触诊。可以通过缓慢插入被检查者组织，然后让被检查者在触诊过程中配合缓慢而有节律的呼吸。例如，在腹腔及骨盆腔内触诊腰大肌时，需要施加深部的压力才能达到腹部筋膜，因为腰大肌位于脊柱旁并参与了腹后壁的组成。为了让被检查者保持舒适，治疗师需要在被检查者缓慢和均匀呼吸的同时非常缓慢地插入被检查者的组织。开始触诊时，要求被检查者采用中到深度的呼吸，然后在被检查者缓慢呼气

时，缓慢插入到腰大肌。没有必要在被检查者第一次呼气末时就触及腰大肌。相反，应当缓慢增加压力并嘱被检查者进行中等强度的呼吸，然后在被检查者再次缓慢呼气时继续缓慢插入更深的组织，重复 3 次后并抵达腰大肌。利用该方法，在被检查者进行 2~3 次的呼吸后，深层肌肉通常可以触及。需谨记，应缓慢使用深而坚实的压力。

框 2-10

在缓慢深入地插入深部肌肉时，谨记被检查者随着触诊的呼吸不能浅快。但呼吸也不能过深，过深的呼吸可能会推开触诊者的手，尤其是在触诊腹部区域时。比呼吸深度更重要的是呼吸节律，被检查者的呼吸应该是缓慢、有节律和放松的。在相同方法下，这种呼吸类型对于被检查者而言更加易于被触诊。

指南十四：使用肌肉作为标志

在找到骨性结构后，通常会用骨性标志来帮助定位和触诊靶肌肉。同理，在找到触诊的靶肌肉后，其也可以作为标志来定位其他邻近的肌肉。例如，若找到胸锁乳突肌，则非常容易触诊到斜角肌。找到胸锁乳突肌锁骨头的外侧缘，然后向外侧突然下沉，即可触及斜角肌肌群。相对于尝试触诊颈椎横突的前结节，这是一种定位斜角肌非常容易的方法。同样，胸锁乳突肌也可以用于定位和触诊颈长肌。首先定位胸锁乳突肌锁骨头的内侧缘，然后向内侧下降并朝向脊柱插入。还有很多类似的例子，因此当找到一块肌肉的位置时，可以帮助治疗师定位其他很难被找到的肌肉。

指南十五：当触及靶肌肉的骨性附着位置时，应放松和被动松解靶肌肉

如果想要尽可能多地触诊靶肌肉，建议从靶肌肉的一处骨性附着点全程触诊到另一处骨性附着点。然而，很多时候全程跟踪靶肌肉到其骨性附着位置会非常困难，尤其是在被检查者收缩靶肌肉后，由于肌肉紧张和肌腱坚硬，区分骨性附着点变得非常困难。相反，即使收缩靶肌肉时肌腹坚硬仍然可以帮助区分邻

近软组织，但此时靶肌肉的肌腱也变得紧张和坚硬，因此很难区分坚硬的肌腱和其他邻近坚硬的骨性组织。也就是说，收缩靶肌肉可以帮助区分软组织，但也会难以区分邻近的坚硬组织。该指南旨在帮助治疗师沿着靶肌肉全程找到其骨性附着位置，让治疗师在达到骨性附着点时应该放松和被动松解该处。例如，在骨盆髂前上棘处触诊股直肌的近端附着点（见图18-30），以及在肱骨小结节处触诊肩胛下肌的远端附着点（见图10-60）。

松解软组织的手法也可以应用到邻近的肌肉和其他软组织上，有助于触诊深层靶肌肉。例如，当触诊颈前部斜角肌的横突附着点时，需要首先放松覆盖其上的胸锁乳突肌，可以通过屈曲、（向身体同侧）侧屈以及向对侧旋转颈部的方式来完成。触诊手指温柔地朝向深部推动和放松胸锁乳突肌，以达到斜角肌的横突附着点。类似的，为了触诊斜角肌的肋骨附着点，需要深达被检查者的锁骨。此时通过屈曲和（身体同侧）侧屈颈部可以放松颈前软组织，这是触及锁骨的最好方法。

指南十六：触诊时闭上眼睛

尽管在开始触诊靶肌肉时，通过视觉来观察触诊区域很重要（见指南五），但是一旦视诊完成，治疗师通常没有必要在触诊时继续看着被检查者的身体。事实上，如果治疗师在触诊时闭上眼睛会更有用。闭上眼睛时治疗师可以将可能影响到触诊手指感觉的外部感觉刺激排除。闭上眼睛时，治疗师应当将所有的注意力集中到触诊手指上，从而增加手指的敏锐感觉。

指南十七：触诊时脑海中构建被检查者皮肤下的解剖结构

在治疗师闭上眼睛触诊的过程中，可以在脑海中进一步构建被检查者皮肤下的靶肌肉和其他邻近解剖的结构。在脑海中构建被检查者皮肤下的解剖结构有利于在一开始就正确定位靶肌肉，也有利于逐步触诊时能够准确地在靶肌肉上移行直到肌肉附着点处。

指南十八：若被检查者怕痒，可以让被检查者将手置于检查者的手上

如果被检查者怕痒而不能有效触碰，则会加大触

诊难度，因为触碰可能会被他们推开。尤其常见于轻微触诊被检查者的时候。因此，触诊怕痒的被检查者时通常会采用较重的压力。然而，有一些被检查者极度怕痒，无论触诊的压力是小还是大。这种情况会干扰触诊评估和治疗。有一种方法可以帮助减轻易痒者的敏感性，即要求被检查者将手放在治疗师的触诊手上。"痒"是一种个体对外界侵入个人空间的感知，这就是为什么这类人不愿意让别人触碰的原因。因此，如果被检查者的手放在治疗师的触诊手上，被检查者从潜意识上会觉得是自己在控制，并逐渐缓解怕痒的状态。本条指南并不是每个人在任何环境下都适用，但还是常常值得尝试。

指南十九：触诊手指甲应短而平滑

为了触诊某些肌肉，治疗师的手指甲应该修剪得非常短（图2-12A），尤其在是深部触诊时。例如，当触诊肩胛下肌、腰方肌或斜角肌的椎体附着点时。然而，当谈及指甲的具体长度时，似乎每个人对短的概念不尽相同。所以有些治疗师的指甲还是过长，使其不能非常舒适地触诊有些肌肉，或者导致被检查者疼痛并被迫中止触诊。也可能是治疗师不能充分接触需要治疗的肌肉组织，因为他们害怕指甲会伤害到被检查者。其实精确的指甲长度是因每个触诊而异的。检查指甲长度是否合适的方法之一是将触诊的手指指腹朝向外侧，并尝试用另一只手的指甲勾住触诊手的指甲（图2-12B），如果可以勾住，说明指甲太长。如果不能勾住，说明指甲已经足够短，可以满足深部触诊的要求。

指甲的平滑同样重要（边缘不能太尖）。锉指甲时，应将指甲边缘锉磨平滑并抛光，这点非常重要。短的指甲会比较尖锐，可能会像长指甲一样导致被检查者不适或疼痛。

指南二十：使用最佳触诊体位

最佳触诊体位是指可以有效触诊被检查者靶肌肉的最简单体位。需要注意的是，某一块靶肌肉的最佳触诊体位不一定是最佳的治疗体位。被检查者通常取仰卧位或俯卧位接受治疗。然而，有一些肌肉的最佳触诊体位是侧卧位、站立位或坐位。例如，治疗胸小肌时常常采用仰卧位，然而触诊胸小肌的最佳体位是坐位，因为坐位更容易让被检查者将手置于腰背部再

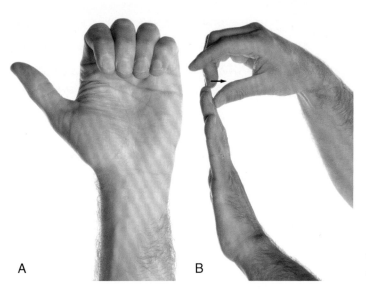

A B

图 2-12　(A) 展示了触诊深部肌肉时适宜的指甲长度。(B)检查指甲长度是否适合深部触诊的一种最简易的方法。当指腹背离身体时，如果能用另一只手的指甲勾住触诊手的手指，说明指甲过长。

向后移动和远离腰背部（下旋肩胛骨来启动胸小肌收缩）（见图 10-80）。因此，即使在一般情况下不应该让被检查者在治疗时改变体位，但如果准确触诊对评估和治疗非常重要，则有必要改变体位。为避免干扰治疗流程，治疗师应该在治疗开始前完成所有的触诊评估。

框 2-11

在触诊某一个特定靶肌肉时，被检查者常常采取不止一种体位。尽管靶肌肉的最佳触诊体位可能已经明确，但有些治疗师可能更喜欢另一种替代体位。尽管某一种体位和触诊流程被认为是最优方案，但对于某些被检查者来说，也可能存在另一种更好的替代体位和方法。因此，常常要求治疗师在肌肉触诊时富有创造性和灵活性的思考。很多触诊体位和方法可以更舒服、更容易准确触诊。在本书的各肌肉触诊中，也提供了很多可替代的体位和可供选择的触诊方法。

总结

尽管肌肉触诊的科学性应当从深刻理解靶肌肉的附着位置和动作开始，但如果要做到触诊的艺术性还应要求更多。肌肉触诊的艺术性包括靶肌肉和所有邻近肌肉组织的附着位置和动作以及该章列举的

众多指南，共同形成一套综合的方法，以更好地区分靶肌肉和邻近组织。总之，一双敏感的手、严谨的思路和乐于创新的精神是掌握肌肉触诊艺术的必备条件。

复习题

1. 触诊骨性标志和触诊软组织的区别？

2. 对于治疗师来说，掌握肌肉附着位置的好处是什么？

3. 为什么靶肌肉独立收缩很重要？

4. 除了触碰，还有哪些感觉有利于触诊？

5. 列举靶肌肉收缩时施加阻力的 3 个重要细节。

6. 触诊靶肌肉时采用何种方法？纵向还是垂直？为什么？

7. 描述深部触诊的过程。

8. 描述触诊的最佳体位，以及与治疗之间的关系？

9. 什么是交互抑制？在触诊时如何使用？

10. 当接近肌肉的骨性附着点时，治疗师如何让触诊更容易？

进一步思考

在本章给出的触诊指南中，哪一个指南对你来说挑战性最大？接下来你将如何克服？

（胡筱蓉 译　王红星 郑瑜 校）

第 3 章

遮盖技巧和基础按摩手法

Sandy Fritz, Susan Salvo, Joseph E. Muscolino

概述

　　本章涵盖两大主题:遮盖和按摩手法。本章前半部分首先讨论了遮盖的基本原则,然后将依次具体介绍并说明身体主要部位的遮盖技巧。后半部分则讨论按摩手法的相关内容。该部分将首先讨论所有按摩手法触摸的基本特点,主要按摩手法则在后面再详尽介绍并说明。

本章大纲

遮盖
遮盖方法
遮盖技巧概要
按摩手法
触摸的特点
按摩手法概要

本章目标

阅读完本章,学生/治疗师应该能够完成以下内容:
1. 了解并掌握本章关键词的含义。
2. 说明遮盖的目的及原则。
3. 描述两大主要遮盖方法。
4. 描述如何进行遮盖身体主要部位。
5. 列出并描述触摸的七大特点。
6. 列出并描述主要按摩手法的六种方式。

关键词

压法	轻抚	叩击
波形遮盖	平铺遮盖	搓法
按压深度	频率	节奏
方向	摩擦	速度
牵拉	滑动	扣抚
遮盖	揉捏	振法
持续时间	振动	

遮盖

遮盖定义

遮盖实质上就是用毛巾布料遮盖身体，以免客户在接受手法治疗时裸露。遮盖的两大主要目的：①保护客户隐私，维护其人身安全；②保暖，床单和毛巾是最为常见的遮盖物。

遮盖原则

虽然遮盖方法多种多样，但是均需满足以下原则：

• 所有可重复使用的遮盖物在给客户使用前均需保证已清洗干净。一次性用品需保证干净，并合理弃用。

• 只有按摩区不使用遮盖物。多数情况下，移动遮盖物暴露按摩区后，在按摩过程中遮盖物不应被再次移动。

• 客户身体下方应铺设床单。

• 遮盖物应尽可能褶于客户身体下方。

• 如果感觉遮盖物放的位置可能侵犯到客户，特别是需将身体周围或下面的遮盖物卷起时，需保证客户身体不被暴露。

• 应保证客户在所有姿势（包括坐姿）下均被遮盖。

• 生殖器区域应常规遮盖。

• 常规健康按摩时，女人的乳房区域应常规遮盖。医师指导下的特殊乳房按摩应进行特殊的遮盖。

遮盖方法

遮盖的两大基本类型为平铺和波形遮盖。

平铺遮盖

通常使床单遮盖于客户上方，而无论是上方还是下方的遮盖物均应在按摩过程中可移动以适应不同情况。

波形遮盖

波形遮盖可采用两条毛巾或者一张床单及一条毛巾（枕套也可作为毛巾的替代品）。这些遮盖物包裹并围绕客户。这种遮盖方式安全，且对遮蔽生殖器区域和臀部非常有效。评估女性腹部时，胸部遮盖物（通常为毛巾或者枕套）可用来遮盖客户的乳房区域。

替代性遮盖

客户可以穿泳衣或短裤和宽松的衣服作为替代品。底部（床单）放在桌上或垫于下方。如果客户在按摩过程中感到冷，上方也可添加遮盖物。

遮盖技术概要

表3-1演示了不同的遮盖技术。描述和插图将说明如何遮盖身体的主要部位。

表 3-1　遮盖技术		
姿势及按摩部位	**描述**	
俯卧，背部	客户俯卧位，将遮盖身体上方的床单翻折过来以便暴露客户后背（图3-1）	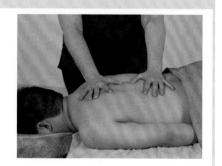 图 3-1

（待续）

表 3-1　遮盖技术(续)

（待续）

姿势及按摩部位	描述	
俯卧,臀部及下肢	俯卧位,通过折叠遮盖于身体上方的床单,暴露臀部及下肢。身体下方的床单也可以翻折以保温暖(图 3-2)	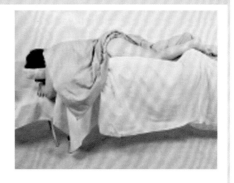图 3-2
俯卧,上肢	将身体上方的床单的对角线对叠,从而对上肢进行按摩(图 3-3)	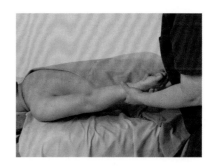图 3-3
仰卧,下肢	仰卧位,通过折叠遮盖于身体下方的床单暴露下肢。然后从下肢的内侧包裹躯干(图 3-4A)。用遮盖于身体下方的床单包裹大腿和臀部以暴露腹股沟区(图 3-4B)	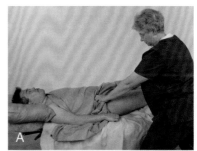图 3-4
仰卧,上肢	从遮盖于身体上方的床单下将上肢提起,然后放置于床单上方(图 3-5)	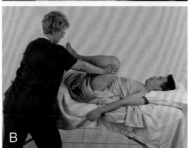图 3-5

表 3-1 遮盖技术(续)	
姿势及按摩部位	**描述**
仰卧，腹部	治疗师可水平折叠毛巾或者枕套(特大号)成比基尼泳衣样。本图中，下半身遮盖物的顶端平于两侧髂前上棘(图 3-6)
仰卧，颈部和肩部	身体上方的床单放于锁骨以下，以便暴露胸锁乳突肌前束的附着点，同时保证女性乳房不被暴露。本图中，治疗师可以一只手稳定头部，另一只手按压肌肉扳机点(图 3-7)
侧卧，背部	波形遮盖可暴露侧卧位女性的背部。治疗师可水平折叠遮盖于身体上方的毛巾以暴露背部。可将垫子或卷起毛巾用于支撑头部，以保证脊柱处于中立位。也可在客户体前放置一个枕头，嘱其环抱，进一步保护客户安全和隐私(图 3-8)
侧卧，上肢	侧卧位下，将上肢从床单下拉出以暴露按摩部位，调整床单遮盖客户的胸部。将暴露的上肢放置于遮盖好的靠垫上以便让客户在该体位下更舒适。此外，颈部下方需放置垫子以保证脊柱中立(图 3-9)

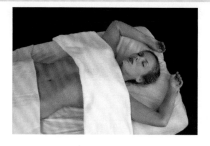

图 3-6

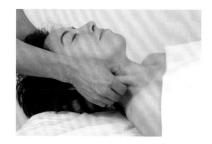

图 3-7

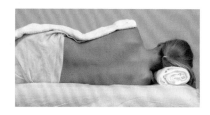

图 3-8

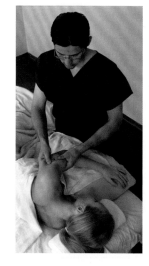

图 3-9

(待续)

表 3-1　遮盖技术(续)	
姿势及按摩部位	**描述**
侧卧下肢(远离桌面)	侧卧位下,如需对女性下肢(远离床单的一侧下肢)进行按摩,可用床单包裹大腿的上半部分,尽可能保证膝关节呈 90°弯曲,而未覆盖的下肢可放于垫子上(图 3-10)

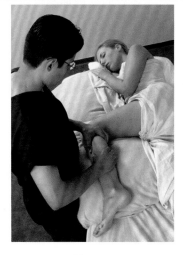

图 3-10

侧卧下肢(靠近桌面)	侧卧位下,如需对女性下肢(靠近床单的一侧下肢)进行按摩,将床单包裹大腿的上半部分,膝关节微屈。为了客户的舒适,可在踝关节位置放置一个圆筒状毛巾。另一侧下肢应遮盖床单且有垫子支撑(图 3-11)

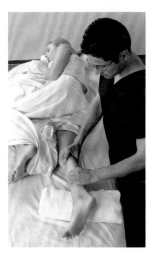

图 3-11

按摩手法

按摩手法简介

　　按摩不仅是按压身体软组织,还会影响体内流体的运动,并刺激机体神经内分泌反应。操作时,不同的手法会同时被运用。在学习按摩手法之前,我们首先要了解手法的特点。以下是 Gertrude Beard 对手法的分类和发展趋势的介绍。

　　按摩手法的接触方式根据以下 7 个特点的改变而改变:按压深度、牵拉、方向、速度、节奏、频率和持续时间。在了解上述 7 个特点后,通过图示结合简单描述的方式对不同按摩手法进行介绍。

触摸的特点

按压深度

　　按压深度分为轻、中、重三个等级。

　　身体的大多数区域均包含 4 层主要组织,即皮肤、浅筋膜、肌肉、多种多样的筋膜鞘。软组织损伤可出现在任意一层中。浅表软组织损伤时,按压深度多为轻度。而当损伤位于深层软组织时,按压通常为重度,压力应通过各层组织传递,直到到达深层组织。此外,压力不应造成浅层组织的损伤或不适。按压的深度越大,与体表的接触面积也越大,治疗师的操作应较慢。为了治疗各种软组织损伤,比如扳机点损伤及痉挛,治疗师需根据损伤的部位调整按压力度,以改变体液循环。

牵拉

牵拉是指对组织的拉伸。牵拉主要用于结缔组织,可将某一层组织沿相邻的组织牵离,防止组织粘连。牵拉有时也用于不同软组织损伤的触诊,以便确定组织是否松弛或紧张。如果组织松弛,便可轻易移动,而如果组织紧张,则其质地较硬或较厚。

方向

按摩既可以从身体中心向四肢移动(离心),也可以从四肢向身体中心移动(向心)。方向可沿肌纤维纵向移动,也可进行跨纤维方向的横向移动,也可能是环形移动。对受损组织进行不同方向的按摩可以改变组织的延展性,同时还能改变血液及淋巴回流。

速度

速度是手法操作时的速率。速度可以是较快、较慢或者多变的。速度的选择取决于部位及客户的状态(当需要刺激时,速度应较快;而当需要平缓的刺激时,则应放缓。)

节奏

节奏指手法的规律性。如果手法操作具有相同的时间间隔,则可称为有节奏的手法操作;如果手法操作不连贯或不规律,则可称为没有节奏的手法操作。有节奏的手法操作更多表现为平静的、缓慢的轻中度手法,而没有节奏的手法则更具刺激性。

频率

频率指一定时间内手法重复完成的次数,如按压和滑动。一般情况下,治疗师会在移动位置上或在改变手法前重复3~5次。虽然每种手法对患者都能起到治疗作用,但是治疗师在手法操作前仍需要评估客户的健康状况。如手法操作后仍表现有功能受限,可增加手法操作的频率,或选择不同手法治疗。

持续时间

持续时间包含两个方面,一是每个手法操作所保持的时间,二是特殊手法操作或者其他治疗方式(如牵引)作用于同一部位的持续时间。一个特殊手法操作的持续时间通常为30~60秒。某些治疗方案可能会要求增加或减少持续时间。

按摩手法概要

下面主要介绍6种手法操作:滑动、揉捏、压法、摩擦、叩击、振法。

滑动

滑动(也可称为轻抚)是一种应用范围较广的手法。操作时通常沿肌纤维走行方向滑动,也可横跨肌纤维滑动。

如图3-12所示,治疗师手掌置于脊柱两侧沿棘突至骶骨按压,然后双手分开,仅用手的重量反向向颈部滑动。重复滑动过程中,双手始终贴附皮肤。

如图3-13所示,客户取仰卧位,头转向一侧。治疗师手握成拳状沿枕骨到肩峰滑动,然后返回枕部。在颈椎部位操作时,压力应集中于枕骨到肩峰的弧形区域,而肩部上方的压力则应集中于斜方肌上部较厚的组织。

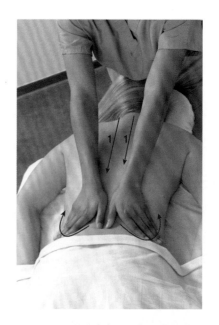

图3-12　滑动实例 #1:沿后背滑动。

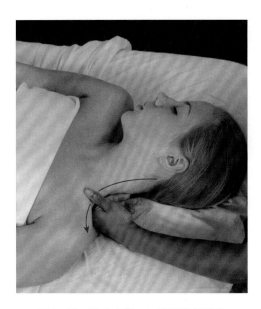

图 3-13　滑动实例 #2：沿颈肩部滑动。

揉捏

揉捏，也称之为搓法。首先用手提起组织，然后挤压组织，另一只手的主要任务是辅助和重复该过程。皮肤卷法也是揉捏手法中的一种。

客户取仰卧位，治疗师站立或坐在客户的头和肩膀之间，有助于治疗师保持腕关节的伸直状态。然后在斜方肌上部加压、捏起，然后放开（图 3-14）。

如图 3-15 所示，患者取仰卧位，治疗师在揉捏客户的左大腿。两手朝相反方向运动，一只手向前推，另一只手向后。在该过程中组织可被压缩、扭曲和挤压。

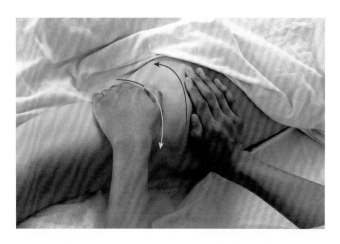

图 3-15　揉捏实例 #2：两只手捏大腿前侧。

压法

压法是将压力以垂直方式直接作用于身体部位（图 3-16）。压法可以放松表层组织。在应用压法时，为了使压力缓慢而逐渐增加，经常会做"泵水"样动作。

两手可以同时加压。如图所示，客户俯卧位，右侧髋关节外旋以缩短靶肌肉。治疗师位于客户上方，以便利用自身体重进行加压。治疗师倾斜身体，双手置于臀部，有节奏地进行加压，有助于肌肉放松。

如图 3-17 所示，治疗师正在对大腿内侧肌肉施加 90° 角的压力。治疗师前倾，用前臂的力量加压。

摩擦

摩擦可使皮下组织发生移动。该方法可引起中到重度的组织压缩。表层组织围在深层组织上方根据其纤维来回或横向移动，也可进行环形摩擦。

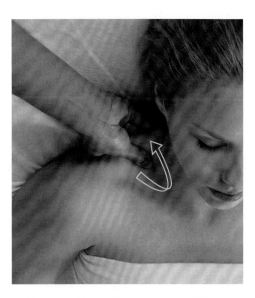

图 3-14　揉捏实例 #1：一只手捏斜方肌。

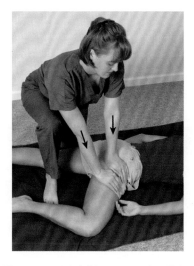

图 3-16　压法实例 #1：两只手压臀部。

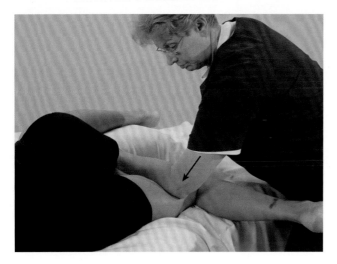

图 3-17 压法实例 #2：前臂按压大腿中部。

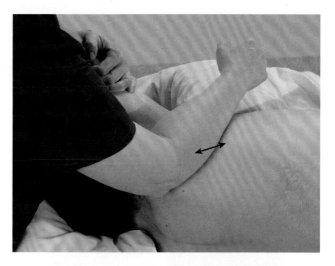

图 3-19 摩擦实例 #2：前臂接触，摩擦后背。

如图 3-18 所示，治疗师正在用手掌对肩胛骨内侧缘附近的组织进行摩擦。

如图 3-19 所示，摩擦法被用于较大面积的组织部位，但受力点则相对面积较小。侧卧位下，治疗师正利用前臂尺侧摩擦客户的背阔肌。

叩击

叩击（也可称为叩抚）是指利用上臂或前臂有节奏地来回拍击的一种手法。叩击方法包括拍击、敲拍、砍式、重击和击打。叩击也属于振动的一种。

如图 3-20 所示，治疗师正用一只手的尺侧叩击客户背部。手抬起时，手指轻微地展开。这种手法能使每个手指都能接触其上方的手指，从而产生轻微的振动。操作过程中两手可同时使用。

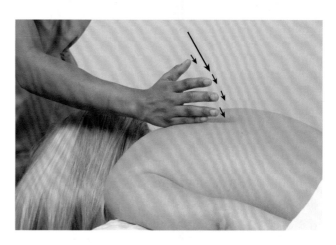

图 3-20 叩击实例 #1：拍击后背上部。

如图 3-21 所示，客户俯卧位，治疗师站在客户一侧。治疗师两手握空拳，用空拳尺侧或手指指尖叩击客户的背部。

振法

振法来源于压法。当按压到一定程度时，手出现颤动，然后传递给周围组织。振法是范围更大、更具突然性的手法。通常适用于四肢。振法也属于振动的一种。

如图 3-22 所示，客户仰卧位，将折叠好的垫子置于膝关节下方，治疗师重复振动大腿有助于放松肌肉。需要注意的是，在开始振动前，治疗师应利用其整个手掌轻微地加压并提起组织。

如图 3-23 所示，客户仰卧，治疗师站于其一侧。在对腹部进行按摩时，需使用床单遮盖其下半身，横叠的枕套遮盖胸部。振动会从治疗师的手臂通过最后三个手指指尖传递到客户的组织。腹部振动有助于刺

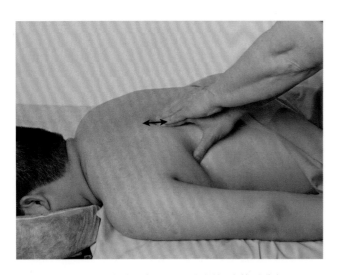

图 3-18 摩擦实例 #1：双手支持，摩擦后背。

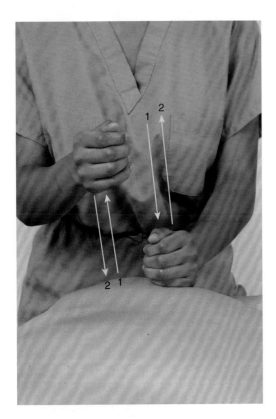

图 3-21　叩击实例 #2：空拳击打后背。

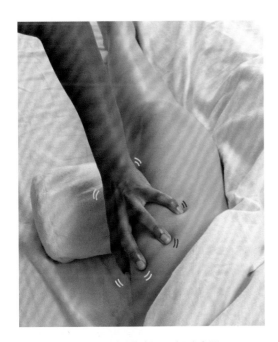

图 3-22　振法实例 #1：振动大腿。

激肠道蠕动。

　　本章中的照片来源于 Salvo S：Massage therapy：principles and practice，ed 3，St Louis，2008，Saunders，and Fritz S：Mosby fundamentals of therapeutic massage，ed 4，St Louis，2009，Mosby.

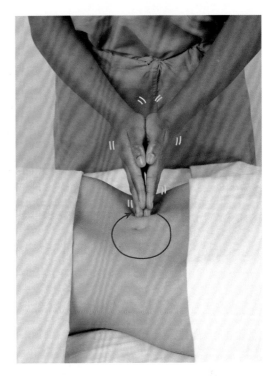

图 3-23　振法实例 #2：腹部振动。

复习题

　　1.遮盖的主要目的是什么？

　　2.简述遮盖的两种基本类型。

　　3.在一次按压过程中调整压力深度是用于按摩哪 4 层主要的组织？

　　4.松弛和紧张是描述哪种手法特点的术语？在这种情况下，这些术语是什么意思？

　　5.一种手法有哪 5 个方向？

　　6.按摩的速度会对客户产生何种影响？

　　7.在规定时间内，描述治疗师重复完成手法次数的术语是什么？

　　8.请简述持续时间包含哪两层意思。

　　9.请列出 6 种主要的按摩手法。

　　10.简述揉捏手法。

　　11.简述压法手法。

进一步思考

　　在使用一种手法进行按摩时，遮盖和手法选择之间的相互作用在哪些方面最有挑战性？如何克服这些问题？

（郑瑜　译　王红星　胡筱蓉　校）

徒手治疗师的身体力学

概述

　　本章介绍了 10 条指南,这些指南是为了在施行按摩或其他形式的徒手、运动治疗时建立正确的身体力学。这些指南通过展示或解释如何让物理定律为我们所用并防止它阻碍我们的工作,来帮助我们提高效率。这 10 条指南被分成 3 大类:①设备;②姿势体位;③执行按摩手法。

　　设备部分讨论了治疗床高度和宽度以及使用的乳液质量和分量的重要性。姿势体位部分的讨论强调如何恰当地屈曲身体,调整足、头对线,以及排列上肢各关节。执行按摩手法部分解释了从身体近端大肌肉而不是远端小肌肉发力的重要性,如何确定最佳力线方向,以及尽可能大范围接触和使用双重支撑的好处。这些指南的目的是帮助徒手治疗师更轻松地工作,以避免繁重的体力劳动。

本章大纲

引言
分类 1:设备
分类 2:姿势体位
分类 3:执行按摩手法
总结

本章目标

阅读完本章,学生/治疗师应该能够完成以下内容:

1. 能解释本章关键词的定义。
2. 解释治疗床高度和宽度对有效施力的重要性。
3. 讨论使用内力、外力对制造压力的差异。
4. 解释乳液对施力的重要性。
5. 比较和对比弓背屈曲和半蹲屈曲的相对优点。
6. 讨论核心对线对力量传导的概念。
7. 讨论足的位置与施力的关系。
8. 列出和讨论足摆放的 3 种位置。
9. 讨论颈部和头部姿势的重要性。
10. 解释施行按摩时稳住关节的重要性。
11. 讨论远端发力或近端发力的重要性。
12. 讨论按摩手法施力方向的重要性。
13. 讨论较多或较少与客户身体接触的重要性。
14. 解释为何双重支撑接触面是有益的。

关键词		
身体力学	支撑	紧锁位
接触部位	核心部位对线	力的方向
远端来发力	双重支撑	阻力
外力	冠状面站姿	头部位置
内力	关节挤压力	力线
纵向站姿	乳液	松弛位
压力	近端发力	矢状面站姿
自主支撑	滑动	半蹲弯腰
半蹲弯腰合并躯干前倾	半蹲屈曲合并躯干垂直	排成直线的关节
弓背弯腰	横向站姿	重力

引言

不管采用何种技术,各种形式徒手治疗的本质是力的传导——换句话说,是施加压力到客户身体组织。效率对我们能否达到此目标很关键,它不仅关系到我们给客户施行治疗的质量,也和我们自身健康及在专业领域的职业寿命相关。为了检验我们身体工作的效率,我们必须研究自身的力学,这领域也被称为身体力学。

理解和应用良好的身体力学的基础并不难,我们需要将物理定律应用于我们的身体。这个物理定律和所有物质世界(包括日月星辰)的规则相同,支配人体所产生及承受的力。如果我们在对客户施行治疗时遵循这些物理定律,我们能够轻松地产生更大的力,并使我们身体免受更大的外力干扰。可如果我们违背这些物理定律,我们在工作时往往会付出更多的体力,我们身体也将遭受更大的外力,进而导致我们自身受伤。

不幸的是,身体力学的研究在徒手治疗界还没有引起足够的重视。因此,许多刚毕业和刚获得执照的治疗师在没有很好的保护措施的前提下,使用蛮力进行深部组织的按摩。他们做得很辛苦,还导致了大量的伤病。这些伤病迫使未来可能成功的治疗师过早离开此领域。此外,许多治疗师不是因为伤病,而是因日常的软组织手法操作使其体力过度消耗而离开。软组织手法操作是项艰苦的工作,尤其是在技术薄弱时为甚。采用良好的身体力学不能消除治疗师的体力消耗,但它确实可以减轻消耗,这将使手法治疗师有更

久远、更成功的职业生涯。

本章的目标是提供 10 条为建立健康身体力学而设计的指南。保持良好的身体力学一直很重要,尤其是在进行深层组织按摩治疗时更加重要,因为深部组织按摩时需要产生和传递更大的力。因此,这些指南专门推荐给日常从事深部按压的手法治疗师。本章虽然没有指出手法治疗师身体力学的方方面面,却给出了一系列实质性基础内容。尽可能遵守原则和指南非常重要,要谨记徒手治疗不仅是一门科学,也是一门艺术,因此需要将以下指南融入治疗师的特定风格中。

分类 1:设备

指南一:治疗床高度

治疗床高度可能是决定治疗师施力效率的首要因素。恰当的治疗床高度由一些综合因素决定,包括:

- 治疗师的身高。
- 客户的体型。
- 客户在治疗床上的体位(仰卧、俯卧或侧卧)。
- 所采用的接触部位。

如果我们在客户身体"上方"(朝向天花板的那个面)从事治疗,需用较少努力便可产生和传递力时,治疗床必须很低。将治疗床调低以便治疗师使用他或她的体重来产生力。重力只是地球引力作用于物质的一种表现,鉴于地心引力是一种极不易引起疲劳的外力,为何不积极利用它呢?

当治疗师施力于客户时,这种力可被分为两类:

一类是身体肌肉产生的内力,另一类是来自地心引力的外力。通过肌肉组织产生的内力需要我们付出更多的体力,容易引起疲劳。然而,利用重力产生的力则不需要付出太多体力。如果目标是用最少的努力产生力,尽可能利用地球引力是很有必要的。但是,地心引力不作用于横断面和对角线方向,它的方向只垂直向下。因此,只有在治疗师的体重在客户身体上方时它才起作用。这需要让客户的位置比治疗师低,因此需要矮的治疗床。当然,治疗师采用的接触部位也有很大不同,如果我们采用拇指或指腹,治疗床需要在它最低的位置。如果使用手掌,治疗床可以调稍高些。如果使用肘关节或前臂,治疗床可调得更高些。

框 4-1

尽管没有精准合适的治疗床高度,采用拇指或指腹作为接触面进行深部按摩时,治疗床的床面不能高于治疗师髌骨下方(膝关节)。

当客户的位置较治疗师低时,治疗师不需费很大的力,只要身体靠向客户,让治疗师的体重产生足够的深压力(图4-1)。由于大部分体重位于身体的核心部分(如躯干和骨盆),当治疗师靠在客户身上时,治疗师躯干和骨盆的位置必需高于客户身体。

当通过身体靠在客户身上来产生深压时,保持自主支撑的体位对治疗师很重要。这意味着即便治疗师

框 4-2

在家庭内进行治疗床高度原则测试时,可将体重计放在不同高度的椅子或按摩桌上。在每一高度,将身体向体重计倾斜并读出你产生的力(图4-2)。如果体重计足够低,你完全位于其上方,记录下此时你通过倾斜身体而不需额外用力便可产生的压力。接着尝试在较高的治疗床面通过肌肉收缩而产生相同大小的力。所需努力的差别就是治疗师在工作时必须面对的差别。不断重复这种练习,那么治疗师即使在较高的治疗床边也能利用积累的经验进行治疗。

靠在客户身上,若客户移动或治疗师需要撤去施于客户身体上的力时,治疗师可以当即停止靠在客户身上的动作,重获平衡并重新支撑起自己的身体。从治疗师自我支撑姿势开始治疗,可以维持自我的控制和平衡,增加治疗周期的效率和客户的舒适度。自我支撑姿势可通过下肢稳固地站立来达到(这将在指南五里详尽讨论)。

除了治疗床的高度,治疗床的宽度也必须考虑在内。治疗床越宽,治疗师就越难将体重置于客户身体上方。如果客户位于治疗床的中间,就会离治疗师很远。因此,当需要使用体重时相对较窄的治疗床很有必要。然而,太窄的治疗床会引起客户的不适,尤其对于体型较大的客户来说。解决办法之一就是采用可变形的治疗床,治疗床的宽度与客户的体型相符,肩部较宽,腰部较窄,这样治疗师就很贴近客户。另一解决办法是当治疗师与客户需要靠近时,使用一张带有可向外摆的扶手的治疗床。有轮廓并且有扶手的治疗床将更加理想。

电动治疗床。当治疗床设置较低时,另外一个因素需要考虑。在进行深部按压和(或)使用拇指、指腹作为接触面时,低的治疗床是理想的。然而,当需要施加轻压力时,更高的治疗床则相对容易。如果你站得笔直并以近乎水平的方向向患者施行按摩,轻压力时仅需很小的努力便可。更高的治疗床在我们用肘或前臂作为接触面时也很理想。如果在这些情况下治疗床都设置得较低,你要么需要弯腰来降低身体,要么分开双脚以使上身达到客户的高度。这两种选择中,分开双脚并降低重心较理想。然而,这比单纯的直立需要付出更多努力。因此,在治疗时治疗床理想的高度取决于治疗手法和接触面。解决这个难题的方法是使用电动治疗床。尽管很多徒手治疗专业人士认为电动治疗床很奢侈,而我个人认为它非常有必要。在治疗时仅通过足踏板就可以调节治疗床的高度,在低的治疗床上不需费力就可将更深层的压力传递出去,当用力较轻时你可以将治疗床调高令你站得更直。你也可以轻松地在不同接触面间变换。这会使客户的治疗效果更好,治疗师也会更健康且不易疲劳。从长远来看,电动治疗床的价值远远高于它的买入价。

指南二:使用较少的乳液

对刚入门的治疗师,采用的乳液类型和量通常是

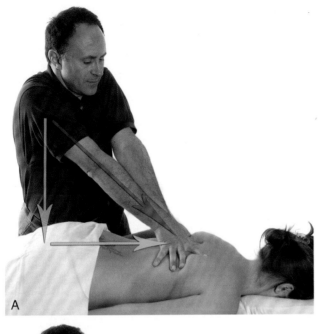

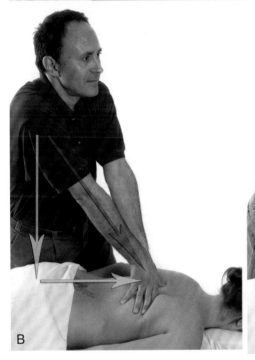

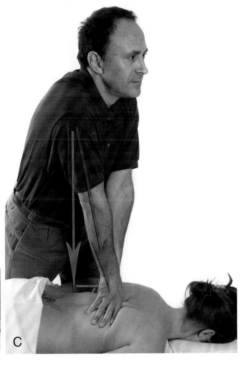

图 4-1　图解说明治疗师在 3 个不同高度的台面上、在所能触及的患者皮肤的最高点进行治疗时的用力情况。在每一幅图中,蓝色箭头表示作用力通过治疗师上肢作用于患者,绿色垂直箭头表示重力产生的力(绿色水平箭头表示治疗师的身体重力消失,因为其没有垂直作用于患者皮肤)。注意:(A)台面最高,垂直作用力最小;(C)台面最低,垂直作用力最大。

问题的一部分。乳液的两个矛盾特征是滑动和阻力。滑动性是治疗师在客户皮肤上滑动时无过度摩擦或阻力。阻力产生摩擦,这促使治疗师将压力转移至客户的组织内。通常来说,乳液的滑动性越强,阻力越小,反之亦然。当施加深部压力时,选择有足够阻力的乳液很重要。不要使用太多的乳液也很重要,因为滑动性将增加,治疗师施加的压力也将变成沿着客户皮肤的滑动力而不是成为施加向客户组织的压力。乳液使用的基本指南是为了客户舒适尽可能少量使用。超

过此量时,传递至客户的压力将减少。尽管产品不尽相同,一般来讲,油性乳液易于产生滑动,也不如水性乳液能更有效地产生深压力。

分类 2:姿势体位

指南三:恰当弯腰

尽管进行最有效深部按压的理想姿势是将身体置于客户上方并直接向下施压,这样的姿势在没有弯

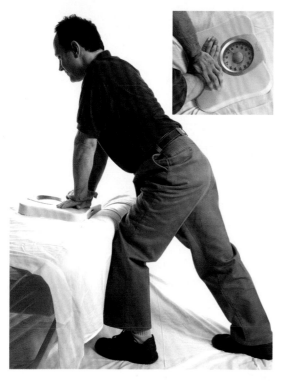

图 4-2　用一台普通的秤这种简单的方法就可以确定在不同高度台面上给患者做治疗时的费力程度。

腰的情况下是很难达到的。治疗师以何种方式弯腰极其重要，因为弯腰容易导致姿势不平衡，这需要治疗师尽力去维持对自身造成的压力。弯腰姿势可分成两类：弓背弯腰和半蹲弯腰。

弓背弯腰。 弓背弯腰，是在脊柱关节部分屈曲躯干使身体位于客户上方，对治疗师来说是不健康的方式。因为这使治疗师的身体从躯干重心直接位于骨盆上方的平衡状态变成无支撑的不平衡状态(图 4-3A)。在此姿势下，治疗师躯干没有变成完全屈曲状态的唯一原因是脊柱的伸肌群必须以等长收缩的方式来维持部分屈曲和躯干的不平衡姿势。此外，弓背姿势下脊柱屈曲使脊柱关节处于松弛位。关节松弛位是其最不稳定的位置，因此需要更多的肌肉收缩来稳定关节。结果就是脊柱伸肌群尽更大努力来维持弓背弯腰姿势。

半蹲弯腰。 较好的替换姿势是半蹲弯腰，即通过髋、膝关节而不是脊柱关节的屈曲来达到。在半蹲弯腰姿势下，脊柱保持直立并处于紧锁位，即最稳定位置。仅需要较少的脊柱伸肌群的稳定收缩，更有利于脊柱健康。

框 4-3

耸肩还是不耸肩？

众所周知，在做按摩治疗时，肩部与耳朵同高是不良的身体力学——换句话说，肩胛骨在肩胛胸廓关节处抬高，称之为"耸肩"。我必须承认我接受这种被奉为真理的身体力学久矣。毕竟，我们经常要求客户肩部放松并使肩部下降。谁没有肩胛上抬肌群紧张（上部斜方肌、肩胛提肌、菱形肌）？这是否由于我们的用力模式使得我们在直立姿势下保持肩膀高耸？因此，当我们看到按摩治疗学生或实习治疗师在面对客户操作时总保持肩部与耳朵同高的姿势也不足为奇。我们会本能地告诉他们放松并将肩部下沉。

可是最近我开始发现我在面对患者或客户操作时，我的肩部也经常高耸。这使我很困惑，因为在做按摩时我感觉自己是放松的。然而，我告诉自己耸肩是不正确的，我把肩下沉并继续按摩治疗。但我发现不久之后我的肩部再次抬高。所以，疑惑开始出现在我的脑海，并一直没有一个确切的答案。我偶尔会思考这个问题 1~2 分钟，可事实上我从未把"耸肩可能也没关系"这件事说出来。正当我在亚利桑那州图桑进行深部组织按摩操作教学演示何为正确的身体姿势和力学时，一个特别敏锐的学生提的问题迫使我表了态，"操作时耸肩是否是不好的？"我对自己的回答也有些震惊，"不"。这是我第一次作出如此响亮的回答。这看起来异乎寻常，我确信很多读者此时正摇头并惊叹我为何如此回答。

我当时的理解是，在治疗时耸肩是对是错并没有那么重要，重要的是为什么我们的肩膀会耸起来。大部分时间，我们高耸肩部可能是由于治疗床太高了（见指南 1），我们拼命地想将身体置于客户上方。在这种情况下，我们主动收缩肩胛骨上抬的肌肉来抬高肩部。保持这样的姿势一会就会导致肩胛骨上抬的肌肉紧张和疼痛。在这种情况下，耸肩操作是断不可取的。然而，当治疗床调低后，我们身体直接位于客户上方，如果我们轻松地靠向客户并放松肩胛骨肌肉，我们的肩部会自然向耳部靠近。

（待续）

框 4-3（续）

正如物理定律所陈述的那样，"每个作用力都有一个等量的反作用力。"如果我们向客户按压，我们的客户则反作用于我们，使我们的肩部上抬。在此时，如果我们不想肩部上抬，我们需要让肌肉收缩来让它们下沉。然而，任其上抬则是更放松和不需用力的姿势，并且是（我是否能这么说？…）良好的身体力学！

任由肩部被动上抬的潜在不足是肩胛带轻度松弛，因此，当从身体核心通过肩胛带向客户施力时将失去少量的压力和控制。但是我认为这种缺失是可以忽略不计的，并且根据实际情况，这也可能优于肌肉放松的好处。再者，放松肩带可使我们在开始治疗的部位上施展更为平顺的手法，以减少让顾客感觉我们手法僵硬的可能性。

在对客户进行治疗时，检查你自己肩部的姿势（在按摩室内放置一面镜子是检测你姿势的一个好办法）。如果你的肩部很高，应该体会你操作时是主动将它们抬高还是你处于放松状态。如果你很努力地将它们保持在高位，我建议你调低治疗床并放松肩膀。然而，如果它们很放松地处于高处，则可能没有任何不当。

框 4-4

除了屈曲髋、膝关节，半蹲弯腰也需要踝关节背屈（小腿的背侧向足的背侧靠拢）。

框 4-5

关节紧锁位是指关节最稳定的位置，在该位置下通常关节面的接触面积最大且韧带、关节囊最为紧张。

有两种半蹲弯腰的方法：
1. 半蹲屈曲合并躯干前倾。
2. 半蹲屈曲合并躯干垂直。

在这两种方法中，保持躯干垂直更好，因为半蹲

框 4-6

有趣的是，尽管大部分人都知道保持膝屈曲有利于我们背部健康，可很多人仍不遵从此建议而选择弓背弯腰。这肯定有其原因。后来人们发现，尽管半蹲弯腰更有利背部健康，但它比弓背弯腰消耗更多的能量。此外，半蹲弯腰还对膝关节产生更大的压力。在其他条件都相同的情况下，保护脊柱关节更为重要。然而，当根据每个治疗师需要采用这些弯腰指南时，膝关节的压力需要被考虑在内。如果治疗师的膝关节不健康，弓背弯腰可能伤害更小些。

弯腰合并躯干前倾仍然将躯干置于不平衡的姿势，重心得不到支撑（见图 4-3B）。这需要脊柱伸肌群收缩来避免躯干屈曲，同样，髋关节伸肌群也需要收缩来保持髋关节处骨盆前倾的姿势。

半蹲屈曲合并躯干垂直保持躯干处于平衡姿势，因此，重心在骨盆之上对齐并有支撑（见图 4-3C）。这就不需要脊柱伸肌群收缩来防止躯干屈曲和髋伸肌群收缩来保持骨盆的姿势。

垂直半蹲弯腰而不是倾斜半蹲弯腰的关键是膝关节屈曲的角度。当髋关节屈曲至半蹲弯腰的位置，骨盆前倾，使躯干向前倾。然而，髋关节屈曲的同时膝关节屈曲得越多，保持躯干垂直就越容易。"用膝来屈曲"这句话我们常听到。因此，合并躯干垂直的半蹲弯腰可维持脊柱在最稳定的紧锁位，保持躯干在下身上处于平衡和有支撑的姿势。这有助于治疗师在保持脊柱健康的同时有效地操作和施力。对治疗师来说，在按摩时背部处于完全的垂直姿势通常是不可能的，但越接近垂直位，对脊柱和脊柱的肌肉就越有益。

指南四：核心部位对线

如前所述，对治疗师来说施加较强的力的关键是尽可能利用来自核心部位的重力。核心部位（例如躯干和骨盆）摆位的重要性在指南一中已有论述。然而，不只是摆位，核心部位的方向和对线，也对压力的有效传递十分重要。通常，由于体重是在压力之后传递给客户，你的躯干和骨盆必须与施加的压力处于相同方向。确定你的核心部位对线的一个较简单的方法是

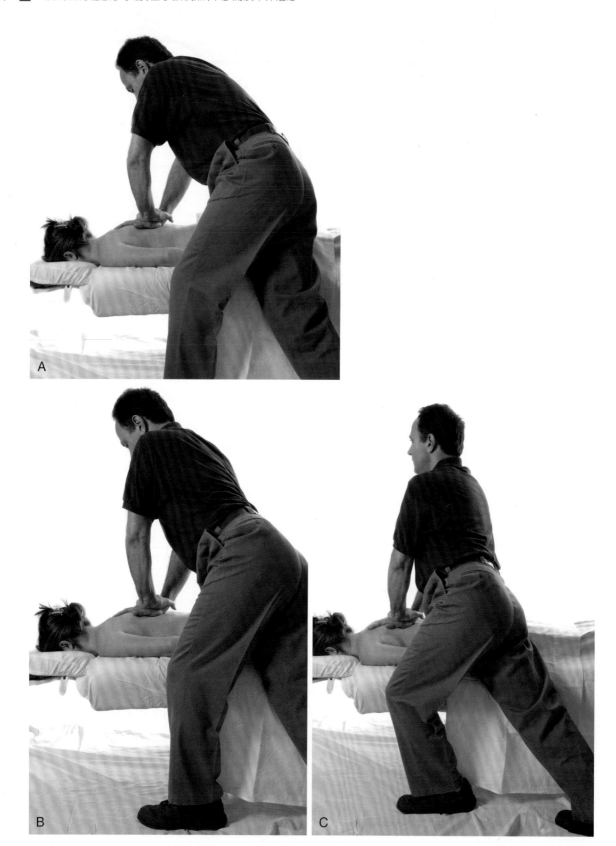

图 4-3 （A）显示治疗师的腰弯曲，同时其躯干脊柱关节屈曲。在 3 种弯曲方法中，对治疗师来说，腰弯曲的方法是最不利于健康的。（B）显示的是蹲位屈曲躯干前倾。（C）显示的是蹲位屈曲躯干垂直。对于蹲位屈曲伴躯干垂直这种方法，从生物力学角度来讲，治疗师的脊柱受应力最小，在患者上方治疗时常采用这种方法。

看你的肚脐。无论你的肚脐朝向哪方,你的核心部位也朝向那方。通常建议治疗师想象从肚脐发出一条激光束。这条激光束应与施加于客户身体的按摩力的方向尽可能平行和靠近。如果激光束与按摩的力相对齐,核心部位也就与按摩的力对齐了。

框 4-7

　　一些治疗师更喜欢去看髂前上棘(ASIS)朝向来代替肚脐的朝向来确定核心部位的对线。

例如,如果软组织的按摩力穿过客户的身体,你的肚脐也应朝向穿过客户身体的同一方向。另一方面,如果软组织的按摩力沿着客户身体长轴的纵向,你的肚脐也应处于相同方向。图 4-4 介绍了核心部位恰当的方向和对线的几个例子。这些例子阐明了通过改变治疗师核心部位方向和对线来与施力方向相匹配。此外,需要注意在坐位操作时,治疗师的肘关节紧贴在其身体核心部位前方。最佳方法是通过在盂肱关节内收和外旋上臂,肘关节将自然地处于核心部位前方,紧贴在髂前上棘内侧。当治疗师开始用其核心部位来倾斜时,其体重通过前臂和手传递至客户。

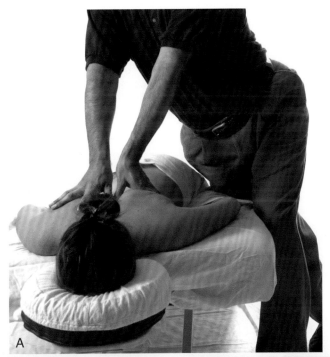

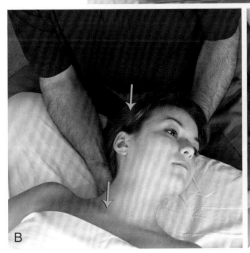
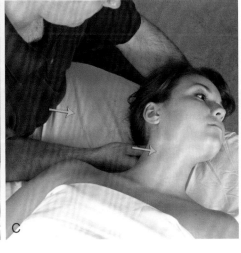

图 4-4　显示治疗师的核心(躯干和骨盆)的方向和力线的重要性。(A)显示沿着脊柱旁的肌肉进行按压。(B,C)显示的是治疗师在坐位下对患者颈部施加作用力的核心力线。(B)治疗师治疗下颈部。(C)治疗师治疗上颈部。

注意：当如图 4-4A 中那样沿着治疗床纵向调整身体核心部位时，从髋关节处旋转骨盆而不是旋转脊柱很重要。你足部的位置也很重要，将在下一个指南中详细描述。

> **框 4-8**
>
> 　　沿着施力方向调整核心部位，重要的是恰当的足部位置。这将在指南五中具体描述。

指南五：足部的位置

　　现在为止已经讨论了很多关于摆位、方向以及调整核心部位的重要性。然而，在体育运动中有句格言"一切尽在步法"。这句话对从事物理治疗的人来说再贴切不过了。你的步法对调整和摆放核心部位至关重要，也对蹬地产生压力至关重要。要做到这些，治疗师需要关注足的摆放。通常，足部的朝向也是核心部位的朝向。因此，如果想要改变核心部位的方向，最简单的方法就是改变足的方向。此外，如果足部位置不恰当，很难通过足部跖屈来对抗地面进而从下肢产生力，也不能通过伸展髋、膝关节来将我们的体重引导向客户。

　　足部的放置可基本分成两类：横向站姿和纵向站姿。足部与治疗床的长边垂直称为横向站姿，而与治疗床长边平行成为纵向站姿。横向站姿有利于跨越患者身体横向施压，因为这将核心部位调整在那个方向（图 4-5A）。然而，在对客户身体行纵向施压时，其效率并不高，因为核心部位不朝向那个方向。另一方面，纵向站姿对沿着客户身体行纵向施压有效，因为这将核心部位调整在那个方向（见图 4-5B）。但是它对跨越客户身体行横向施压时无效，因为核心部位不朝向那个方向。

　　进一步讨论的是，确保你的双脚相对位置的精确方位。双脚相对位置可基本分成冠状面站姿和矢状面站姿。在冠状面站姿，双脚位于冠状面，可能靠得很近或很远。在矢状面站姿，正如其命名的那样，在矢状面上一只脚比另一只脚更靠前。

　　足部在冠状面位置有较难弥补的缺点（图 4-6A），原因是通过足部构成的支撑面在矢状面上通过的前后距离不够。这使得当你向前靠向客户时，在足部以上通过骨盆和躯干在矢状面上运动来保持上身平衡变得很困难。例如，如果你试图通过骨盆和躯干的前倾（髋关节屈曲）来靠向客户，你的体重会在没有支撑和失去平衡的情况下投射到足部的前缘。如果你试图

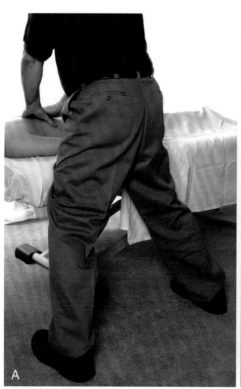
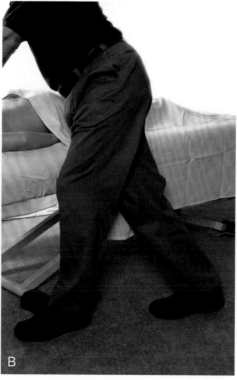

图 4-5　进行治疗时，治疗师的足相对于治疗台以及患者身体的两个位置。(A)横向位置。(B)纵向位置。

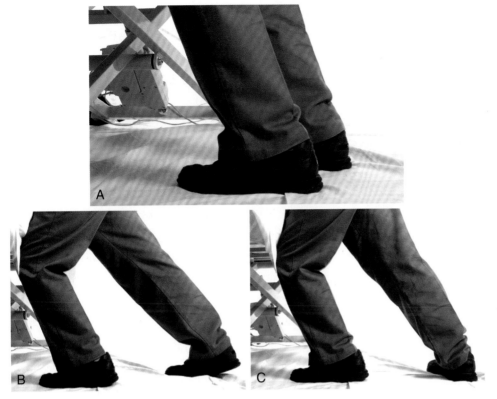

图 4-6　显示治疗师足部的 3 种位置。(A) 足摆放于冠状面。(B,C) 一足在前,另一足在后的矢状面位置。(B) 两足几乎平行。(C) 后方的足与前方的足接近垂直。

努力通过骨盆重力后移来代偿躯干重力的前移来平衡身体,那样你的整个体重会后移,便不能充分地向前位于客户身体之上,因而体重不能有效地用来产生按摩力。

类似地,如果身体核心部位通过足部蹬地被向前推,治疗师在此位置就失去了支撑和平衡。足部矢状面位置需优先考虑,因为在治疗师的体重仍在前足上处于平衡和支撑状态时,后足可用来蹬地并将治疗师体重向前推动。因此,足部矢状面位置提供了一个允许在前后足间平衡体重的站姿。这在任何长度下进行按摩操作都尤为重要。但需要指出的是,如果在矢状面上双足的距离过大,反而会增加两脚间体重平衡转移的难度。因此,留意矢状面站姿下双足的宽度很重要。

当处于矢状面站姿时,后足的朝向有两个选择:它可以与前足几乎平行或垂直。在这两个选择中,使后足与前足朝着大致相同的方向(见图 4-6B)是最佳位置,因为它使位于矢状面的强有力的踝关节跖屈肌群(比目鱼肌、腓肠肌、胫后肌、趾长屈肌、跚长屈肌和腓骨长短肌)、伸膝肌(股四头肌)、髋伸肌群(腘绳肌、大收肌和臀后肌)与按摩的方向一致。当在矢状面通过后足蹬地来对客户施力时,从下肢的髋、膝、踝 3 个关节来发力很重要,而不只是用踝关节来发力。

在图 4-6C 的姿势中,后足方向与前足垂直(包括整个身体),由于它们朝向不同,失去了上文提到的矢状面方向上的强大的肌肉力量,在发力时双下肢也处于不相称的状态。

有关足的放置还有最后一部分需要强调。并不是说足的摆放必须在按摩开始时就固定不动并贯穿于整个按摩过程,足部是可以移动的。在某一部位进行短距离按摩或按压时,足部很少移动甚至不需移动。而当进行长距离按摩时,如果不移动足部,你将需要超出初始的足部支撑面而失去支撑和平衡,躯干因而无法保持垂直状态。如此,体重就不能在引力的作用下用来有效地发力。为了避免这种情况,尤其是进行长距离按摩时,足部的移动很重要。

框 4-9

如图 4-6C,将双足置于垂直方向的好处是允许治疗师轻松地变换身体的朝向。在武术中能够变换身体的方向至关重要,这是该姿势常被采用的原因。然而,在从事施力的按摩工作中,这个优点无法抵消失去了原本能在双足同一朝向状态下产生强有力的按摩力的缺点。

指南六：头部放置

身体力学中经常被忽视的一个方面是治疗师的头部位置，更具体地说是治疗师的颈部和头部位置。在按摩操作时头颈部的位置与发力和传导力的直接相关性很小。因此，治疗师只需要将头颈部保持在对身体组织压力最小的任意位置就可以了。最健康的姿势是保持头部位于躯干上方，这样头部的重心在躯干上处于平衡状态。此位置只需要很少甚或不需要颈部肌肉收缩来支撑它。然而不幸的是，很多治疗师在操作时习惯在脊椎关节处屈曲头颈部来看着客户。这使得头部姿势不平衡，它的重心也不再位于躯干上方而是悬在空中。因此，在下巴碰到胸壁前都会低着头。这种情况之所以未发生的原因是颈部伸肌群等长收缩来防止头部耷拉下来而过分前屈，长此以往会导致颈后肌群疼痛和痉挛。如果在按摩时你需要看着客户，那么这个姿势或许是有必要的。然而，大部分时间都不需要或者很少要看着客户，你甚至可以闭上眼睛，用你的手来感受客户的身体。因此，不时地关注你头颈部的姿势，能够很好地提醒你确保它们处于尽可能放松的姿势(图4-7)。

还需强调的是，如果躯干不处于垂直或至少接近垂直位置，就不可能将头保持于身体躯干上方的平衡位置。换句话说，如果我们弓背弯腰或半蹲弯腰时躯干向前倾斜，就不可能将头置于躯干正上方。这是这些躯干位置的另一个不利因素。足的位置也在其中起到作用。双足在矢状面距离越大，我们的躯干越容易向前倾斜。这是我们应尽力避免双足在矢状面站姿下距离过宽的另一个原因。

当由于躯干不够垂直而不能使头部在躯干上处于平衡状态时，我们有两种选择。我们可以收缩颈后伸肌群来保持头部的不平衡姿势。如前所述，这会导致肌肉过度使用，最终导致损伤。或者我们可以让头部处于放松屈曲状态，从而使下巴接近胸部，这会减轻颈后伸肌群为保持头部不平衡姿势而造成的负担，同时也使我们颈部处于屈曲姿势，如果常做，我们会逐渐牵松颈后部的被动韧带和其他筋膜组织。最终，伸肌群的负担会因这些筋膜结构变弱而增加，因为它们失去了筋膜被动张力的辅助。

指南七：将关节排列成直线

不管按摩力是来自部分的肌肉收缩还是体重，这些力必须通过治疗师的上肢关节(肘、腕、手指、拇指)来传导。要想通过上肢关节传导的力不丢失，将关节排成一直线是相当重要的。排成直线的关节是伸展的，并处于一条直线上，如图4-8A中所示。这通常

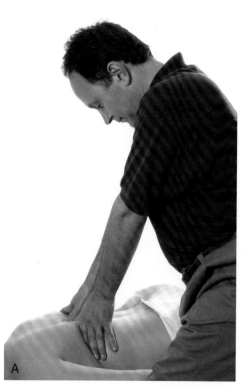
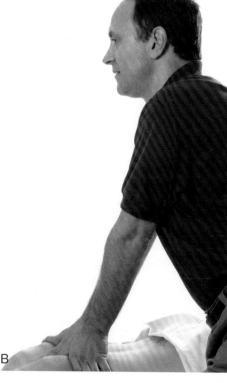

图4-7 进行治疗时，治疗师头部的两个姿势。(A)用力时，治疗师的颈部屈曲，头部看向患者。(B)用力时，治疗师保持头部看向前方，以维持更加平衡的姿势。

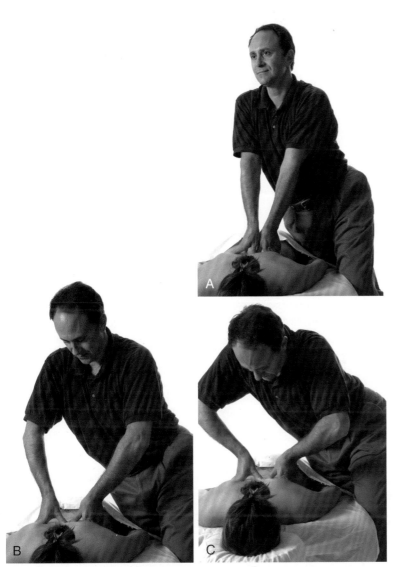

图 4-8　显示治疗师通过上肢伸展和折叠两种状态而施加的作用力。(A)显示治疗师的肘、腕和拇指关节完全伸展。(B)显示治疗师的肘关节没有伸展(即屈曲)。(C)显示各关节屈曲折叠的上肢,从而作用于患者的作用力降低。

是通过盂肱关节处内收和外旋上臂,并使肘关节位于身体核心部位的前方达到的。以这种方式,你可以从身体核心部位通过已排成直线的上肢关节去接触客户身体,从而来提供在直线方向上传递的按摩力量。

当你通过后足蹬地来向前倾斜和(或)推向客户时,几乎没有力量的损失,也不需过分的肌肉收缩。可当你上肢关节没有排成直线时(即,它们处于屈曲状态),所产生的力在通过上肢并传递到客户身上时必将受到损耗,这是因为上肢的各关节已趋向于屈曲的位置。因此,本该传导至客户身体组织的力却由于治疗师身体的肩、肘、腕、手指或拇指的运动而受到损失(见图 4-8B 和 C)。此外,出现在关节的多余运动可能导致扭力,久而久之将导致关节退行性改变。这是拇

指关节常见的。

注意:没有必要自始至终将肘关节置于躯干的中心。这将导致肘关节区域损伤,因为(前臂相对上臂的肘外翻-外展姿势)肘关节处出现扭矩易导致稳定肘关节的内上髁周围软组织承受更大压力。简单的内收、外旋盂肱关节使上臂充分置于躯干或核心部位外侧的前方就足够了。

可以通过未锁定、屈曲的上肢关节来传导力将没有力的损耗。但这更费力,因为未锁定的关节周围肌肉必须等长收缩来稳定关节以避免其屈曲。例如,在按摩时如果肘关节是弯曲的,则肱三头肌必须参与稳定肘关节以避免其进一步屈曲,那么时间久了就会导致肱三头肌疲劳。这对治疗师来说更费力且效率更低,所以应尽可能避免这种操作方式。

分类3:执行按摩手法

指南八:近端发力

如前所述,无论何时均应尽可能利用体重,通过引力产生的外力来发力,因为这基本无须费力。然而,当你的治疗技术需要使用肌肉收缩的内力来产生治疗所需力量时,就需要考虑选择使用哪些肌肉。

框 4-10

即使关节完美地排成直线也不能消除身体所有的负担和压力。虽然比起未排列成直线的关节,肌肉的收缩力明显减少,但是仍有部分肌肉通过收缩来稳住关节。此外,由于治疗师的所有力量都通过关节有效地传导,排成直线的关节比未排成直线的关节面临着更大关节挤压力。然而,通过保持关节与传导的力处于同一直线,从你躯干发出的所有力都会完全传递给客户。

当在小肌肉和大肌肉间做选择时,利用身体的大肌群来发力通常更有利。小肌肉不能产生像大肌肉那样强的力。此外,如果要小肌肉产生与大肌肉等大的力,这就需要更大的努力才能做到。

从上肢的远端至近端来观察上肢的肌肉,很明显小肌肉位于远端而大肌肉则在近端。例如,手部的内在肌群比前臂的腕关节肌群要小,腕关节的又比上臂内的肘关节肌群要小,肘关节的又比躯干部的肩关节肌群要小。因此,无论何时都推荐从躯干的近端来发力,而不是从上肢的远端来发力。

除了躯干近端核心较大的肌肉,下肢大肌群在不费力的情况下也可产生很大的力。如果双脚放置恰当,治疗师可以通过强有力的踝跖屈肌群、膝和髋伸肌群来蹬地发力并传递至受试者(有关恰当的足部放置的更多信息见指南五)。此外,正如身体的核心部位应该靠后(换句话说,与通过上肢传递的按摩力处于一条直线),下肢也应该位于同一条直线上。通过治疗师身体的力线应沿着足部至核心部位,并穿过上肢至客户的身体。

框 4-11

将这些指南汇总起来,可以发现最有效的压力传导至客户的力线是笔直的,力线沿着治疗师下肢和核心部位完整地传至上肢,然后到达客户的身体。这是向客户施压发力时的正确方法。然而,在治疗师牵拉客户时,保持锁定力线也同样重要并且有效。虽然牵拉按摩通常不如压力按摩常用,但它们在一些实例中非常有效,也应该采用相同有效的身体力学。

指南九:引导垂直于客户身体轮廓的作用力

当我们在指南一中讨论治疗床高度时,重点强调利用重力垂直向下作用于客户身体"正上方"表面是最有效的方法。然而,我们通常并不总是在客户身体的正上方操作,有时我们作用于客户的侧面。即使我们在客户身体的正上方操作,操作的表面通常也不都是完全平整的。因此,尽管垂直向下施力是利用重力的最有效方法,但它却通常不是向客户身体施力的最有效方向。

例如,当一个客户俯卧,客户的背部由于脊柱的生理曲度而形成轮廓。把这些轮廓考虑在内,治疗师必须改变力的方向以便在客户身体轮廓接触点的垂直方向上进行施力。这意味着治疗师通常不是垂直下压,而是可能要引导斜向的力以便垂直于客户身体表面。当客户俯卧或仰卧,在客户身体侧方表面操作时,治疗师的力线呈水平是最佳的。这种情况下,没有重力来帮助摩擦力的产生。在这些病例中,最重要的是意识到向客户身体施力时最有力和最有效的方式是让力垂直于要操作的身体轮廓表面。垂直位有任何偏差将导致力的损耗和效率降低,因为一些力会转变成沿组织滑动的力,而不是深压进组织的力。

框 4-12

三角公式(正弦、余弦、正切)可用来确定当按摩时没有垂直于客户身体表面所损耗的具体力的大小。

为了阐明这个理念,图 4-9 展示了 3 种不同的作用于客户背部的施力方式。注意在每个病例中,施力都要垂直于要按摩的背部区域的轮廓。如果你在实践中使用此方法,我确信你会很直观地发现这是产生压力的最简单、有效、省力的途径。对这个概念有必要补充的是,如果施行长距离的按摩,例,包含了整个脊柱的按摩,按摩操作时的轮廓是变化的。为了达到最大效率,治疗师有必要通过改变施力的方向来调整这些轮廓。这也使得改变核心部位的方向和足部的位置成为必需。

应用这个理念在客户身体侧方操作时,向组织垂直施力需要治疗师调整上肢呈水平位。这排除了使用重力和体重的可能。因此,力只能由肌肉产生。在这些病例中,通过下肢大的肌群来发力是明智的。最好通过足部宽的矢状面站姿来完成。

指南十：尽可能选择大的接触面和支撑的方法

当采用深部按压时,治疗师可通过身体的任何部位来接触客户并将压力传递给客户。如果拇指或指腹被用来接触,时间久了会很危险,即长时间通过手部来传递深压力会损伤这些相对较小的关节。为了保护治疗师的手避免受伤,手部的接触面要尽可能大尤为重要。例如,用手掌来代替手指或拇指进行深部按压会减少治疗师的损伤概率。需要更大或更有力的接触进行治疗时,治疗师可考虑使用肘关节或前臂来操作。

采用大的接触面而非小的手指或拇指接触的缺点是,大的接触面不太敏感,治疗师很难评估客户软组织的质感及组织对按摩治疗的压力反应。在按摩时任何点的恰当接触只能由治疗师来决定。如果你更喜欢使用拇指或其余四指,我建议尽可能经常在这两者间交替使用。这会分散手部周围负荷的压力,让每块

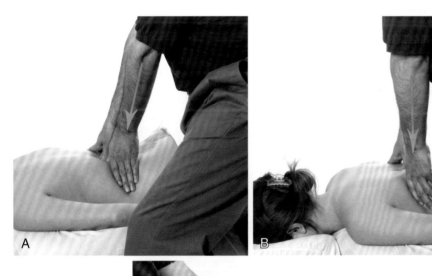

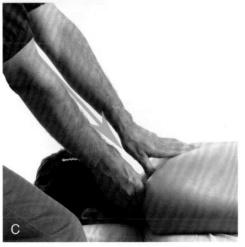

图 4-9　显示垂直作用于患者皮肤表面的 3 种用力方法。(A)在胸腰段向头端（向头部的方向）施加作用力进行触诊。(B)在中胸段施加向下的垂直作用力。(C)在上胸段向尾端(向身体下端)施加作用力进行触诊。

肌肉、筋膜组织以及关节有机会休息。另外可采用的较好策略是在刚开始操作时用小的接触面,这样更有利于评估,但在随后的治疗中,可进行大接触面的治疗。如果需要,最后几下按摩可再用小的接触面来操作,以便于再次评估客户组织对治疗的反应。

除了选择更大的手部接触,支撑或双重支撑的接触也很重要。这意味着双手同时在客户身上操作而不是单独操作。一只手放置于另一只手上,这样接触客户身上的手就被稳住和固定了(图4-10)。支撑或双重支撑接触面的另一个好处是,这加强了治疗师的接触面,可将更强、更有效的力传递给客户。在较小接触面上进行治疗时,如用手指或拇指来操作,保护位于接触面的手部非常有必要。在按摩操作时,虽然双手支撑意味着和客户身体只有很小的接触面,但这肯定好过其他的代偿方式,特别是在进行深部按压时。图4-10示出4种治疗师手在客户身体上的支撑接触方式。

框 4-13

对于拇指指间关节活动过度的治疗师,支撑住拇指尤为重要,避免其变成过伸状态。

总结

不管我们采用什么技巧和力的传递方式,徒手治疗是项艰苦的工作并使身体部位遭受压力,这种现实是无法避免的。然而,如果我们学会更有效的操作方法,我们可以减轻这些压力。本章建议指南的目的是帮助我们提高工作效率,进而减少我们身体的压力。当你在操作时,要记住任何身体力学的改变在最初都会感到笨拙,只因为它不同于你原来的习惯。但随着时间推移,使用这些指南将会变得很舒适。需要意识到,有时候采用的某一指南可能与另一指南相矛盾。这些指南是理想状态下的,不可能每次都用到它们。在这些情况下,最好能找到相互矛盾的指南间的最佳平衡点。

尽管它们不是徒手治疗师身体力学的各个方面,但这10条指南是建立身体力学的坚实基础。需要注意的是,虽然这些指南在本章被分开介绍和讨论,但只有把它们无缝地结合成一个有黏合力的整体,才能达到流畅和有高效的身体力学工作。再者,通过提高我们的工作效率,减少不必要的努力,我们的工作质量也会提高。提高效率是学会更明智而非更辛苦的工作。

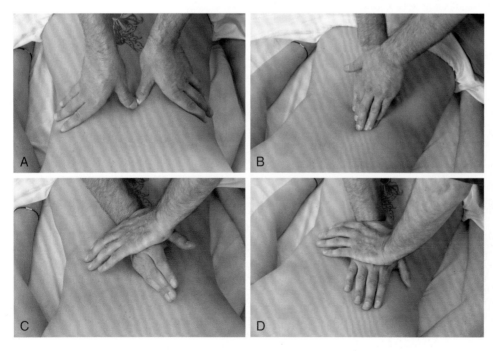

图4-10 显示4种治疗师施加作用力于患者的手法。(A)拇指。(B)各个手指。(C)手的尺侧。(D)手掌。

复习题

1.产生力并作用于客户是哪两种方法？

2.治疗床适合高度的要点是什么？哪些因素用来确定合适的治疗床高度？

3.与标准按摩床相比，电动治疗床的优点是什么？

4.列出并描述乳液的两种相反的特性。

5.描述形成合适的垂直半蹲弯腰的身体力学。

6.如何达到核心部位对线？

7.在矢状面站姿中，后足平行于前足站立比后足垂直于前足站立的好处是什么？

8.治疗师躯干前倾位置对头部和颈部的作用是什么？

9.治疗师如何摆放上肢将力以最佳的方式传递给客户？

10.选择接触表面的原则是什么？

11.描述最佳力传递方向的必要性。

 进一步思考

本章对优化使用器械、位置和操作提供了指南。在践行这些指南时，还有没有其他方面需要考虑的？如果治疗师不在治疗床而是在按摩椅或按摩垫上操作会有何不同？按摩时有没有其他的器械或附件可以帮助保持良好的身体力学？

（周大威 译　王红星 蒋学永 校）

扳机点的解剖、生理和治疗

9．讨论中央扳机点和附属扳机点之间的关系，包括起止点的角色。

10．列出并讨论形成扳机点的一般因素。

11．阐述扳机点的影响。

12．讨论关键扳机点和卫星扳机点之间的关系。

13．讨论两种典型的扳机点相关模式和扳机点产生疼痛的机制。

14．讨论定位患者扳机点的方法和原则。

15．讨论不同的扳机点治疗方法，包括有效的机制和一种方法相对其他方法可能的益处。

关键词

活跃扳机点	适应性短缩	附属扳机点
中央扳机点	收缩-缺血循环	挛缩
汇聚-放射理论	脊髓溢出理论	深部身体按摩
终板功能异常假说	能量危机假说	起止点病
关键牵涉区域	集合扳机点假说	缺血
缺血性压迫	关键扳机点	潜伏扳机点
运动点	肌筋膜扳机点	疼痛-痉挛-缺血循环
疼痛-痉挛-疼痛循环	钳夹技术	主要牵涉区域
肌节	卫星扳机点	生骨层牵涉痛
次要牵涉区域	短缩性主动不足	肌丝滑行理论
溢出牵涉区域	剥离技术	持续按压
紧张带	扳机点	扳机点压力释放
颤搐反应	内脏牵涉痛	

什么是扳机点

扳机点是一个应激性亢进的核心区域，这个区域对压力敏感并能在身体其他部位产生牵伸症状（通常是疼痛）。在身体大部分软组织中均存在扳机点，包括肌肉、肌肉筋膜、骨膜、韧带和皮肤。术语"肌筋膜扳机点"通常用来描述存在于骨骼肌组织或肌肉筋膜组织（通常是肌腱或腱膜）中的扳机点。本章只限于讨论肌筋膜扳机点，这是身体中最常见的扳机点类型。

框 5-1

为了简便，除非另行说明，术语"扳机点"在本章中用来代表肌筋膜扳机点。

简而言之，骨骼肌扳机点就是公众所谓的紧张和疼痛的肌肉硬结。更具体地说，一个骨骼肌肉组织扳机点是一个应激性高张力的焦点区域，高张力（紧张）的肌肉位于肌肉组织的紧张带中。此外，所有扳机点局部对触压敏感，并与牵涉痛和身体远隔部位的其他症状有关。

所有扳机点可以被分为两类，活跃扳机点和潜伏扳机点。尽管定义并不完全一致，一般均认为潜伏扳机点不能引起局部疼痛或牵涉痛（除非被首次按压），而活跃扳机点可能产生局部疼痛或牵涉痛，甚至当其没有被按压时。潜伏扳机点本质上是处在一个低阶段的活跃扳机点。如果不治疗，潜伏扳机点会发展成为活跃扳机点。

此外，肌筋膜扳机点经常被分为中央扳机点和附属扳机点。如同它们名字所提示的，中央扳机点是位于肌肉中央的（或者更准确地说，在肌纤维中央），附属扳机点位于肌肉的附着点上。

框 5-2

　　如果每条肌肉纤维都从肌肉起始端的附着点开始并终止于另一端的肌肉附着点，那么肌肉中间将会是所有肌纤维的中间。但不是所有肌肉肌纤维结构都是这样设计的。例如，羽状肌的定义是肌纤维并不从一端到另一端。此外，甚至梭状肌的肌纤维也并不总是沿肌肉的总长走行。因此，肌肉的中心点并不总是肌纤维的中心点。

框 5-3

　　术语肌纤维等同于术语肌肉细胞。

　　为了有效治疗那些肌筋膜疼痛的患者，首先要掌握扳机点形成的机制和扳机点的关键机制。要理解这些，首先要掌握肌节结构和肌丝滑行理论。因此，在讨论扳机点之前有必要复习这些话题。

肌节结构

　　肌肉是由上千个肌纤维组成的器官。每一个肌纤维由上千个肌原纤维组成，肌原纤维构成肌纤维的长度，每个肌原纤维由上千个肌节首尾相连(或边对边)组成。

　　每个肌节由 Z 线分开。在一个肌节中有两种肌丝——肌动蛋白和肌球蛋白。细的肌动蛋白肌丝位于肌节两边连接于两侧的 Z 线上，粗的肌球蛋白肌丝位于肌节中央。此外，肌球蛋白有一个凸起部分，称为头端，它能将自身伸出并联结在肌动蛋白上(图 5-1)。同样重要的一点是，肌纤维的肌浆网储存有钙离子。

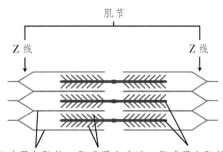

图 5-1　肌节通过 Z 线链接两侧，细的肌动蛋白肌丝连接于 Z 线。粗的肌球蛋白肌丝位于肌节中央，包括凸起的头端。(From Muscolino JE：Kinesiology：the skeletal system and muscle function，enhanced edition，St Louis，2007，Mosby.)

　　肌肉收缩是在神经系统的控制下进行的。肌节是肌肉的基本结构单元和基本功能单元。为了理解肌肉收缩，首先需要明白肌节的功能和其在神经系统控制下的起始反应。描述肌节功能的过程称为肌丝滑行理论。

肌丝滑行机制

　　肌丝滑行机制的步骤如下：

　　1.当我们将要收缩一块肌肉时，一个信号在大脑中生成，这个信号以电冲动的形式在中枢神经系统中传递。

　　2.这个电冲动从一个运动神经元(神经细胞)传递到周围神经并到达骨骼肌。运动神经元与每个肌纤维交汇的地方成为运动点，通常大约位于肌纤维的中点(即中心)。

　　3.当电冲动到达运动神经元终点，运动神经元将储存的神经递质(乙酰胆碱)释放到神经肌肉接头的间隙中(图 5-2)。

　　4.这些神经递质穿过突触间隙并与肌纤维上的运动终板结合。

　　5.神经递质与运动终板的结合在肌纤维引发一个电冲动，并沿肌纤维细胞膜传递。这个电冲动通过横管(T 管)进入肌纤维的内部(图 5-3)。

　　6.当电冲动到达肌纤维内部时，会引起肌浆网将储存的钙离子释放到肌质中(肌纤维细胞基质)。

　　7.这些钙离子与肌动蛋白结合引起结构变化，使肌球蛋白头端与肌动蛋白结合的位点暴露。

　　8.肌球蛋白头端与肌动蛋白结合位点联结，形成肌球蛋白-肌动蛋白横桥。

　　9.这些横桥接下来弯曲，将肌动蛋白向肌节中心拉动(图 5-4)。

　　10.如果没有 ATP 存在，这些横桥会保持形状(因此收缩也将保持)并且没有进一步的肌丝滑行发生。

　　11.当 ATP 分子存在时，将发生以下事件：由于 ATP 提供的能量耗竭，肌动蛋白和肌球蛋白之间的横

图中标注：肌节　Z 线　Z 线　肌动蛋白肌丝　肌球蛋白头端　肌球蛋白肌丝

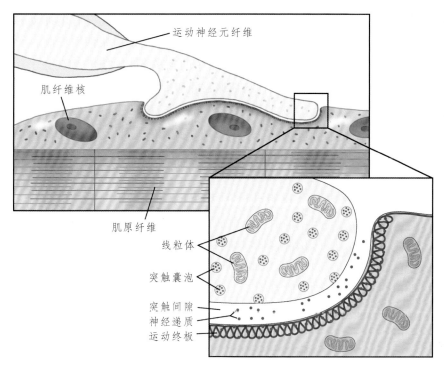

图 5-2 神经肌肉接头。(注意:框图是放大图)(From Muscolino JE: Kinesiology: the skeletal system and muscle function, enhanced edition, St Louis, 2007, Mosby.)

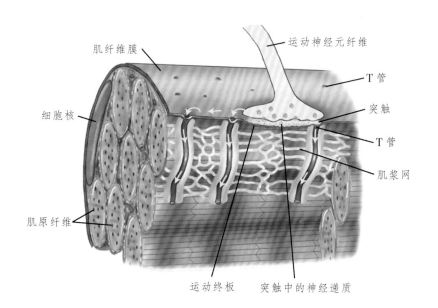

图 5-3 神经递质结合于肌纤维运动终板细胞膜,启动电冲动沿整条肌纤维外膜传导(肌纤维膜)。然后,电冲动通过横管(T管)传递到肌纤维内。(From Muscolino JE: Kinesiology: the skeletal system and muscle function, enhanced edition, St Louis, 2007, Mosby.)

框 5-4

当肌节(即整个肌肉)能够收缩并变短(向心收缩),这里列出的步骤阐明了肌丝滑行理论。只有肌肉收缩力量足够克服阻力,才会出现肌肉缩短。此外,肌肉还可以收缩并保持同样的长度(等长收缩)或收缩并延长(离心收缩)。不管是哪种收缩形式,肌肉收缩的典型形式是肌球蛋白-肌动蛋白横桥的出现并产生拉力。

桥断裂;肌球蛋白头端与下一个肌动蛋白结合位点结合,形成一个新的横桥。这个新横桥弯曲并进一步向肌节中央拉动肌动蛋白。

12.只要 ATP 分子破坏横桥,步骤 11 中发生的事情将不断重复,钙离子保持肌动蛋白结合位点暴露,使得下个横桥能够形成,并向肌节中央拉动肌动蛋白。

13.以这种方式,受支配的肌纤维中的肌节将以100%的能力收缩。

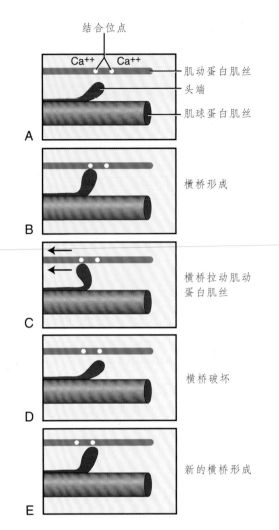

图 5-4 肌丝滑行理论的步骤。(A)由于肌浆网释放的钙离子(Ca⁺⁺),使结合位点暴露。(B)肌球蛋白头端于肌动蛋白结合位点相连接形成横桥。(C)肌球蛋白头端弯曲,牵拉肌动蛋白肌丝向肌节中心滑动。(D)肌球蛋白横桥分离。(E)当肌球蛋白头端与另一肌动蛋白肌丝结合位点相连接,则开始下一次滑动。(From Muscolino JE: Kinesiology: the skeletal system and muscle function, enhanced edition, St Louis, 2007, Mosby.)

14.当来自神经系统的收缩信号不再传递,则没有神经递质释放到突触间隙中。已经存在的神经递质要么被分解,要么被运动神经元重吸收。

框 5-5

一个 ATP 分子可以比作一个电池,因为在其化学键中存有能量。在一个肌纤维中,ATP 中的能量用来破坏肌动蛋白-肌球蛋白横桥,也用来重吸收钙离子至肌浆网中。

15.突触中没有神经递质存在,就没有电冲动传到肌纤维内部,钙离子也就不会从肌浆网中释放。

16.已经在肌质中的钙离子,需消耗 ATP 分子释放的能量而被肌浆网重吸收。

17.肌质中钙离子消失,肌动蛋白上的结合位点不再暴露,所以也不会有新的肌球蛋白-肌动蛋白横桥形成。假定所有老的横桥全部释放(因为 ATP 出现,见步骤 11),肌肉停止收缩。

18.此步骤的关键点是,如果肌动蛋白沿肌球蛋白向结节中央滑动,肌动蛋白联结的 Z 线也向肌节中央拉动,肌节长度变短(图 5-5)。

19.当肌原纤维的肌节变短,肌纤维变短,从而拉动其附着端。

20.当肌纤维的肌原纤维变短,肌纤维变短。

21.当肌纤维变得足够短,肌肉长度变短,带动其两端靠近。

扳机点形成:能量危机假说

一旦明白正常肌肉收缩过程,就不难理解扳机点

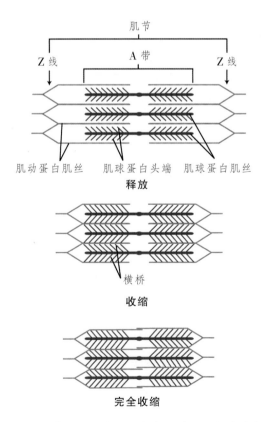

图 5-5 示例肌丝滑行理论如何导致肌节长度改变。(From Muscolino JE: Kinesiology: the skeletal system and muscle function, enhanced edition, St Louis, 2007, Mosby.)

是如何形成的。扳机点形成的最杰出理论是能量危机假说。为了理解能量危机假说，有必要了解 ATP 在肌丝滑行理论中的角色。包括肌丝滑行理论中 ATP 分子提供细胞运行所需的能量。具体而言，肌丝滑行中有两步需要由 ATP 提供能量：破坏肌球蛋白-肌动蛋白横桥需要 ATP 分子 (见步骤 11)；当肌节收缩完成时肌浆网重吸收钙离子需要 ATP 分子 (见步骤 16)。如果因为任何原因导致 ATP 分子在步骤 11 中没有出现，肌球蛋白-肌动蛋白横桥将不会被破坏，受影响的肌节将不能放松，扳机点形成。此外，如果 ATP 在步骤 16 中消失，钙离子不能被肌浆网重吸收。只要钙离子存在，位于肌动蛋白上的活跃位点将持续暴露，肌球蛋白-肌动蛋白横桥保留，肌节继续收缩，形成扳机点。

本质上，之所以称为能量危机假说，是因为肌丝滑行理论是在 ATP 的驱动下完成的，危机是因为存在能量供应不足，造成肌节持续收缩，结果形成扳机点。ATP 分子缺乏的根本原因是由于肌肉紧张造成肌节缺血(动脉血流减少)。当肌肉收缩时，其在触觉上变硬，压缩肌肉内的血管，限制血流。当肌肉收缩到最大收缩程度的 30%~50% 就足以关闭其内的动脉。当动脉在这种情况下关闭时，局部肌肉组织丧失血液供应，造成营养缺乏，包括那些用来生成 ATP 的营养物质。而且，ATP 分子丢失发生在肌肉代谢增强时，因为此时肌肉收缩需要 ATP 解离横桥以便在肌动蛋白不同位置的活跃位点再次形成横桥。这启动了一个恶性循环，称为收缩-缺血循环：肌肉收缩造成缺血，ATP 生成不足；没有 ATP，肌肉组织不能放松，并保持收缩状态；肌肉收缩进一步切断血液造成缺血(图 5-6A)。因为这个原因，一旦扳机点形成就倾向于持续存在，除非治疗介入。

另一个恶化的因素是由于肌肉收缩(痉挛)而静脉血管同样被切断。因为静脉血管的功能是将代谢产生的废物运走，当静脉被关闭时代谢废物将保留在组织中。不幸的是，代谢废物是酸性的会刺激局部肌肉组织，导致局部疼痛，正是扳机点所致的敏感。代谢废物产生的疼痛由于疼痛-痉挛-疼痛循环倾向于引起更多的痉挛(见图 5-6B)，这只会增加缺血。因此，我们有疼痛-痉挛-缺血循环，扳机点会盘踞在肌肉组织中。

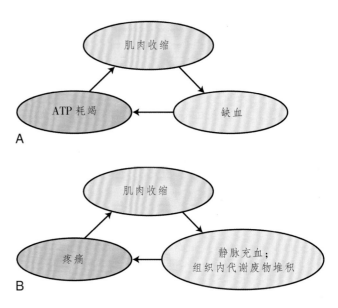

图 5-6　展示了收缩-缺血循环和疼痛-痉挛-疼痛循环。(A) 表示收缩-缺血循环。(B)表示疼痛-痉挛-疼痛循环。

了解能量危机假说后，我们看到所有扳机点形成的开始都部分与肌肉强力收缩较长的时间造成局部组织能量危机有关。理解这点，就容易理解为什么扳机点在身体中很常见。实际上，也许应该问为什么扳机点不更多地出现。答案似乎是局部肌肉组织必须坚持足够长时间的收缩才会造成缺血进而产生能量危机。大多数时候，我们间歇性的收缩肌肉，在每个间隙之间休息，这些间歇允许肌肉利用新的营养物质合成 ATP。但是，姿势肌肉经常等长收缩相当长的时间得不到休息，这会造成缺血导致 ATP 耗竭，形成扳机点。这就是为什么经常在姿势肌肉中发现扳机点，突出的例子包括斜方肌和胸锁乳突肌。

此外，刺激或肌肉损伤是另外一个与扳机点形成有关的因素。当肌肉受损时，高刺激性的物质释放，这会直接增加局部组织的敏感度和紧张度，并引起局部肿胀。局部肿胀会对神经施压，产生更多的疼痛。同样会压迫动脉血管造成缺血。此外，刺激性化学物质引发的疼痛和肿胀带来的压力会激活疼痛-痉挛-疼痛循环。

因此，扳机点倾向于在那些长时间收缩而没有休息的肌肉和被损伤或刺激的区域中形成。值得注意的是，扳机点的形成只是一个局部现象，并非来源于中枢神经系统使得扳机点持续存在，而是肌肉组织局部因素使得扳机点持续存在。

框 5-6

　　扳机点是一个局部现象，这是重要的鉴别点，因为当整个肌肉或大范围肌肉紧张时，这种紧张模式是受中枢神经系统的 γ 运动神经系统通过脊髓牵张反射控制的。所以大范围的肌肉紧张是因为中枢神经系统活跃，而扳机点是局部肌肉紧张现象。一些信息资源这样阐明这种区别，大范围肌肉紧张是因为过度收缩，但扳机点形成是由于肌肉挛缩。在这部分，挛缩用来强调扳机点形成不是中枢神经系统的调控和控制，当然收缩仍然是在中枢神经系统控制下。

中央扳机点：将能量危机假说和终板功能异常假说融合形成集合扳机点假说

　　有趣的是，即使扳机点可在肌肉的任何部位形成，但它们最常出现的位置是肌肉的运动点，通常位于肌肉中央，在此处运动神经与肌纤维形成突触。解释为什么扳机点经常在运动点形成的理论是终板功能异常假说。这个假说指出，当运动神经元向肌纤维持续传递收缩信息时，其会变得功能失调，释放大量的乙酰胆碱进入突触，从而造成肌纤维运动终板产生过量的动作电位。这造成运动终板局部持续去极化，使得肌纤维局部代谢增强而需要更多的 ATP。肌纤维膜运动终板增加的 ATP 需求进一步耗尽运动终板上可用的 ATP，这加剧了邻近运动终板的肌节的能量危机。因此，终板功能异常假说在效果上是另外一种归结于扳机点形成的能量危机理论。因此，邻近运动终板的肌节较肌肉其他区域的肌节更易形成扳机点。将能量危机假说和终板功能异常假说融合形成集合扳机点假说。因为肌肉运动点通常位于肌肉纤维中央，所以大部分扳机点都是中央扳机点。

中央扳机点、紧张带和附属扳机点

　　一旦肌节出现中央扳机点，肌节会向中央收缩和短缩。这就在受累肌原纤维剩余的肌节上产生一个持续的拉力。这个拉力牵拉肌节在肌纤维上产生一个紧张带（图 5-7）。因此，中央扳机点经常出现在紧张带中。

　　如果中央扳机点的拉力足够强，受累肌原纤维邻近的肌节延长也不足以完全抵消中央扳机点的拉力，拉力会传导到肌原纤维的终点与骨骼的联结点上。不幸的是，这个拉力会刺激肌原纤维终点或其附近与骨骼的联结组织。术语"起止点病"描述了持续刺激肌肉附着点可以在邻近附着的骨骼肌组织中形成扳机点，或者在肌腱中形成扳机点，或者在肌肉附着的骨膜上形成扳机点。在骨骼或相关筋膜中的扳机点，其形成是由于中央扳机点产生的拉力形成的起止点病，此类扳机点称为附属扳机点。因此，一旦中央扳机点形成，就会制造一个紧张带并倾向于造成起止点病，再反过来制造附属扳机点。

形成扳机点的一般因素

　　如前所述，经由能量危机假说，扳机点通常在肌肉过长时间收缩时形成。有几种因素倾向于出现这种情况。以下是能够导致扳机点形成的常见因素：

　　1.肌肉过度收缩：这是扳机点形成的主要因素。

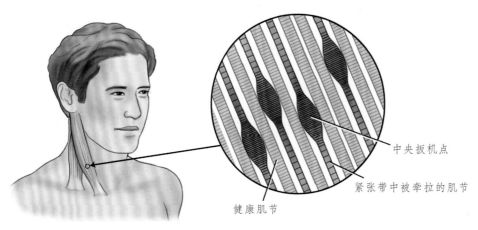

健康肌节

紧张带中被牵拉的肌节

中央扳机点

图 5-7　一个位于紧张带的中央扳机点。扳机点所在的肌节短缩。在扳机点所在的肌原纤维中产生的一个拉力，牵拉肌原纤维中其余肌节。（Reprinted with permission by New Harbinger Publications, Inc. Modified from Davies C: The trigger point therapy workbook: your self-treatment guide for pain relief, ed 2, Oakland, CA, 2004, New Harbinger. www.newharbinger.com）

长时间收缩的肌肉,特别是长时间等长收缩,有关闭肌肉组织血液供应的倾向,造成缺血,并通过能量危机假说形成扳机点。另外,肌肉收缩产生的拉力在肌肉组织中造成紧张。如果收缩过量(力量过大或持续时间较长),会损伤肌肉组织,这是扳机点形成的促进因素(见因素 2)。

2.激惹/损伤/创伤:不管何时肌肉受到物理上的激惹或损伤,化学性刺激物质会释放进入肌肉组织中。这些化学物质造成肌肉组织肿胀,压迫血管造成缺血,从而开始形成扳机点。这些化学物质还会造成局部疼痛和过敏,形成疼痛-痉挛-疼痛和收缩-缺血循环,进一步促进扳机点形成。

3.自觉疼痛:任何肌肉中的疼痛,甚至来源于身体其余部位的疼痛都会通过疼痛-痉挛-疼痛循环造成肌肉紧张。肌肉紧张倾向于形成扳机点。

4.肌肉固定:如果邻近组织,特别是关节,有任何疼痛或损伤,在这个区域中的肌肉倾向于收紧,作为一种保护机制固定这个区域。局部固定减少运动,从而减少进一步的损伤。但是肌肉持续收缩固定会形成扳机点。

5.长期短缩:无论何时肌肉长期处于短缩位,都会倾向形成适应性短缩。一个适应性短缩的肌肉倾向于紧张(例如,张力升高),紧张度增加有助于形成扳机点。

6.长时间拉伸:拉伸软组织,包括肌肉,在理论上是有益的,但如果肌肉被过度拉伸或拉伸过快,会激活肌梭反射,造成肌肉紧张,这会使得肌肉倾向于生成扳机点。此外,正如肌肉过度收缩,拉伸也会在肌肉组织中形成一个张力。如果拉伸过度,会损伤肌肉组织,这会进一步促进扳机点形成(见因素 2)。

扳机点的影响

在有扳机点的肌肉中最常观察到的效应是扳机点局部疼痛,可能还有某些牵涉痛。除此之外,扳机点通常倾向位于触诊时脆弱和疼痛的紧张带中。

但是,肌肉有扳机点可能会对整个肌肉造成影响。考虑到扳机点在其局部形成一个紧张带,紧张带的肌肉组织对抗拉伸,如果对抗失败会产生疼痛。因此,有扳机点的肌肉会造成其越过的关节活动范围减少。此外,如果肌肉没有被拉伸而被允许在一个短缩

的状态,肌肉倾向于适应这种短缩状态。这种适应是结构和功能上的。功能上,肌肉适应性短缩,因为神经系统对可能的疼痛和肌肉撕裂感到担心,倾向于避免能够拉伸肌肉的身体运动。结构上,肌肉适应性短缩,因为肌肉中的纤维粘连逐渐累积,进一步降低其延长和拉伸的能力。另外,因为长度紧张关系曲线原理,过度紧张和短缩的肌肉变得无力。

框 5-7

紧张和短缩肌肉变得无力,这种现象称为短缩性主动不足。当肌节缩短时,肌动纤维重叠、遮盖使得用来形成肌球蛋白-肌动蛋白横桥的活跃位点难以接近。如果只有少量的横桥形成,收缩产生的力量将减弱,造成肌肉无力。

因此,当肌肉有一个或更多的扳机点时,除了局部疼痛和牵涉痛,还经常出现遍及肌肉的效应。有扳机点的肌肉变得紧张和无力。当然,肌肉功能上受损,压力会出现在身体中,此时其余肌肉会尝试弥补功能异常肌肉。因此,第一个出现的扳机点,经常称为关键扳机点,能够引起其余卫星扳机点的形成。

框 5-8

可能最简单的理解是:为什么肌肉发生适应性短缩时,我们常来看髋关节屈肌的检查。当我们久坐,大腿处于 90°髋关节屈曲位,髋关节屈肌发生短缩。问题在于如果我们想进一步的屈曲大腿,髋关节屈肌收缩时不能立即引发动作,这是因为任何肌肉收缩应该首先消除肌肉中存在的松弛。因此,大脑的 γ 运动神经系统通过提高张力匹配坐位下缩短的长度来适应性的缩短这些肌肉。它们没有比以前更短,但是增加的紧张度已经消除松弛。如果现在命令它们收缩,它们更快地响应,更迅速地在髋关节屈曲大腿。因此,每当我们维持一个姿势足够长的时间,在其中就会出现肌肉或肌群短缩和松弛,这些肌肉的基础静息张力会逐渐适应并调整这种短缩状态。

在适应性短缩肌肉中增加的紧张度使其倾向

(待续)

框 5-8(续)

于形成扳机点。进一步的因素是,如果一个肌肉总是在短缩状态而从没有被牵拉,则围绕这个肌肉和在肌肉中的筋膜粘连增多。此时,粘连使得肌肉延长和拉伸变得更加困难。

关键扳机点生成卫星扳机点

一旦关键扳机点形成,则常见卫星扳机点生成,包括在同一肌肉中或身体其余肌肉中。

1.中央扳机点和附属扳机点:关键中央扳机点经常在同一肌肉的紧张带中生成附属扳机点。如同前面解释的,附属扳机点是由于中央扳机点的紧张带的拉力造成的起止点病(激惹)形成的。

2.功能性肌肉驱动群:一块肌肉中的关键扳机点在其余相同功能的肌肉中经常生成卫星扳机点。考虑到扳机点经常使得它所在的肌肉疼痛、紧张和无力,躯体倾向于使用那些分担相同关节活动的肌肉来代替其工作。此时,这些肌肉可能过度工作,因此变得疼痛和缩短,并形成卫星扳机点。

3.拮抗肌:一块肌肉中的关键扳机点经常在拮抗肌中生成卫星扳机点。考虑到肌肉中的扳机点倾向于使肌肉紧张,拮抗肌经常必须加强收缩甚至拉动其跨过的关节,导致有扳机点的紧张肌肉不能平衡关节拉力,造成一个在关节骨骼(身体其余部分)上的不对称姿势。

4.牵涉区疼痛:关键扳机点经常在引起牵涉区域的肌肉组织中形成卫星扳机点。即使关键扳机点牵涉区疼痛并不表明牵涉区组织损伤或破坏,中枢神经系统仍认为这种疼痛是牵涉区在承受损伤或破坏。因此,疼痛-缺血-疼痛循环可能发生,造成牵涉区肌肉组织紧张,这会在这个区域中促进扳机点形成。

扳机点相关模式

扳机点最神秘的部分可能是其相关模式。每个肌肉中的扳机点足够紧张或受到足够的压力时,具有其特征性疼痛,这可以在扳机点局部和远隔部位感觉到。通常,相关的疼痛称为主要牵涉区域(或者关键牵

涉区域)。但是,当更加严重时,扳机点可以在主要牵涉区域之外的区域引发疼痛,称之为次要牵涉区域(或者溢出牵涉区域)。在此部分中,主要牵涉区域使用深红色表明,次要牵涉区域使用浅红色表明(图5-8)。需要强调的是,即使身体大多数肌肉典型的扳机点位置和相关模式都已总结出来,这并不意味着扳机点只发生在本书标明的位置,其牵涉区域也并不总是必须按照这里描述的模式出现。尽管我们通常知道扳机点位置和相关模式,但扳机点可能出现在肌肉的任何位置,且其相关模式并没有仅限于此处所描述的。

扳机点牵涉痛并不是简单地按照周围神经走行分布,似乎扳机点压迫神经造成沿神经走行的放射痛(类似于腰椎间盘突出压迫坐骨神经造成沿坐骨神经走行区域的疼痛)。当然,扳机点牵涉痛更类似于心脏病的典型相关模式。在扳机点牵涉痛中,代替内脏在身体皮肤上造成的牵涉痛(肩部和胸部是心脏病的牵涉区),一块肌肉中的扳机点牵涉痛通常涉及这块肌肉的另一区域,或者通常是身体中完全不同的肌肉。

框 5-9

扳机点经常引起牵涉痛。但是,有时还有其他症状,例如麻木或刺痛。

关于肌筋膜扳机点牵涉痛的流行理论是汇聚-放射理论。根据这个理论,肌肉中的感知疼痛和触觉的

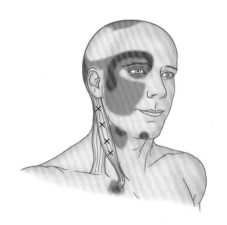

图5-8 4个扳机点,以X标记,在胸锁乳突肌胸骨端标出。疼痛的主要(关键)牵涉区域以深红色标出。当症状加重时,胸锁乳突肌胸骨端的扳机点可能在次要(溢出)牵涉区域引发疼痛,以浅红色标出。

感觉神经汇聚了来自身体另一块肌肉的感觉神经(图5-9)。例如,来自肌肉 A 和 B 的感觉神经在脊髓中聚合,当因扳机点在肌肉 A 中产生疼痛时,感觉信号经感觉神经传入脊髓,与来自肌肉 B 的感觉神经汇聚。当这个感觉信号沿肌肉 A 和 B 的传导通路到达大脑时,大脑不能分辨疼痛是来自肌肉 A 还是肌肉 B。结果疼痛可能被投射到肌肉 B(或者说被错误的定位)。因此,大脑认为由肌肉 A 的扳机点引发的疼痛来自肌肉 B,即使肌肉 B 中没有扳机点。

如果这是唯一解释扳机点相关模式的理论,这就意味着所有扳机点牵涉区域和相应的扳机点必须被相同的感觉神经元支配。但在一些扳机点的广泛相关模式中并没有看到。另一种解释扳机点相关模式的理论称为脊髓溢出理论。这个理论认为,当大量的疼痛信号从一个高度活跃的扳机点进入脊髓时,在脊髓中从有扳机点肌肉的中间神经元到另外一个没有扳机点的肌肉有一个"溢出"的电信号(图5-10)。这个溢出信号引起其他中间神经元携带疼痛信号进入大脑,告知大脑这些肌肉疼痛,即使这些肌肉没有产生疼痛的损害,表现为疼痛从有扳机点的肌肉牵涉到其他没有扳机点的肌肉。

结合形成最常见的已经被标出的典型扳机点牵涉痛相关模式,这两种理论都可能是正确的。重要的是强调扳机点相关模式并不总是符合在这里或其他书中的一般的相关模式。图5-11 将身体分成不同的区域,并列出肌肉扳机点牵涉综合征在每个区域的感觉。为了明确标明每块肌肉的主要和次要扳机点牵涉区域,请看本书第 3 部分。

框 5-10

还有另外一种理论可以在某些情况下解释扳机点相关模式的形成。与生骨层牵涉痛(来源于韧带和关节囊)和内脏牵涉痛(来源于内脏器官)类似,似乎很多扳机点(骨髓的)牵涉痛发生在身体上与扳机点有相同胚胎起源的地方。换句话说,扳机点的位置和牵涉区域来源于相同胚胎发育段。因此,共同的胚胎起源,大脑可能在这些已经在身体上分开的区域间有一些映射。因此,身体一个区域的扳机点可能会牵涉到其他胚胎学相关的区域。

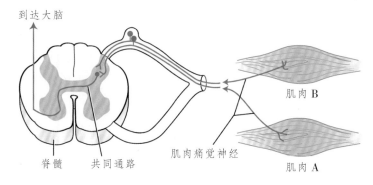

图 5-9 扳机点牵涉痛形成的汇聚-放射理论。汇聚-放射理论指出,来自不同肌肉的痛觉神经元在脊髓中通过共同通路上传到大脑,使大脑错误定位疼痛来源。(Modified from Mense S, Simons DG, Russell IJ: Muscle pain: understanding its nature, diagnosis, and treatment, Baltimore, 2000, Lippincott, Williams & Wilkins.)

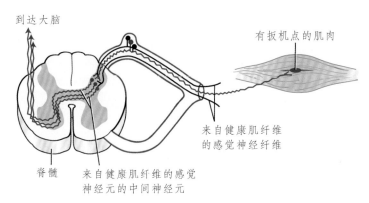

图 5-10 扳机点牵涉痛形成的脊髓溢出理论。溢出理论指出,当大量的疼痛信号从一个有扳机点的肌肉进入脊髓时,这个电活动能够"溢出",并引起邻近中间神经元活动,这些中间神经元是没有产生扳机点疼痛的肌肉感觉通路的一部分。

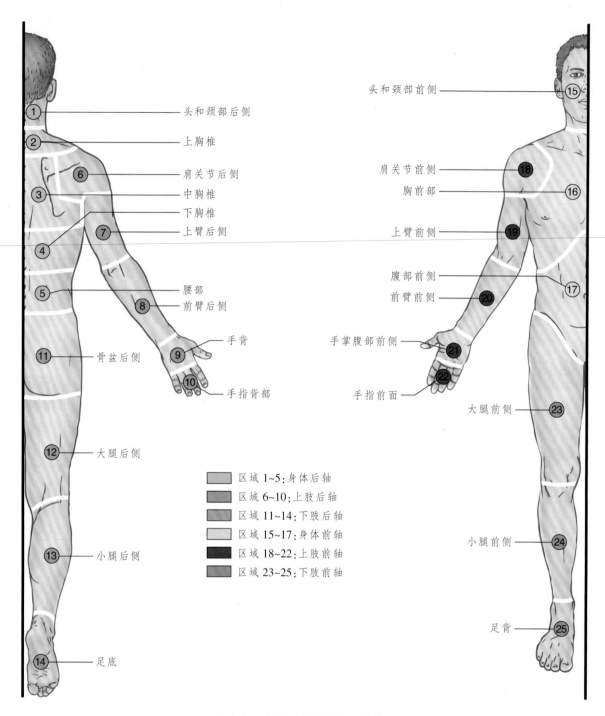

头和颈部后侧
上胸椎
肩关节后侧
中胸椎
下胸椎
上臂后侧
腰部
前臂后侧
手背
骨盆后侧
手指背部
大腿后侧
小腿后侧
足底

头和颈部前侧
肩关节前侧
胸前部
上臂前侧
腹部前侧
前臂前侧
手掌腹部前侧
手指前面
大腿前侧
小腿前侧
足背

区域 1~5:身体后轴
区域 6~10:上肢后轴
区域 11~14:下肢后轴
区域 15~17:身体前轴
区域 18~22:上肢前轴
区域 23~25:下肢前轴

图 5-11　扳机点牵涉区域。(待续)

身体后轴

1 区:二腹肌、肩胛提肌、最长肌、多裂肌(颈椎)、枕额肌、回旋肌(颈椎)、胸半棘肌、头半棘肌、头夹肌、枕骨下肌、颞肌、斜方肌(上束)、斜方肌(中束)、斜方肌(下束)。

2 区:肩胛提肌、回旋肌(颈椎)、胸半棘肌、头夹肌、斜方肌(上束)。

3 区:竖脊肌(髂肋肌)、冈下肌、背阔肌、肩胛提肌、多裂肌(胸椎)、菱形肌、斜角肌、胸半棘肌、前锯肌、后上锯肌、横突棘肌(多裂肌和回旋肌)、斜方肌(中束)。

4 区:竖脊肌(髂肋肌)、髂腰肌、背阔肌、腹横肌、前锯肌、后上锯肌、横突棘肌(多裂肌和回旋肌)。

5 区:竖脊肌(髂肋肌)、竖脊肌(最长肌)、髂腰肌、后上锯肌、横突棘肌(多裂肌和回旋肌)。

上肢后轴

6 区:三角肌(中束)、三角肌(后束)、冈下肌、肩胛提肌、胸半棘肌、后上锯肌、肩胛下肌、冈上肌、大圆肌、小圆肌、斜方肌(下束)、斜方肌(中束)、斜方肌(上束)、肱三头肌(长头和外侧头)。

7 区:肱桡肌、喙肱肌、桡侧腕长伸肌、伸指肌、斜角肌、冈上肌、三头肌(长头和外侧头)。

8 区:肘肌、喙肱肌、桡侧伸腕肌、伸指肌、锁骨下肌、肩胛下肌、旋后肌、三头肌(长头和外侧头)。

9 区:拇内收肌、肱肌、肱桡肌、喙肱肌、桡侧腕短伸肌、尺侧腕伸肌、示指伸肌、斜角肌、后上锯肌、旋后肌。

10 区:小指展肌、背侧骨间肌、小指伸肌、指伸肌、蚓状肌、掌侧骨间肌、斜角肌。

下肢后轴

11 区:竖脊肌(髂肋肌)、竖脊肌(最长肌)、臀大肌、臀中肌、臀小肌、髂腰肌、梨状肌、腰方肌、腹直肌、半膜肌、半腱肌、比目鱼肌、横突棘肌(多裂肌和回旋肌)、股外侧肌。

12 区:股二头肌、腓肠肌、内侧头和外侧头、臀小肌、跖肌、腘肌、腰方肌、半腱肌、半膜肌、股外侧肌。

13 区:股二头肌、腓肠肌、中间头和外侧头、臀小肌、跖肌、腘肌、比目鱼肌、胫前肌、股外侧肌。

14 区:小趾外展肌和屈肌、蹞趾外展肌、蹞趾收肌、长收肌、趾短屈肌、趾长屈肌、蹞长屈肌、腓肠肌(中间头)、骨间肌、足底方肌、比目鱼肌、胫前肌。

身体前轴

15 区:颊肌、二腹肌、翼外肌、提上唇肌、咬肌、翼内肌、枕额肌、眼轮匝肌、颈阔肌、头半棘肌、头夹肌、颈夹肌、胸锁乳突肌胸骨端和锁骨端、枕骨下肌、颞肌、斜方肌(上束)、颧大肌。

16 区:腹斜肌(内斜肌和外斜肌)、膈肌、肋间肌、胸大肌(胸肋头)、斜角肌、胸锁乳突肌(胸骨头)、锁骨下肌、腹横肌。

17 区:腹斜肌(内斜肌和外斜肌)、腹直肌、腹横肌。

上肢前轴

18 区:肱二头肌、喙肱肌、三角肌(前束)、三角肌(中束)、膈肌、冈下肌、胸大肌(锁骨头)、胸小肌、斜角肌、冈上肌。

19 区:肱二头肌、冈下肌、胸大肌(锁骨头)、斜角肌、锁骨下肌、旋后肌、肱三头肌(中间头)。

20 区:拇对掌肌、胸大肌(胸肋头)、旋前圆肌。

21 区:拇内收肌、桡侧屈腕肌、尺侧屈腕肌、拇对掌肌、掌长肌。

22 区:指深屈肌、胸大肌(胸肋头)、指浅屈肌。

下肢前轴

23 区:腹斜肌(内斜肌和外斜肌)、长收肌、大收肌、股薄肌、髂腰肌、耻骨肌、股直肌、缝匠肌、阔筋膜张肌、股中间肌、股内侧肌。

24 区:股直肌、股内侧肌。

25 区:趾长伸肌、蹞长伸肌、趾短伸肌和蹞短伸肌、腓骨长肌与腓骨短肌、第三腓骨肌、蹞短屈肌、足骨间肌、胫前肌。

图 5-11(续)

定位和治疗扳机点

治疗扳机点,首先必须发现扳机点。尽管扳机点可能出现在肌肉中的任何位置,但它们仍倾向于出现在特定肌肉的特定位置。一般来说,扳机点在肌纤维中央。如果所有肌肉都是梭形的且肌纤维充满全部肌肉长度,那么所有中央扳机点都应在肌肉中央。可惜这并不总是对的。对于羽状肌和那些肌纤维没有充满全部肌肉长度的梭形肌,其扳机点在其他位置而不在肌肉中间。因此,了解每块肌肉的肌纤维的结构,通常有助于标记出身体每块肌肉扳机点的位置。这些肌肉的触诊之旅,在本书的第 10~20 章。

框 5-11

在患者软组织中触诊到的圆形结节并不都是扳机点。要小心辨别扳机点、脂肪瘤和淋巴结。脂肪瘤是良性的软组织肿瘤,通常触感柔软,与嵌入皮下的凝胶囊片一致,它们可以被也可以不被压迫。如果淋巴结/腺是肿胀的,比如这部分躯体正处在活动性感染的情况,它们可能与扳机点的触感类似。肿胀的淋巴结通常倾向于压紧,但通常不像扳机点那样硬。但是,长期肿胀的淋巴结可能发生钙化,最终和扳机点的触感类似。除了评估触感,另外一种区别扳机点、脂肪瘤和淋巴结的方法是检查疼痛与压力的关系。尽管并不是所有扳机点在远隔部位都有牵涉痛,但大部分都有。但是,压迫脂肪瘤和淋巴结没有疼痛出现。

一旦触诊手指在正确的扳机点位置上，你应该能够触到在肌肉组织中有类似坚硬的结节或者弹珠的感觉。扳机点经常位于肌纤维的紧张带中，紧张带可以通过滚动手指在上面（垂直）弹拨来发现。如果紧张带的张力足够，当拨动紧张带时会出现不自主收缩，即缠搐反应。当然，扳机点和紧张带通常都是能够被触诊的。用来辨别扳机点位置的相关肌肉触诊见第 2 章。

明白中央扳机点和附属扳机点的形成与真实扳机点的机制允许我们推论肌筋膜扳机点综合征患者的最佳治疗方法。

长年来，扳机点治疗的推荐方法是被称为缺血性压迫的方法。缺血性压迫包含在患者扳机点上直接施加深部压力，并持续足够长的时间（≥10 秒）。缺血性压迫的前提（如其名字所暗示的）是在扳机点制造缺血；然后当治疗师将压力移除，高涨的血液将会冲进扳机点。对于大多数患者来说，这种治疗方法是极度不舒服的，因为推荐使用深压。除了这点，扳机点通常是缺血的，为什么治疗仍然要创造缺血呢？这已经被很多扳机点方面的权威专家确认。因此，缺血性压迫技术已经被改良和重新命名，现在称为持续按压或扳机点压力释放。尽管有这些新名称，在扳机点上维持足够的压力仍然没有改变（唯一实质性的改变是推荐使用较轻的压力，对患者来说疼痛减轻）。缺血性压迫或者任何足够的压迫或者扳机点压力释放的价值是阐明当压力释放时制造一个高涨的血液进入扳机点。运用这种逻辑，可以设计一个更好的治疗扳机点的方法。

为了达到这个目的，深部身体按摩（或者称为剥离技术）被众多扳机点理论和实践的专家推荐。David Simons 认为："当使用直接的操作治疗时，这大概是最有效的抑制中央扳机点的手段，并且可以用来治疗扳机点而不产生过度的关节活动。基本原理是清晰的。"[1]这一方法在由 Clair 和 Amber Davies 编写的《扳机点治疗手册》(*The Trigger Point Therapy Workbook*)中也是首选的治疗方法[2]。

深部身体按摩使用轻柔的（而不是过度的）深压力作用在扳机点上。深部按摩可以从任意方向实施，但是至少一些按摩应该沿着包含有扳机点的紧张带。连续实施 30~60 次短的深部按摩，每次按摩之间间隔1~2 秒，每个扳机点的治疗时间约为 1 分钟。

框 5-12

本章讨论的扳机点治疗是一种徒手操作的肌筋膜治疗技术。另外两种经常用来治疗扳机点的技术是喷雾牵伸和扳机点注射。喷雾牵伸是在扳机点区域施加一个冷冻喷雾，并立即牵伸扳机点的肌肉。扳机点注射是将包含有生理盐水、局麻药、类固醇激素（泼尼松）直接注射到扳机点，这种治疗方法是有执照的医师才能实施。当然还有其他治疗方法，包括牵伸、针灸和物理治疗。其中，牵伸是大多数徒手和运动治疗师的选择，考虑到扳机点是肌肉中一个紧张的小区域，牵伸在效果上是有益的。牵伸是很多技术可以应用的。这部分技术的讨论见第 6 章。

沿着紧张带直到肌肉的附着结构进行深部按摩也是有益的。深部按摩有两个目的。主要目标是，如前所述，是在每次压力释放的时候制造一股血流进入扳机点。相较于既往推荐的 2~3 次的持续按压，这是一次治疗中按压 30~60 次的深部按摩的最大优点。考虑到这种技术的治疗作用伴随每次释放是产生的新血流，更多的按摩也就意味着更多的释放，扳机点就会有一个更好的血液循环。考虑到扳机点形成的主要病理机制是缺血，而新的血液循环允许营养物质进入扳机点，则新的 ATP 可以形成，从而终结"能量危机"。

沿着紧张带的方向，深部按摩也可以帮助牵伸短缩的包含扳机点的肌节，从而使用机械力打破肌球蛋白-肌动蛋白横桥。同样推荐在徒手治疗时肌肉应处于牵伸位，以进一步帮助牵伸短缩的肌节。

框 5-13

根据能量危机假说，任何理论性依赖于使用机械力扭曲扳机点以打破横桥的扳机点治疗技术最终都是无效的。如果局部缺血没有被消除，即使扳机点中的每个肌球蛋白-肌动蛋白横桥都被破坏，没有 ATP 帮助肌浆网重吸收钙离子，钙离子仍然持续存在肌质中将使肌动蛋白纤维上的活跃位点持续暴露，新的横桥立即形成，扳机点仍存在。

如果扳机点长期存在,则形成纤维性粘连的机会增加。深部按摩技术的显微拉伸,特别是如果沿肌纤维长度进行牵伸,有助于在粘连完全形成并盘踞在组织之前破坏这种粘连模式。另外,大部分的深部组织工作有助于清除因为扳机点中静脉充血积聚的有害物质。

有关附属扳机点的特别提醒:当肌肉中同时存在中央扳机点和附属扳机点时,推荐首先治疗中央扳机点。考虑到附属扳机点通常是由于中央扳机点造成的紧张带牵拉所致,如果中央扳机点被清除,附属扳机点也可以被清除。但是对于肌肉组织中的附属扳机点,一旦形成后,有其自主的缺血-收缩-缺血的恶性

循环也是完全有可能的。另外,一旦这个循环启动,附属扳机点产生的疼痛通过疼痛-缺血-疼痛循环激发进一步的收缩。当然,基于扳机点的刺激性本质,来源于静脉充血的有害物质也倾向于长期存在。基于以上理由,虽然首先治疗中央扳机点是最明智和有效的,但如果治疗中央扳机点没有使附属扳机点消散,那么直接治疗附属扳机点是明智的。

框 5-14

尽管大部分扳机点的治疗是由治疗师的手指、拇指、手或肘施加一个平直的压力,但有些情况下仍推荐钳夹技术。钳夹技术是指用拇指和其他手指(通常是示指或中指)抓住扳机点并捏和挤压扳机点。在不能对扳机点施加一个满意的深部平直压力时可以使用这个方法。例如,当治疗一个胸锁乳突肌的扳机点时,因为颈动脉在肌肉深层,平直压力通常是禁忌的。在这个区域,钳夹技术可以安全的使用。钳夹技术也可以增加扳机点压力,因为扳机点在两个治疗手指之间碾压。钳夹技术的缺点是患者的舒适性欠佳。

框 5-15

治疗附属扳机点之前首先治疗中央扳机点的理由同样适用于治疗卫星扳机点之前先治疗关键扳机点。考虑到关键扳机点的存在造成卫星扳机点,从关键扳机点开始治疗有可能不需要再治疗卫星扳机点。挑战是分辨哪些是关键扳机点,哪些是卫星扳机点。当然,即使已经确定哪些是关键扳机点,哪些是卫星扳机点(例如,中央扳机点通常是关键扳机点,附属扳机点通常是卫星扳机点),一旦扳机点形成,卫星扳机点可能产生自己的缺血恶性循环,除非直接治疗,否则卫星扳机点不会消失。

复习题

1. 如何定义扳机点?扳机点分哪两类?

2. 描述肌肉的组织结构。

3. 用百分比表示受神经支配的肌纤维可以收缩到何种程度?

4. ATP 在肌肉收缩中扮演什么角色?

5. 在能量危机假说中,缺少 ATP 将会造成什么?

6. 扳机点形成和肌肉收缩的长度、频率之间是什么关系?

7. 解释能量危机假说和终板功能异常假说之间的关系。

8. 形成扳机点的 4 个因素是什么?

9. 简要描述脊髓溢出理论。

10. 扳机点治疗的首选技术是什么?如何实施?

进一步思考

考虑到扳机点可以在肌肉中任意位置出现,并且关键扳机点可以引发卫星扳机点,治疗师应如何辨别?这里面有没有什么模式?你将怎样开始治疗有多发扳机点的患者?

(张文通 译　王红星 伊文超 校)

参考文献

1. Simons DG, Travell JG, Simons LS: *Myofascial pain and dysfunction: the trigger point manual*, ed 2, vol 1. Baltimore, 1999, Lippincott Williams & Wilkins. 41.

2. Davies C: *The trigger point therapy workbook: your self-treatment guide for pain relief*, ed 3, Oakland, CA, 2001, New Harbinger.

牵伸

引言

　　牵伸对于手法治疗师和运动员教练来说是一种改善患者健康状态非常有力的治疗工具。尽管只有少数人不同意牵伸的益处，但对于如何进行牵伸却有很多不同意见。这里有许多可能的选择。牵伸可以动态，也可以静态进行。可重复 3 次，每次保持 10~20 秒；或者重复 10 次，每次保持 2~3 秒。也可以使用一种称为捏压牵伸的技术，或者那些基于神经反射来易化牵伸的技术，如收缩放松（CR）、主动肌收缩（AC）。关于何时需要进行牵伸最好也有一些选择，牵伸可以在力量训练前和力量训练结束后进行。

　　为了更好地理解牵伸以帮助患者达到最佳的健康状态，让我们首先提出和回答以下关于牵伸的基础问题：什么是牵伸？为什么要牵伸？如何明确怎样牵伸肌肉？牵伸应用多少力量？何时进行牵伸？然后我们可以尝试几种适用于患者和治疗师或教练的牵伸技术。

1.什么是牵伸？

　　简单来说，牵伸是一种躯体操作技术，可以延长和拉伸软组织。软组织可以包括肌肉和肌腱（统称为肌筋膜）、韧带、关节囊和（或）其他组织筋膜层。当对患者进行牵伸时，我们使用术语靶组织来描述我们要牵伸的组织（或靶肌肉，当我们特别要牵伸某肌肉或肌群时）。为了造成牵伸，患者身体被移动到一个在靶组织上产生应力线的位置（图 6-1）。如果牵伸有效，组织会被拉长。

2.为什么要牵伸？

　　因为软组织张力会升高并收缩变短，所以需要牵伸。短缩的软组织抵抗延长并限制它们越过关节的运动。受限的特定关节运动将是位于来自紧张组织位置相反方向的身体部分（在关节处）运动。例如，如果紧张组织位于关节后方，在这个关节前侧躯体运动将受限；如果紧张组织位于关节前侧，关节后侧躯体运动将受限（图 6-2）。

　　如前所述，一个短缩的组织可以被描述为有较高的张力。有两类组织张力——被动张力和主动张力。所有软组织均可表现升高的被动张力。被动张力是长

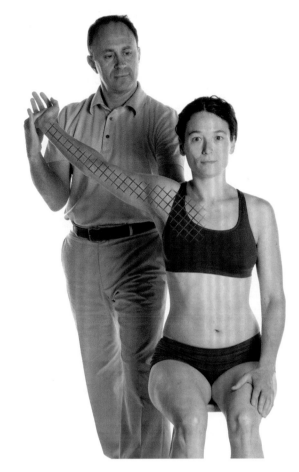

图 6-1　患者右上肢被牵伸。牵伸造成的应力线被标出。牵伸对沿应力线的所有组织都有牵伸作用。

时间形成的肌筋膜粘连所致。

　　另外，肌肉可以表现为主动张力升高。主动张力是在肌丝滑行理论下，当肌肉收缩成分收缩（肌动蛋白和肌球蛋白），产生向肌肉中心的拉力所致。无论软组织是被动张力增加还是主动张力增加，都会使得组织抵抗延长。因此，牵伸就是延长和拉伸这些组织，希望重建全范围关节活动和身体灵活性。

> **框 6-1**
> 软组织张力可以描述为抵抗牵伸的力量。

3.如何明确怎样牵伸肌肉？

　　如果需要被牵伸的靶组织是肌肉，接下来的问题是，如何明确将身体置于何种位置可以获得有效的肌肉或

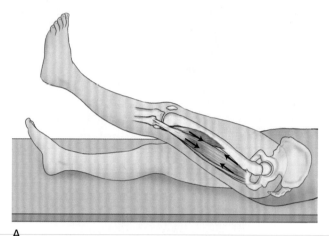

A

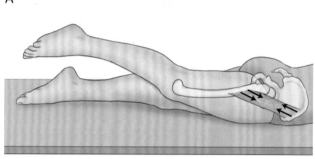

B

图 6-2 当关节一侧的组织紧张，身体向关节另一侧运动首先被限制。(**A**) 表示因为位于髋关节后侧的腘绳肌紧张，髋关节屈曲减少。(**B**) 如果髋关节前侧的组织紧张 (特别是髋关节屈肌，如在这个示例中的阔筋膜张肌)，髋关节伸展降低。

肌群牵伸效果? 当然有很多优秀的图书可以学习牵伸特定的肌肉。本书第 3 部分也将给出每块肌肉和肌群的特定牵伸。但是，相对于熟记书或其他机构制定的牵伸准则，能够找出患者需要牵伸的肌肉的能力更为重要。

框 6-2

肌肉曾经被认为是唯一具有主动张力的组织。但是，最新的研究表明，纤维结缔组织通常包含肌成纤维细胞，这种细胞是由纤维结缔组织中正常的成纤维细胞分化而来。肌成纤维细胞包含可以主动收缩的收缩蛋白，尽管与肌肉组织中的数量不同，但当评估结缔组织中张力时，仍有足够数量的肌成纤维细胞可产生生物力学效应。

找出需要牵伸的肌肉实际上比较简单。简单回忆一些学过的靶肌肉的动作，然后做一次或多次相反的动作。因为肌肉动作是当肌肉短缩时产生的，通过让患者做相反方向运动来牵拉并延长肌肉。本质上，如果肌肉使某个关节屈曲，那么伸展这个关节将牵伸这块肌肉；如果肌肉使一个关节外展，那么内收这个关节则会牵伸这块肌肉；如果肌肉使关节内旋，那么外旋这个关节将牵伸这块肌肉。如果肌肉有不止一个动作，那么最佳的牵伸方向需要考虑到所有动作。

框 6-3

"最短绳索"

施加一个牵伸力在一组功能性肌群上，例如髋关节大腿屈肌，实际上并没有牵伸这组肌群的所有肌肉，而是一组肌群中的一块。为了理解这一点，可以使用一个"最短绳索"的理论。如果我拿着五个绳索，长度分别是 10 英寸、20 英寸、30 英寸、40 英寸和 50 英寸，五条绳索的一端在手中，另一端在另一只手中，将两只手分开，拉长绳索，我将牵拉这些绳索直到最短的绳索停止延长。因此，实际上只有最短的绳索被牵拉，其他的绳索没有牵拉力，因为最短的绳索在其余绳索变得足够长能够牵伸这些绳索之前阻止了牵拉。例如，将这个理论用于伸展髋关节以牵伸髋关节屈肌，如果髋关节伸展，伸展会持续到肌肉最高张力的肌肉 (换句话说，最短的髋关节屈肌) 阻止牵伸。

例如，如果正在被牵伸的靶肌肉是右上斜方肌，其动作伸展、向右侧屈和向左旋转颈部及头部的脊柱关节，那么牵伸右上斜方肌要求在脊柱关节上同时屈曲、向左侧倾和 (或) 向右旋转头部和颈部的脊柱关节。

当肌肉有很多动作时，并不总是需要做全部相反的动作，但是某些情况下是需要的。如果右侧斜方肌足够紧张，则矢状面上简单侧屈就足以牵伸。但是，如果需要更进一步的牵伸，可以增加冠状面上的左侧屈和 (或) 冠状面上的右旋转，如同图 6-3 所示。考虑到靶肌肉在不同平面上产生不同运动方向的治疗方法，称为多维牵伸。

即使并不是每个平面的运动都被用来牵伸，但意识到所有肌肉的动作仍然是重要的。另外,牵伸时可能犯一个错误。例如,如果通过使用屈曲和向左侧倾牵伸右侧上斜方肌,不要让患者的头和颈向左旋转,因为这会让右侧上斜方肌在冠状面上松弛并且抵消牵拉产生的应力。另外,考虑到靶肌肉在其附着点上产生的动作也是重要的,因为如果允许这些附着点移动,牵拉力可能会消失。在肩胛胸壁关节上,右上斜方肌也会上抬右侧肩胛骨(回缩和上回旋)。因此,为确保右侧肩胛骨稳定,非常重要的是在牵拉时不允许有上抬动作。靶肌肉其余止点的稳定性是极其重要的,经常是牵伸中最具挑战性的部分。

靶肌肉分离牵伸是非常有挑战的技术操作。当牵伸时,力量会施加于全部的功能性肌群上。例如,在矢状面上伸展髋关节,牵拉力将施加于全部矢状面的髋关节屈肌群上。为了独立地牵伸髋关节相应的屈肌,通常需要进行精细地调整,以获得理想效果。如果在矢状面上牵拉伸展的同时在冠状面上内收,那么所有髋关节屈肌以及冠状面上的内收肌,将通过内收变松

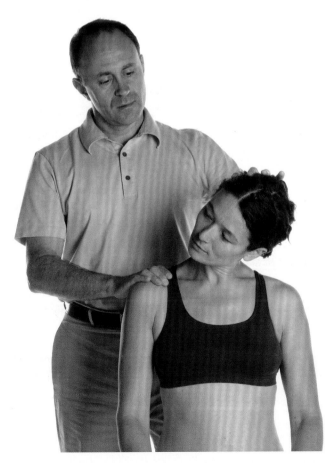

图 6-3　右上斜方肌在 3 个平面被牵伸。患者头部和颈部在矢状面上屈曲,冠状面上向左侧屈,冠状面上右旋转。

弛而放松;牵伸作用于髋关节屈肌的同时也作用于外展肌上,例如阔筋膜张肌、缝匠肌、臀中肌和臀小肌的前部纤维。

框 6-4

髋关节屈肌群包括阔筋膜张肌、臀中肌和臀小肌前部纤维、缝匠肌、股直肌、髂肌、腰大肌、耻骨肌、长收肌、股薄肌、短收肌。

如果在髋关节于水平面内旋下增加牵伸,则大腿在矢状面上伸展位、冠状面上内收、水平面上内旋,那么所有髋关节屈肌和外展肌与内旋肌一样,将因内旋而松弛放松,此时牵伸将被集中于髋关节屈曲、外展、外旋的肌肉。在这个例子中,缝匠肌是被牵伸的主要靶肌肉,因为它是唯一的一块髋关节屈肌和外展肌,同时也是外旋肌(髂腰肌也将被牵伸,因为其被认为是髋关节屈肌和外旋肌,还有人认为其有外展作用)。当然,考虑到缝匠肌同时也有屈膝作用,牵伸时保持膝关节伸展位是非常重要的,否则膝关节屈曲会使缝匠肌松弛,抵消牵伸效应。

大腿外旋而不是内旋作为髋关节的第三个横断面的组成成分,那么缝匠肌,作为外旋肌肉,将会被放松。阔筋膜张肌和臀中肌及臀小肌的前部纤维,作为内旋肌肉,将被牵伸。阔筋膜张肌或者臀中肌、臀小肌的前部纤维是很难被独立牵伸到的,因为这些肌肉在 3 个平面中均诱发髋关节相同的动作,所以只能通过相同的动作来进行牵伸。

因此,无论何时,患者的身体某部分在一个方向上被移动到牵伸位置,即在一个平面上,位于关节另一侧的全部功能性肌群均产生牵伸作用。为了微调和单独牵伸,以牵伸一个或几个功能性肌群中的肌肉,必须考虑这些靶肌肉在每个平面中所引起的关节运动。如果靶肌肉越过不止一个关节,最优的牵伸也会涉及另一个关节(即跨多关节的肌肉)。

精确地找出如何微调以单独牵伸一块靶肌肉,需要清楚掌握靶肌肉所引发的关节活动方面的知识。一旦掌握这些知识,就不需要去记忆数十种或上百种牵伸方法。通过推理找出最适的牵伸方法,而不是依靠机械性记忆。

框 6-5

如果被牵伸的靶组织不是肌肉而是韧带、关节囊，或者其他筋膜组织，牵伸仍然可以依靠推理而不是记忆。一种方式是将韧带、关节囊当作肌肉，确认如果是肌肉，这些组织会产生何种动作，然后向相反的方向做动作。更简单的，在关节处移动患者的身体以沿着远离韧带和关节囊的方向运动。例如，如果靶组织是盂肱关节前侧的韧带，那么沿盂肱关节向后移动患者上肢则会牵伸该韧带。这个操作适用于大部分的韧带和关节囊纤维，除了那些在冠状面上水平走行的组织，牵伸这些组织需要冠状面上的旋转动作。

4.牵伸应用多少力量？

牵伸不应造成损伤。如果牵伸引起疼痛，则疼痛-痉挛-疼痛循环会加重靶肌肉或靶组织周围肌群的紧张程度。另外，如果靶肌肉被快速或暴力牵伸，会激活肌肉肌梭反射造成靶肌肉紧张。牵伸的目的是放松和延长组织，造成肌肉组织紧张的牵伸则违背治疗目标。

因此，牵伸不应过快，应当缓慢和有节奏地进行。另外，治疗师应当谨慎和明确判断靶组织应当被牵伸多长，先牵伸达到产生组织张力，然后再轻微地增加力量。牵伸决不能引起疼痛。理论上，牵伸应该尽大力完成，但不应伴随疼痛。当不能确定时，最好对牵伸的速度和力量有所保守，进行多次温柔和缓慢地牵伸是明智的，并逐渐增加牵伸的自信，以安全地达到松弛靶组织的目的。这可能需要多次才能完成，但是基本上会获得一个积极的结果。草率地牵伸不仅可能使患者的治疗进展倒退，还可能造成软组织受损和难以恢复的损伤。

5.何时进行牵伸？

牵伸要在靶组织处于最易于延展的状态时进行，即热身完毕。僵硬的组织不仅会抵抗牵伸，导致获益更少，而且在牵伸时也很容易受伤。因此，如果牵伸与活动相结合，牵伸应当在活动之后进行，此时组织已经加温。如果采用传统的静态牵伸，这个一般原则是

对的。如果进行的是动态牵伸，在任何运动形式之前组织仍是僵硬的时候进行牵伸是安全和合适的，动态牵伸不仅能牵伸组织，还能加温组织。更多的关于静态牵伸和动态牵伸的对比，见下文。

框 6-6

患者经常描述牵伸是疼痛的，但仍然可以继续进行，因为这种疼痛感觉尚可忍受。因此，应当区分患者所描述的"好的疼痛"和真正的疼痛(或者可以称为"坏的疼痛")。"好的疼痛"通常是患者描述的一种牵拉的感觉。因此，牵伸引起的疼痛是没有问题的。但是，如果牵伸引起真正的疼痛，换句话说，患者产生躲避、抵抗或反对牵伸，则应该降低牵伸强度。否则，不仅牵伸无效，还有可能造成损伤。永远不能采用暴力牵伸。

如果患者想牵伸但是没有机会进行运动来温暖靶组织，可以通过湿热治疗加温相关组织。有很多方法可以达到这个目的。洗一个热水澡，使用按摩浴缸，或者在靶组织上放置湿热板或热敷袋，都是牵伸前有效温暖靶组织的方法。在所有这些选择中，最有效的方法可能是洗个热水澡，因为这种方法不仅能够温暖组织，水压在皮肤上还能产生按摩作用，有助于放松局部的肌肉组织。

框 6-7

温暖/加热软组织从两个方面易化牵伸：首先，加热可使中枢神经系统放松以帮助肌肉放松；第二，温暖后筋膜更容易被牵伸。

基本牵伸技术：静态牵伸和动态牵伸对比

传统的牵伸称为静态牵伸，是指达到牵伸位置后静态维持一段时间。推荐维持时间是 10~30 秒，重复 3 次。但是，传统牵伸技术最近受到疑问。替代静态牵

伸的是动态牵伸,有时称为松动。动态牵伸,正如其名字所暗示的,更多的是在动态中,与达到牵伸位置后维持一段时间不同,动态牵伸达到终点位置后只维持数秒就释放。然后重复数次,通常大约是 10 个循环(图 6-4)。因为动态牵伸涉及的患者肢体运动更多,所以其不仅是牵伸,同时也是有效热身方法。

另外一个需要考虑的因素是,牵伸是主动牵伸,还是被动牵伸。主动牵伸是指患者主动收缩肌肉以带动关节进行牵伸。被动牵伸是指被牵伸的肌肉处于放松状态。通常,被动牵伸由治疗师或教练实施。但是,患者也可以在没有其他人辅助下进行被动牵伸。图 6-5A 示范了颈部的主动牵伸。图 6-5B 示范了在治疗师辅助下的颈部被动牵伸。图 6-5C 示范了在没有治疗师辅助情况下颈部的被动牵伸。传统上,静态牵伸是被动进行的,动态牵伸是主动进行的,但是并不总是这种情况。

不管牵伸是动态还是静态,主动还是被动,关键是需要关节移动到特定位置,关节另一侧组织才会被牵伸到。如图 6-2 中所示,如果髋关节屈曲(不管是通过髋关节的大腿屈曲运动,还是骨盆前倾的相反运动),将牵伸关节另一侧的组织,如伸髋肌肉和其他后

侧的软组织。类似的,如果髋关节伸展(不管是髋关节处大腿后伸,还是骨盆后倾),则牵伸髋关节屈肌群和其他前侧组织。

根据这个理论,躯体任何关节运动都可牵伸到这个关节的某些组织。当然在进行动态牵伸时必须小心、谨慎、分等级的逐步增加关节运动的运动强度,这点是非常重要的。因此,动态牵伸从小范围无抵抗或微小抵抗开始,然后逐步增加到全范围。如果动态牵伸在身体运动之前完成,其活动程度应当与运动中要求的运动范围相同。如果运动需要增加一些阻力,阻力应当在全关节活动范围完成之后,在动态牵伸中逐步增加。

例如,在打网球之前,应当在未持球拍的情况下检查正手、反手并施展几个扣球动作,从小范围摆动开始逐步增加到全关节范围。然后再手持球拍增加阻力,重复相同的动作,从小范围摆动开始逐步增加到全范围活动。最终,在场地上增加全部阻力并全力击打网球,同样从温柔的、短的运动开始,并逐渐增加到全范围和大力摆动(图 6-6)。这种进行动态牵伸的热身运动方法,不仅增加血液循环、温暖组织、润滑关节使之达全关节活动范围,而且激活运动中需要用到的神经通路,同时每完成一个动作都能牵伸另一侧的组织。动态牵伸是理想的运动前牵伸方法,可以在任何时间实施。

考虑到动态牵伸的益处,是否还有必要实施传统的静态牵伸?是的,如早先解释的,如果组织已经被温暖,静态牵伸是有益的。在运动完成之后,或者首先通过湿热敷或软组织徒手操作温暖组织之后,静态牵伸是非常有效的。许多资料来源推荐在首次数个短的动态牵伸后进行一个静态牵伸。

框 6-8

有资料显示,在力量训练之前进行静态牵伸对运动表现有害。理由是当肌肉被牵伸,会出现神经性的收缩抑制,并且在进行剧烈运动需要避免扭伤或拉伤时,造成肌肉快速收缩能力下降。

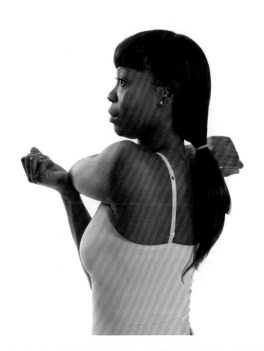

图 6-4 患者正在演示左上肢和肩胛区域的牵伸,这个(或者任何)牵伸可以是静态牵伸或动态牵伸。(From Muscolino JE: Stretch your way to better health, Massage Ther J 45[3]:167–171, 2006. Photo by Yanik Chauvin.)

捏压牵伸技术

除了动态牵伸和静态牵伸,还有其他的牵伸选

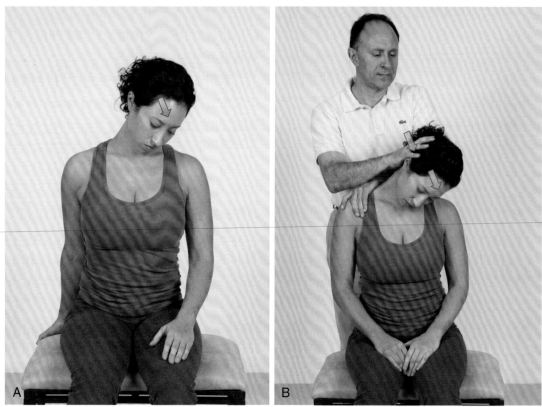

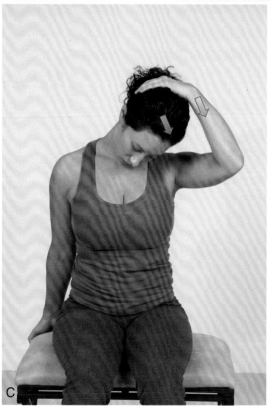

图 6-5 颈部主动和被动牵伸。(A)主动牵伸。(B)治疗师辅助下被动牵伸。(C)无治疗师辅助下被动牵伸。

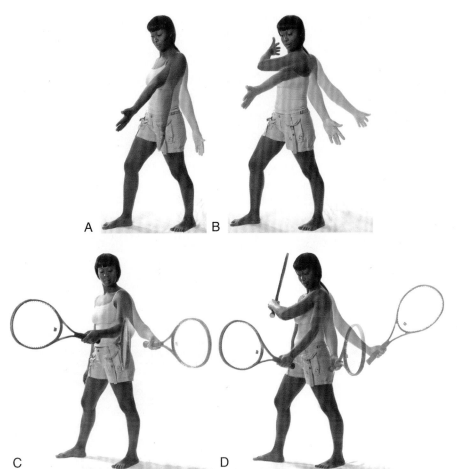

图 6-6　图中表示网球运动中进行前臂动态牵伸的起始步骤。(A)未持球拍的情况下短暂前臂摆动。(B)未持球拍下全范围摆动。(C)接下来手持球拍以提供大强度阻力,首先进行小范围的摆动。(D)接下来进行全范围摆动。(From Muscolino JE: Stretch your way to better health, Massage Ther J 45[3]:167–171, 2006. Photos by Yanik Chauvin.)

择。其中一种是捏压牵伸技术。捏压牵伸技术是治疗师捏压(固定)患者身体一部分并牵伸捏压点上的组织。

捏压牵伸的目的是直接牵伸患者身体特定的区域,甚至可以用来牵伸已经被拉伸的靶肌肉中特定部分。如前所述,当部分躯体移动到牵伸位置就会产生应力线。所有沿应力线的组织都被牵伸。但是,如果我们只想牵伸应力线上某个区域的软组织,我们可以使用捏压牵伸技术来直接牵伸这个区域。

例如,如图 6-7 中所示,摆好侧卧的牵伸姿势,从患者大腿根部的治疗师右手到患者躯干上部的治疗师左手之间的全部一侧身体都将被牵伸。允许应力线传遍患者身体如此大的区域带来的问题是,如果在应力线中的某个身体区域的组织张力非常高,有可能阻止牵伸从应力线的其他区域传递到需要重点牵伸的目标。

为了集中应力线和直接牵伸靶组织,可以使用捏压牵伸技术。如果治疗师捏压住患者的下肋骨,如图 6-7B 中所示,患者胸外侧则不会感受到牵伸,而直接作用于患者骨盆外侧和腰部外侧。如果治疗师捏压患者髂骨,如图 6-7C 中所示,患者腰部外侧不会被牵伸,而只牵伸到患者大腿外侧肌肉和其他软组织。实际上,捏压牵伸技术就是通过捏压并固定患者身体一部分,将应力线集中并直接作用在特定靶组织。

继续这个例子,如果靶组织是臀中肌和腰方肌(或者骨盆和腰部外侧的其他肌肉),捏压住患者下肋骨,如图 6-7B 中所示,是理想的方法。如果靶组织被臀中肌限制(和骨盆外侧其余软组织或肌肉),则在侧卧中理想的捏压位置是髂骨,如图 6-7C 中所示。实际上,如果需要,可以捏压部分臀中肌(可能是从髂骨到大转子的中间部分),将牵伸集中于臀中肌末端。可以看出,捏压牵伸是一种强有力的牵伸方法,能够作用到很多特定的部位。

高级牵伸技术:神经抑制牵伸

两种极其有效的高级牵伸技术为收缩放松牵伸技术和主动肌收缩牵伸技术。这些高级牵伸技术是类

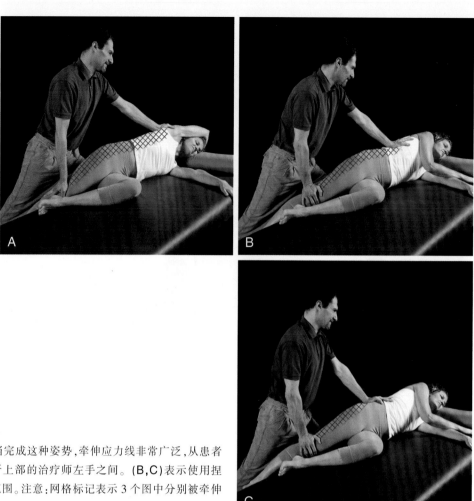

图 6-7　(A)表示患者侧卧牵伸。当完成这种姿势,牵伸应力线非常广泛,从患者大腿根部的治疗师右手到患者躯干上部的治疗师左手之间。(B,C)表示使用捏压牵伸技术后缩窄了牵伸的作用范围。注意:网格标记表示 3 个图中分别被牵伸的区域。

似的,均使用神经反射来易化牵伸靶肌肉,因此被称为神经抑制牵伸。收缩放松技术使用了经典的高尔基腱器官反射。主动肌收缩技术使用了交互抑制的神经反射。

收缩放松牵伸可能被认为是神经肌肉本体感觉易化牵伸,也被认为是等长收缩后放松牵伸。

收缩放松牵伸首先让患者等长收缩靶肌肉,由治疗师提供中到轻度的阻力(通常大约是患者最大力量的 25%~40%),然后治疗师立即拉长靶肌肉以达到牵伸目的。等长收缩通常维持 5~10 秒,这个过程重复 3~4 次。一般要求患者在等长收缩对抗阻力时呼气或屏住呼吸,然后放松并呼气并在靶肌肉被牵伸时继续呼气。

框 6-9

关于收缩放松牵伸技术,使用收缩放松的名称是因为靶肌肉先收缩然后放松。使用神经肌肉本体感觉易化的名称是因为利用神经本体感觉反射(通常认为是高尔基腱器官反射)以易化牵伸靶肌肉。等长收缩后放松的名称是因为在等长收缩之后,靶肌肉放松(归因于高尔基腱器官反射)。每个技术的名称均描述了牵伸如何进行。

框 6-10

在收缩放松牵伸中,通常是肌肉等长收缩,也可以是向心收缩。换句话说,当患者收缩以抵抗治疗师的阻力时,治疗师允许患者肌肉轻微缩短和移动关节。重要的是肌肉产生的张力足以激活高尔基腱器官反射,增加牵伸的效果。

框 6-11

当进行收缩放松牵伸时，患者有两种呼吸方式可以选择。当患者收缩靶肌肉以对抗治疗师的阻力时可以屏住呼吸，或者在收缩靶肌肉时呼气（想用力呼气）。尽管呼气可能是轻微的，但肌肉收缩是优先的。如果收缩放松牵伸联合主动肌收缩牵伸表现为收缩放松主动肌收缩牵伸，那么当收缩靶肌肉时逻辑上屏住呼吸对于患者来说比较容易做到。

经常用来示范收缩放松牵伸的肌群是小腿后肌群，也可以用于身体任何肌肉（图6-8）。收缩放松牵伸的基础是高尔基腱器官反射。其工作机制为：如果靶肌肉强力收缩，高尔基腱器官反射激活以抑制靶肌肉（例如，肌肉被抑制并停止收缩）。这是一种本体感觉反射，以避免强力收缩拉伤肌肉或肌腱。在治疗中，可以利用这个本体反射以易化牵伸肌肉，因为受到神经抑制的肌肉更容易被牵伸。提示：关于收缩放松牵伸的有效反射是不是高尔基腱器官反射有不同意见。

框 6-12

习惯上每一个收缩放松牵伸循环从先前结束的地方开始。但是，有时在开始下次循环前将患者拉开几度可能有满意的效果。考虑到收缩放松牵伸的机制是高尔基腱器官反射，最重要的是患者能够产生足够的收缩力量以刺激这个反射。有时当靶肌肉被拉伸过长时，患者尝试这样收缩是不可能的。

如同收缩放松牵伸，主动肌收缩牵伸也是用神经反射"易化"牵伸靶肌肉，但不是高尔基腱器官反射，主动肌收缩牵伸利用的是交互抑制。交互抑制是一种神经反射，通过阻止两块互相拮抗的肌肉同时收缩以创造一种更高效的关节活动。当一块肌肉收缩，拮抗肌被这块收缩的肌肉抑制（即放松）。被神经抑制的肌肉更容易被牵伸。例如，如果肱二头肌收缩屈曲肘关节，则交互抑制反射抑制肱三头肌以避免其收缩伸展肘关节（这将会对抗肱二头肌引发的屈肘动作）。

牵伸时为了利用交互抑制反射，让患者的关节做与靶肌肉拮抗的运动，可抑制靶肌肉，在主动运动末端产生更大的牵伸（图6-9）。一般在牵伸位置只维持1~3秒，约10次。通常要求患者在运动前吸气，并在运动时呼气。应当指出的是，主动肌收缩牵伸技术也经常被称为神经肌肉本体感觉易化牵伸。

框 6-13

关于主动肌收缩牵伸技术，使用主动肌收缩的名称是因为关节运动的主动肌（运动肌）收缩，造成关节另一侧的拮抗肌（要被牵伸的靶肌肉）放松（通过交互抑制）。

框 6-14

利用交互抑制神经反射的主动肌收缩牵伸是Aaron Mattes主动分离牵伸技术的基础。

收缩放松牵伸和主动肌收缩牵伸对牵伸技术是两个非常有力的补充，可能对患者非常有益。实际上，这两种方法可以依次使用，由收缩放松牵伸开始，然后紧跟主动肌收缩牵伸，这个步骤称为收缩放松主动肌收缩牵伸（图6-10）。收缩放松主动肌收缩牵伸开始时患者等长收缩靶肌肉以对抗治疗师的阻力5~8秒，此时屏住呼吸（见图6-10A），这是牵伸的收缩放松部分。接下来，患者主动收缩靶肌肉的拮抗肌，通过将关节向牵伸肌肉方向运动同时呼气（见图6-10B），这是牵伸的主动肌收缩部分。然后患者放松，治疗师更进一步地移动靶肌肉牵伸位置，同时患者继续呼气（见图6-10C），然后吸气并被动回到牵伸起始位置，为下次牵伸做好准备。典型的是，在任意位置重复3~10个循环。结合收缩放松和主动肌收缩牵伸能够对患者靶肌肉产生有力的牵伸效应。

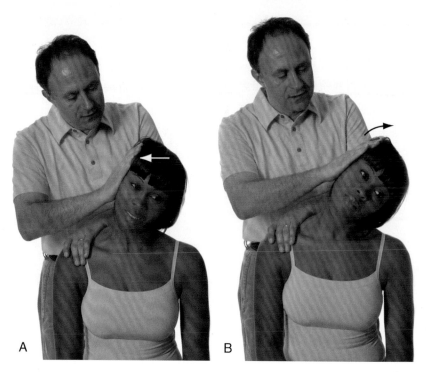

图6-8　图中所示是头部和颈部右侧肌肉的收缩放松牵伸。(A)患者等长收缩右侧侧屈肌以抵抗治疗师施加的阻力。(B)治疗师正在将头和颈部向左侧屈以牵伸右侧侧屈肌。(From Muscolino JE: Stretch your way to better health, Massage Ther J 45[3]:167–171, 2006. Photos by Yanik Chauvin.)

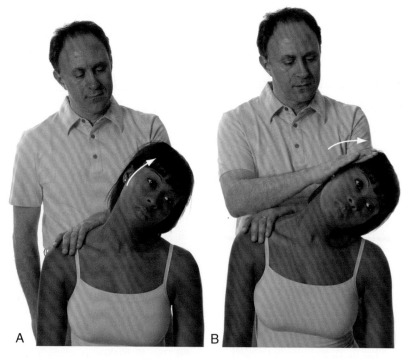

图6-9　图中所示是颈部右侧侧屈肌的主动肌收缩牵伸。(A)显示患者主动向左侧屈颈部。(B)表示在向左侧屈末端，治疗师进一步牵伸颈部。(Modified from Muscolino JE: Stretch your way to better health, Massage Ther J 45[3]:167–171, 2006. Photos by Yanik Chauvin.)

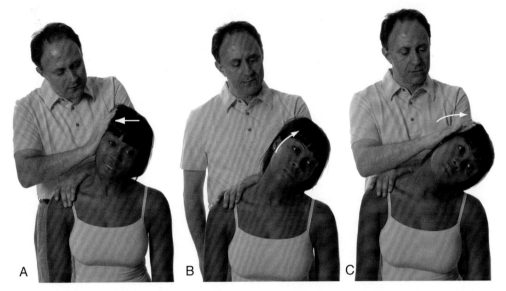

图 6-10　图中所示是颈部右侧侧屈肌的收缩放松主动肌收缩牵伸。当使用这两种方法时，通常先使用收缩放松技术，再立即使用主动肌收缩技术。(A)表示患者等长收缩颈部右侧侧屈肌以抵抗治疗师的阻力，这是收缩放松技术部分。(B)表示患者主动将颈部向左侧屈。(C)治疗师向左侧进一步牵伸患者颈部。(Modified from Muscolino JE: Stretch your way to better health, Massage Ther J 45[3]:167–171, 2006. Photos by Yanik Chauvin.)

框 6-15

为了简单区别收缩放松牵伸和主动肌收缩牵伸，需要知道收缩放松牵伸，患者主动等长收缩靶肌肉，然后治疗师立即牵伸；但是在主动肌收缩牵伸中，患者主动移动身体到靶肌肉牵伸位置，然后治疗师立即进一步牵伸靶肌肉。

总结

牵伸是一种非常有利的治疗选择。在选择最有效的牵伸技术时有很多种选择。基础牵伸技术的选择涉及静态牵伸和动态牵伸，表现为主动和被动。最佳选择取决于每位患者独一无二的情况。除了动态牵伸和静态牵伸，还有其他选择，例如捏压牵伸和高级神经抑制牵伸：收缩放松牵伸、主动肌收缩牵伸、收缩放松主动肌收缩牵伸。

复习题

1.哪些软组织可以通过牵伸拉长？

2.列出并描述组织张力的两种类型。

3.简单描述牵伸如何实施。

4.描述多维牵伸的概念。

5.牵伸过快或过于暴力时有哪些负面影响？

6.在体育活动中有哪些方法可以为了牵伸的目的温暖组织？并举例。

7.描述静态牵伸的步骤。

8.描述动态牵伸的步骤。

9.描述捏压牵伸技术的目的和优点。

10.两种神经抑制牵伸的名称和机制是什么？

11. 结合收缩放松和主动肌收缩牵伸的步骤是什么？

进一步思考

本章讨论了多种牵伸方法，治疗师如何决定对患者使用哪种方法？在特定情况下是否有助于你从所有方法中选择某一种？考虑在你自己的人生中曾经被授予牵伸或被专业人员牵伸将会对你有帮助，是否合适？是否达到目标？本章提到的另外一种技术是否能够获得更好的结果？为什么是或为什么不是？

（张文通 译　王红星 伊文超 校）

上肢骨触诊和韧带

概述　　　第 7 章是本书第 2 部分的 3 章之一,着重介绍骨骼的触诊。本章是关于上肢骨、骨性标志和关节的触诊。触诊的过程从肩周开始,然后到上臂、前臂和腕部,包括手。尽管任意一块骨或者骨性标志都可以单独触及,但本章是按照一定的顺序从一个标志到另一个标志来设计的,因此,建议大家按照本章所呈现的顺序来。同时,本章也给出了每个触诊结构的肌肉附着情况。虽然本书第 3 部分是关于这些肌肉的特定触诊,但这里也不失为一个学习触诊和探索肌肉附着点的好时机。本章最后将介绍上肢的韧带。

　　　第 8 章介绍中轴韧带和中轴骨、骨性标志及关节的触诊。第 9 章介绍下肢韧带和下肢骨、骨性标志和关节触诊。

本章大纲　　　本章涵盖了以下部分的骨、骨性标志和关节:

第 1 部分:肩周

第 2 部分:上臂和前臂

第 3 部分:腕关节桡侧(手舟骨和大多角骨)

第 4 部分:腕关节中央腕骨(头状骨、月骨和小多角骨)

第 5 部分:腕关节尺侧(三角骨、钩骨、豌豆骨)

第 6 部分:腕关节前部

第 7 部分:手

第 8 部分:上肢韧带

本章目标　　　阅读完本章,学生/治疗师应该能够完成以下内容:

1. 能够定义本章的关键词。

2. 能够触诊本章关键词所列出的每一块骨、骨性标志和关节。

3. 陈述本章中附着于每一个骨性标志的肌肉或肌群。

4. 描述上肢每一条韧带的位置。

关键词

肩锁(AC)关节	肩胛下角	肱骨内侧髁
肩胛骨肩峰	肩胛骨冈下窝	肱骨内侧髁上嵴
解剖鼻烟窝	肱二头肌间沟	头状骨
锁骨	肩胛骨喙突	肱三头肌结节
远端指间(DIP)关节	桡骨背侧结节	肱骨大结节
钩骨	钩骨钩	肱骨干
豌豆骨	近端指间(PIP)关节	桡骨头
桡骨干	肩胛冈根部	拇指鞍状关节

第1部分:肩周

肩周前内侧观(图 7-1)

胸锁关节。从肩周前方开始触诊,首先定位胸骨柄胸骨上切迹,然后向外侧施压,感觉胸锁(SC)关节,其位于胸骨和锁骨内侧(近)端(图 7-2)。为了更好地触诊 SC 关节,触诊 SC 关节时,嘱患者在不同范围内主动活动上臂。

锁骨。从 SC 关节开始,沿着锁骨干由内向外(近端向远端)滑动,感觉锁骨全长(图 7-3)。注意,锁骨内侧端是向前凸起的,而外侧端是向前凹的。

请注意:胸锁乳突肌和上斜方肌附着在锁骨上方。胸大肌、三角肌前部和锁骨下肌附着在锁骨下方。

肩胛骨喙突。从锁骨外侧(远)端的凹陷开始,向锁骨下方移动,找到肩胛骨喙突(图 7-4)。喙突位于胸大肌深部。当触诊喙突时,注意它的顶(尖)部指向外侧。如果这种方式难以定位喙突,那么可以试着先定位它的顶部来完成触诊。这样做时,可以从锁骨远端外侧端向下触及肱骨头,然后向内侧施压,找到喙突的顶部。

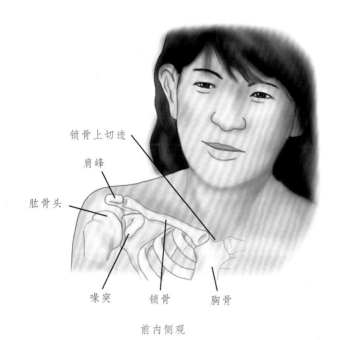

锁骨上切迹
肩峰
肱骨头
喙突　锁骨　胸骨

前内侧观

图 7-1　肩周。

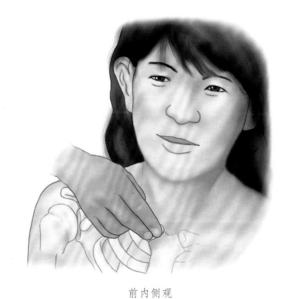

前内侧观

图 7-2　胸锁(SC)关节。

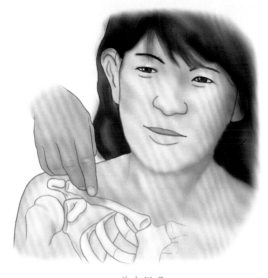

前内侧观

图 7-3 锁骨。

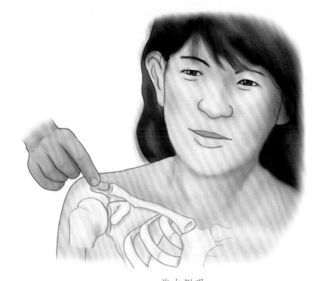

前内侧观

图 7-5 肩胛骨肩峰。

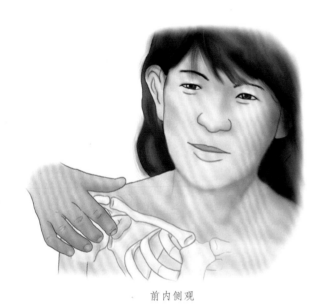

前内侧观

图 7-4 肩胛骨喙突。

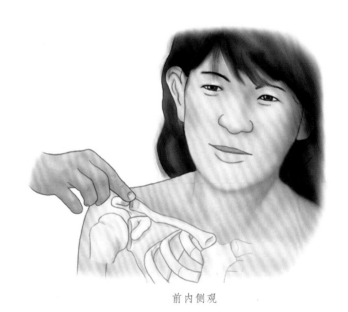

前内侧观

图 7-6 肩锁关节。

请注意：三块肌肉附着于喙突(肱二头肌短头、喙肱肌和胸小肌)。

肩胛骨肩峰。触及肩胛骨喙突后，向锁骨后方移动，继续再触诊锁骨外侧(远端)，直到触及肩胛骨肩峰(图 7-5)。肩胛骨肩峰位于远端外侧(如肩关节顶部)。

请注意：上斜方肌和三角肌附着于肩胛骨肩峰。冈上肌肌腱远端从肩峰深(下)部穿过，附着于肱骨大结节。

肩锁关节。为了更好地感受肩锁(AC)关节，从肩胛骨肩峰向锁骨内侧施压触诊，直到感觉到 AC 关节(图 7-6)。这通常是最容易感受到这个关节的方法，因为锁骨的外侧端与肩峰连接的地方比肩峰稍稍高一点。

肩胛骨后外侧观(图 7-7)

肩峰和肩胛冈。肩胛冈是肩峰的后延。为了定位肩胛冈，从肩峰开始触诊(图 7-8A)。沿着肩峰向后触诊到肩胛冈(见图 7-8B)。肩胛冈可以全程触及，直到肩胛骨内侧缘。如果你在向后触诊的时候，手指跨过

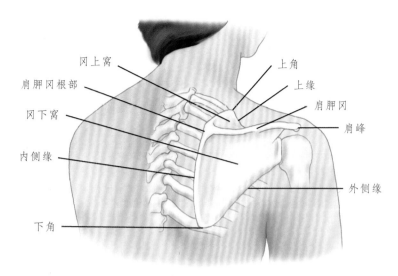

图 7-7 肩胛骨。

后外侧观

冈上窝
肩胛冈根部
冈下窝
内侧缘
下角
上角
上缘
肩胛冈
肩峰
外侧缘

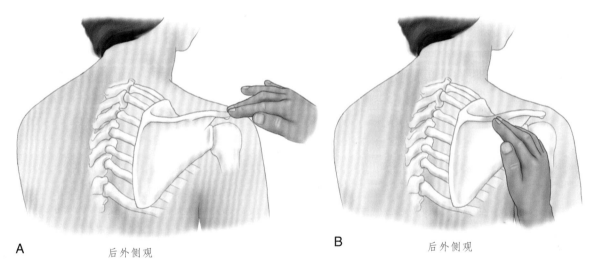

A 后外侧观
B 后外侧观

图 7-8 肩峰和肩胛冈。

肩胛冈垂直上下移动,就可清楚地触诊肩胛冈。

请注意:三角肌后部和斜方肌附着在肩胛冈。小菱形肌附着在肩胛冈根部。

冈上窝。为了触及肩胛骨冈上窝,先定位肩胛冈,然后向上触诊(图 7-9)。在冈上窝内沿着肩胛冈上缘触诊。

请注意:冈上窝由斜方肌上部和冈上肌覆盖。冈上肌附着于冈上窝。

肩胛骨冈下窝。为了触及肩胛骨冈下窝,先定位肩胛冈,然后向下触诊(图 7-10)。冈下窝比冈上窝大。

请注意:冈下肌附着于冈下窝。三角肌后部覆盖了部分冈下窝。

肩胛骨内侧缘(在肩胛冈根部)。继续沿着肩胛

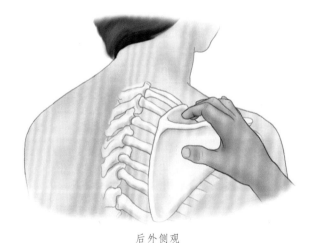

后外侧观

图 7-9 冈上窝。

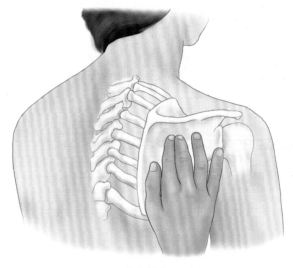

后外侧观

图 7-10 肩胛骨冈下窝。

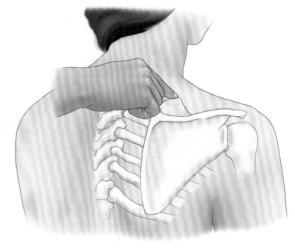

后外侧观

图 7-12 肩胛上角。

冈触诊,直到到达肩胛骨内侧缘(图 7-11)。肩胛冈止于内侧缘的地方称为肩胛冈根部。让患者前伸和后缩肩胛骨(活动肩胛胸壁关节),有利于找出肩胛骨内侧缘。被动后缩患者肩胛骨,更容易定位内侧缘。

请注意:肩胛提肌和菱形肌附着于肩胛骨内侧缘后方。前锯肌附着于内侧缘前方。斜方肌覆盖大部分内侧缘。

肩胛上角。一旦定位了肩胛骨内侧缘,沿着它向上触诊就能触及肩胛上角(图 7-12)。嘱患者上抬和下压肩胛骨,会对触摸它的上角有帮助。

请注意:肩胛提肌附着于肩胛上角。

肩胛下角。沿着肩胛骨内侧缘触诊,从上角向下直到肩胛下角(图 7-13)。

请注意:背阔肌和大圆肌附着于肩胛下角或其附近。

肩胛骨外侧缘。一旦到了肩胛下角,继续沿着肩胛骨外侧缘向上触诊(图 7-14)。如果将手向内侧施加压力,最容易感受到外侧缘。肩胛骨外侧缘通常可以被全程触及,直到肩胛骨盂下结节处,就在盂窝下方。为了确定是否就在盂下结节处,可以嘱患者在肘关节处抗阻伸直前臂,使肱三头肌长头在盂下结节的附着突起(你可以提供肘关节处伸直前臂

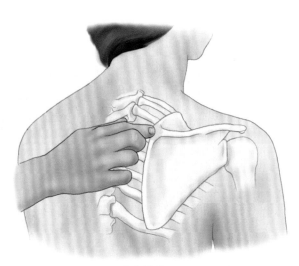

后外侧观

图 7-11 肩胛骨内侧缘(在肩胛冈根部)。

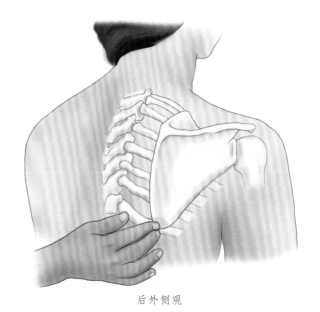

后外侧观

图 7-13 肩胛下角。

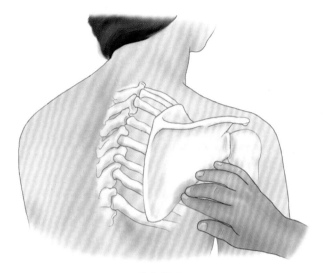

后外侧观

图 7-14　肩胛骨外侧缘。

的阻力，或者可由患者自己将前臂压向自己大腿来实现抗阻）。

请注意：大圆肌和小圆肌附着于肩胛骨外侧缘，肱三头肌长头附着于肩胛骨盂下结节。在前方，肩胛下肌附着于肩胛骨外侧缘或其附近。

肩胛骨上缘。肩胛骨上缘比内侧和外侧缘触诊更有挑战。首先，再一次沿着肩胛骨内侧缘向上到上角。一旦定位上角，继续沿着上缘向外侧触诊，手直接向下施压，抵着上缘（图 7-15）。上抬肩胛骨（活动肩胛胸壁关节）有助于将其上缘外移而突出出来。触诊肩胛骨上缘全长通常不太可能。

请注意：肩胛舌骨肌附着于肩胛骨上缘。肩胛提肌也附着在肩胛骨上缘的上角处。

肩胛骨肩胛下窝。肩胛下窝位于肩胛骨前面，触诊稍有挑战性。患者仰卧，一手抓住患者肩胛骨内侧缘，被动前伸肩胛骨，用另一手缓慢并牢牢地抵住肩胛骨前方进行触诊（图 7-16）。

请注意：肩胛下肌附着于肩胛骨前方的肩胛下窝，前锯肌也附着于肩胛骨内侧缘。

第 2 部分：上臂和前臂

肱骨大结节、二头肌间沟和小结节。大结节位于二头肌间沟外侧，小结节位于内侧。首先定位肩胛骨肩峰的上外侧缘，然后立即向下直到肱骨头；此时你应位于肱骨大结节处。图 7-17A 为上臂近端的前外侧观，图 7-17B 为从上臂向下看的上面观，从这里我们可以看出大小结节和它们之间结节间沟的轮廓。现在，用一个平的指腹沿着肱骨头前方触诊，被动移动患者上臂到肩关节外旋位。你应该可以感到你触诊的手指掉进了二头肌间沟，因为它就在你的指腹下经过（见图 7-17C）。当继续被动移动患者上臂到外旋位时，你将会感到小结节就在你手指下，就在二头肌间沟内侧（见图 7-17D）。如果你没有成功感受到结节和二头肌间沟，那么可以选择性地活动患者上臂从内旋到外旋，感受其位置。

请注意：肱二头肌长头从二头肌间沟穿过，冈上肌、冈下肌和小圆肌附着在大结节，肩胛下肌附着在小结节。

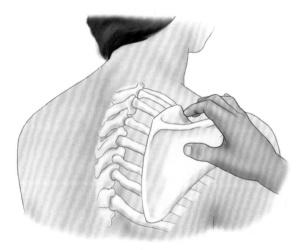

后外侧观

图 7-15　肩胛骨上缘。

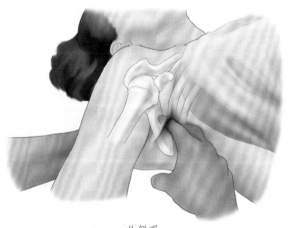

外侧观

图 7-16　肩胛骨肩胛下窝。

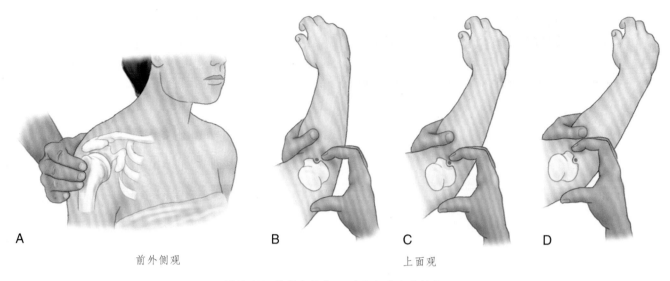

A

前外侧观

B   C   D

上面观

图 7-17 肱骨大结节、二头肌间沟和小结节。

三角肌粗隆。从肱骨头的结节，沿着肱骨干表面向远端移动，直到你感觉到在肱骨干外侧面约上方1/3 处的一个骨性突起。这就是三角肌粗隆(图 7-18)。这个骨性标记常通过沿着三角肌远端到它在三角肌粗隆的附着处来定位。

请注意：三角肌附着在肱骨三角肌粗隆。肱肌的近端附着点也在三角肌粗隆附近。

肱骨内外侧髁。为了定位肱骨内外侧髁，嘱患者在肘关节处屈曲前臂至约 90°，并把触诊手指(拇指和中指)放在患者上臂内外侧(图 7-19A)。现在沿着患者上臂向下向远端移动触诊手指，你便会清晰地感受到肱骨内外侧髁(见图 7-19B)。它们是肱骨两侧靠近肘关节处最宽的位置点。

请注意：5 块肌肉附着在肱骨内侧髁：旋前圆肌、桡侧腕屈肌、掌长肌、尺侧腕屈肌和指浅屈肌；拇长屈

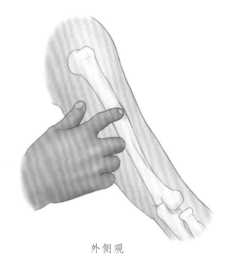

外侧观

图 7-18 三角肌粗隆。

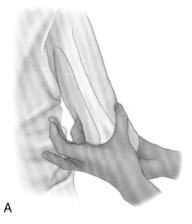

A

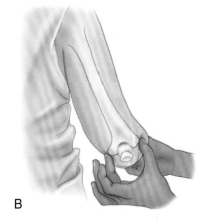

B

后面观

图 7-19 肱骨内外侧髁。

肌也常附着在内侧髁。6 块肌肉附着在肱骨外侧髁：桡侧腕短伸肌、指伸肌、小指伸肌、尺侧腕伸肌、肘肌和旋后肌。

尺骨鹰嘴。尺骨鹰嘴非常容易被定位。拇指和中指位于肱骨内外侧髁后，把示指放在肘关节点上（鹰嘴），位于两侧髁中线上（图 7-20）。注意：如果患者肘关节是屈曲的，鹰嘴将位于肱骨两侧髁更偏远端处。谨慎在肱骨内侧髁和鹰嘴之间施加压力，因为尺神经从中通过，这个地方即所谓的"麻骨"。

请注意：肱三头肌和肘肌附着在鹰嘴上。

肱骨鹰嘴窝。一旦尺骨鹰嘴定位，肱骨鹰嘴窝就相对容易定位了。患者前臂必须在肘关节处部分屈曲，以便暴露肱骨鹰嘴窝（完全伸直时，尺骨鹰嘴位于肱骨鹰嘴窝内，阻碍其触诊）。找到最近端尺骨鹰嘴的中点，然后稍向近端一点，就可以感受到肱骨的鹰嘴窝（图 7-21）。

请注意：肱三头肌远端肌腱覆盖了肱骨鹰嘴窝。

肱骨外侧髁上嵴。从肱骨外侧髁（图 7-22A），向近端触诊至肱骨外侧髁上嵴，则手向内施加压力就刚好抵在它上面（见图 7-22B）。

请注意：肱桡肌和桡侧腕长伸肌附着在肱骨外侧髁上嵴。

肱骨干外侧。肱骨干大部分都在肌肉组织下面，难以直接触及，但外侧可以触及。从外侧髁上嵴开始，继续向肱骨干外侧近端触诊，并在肱肌和肱三头肌之间向肱骨干施加向内的压力（图 7-23）。

请注意：附着于或在肱骨干外侧附近的肌肉是肱肌和肱三头肌。

桡骨头。桡骨头位于桡骨近端。触诊时，从肱骨外侧髁开始，然后在肱骨远端突然落空（图 7-24）。可

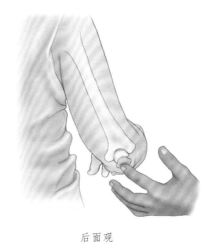

后面观

图 7-20　尺骨鹰嘴。

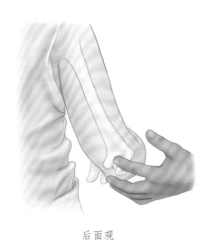

后面观

图 7-21　肱骨鹰嘴窝。

以感受到桡骨头和肱骨之间的关节间隙（肱骨小头是肘关节处肱骨的骨性标记，就位于桡骨头附近，也在此处触及）。为了更好地找出桡骨头，将两指放在其两侧（近端和远端），嘱患者于桡尺关节处进行前臂旋前

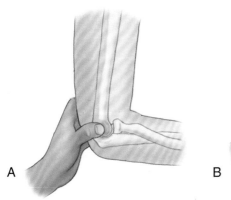

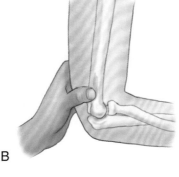

外侧观

图 7-22　肱骨外侧髁上嵴。

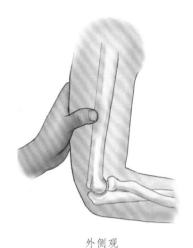

外侧观

图 7-23　肱骨干外侧。

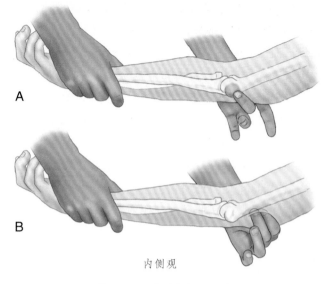

内侧观

图 7-25　肱骨内侧髁上嵴。

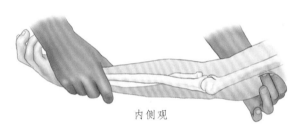

内侧观

图 7-26　肱骨干内侧。

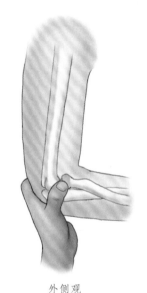

外侧观

图 7-24　桡骨头。

和旋后，手指下可感受到桡骨头的旋转。

肱骨内侧髁上嵴。现在移动到肘关节内侧面。从肱骨内侧髁开始（图 7-25A），现在触摸肱骨内侧髁上嵴近端，并向外侧施压以抵住它（见图 7-25B）。

请注意：旋前圆肌附着于肱骨内侧髁上嵴（以及内侧髁）远端大部分地方。

肱骨干内侧。大部分的肱骨干内侧也都可以触及。但必须谨慎施压，因为此处有很多神经血管结构（正中神经、尺神经和肌皮神经以及肱动脉）。触诊肱骨干内侧时，继续从肱骨内侧髁上嵴近端触摸，并向肱骨干内侧施加向外的压力（图 7-26）。

请注意：附着于或在肱骨干内侧附近的肌肉是肱

肌、喙肱肌和肱三头肌。再近端一些，背阔肌和大圆肌也附着在肱骨干内侧附近。

尺骨干。尺骨干内侧的全程都很容易被触诊。从鹰嘴内侧开始，继续向远端触诊，并向尺骨内侧缘施加向外的压力，直到尺骨远端（图 7-27）。

请注意：三块肌肉附着在尺骨干内侧缘：尺侧腕屈肌的尺侧头、尺侧腕伸肌的尺侧头和指深屈肌。

桡骨干外侧。大部分的桡骨干外侧都可以被触诊。约从中段开始，向桡骨干外侧施加向内的压力以触诊到桡骨外侧（图 7-28）。嘱患者在桡尺关节处选

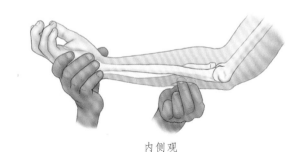

内侧观

图 7-27　尺骨干。

择性地进行前臂旋前和旋后,以更好地帮助找出桡骨干。继续触诊桡骨干外侧近端,直到抵达桡骨头处(注意:桡骨干外侧近端有一部分很难被触诊,因为它位于旋后肌深部)。再从桡骨干中段开始,继续触诊桡骨干直至其远端茎突处(注意:触诊桡骨干远端的一小部分时有轻微挑战,因为前臂的两条移动拇指的深肌群从此处跨过桡骨干)。

请注意:旋后肌、旋前圆肌和拇长屈肌附着在桡骨干外侧。拇长展肌(APL)和拇短伸肌(EPB)在桡骨茎突附近跨过(在其浅层)桡骨干外侧远端。

腕/手外侧观(图 7-29)

桡骨茎突。现在已经定位了桡骨干外侧,继续向远端触诊,直到位于桡骨干外侧远端的桡骨茎突(图 7-30)。

请注意:肱桡肌附着于桡骨茎突。

背侧(Lister)结节。背侧结节(也叫 Lister 结节)位于桡骨远端后方。从桡骨茎突开始,向桡骨后方触诊。背侧结节是位于桡骨干远端后方中央的一个突起(图 7-31)。

请注意背侧结节将桡侧腕长和腕短伸肌(位于桡侧/外侧)和拇长伸肌(EPL)(位于尺侧/内侧)分开。

尺骨茎突。尺骨茎突位于尺骨远端后方。从桡骨背侧结节开始,向桡骨远端后方内侧移动,感受尺骨茎突的突起(图 7-32)。

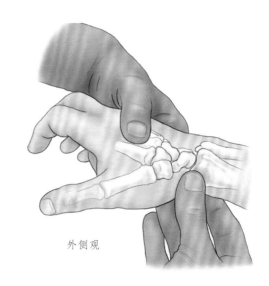

外侧观

图 7-30 桡骨茎突。

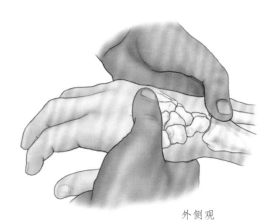

外侧观

图 7-31 背侧(Lister)结节。

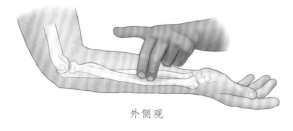

外侧观

图 7-28 桡骨干外侧。

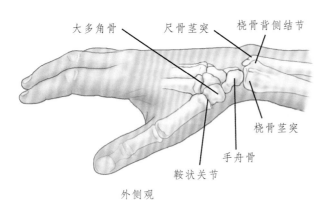

大多角骨　尺骨茎突　桡骨背侧结节

桡骨茎突

手舟骨

鞍状关节

外侧观

图 7-29 腕/手。

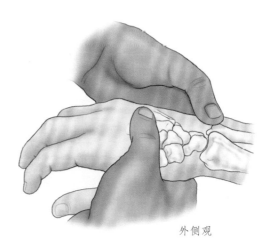

外侧观

图 7-32 尺骨茎突。

第3部分:腕关节桡侧(手舟骨和大多角骨)

虽然腕骨很小,但如果能够精确地放置触诊的指腹,也可以很容易被触诊。一般来说,将手腕向触诊所接触的部位移开,将有助于将相应的腕骨移动到你所接触的部位,使得其更容易被感受到。因此,如果你正在腕关节尺侧触诊腕骨,嘱患者向桡侧偏;若你正在触诊桡侧,嘱患者向尺侧偏。如果触诊背面,嘱患者屈曲;以此类推,若触诊前方,嘱患者伸腕。

手舟骨。手舟骨是位于外侧(桡侧)近侧列的腕骨,就在桡骨外侧远端。可以从背侧、外侧和前方触诊。触诊手舟骨时,从桡骨茎突开始向远端外侧走(图7-33A)。为了找出手舟骨,嘱患者主动交替进行手腕桡偏和尺偏,手舟骨会相应地在尺偏时抵到你触诊的手指,而在桡偏时消失。为了在背面触及手舟骨,嘱患者伸直和外展拇指,这将呈现出解剖鼻烟窝,是由拇指三块肌肉[拇长展肌(APL)、拇短伸肌(EPB)和拇长伸肌(EPL)]的肌腱远端构成的一个凹陷(见图7-33B)。手舟骨构成解剖鼻烟窝的底部。触诊手舟骨时,可在构成解剖鼻烟窝的边界的肌腱之间进行触诊(见图7-33C),嘱患者交替地主动做腕关节尺偏和桡偏,也会帮助在此触诊到手舟骨。但在触诊时向解剖鼻烟窝内施压要慎重,因为桡动脉和桡神经的分支在此处(注意:从前方触诊手舟骨,见图7-37A)。

拇指鞍状关节。拇指鞍状关节是拇指的腕掌关节,位于大多角骨和拇指掌骨基底之间。触诊时,约从手舟骨外侧开始触诊(见图7-33A),然后向远端触诊直到感受到大多角骨和拇指掌骨之间的关节线(图7-34)。如果先从远端开始定位拇指掌骨干外侧,然后向近端触诊,直到感受到拇指掌骨和大多角骨之间的关节线,可能会更容易些。如果你不太确定手指是否已经在这个关节上,可以嘱患者主动活动拇指,感受下关节线处拇指掌骨相对于大多角骨的运动。

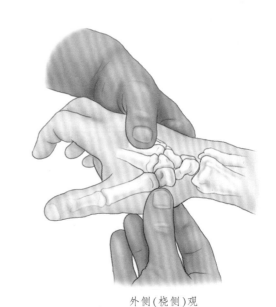

外侧(桡侧)观

图7-34 拇指鞍状关节。

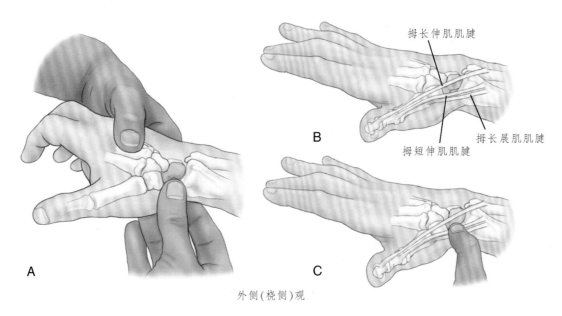

拇长伸肌肌腱

拇短伸肌肌腱

拇长展肌肌腱

B

C

外侧(桡侧)观

图7-33 手舟骨。

大多角骨。一旦定位了拇指鞍状关节,向其近端触诊,就会直接位于大多角骨的外侧面(图7-35)。也可以在前方触诊大多角骨结节(见图7-37B)。

腕关节前面(掌侧)观(图7-36)

手舟骨和大多角骨结节。手舟骨和大多角骨结节是突起的,可从前方触诊。为了定位手舟骨结节,从手舟骨外侧面开始(见图7-33A),然后约向前移动1/4~1/2英寸(0.64~1.27cm),直到你感受到手舟骨结节(图7-37A)。也可以直接从前方腕关节横纹远端开始,稍偏中线桡侧,感受骨性的突起。为了定位大多角骨结节,从大多角骨外侧面开始(见图7-35),然后约向前移动1/2英寸(1.27cm),直到感受到大多角骨结节(见图7-37B)。注意:大多角骨结节位于手舟

骨结节远端约1/4英寸(0.64cm)处,轻微偏桡侧。

请注意:拇对掌肌附着于大多角骨结节。拇短展肌附着于手舟骨结节和大多角骨结节。拇短屈肌附着于大多角骨前面。构成腕管顶部的腕横韧带(屈肌支持带),也附着于手舟骨和大多角骨结节。

第4部分:腕关节中央腕骨(头状骨、月骨和小多角骨)

第三掌骨基底和头状骨。桡骨背侧(Lister)结节、第三掌骨基底和头状骨(腕骨远侧列)均在腕/手背面处于一条直线上(图7-38A)。首先定位桡骨背侧结节(见图7-31),从这个位置开始向远端触诊第三

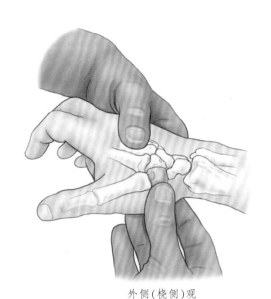

外侧(桡侧)观

图7-35　大多角骨。

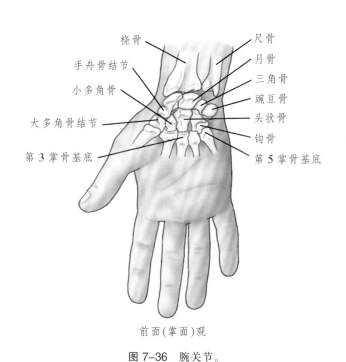

前面(掌面)观

图7-36　腕关节。

（标注：桡骨、手舟骨结节、小多角骨、大多角骨结节、第3掌骨基底；尺骨、月骨、三角骨、豌豆骨、头状骨、钩骨、第5掌骨基底）

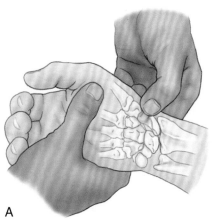

A

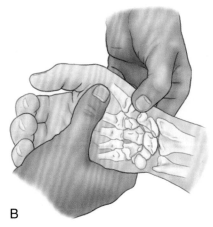

B

前面(掌面)观

图7-37　手舟骨和大多角骨结节。

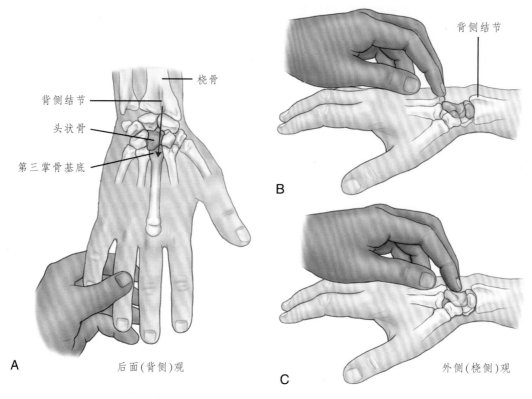

图 7-38 第三掌骨基底和头状骨。

掌骨基底(见图 7-38B)。掌骨基底部是掌骨近段的延伸(第三掌骨基底是掌骨基底部最大和最显著的部位,位于第二掌骨头基底内侧)。一旦定位好第三掌骨基底,向近端落手到头状骨(见图 7-38C)。为了找出头状骨,嘱患者做腕关节处手的主动屈曲和尺偏,就可以感受到头状骨压向触诊手指。

请注意:拇内收肌附着在头状骨前面。

月骨。月骨是位于手舟骨(桡侧)和三角骨(尺侧)之间的一块近侧列腕骨。触诊月骨的最佳位置是背侧。为了找到月骨,向头状骨近端移动,轻微偏尺侧。这个区域感觉像是一个凹陷。此时,嘱患者在腕部交替主动屈曲和伸直手。当腕关节屈曲时,可以感受到月骨压向触诊手指(图 7-39)。当腕关节伸直时,月骨从触诊手下消失。

第二掌骨基底和小多角骨(图 7-40)。小多角骨是位于腕骨远侧列的一块腕骨,就在大多角骨附近,第二掌骨基底近端。触诊小多角骨的最佳位置是背侧。首先定位第三掌骨基底(见图 7-38B),然后在桡侧落下,到第二掌骨基底(见图 7-40A)。一旦找到第二掌骨基底,向近端移动一点,就可以找到小多角骨(见图 7-40B)。为了找出小多角骨,嘱患者在腕关节处交替主动

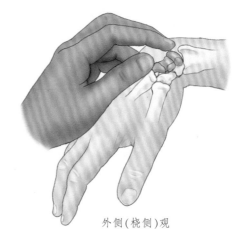

图 7-39 月骨。

屈曲和桡偏手部,便可感受到小多角骨压向触诊手指。

第 5 部分:腕关节尺侧(三角骨、钩骨和豌豆骨)

三角骨。三角骨是位于近侧列腕骨内侧(桡侧)的一块腕骨,在腕背侧尺骨茎突远端。最容易触诊到三角骨的方法是先定位尺骨茎突内侧缘,然后向尺骨茎突远端落手,就会直接找到三角骨(图 7-41)。为了找

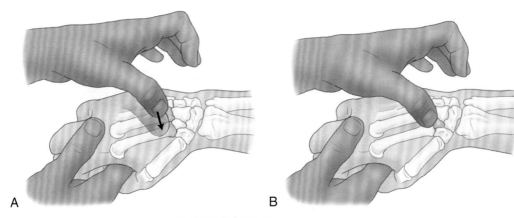

后外侧(背桡侧)观

图 7-40　第二掌骨基底和小三角骨。

出三角骨的边缘(图 7-41),嘱患者在腕关节处交替主动桡偏和尺偏手部,三角骨在桡偏时抵住触诊手指,在尺偏时消失。

第五掌骨基底和钩骨。这有点挑战,但钩骨常可在腕关节尺侧被触诊到。定位尺侧的三角骨后,接着向更远端触诊第五掌骨基底(图 7-42A)。从第五掌骨基底,立即向近端落到一个小的凹陷处——位于第五掌骨基底和三角骨之间。钩骨的尺侧面可以在此处被触诊到(见图 7-42B)。

第四掌骨基底和钩骨以及三角骨背侧。首先找到第五掌骨基底背侧(图 7-43A)。此时向桡侧移动到第四掌骨基底(见图 7-43B)。从这个位置向近端滑动落至钩骨背面(见图 7-43C)。从钩骨背面,向近端(始终朝向尺侧)落到三角骨背面(见图 7-43D)。

第 6 部分:腕关节前部

腕关节前面(掌面)观(图 7-44)

豌豆骨和钩骨钩。豌豆骨是位于近侧列腕骨尺侧三角骨上方前面的一块腕骨。豌豆骨是突起的,容易在腕关节前面被触诊到,就在尺骨远端(图 7-45A)。钩骨也很容易在手掌前方触诊到,尤其是钩骨钩可以在此被触诊到。先定位豌豆骨,然后向豌豆骨远端外侧 1/2~3/4 英寸(1.27~1.91cm)处触诊(见图 7-45B)。注意:钩骨钩是一个相当突起的点,可以很容易被触诊到。

请注意:尺侧腕屈肌和小指展肌附着于豌豆骨。尺侧腕屈肌、小指屈肌和小指对掌肌附着于钩骨钩。构成腕管顶部的腕横韧带(屈肌支持带)也附着于豌豆骨和钩骨钩。

腕关节前部最突出的骨性标记。腕关节前部有 4 个腕部骨性标记是突出的,相当容易触诊到。它们分别是尺侧的豌豆骨和钩骨钩和桡侧的手舟骨结节和大多角骨结节(图 7-46)。

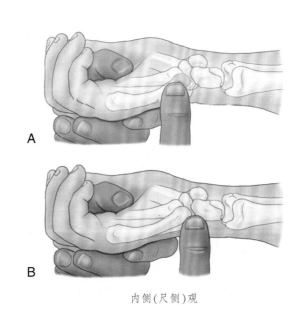

内侧(尺侧)观

图 7-42　第五掌骨基底和钩骨。

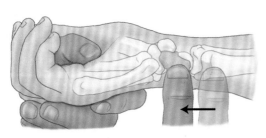

内侧(尺侧)观

图 7-41　三角骨。

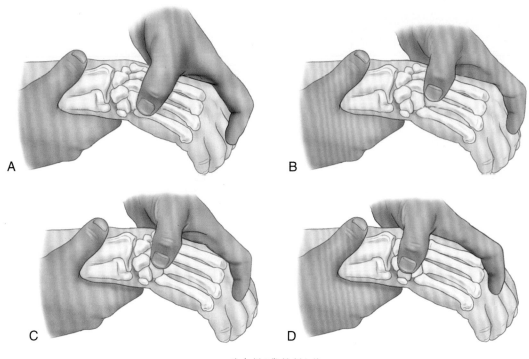

后内侧(背尺侧)观

图 7-43 第四掌骨基底和钩骨以及三角骨背侧。

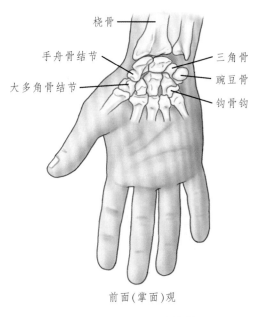

前面(掌面)观

图 7-44 腕关节。

第 7 部分：手

掌骨和掌指关节。手部有 5 块掌骨，位于腕骨远端、指骨近端。所有 5 块掌骨都很容易在背侧、尺侧和桡侧被触诊到。对每一块掌骨来说，首先沿着掌骨干

中央定位其背侧[注意：图 7-47 已经示意第二掌骨桡侧和第二掌指(MCP)关节的触诊]。一旦定位了骨干，沿着骨干向近端直到感受到扩大的基底部(第三掌骨基底是 5 块中最大的)。如果你在每一块基底近端触诊，就可以触诊到每块掌骨的腕掌关节(关于 5 块掌骨基底的触诊已经在本章前文有所描述)。现在触诊每块掌骨干，不论是沿着背侧还是尺侧向远端移动，直到感受到扩大的掌骨头。在每块掌骨头远端触诊，就可以确定掌指关节。

请注意：桡侧腕屈肌、尺侧腕屈肌、桡侧腕长伸肌、桡侧腕短伸肌、尺侧腕伸肌、小指对掌肌、拇内收肌、掌侧骨间肌和背侧骨间肌附着于第 2~4 掌骨。拇长展肌、拇短屈肌、拇对掌肌、拇内收肌和背侧骨间肌附着于第 1 掌骨。

第 2~5 指指骨和指间关节。每个手指有 3 块指骨(除拇指外，拇指只有 2 块指骨)。更进一步说，每块指骨都有一个近端扩大的底、一个骨干和一个远端扩大的头。每块指骨的底、干和头都很容易在背侧、尺侧和桡侧被触诊到(注意：因为指甲的缘故，远端指骨稍微有点难以被触诊)。每个手指近节和中节指骨之间是近端指间(PIP)关节。每个手指中节和远节指骨之间是远端指间(DIP)关节。拇指近节和远节指骨之间是指间

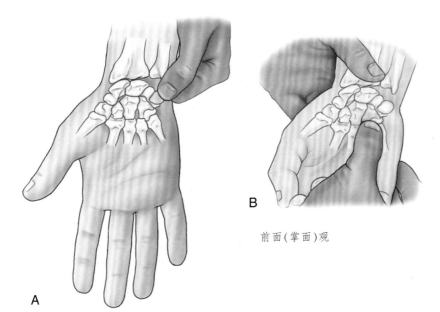

前面(掌面)观

图 7-45　豌豆骨和钩骨钩。

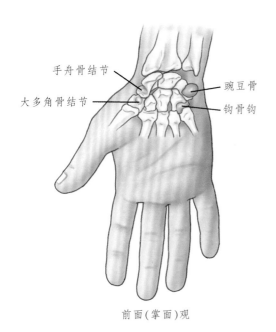

手舟骨结节

大多角骨结节

豌豆骨

钩骨钩

前面(掌面)观

图 7-46　腕关节前部最突出的骨性标记。

(IP)关节。图 7-48 示意了示指近节指骨干桡侧(外侧)和 PIP 关节的触诊。图 7-49 示意了示指中节指骨干桡侧(外侧)和 DIP 关节的触诊。图 7-50 示意了示指远节指骨干外侧(桡侧)的触诊。

请注意:小指外展肌、小指屈肌、掌侧骨间肌和背侧骨间肌附着于第 2~5 近节指骨上。指浅屈肌、指伸

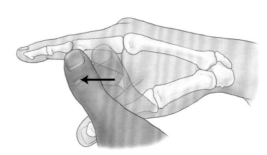

外侧(桡侧)观

图 7-48　示指近节指骨干桡侧(外侧)和 PIP 关节的触诊。

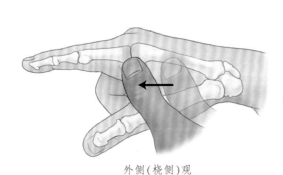

外侧(桡侧)观

图 7-47　掌骨和掌指(MCP)关节。

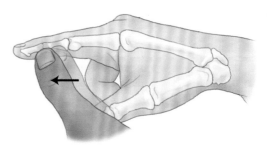

外侧(桡侧)观

图 7-49　示指中节指骨干桡侧(外侧)和 DIP 关节的触诊。

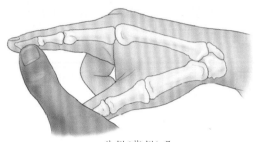

外侧(桡侧)观

图 7-50 示指远节指骨干外侧(桡侧)的触诊。

肌、小指伸肌和示指伸肌附着于第 2~5 指中节指骨上。指深屈肌、指伸肌、小指伸肌和示指伸肌附着于 2~5 指远节指骨上。

拇指指骨和指间关节。与第 2~5 指触诊类似，拇指指骨和 IP 关节也可以被触诊到。图 7-51 示意了拇指掌骨干桡侧(外侧)和 MCP 关节的触诊。图 7-52 示意了拇指近节指骨和 IP 关节的触诊。图 7-53 示意了拇指远节指骨骨干桡侧(外侧)的触诊。

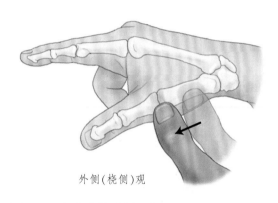

外侧(桡侧)观

图 7-51 拇指掌骨干桡侧(外侧)和 MCP 关节的触诊。

请注意：拇短展肌、拇短屈肌、拇内收肌和拇短伸肌(EPB)附着于拇指近节指骨。拇长屈肌和拇长伸肌附着于拇指远节指骨上。

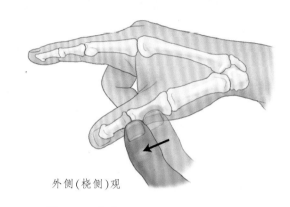

外侧(桡侧)观

图 7-52 拇指近节指骨和 IP 关节的触诊。

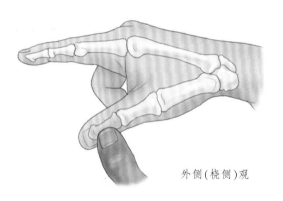

外侧(桡侧)观

图 7-53 拇指远节指骨骨干桡侧(外侧)的触诊。

第 8 部分：上肢韧带

韧带是在关节处连接骨的纤维筋膜组织。韧带的功能是通过限制运动维持关节稳定性。图 7-54 是右上肢韧带的前面观。图 7-55 是右腕和手部韧带的前面观。图 7-56 是右上肢韧带的后面观。图 7-57 是右腕和手部韧带的后面观。

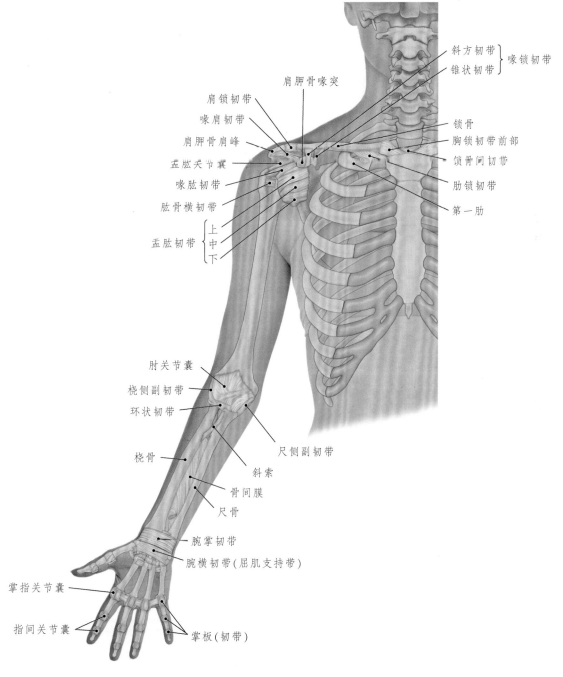

斜方韧带 }
锥状韧带 } 喙锁韧带

肩胛骨喙突

肩锁韧带

喙肩韧带

肩胛骨肩峰

盂肱关节囊

喙肱韧带

肱骨横韧带

盂肱韧带 { 上 中 下 }

锁骨
胸锁韧带前部
锁骨间韧带
肋锁韧带
第一肋

肘关节囊

桡侧副韧带

环状韧带

桡骨

尺侧副韧带

斜索

骨间膜

尺骨

腕掌韧带

腕横韧带(屈肌支持带)

掌指关节囊

指间关节囊

掌板(韧带)

图 7-54　右上肢韧带的前面观。

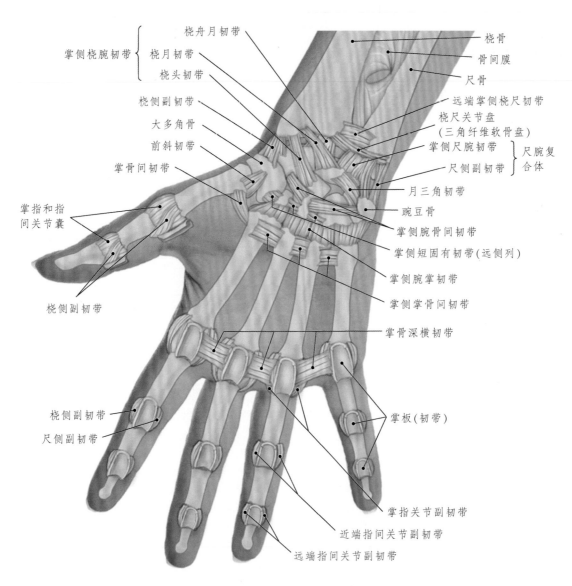

图 7-55　右腕和手部韧带的前面观。

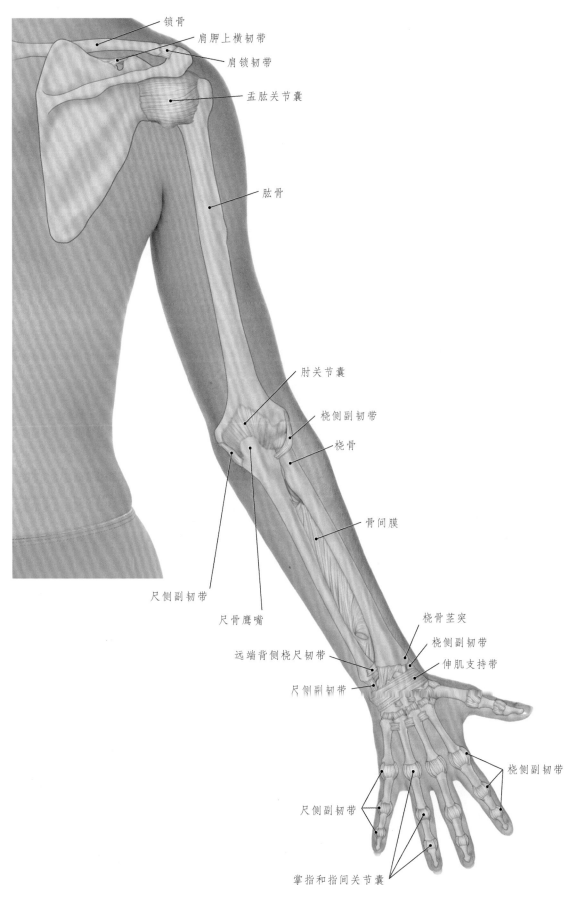

锁骨

肩胛上横韧带

肩锁韧带

盂肱关节囊

肱骨

肘关节囊

桡侧副韧带

桡骨

骨间膜

尺侧副韧带

尺骨鹰嘴

桡骨茎突

桡侧副韧带

伸肌支持带

远端背侧桡尺韧带

尺侧副韧带

桡侧副韧带

尺侧副韧带

掌指和指间关节囊

图 7-56　右上肢韧带的后面观。

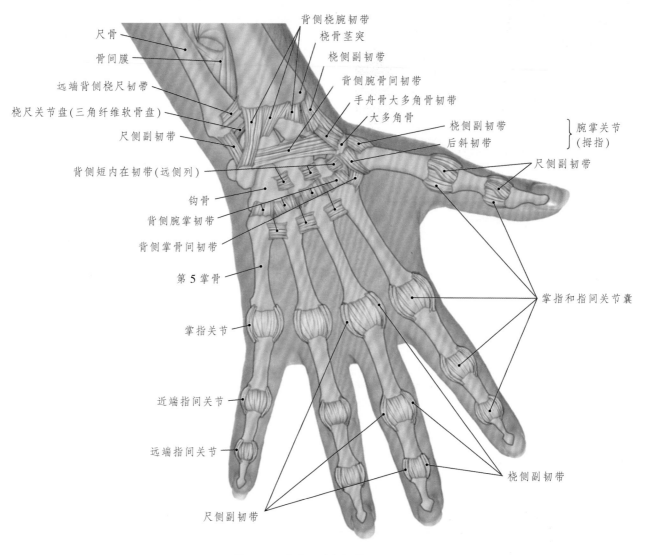

图 7-57 右腕和手部韧带的后面观。

复习题

1. 哪块肌肉位于肩胛骨喙突表面？哪三块肌肉附着于肩胛骨喙突？

2. 肩胛冈是哪个骨性结构的延续？

3. 嘱患者肘关节处抗阻伸直前臂，可以获得哪个骨性结构的确认？

4. 当触诊肩胛下窝时，治疗师需要注意哪两块肌肉？

5. 哪个骨性结构位于肱骨二头肌间沟内侧？外侧呢？

6. 哪三块肌肉附着于肱骨大结节？

7. 说出 6 块附着于肱骨外侧髁上的肌肉的其中任意 4 块。

8. 哪个敏感结构穿过肱骨内侧髁和尺骨鹰嘴？

9. 为什么触诊肱骨鹰嘴窝时，患者的前臂要在肘关节处部分屈曲？

10. 解剖鼻烟窝由哪三块肌肉的肌腱组成边界？

11. 按照近侧列到远侧列，由外到内的顺序列出腕骨。

12. 钩骨钩作为哪三块肌肉的附着点？

（伊文超 译　王红星 张文通 校）

中轴骨触诊和韧带

第 8 章是本书第 2 部分的 3 章之一,着重介绍骨骼的触诊。本章是关于中轴骨、骨性标志和关节的触诊。触诊的过程从面部开始,依次触诊颅骨、颈部的前方和后方,以躯干的前方和后方结束。尽管任意一块骨或者骨性标志都可以单独被触诊,但本章是按照一定的顺序从一个标志到另一个标志来设计的,因此,建议大家按照本章所呈现的顺序来学习触诊。同时,本章也给出了每个触诊结构的肌肉附着情况。虽然本书第 3 部分是关于这些肌肉的特定触诊,但这里也不失为一个学习触诊和探索肌肉附着点的好时机。本章最后介绍了中轴位置的韧带。

第 7 章介绍上肢韧带和上肢骨、骨性标志及关节的触诊。第 9 章介绍下肢韧带和下肢骨、骨性标志和关节的触诊。

本章涵盖了以下部分的骨、骨性标志和关节:

第 1 部分:面部

第 2 部分:颅骨

第 3 部分:颈部前方

第 4 部分:颈部后方

第 5 部分:躯干前方

第 6 部分:躯干后方

第 7 部分:中轴韧带

阅读完本章,学生/治疗师应该能够完成以下内容:

1. 能够定义本章的关键词。

2. 能够触诊本章关键词所列出的每一块骨、骨性标志和关节。

3. 陈述本章附着于每一个骨性标志的肌肉或肌群。

4. 描述中轴每一条韧带的位置。

Louis 角	环状软骨	上颌骨
下颌骨角	枕外隆凸(EOP)	鼻骨
前结节	椎间关节	枕骨
关节柱	额骨	顶骨
关节突	舌骨	C1 的后结节
下颌骨体	枕骨下项线	后结节
颈动脉结节	肋间隙	下颌骨支
颈柱	肩胛间区	胸廓

下颌骨(支)髁	棘突间隙	肋骨
下颌骨(支)冠突	颈静脉切迹	棘突(SP)
肋软骨	椎板沟	胸骨柄关节
胸骨柄的胸骨上切迹	颞骨的乳突	枕骨上项线
颞骨	甲状软骨	胸骨剑突
颞下颌关节	C1 的横突(TP)	颞骨的颧弓
横突(TP)	隆突	颧骨

第1部分:面部

面部斜(下外侧)面观(图 8-1)

下颌骨体和下颌骨角。下颌骨体位于皮下,较易被触及。先从前方触及下颌骨体下缘,然后继续向外侧和后方触诊,直到触及下颌骨角(图 8-2)。下颌骨角是下颌骨体变为下颌骨支的过渡区域。

请注意:以下肌肉附着在下颌骨体外侧——降口角肌、降下唇肌、颏肌和颈阔肌。二腹肌、下颌舌骨肌和颏舌骨肌附着在下颌骨体内侧。咬肌和翼内肌附着在下颌骨角。

下颌骨髁和下颌骨支(后缘)。下颌骨支从下颌骨体的下颌骨体角处发出分支。下颌骨支的后缘全程都相对容易被触及,并形成下颌骨(支)髁。为了触及下颌骨支,从下颌骨角开始,沿着后缘向上触诊直到触及下颌骨髁(耳前)(图 8-3)。为了找到下颌骨髁,嘱患者

交替张嘴和闭嘴。这样可以允许你在颞下颌关节(TMJ)处感受到下颌骨髁的运动(注意:下颌骨髁也可以从耳内触及。戴好指套或手套,轻轻地将触诊的手指放到患者耳内,向前内侧施压,并嘱患者交替张嘴和闭嘴,从而清晰地触及 TMJ 处的下颌骨髁的运动)。

请注意:翼外肌附着在下颌骨髁。

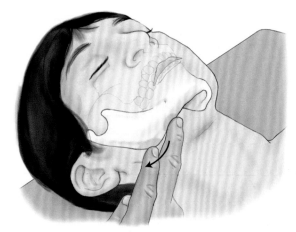

下外侧面观

图 8-2　下颌骨体和下颌骨角。

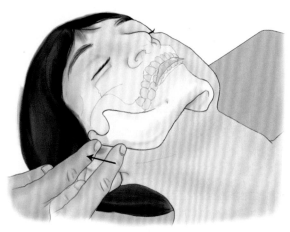

下外侧面观

图 8-3　下颌骨髁和下颌骨支(后缘)。

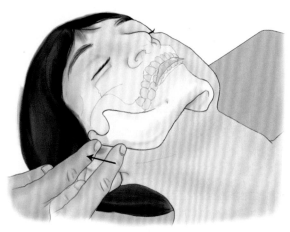

下外侧面观

图 8-1　面部的斜(下外侧)面观。

下颌骨的冠突。下颌骨支的前缘向前突起为下颌骨(支)冠突。从口部外侧,冠突比较难触及,但当下压下颌骨时(比如嘴部张开)可以触及。找到颧骨,要求被试者轻轻进行张闭口活动并保持在接近充分张开的位置,从颧骨下方进行冠突的触诊(图 8-4)。

请注意:颞肌和咬肌附着在下颌骨的冠突。

口内侧的支和冠突。支的前缘很容易从内侧被触及。为了触及口内侧下颌骨的前缘,使用指套或手套,并轻轻向后外侧施压(图 8-5)。想要从口内触及冠突,只要继续沿着支的前缘向上触及冠突即可。

上颌骨。上颌骨,也叫上腭,在皮下可以很容易被触及。首先定位口部上方的上颌骨,然后继续探索上颌骨的所有部分(图 8-6)。

请注意:口轮匝肌、鼻肌、降鼻中隔肌、提上唇鼻翼肌、提上唇肌和提口角肌附着在上颌骨。

颧骨。颧骨,通常叫作颧骨(cheek bone),很容易从眼外下侧被触及。一旦定位,探索颧骨与上颌骨、额骨和颞骨之间的边界(图 8-7)。

请注意:咬肌、颧小肌和颧大肌附着在颧骨上。

鼻骨。鼻骨很容易在鼻上端被触及(图 8-8)。注意:鼻下端由软骨组成,其是软的,且很柔韧。

请注意:降眉间肌覆盖在鼻骨上。

第 2 部分:颅骨

头部外侧面观(图 8-9)

额骨和顶骨。额骨和顶骨都位于皮下,很容易被

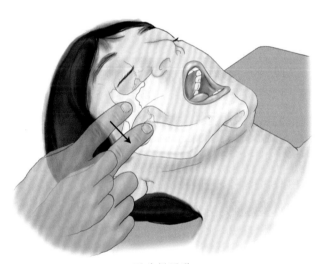

下外侧面观

图 8-4 下颌骨的冠突。

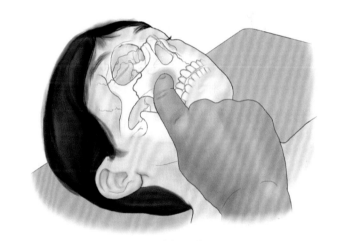

下外侧面观

图 8-6 上颌骨。

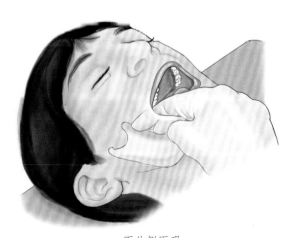

下外侧面观

图 8-5 口内侧的支和冠突。

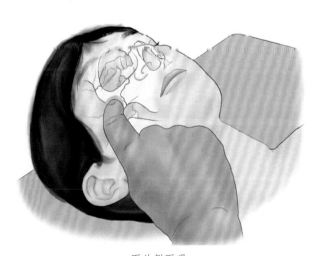

下外侧面观

图 8-7 颧骨。

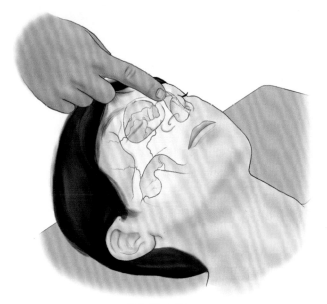

下外侧面观

图8-8　鼻骨。

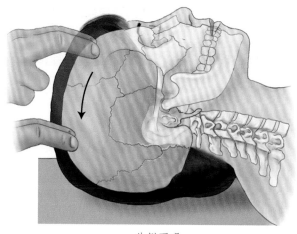

外侧面观

图8-10　额骨和顶骨。

触及。首先定位眼部上方的额骨(图8-10)。然后继续向后触诊到顶骨,位于头的顶部(见图8-10)。

请注意:眼轮匝肌和内皱眉肌附着在额骨上,额肌覆盖在额骨上。颞肌附着在顶骨上,颞顶肌和顶枕肌的帽状腱膜覆盖在顶骨上。

颞骨。颞骨位于头部侧方(顶骨的下方)(图8-11A)。

为了触及颞骨的颧弓,首先找到颧骨(见图8-7)。一旦定位颧骨,继续沿着颧骨向后触诊直到触及颞骨的颧弓(见图8-11B)。将手指垂直弹拨颧弓会对触诊

有所帮助。颞骨的颧弓可以全长被触及。

为了触及颞骨的乳突,就在耳垂后方触诊,然后向内侧施压,通过前后移动触诊的手指,在乳突上弹拨(见图8-11C)。

请注意:颞肌覆盖了大部分的颞骨,使其较难直接被触及。同样,颞顶肌覆盖颞骨。咬肌附着在颞骨的颧弓上。胸锁乳突肌、头夹肌和头最长肌附着在颞骨的乳突上。

枕骨。枕骨位于头颅后部皮下,较易被触及(图8-12A)。枕外隆凸(external occipital protuberance,EOP)是头后部枕骨上项线的一个中线隆起。EOP通常相对较大,并突起,因此可被触及(见图8-12B)。

为了触及枕骨上项线,从定位上项线中心的EOP

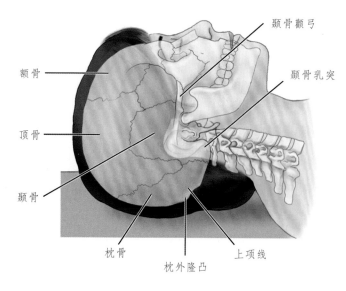

外侧面观

图8-9　头部。

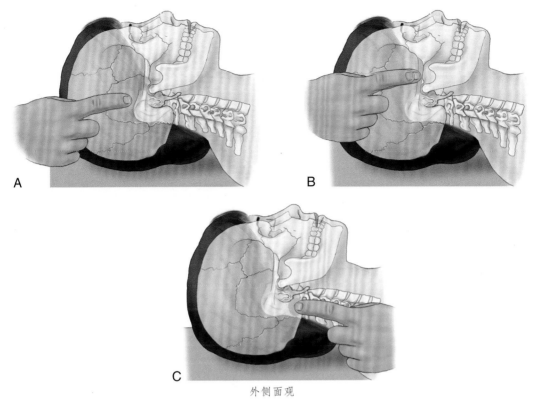

外侧面观

图 8-11　颞骨。

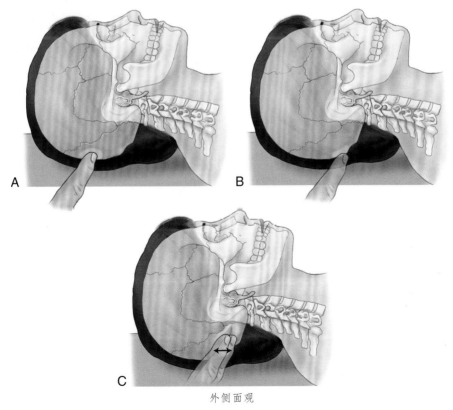

外侧面观

图 8-12　枕骨。

开始,然后向外侧触及上项线。感觉它像是水平走向的一个突起的脊。将手指垂直在上项线弹拨会对触诊有所帮助(见图8-12C)。上项线相对突起,在某些人身上较易触及,但也有可能在另一些人身上触诊较具挑战性。注意:枕骨下项线平行位于上项线下方,通常难以被触及。如果尝试触诊下项线,首先定位上项线,然后向下触诊下项线。

请注意:枕骨肌附着在枕骨上。斜方肌上部附着在 EOP 和上项线上。头夹肌和胸锁乳突肌也附着在枕骨上项线上。头后大直肌、头后小直肌和头上斜肌也附着在枕骨上。

第3部分:颈部前方

颈部前方所有的触诊都要谨慎地进行,触诊的压力也要逐步施加。因为颈部前方有很多结构都很敏感,易产生疼痛。换言之,颈动脉在颈部前方,对其施压不仅有可能限制其内部通往脑部前方的血流量,还会诱发可能导致血压下降的神经反射(颈动脉反射)。因此,最好单侧触诊颈部前方(比如,一次触诊一侧)。如果你感觉到触诊手指位于颈动脉上(在动脉上施加轻到中度的压力,就可以检测到脉搏),或者从上面轻轻移开,或者轻轻将其从触诊手推开。通常,对颈部前方结构的触诊,最好在患者颈部放松于中立位或轻微被动屈曲位时完成。注意:以下触诊中有些是软骨结构,不是骨性标记。

颈部外侧面观(图8-13)

舌骨。舌骨在颈部前方,下颌骨下方(位于第三颈椎水平)。为了找到舌骨,从下颌骨开始,在颈部前方向下移动,直到感受到坚硬的骨性组织(图8-14)。一旦找到舌骨,嘱患者吞咽,就可以感受到舌骨的运动。舌骨很容易移动,可以从左到右被动活动。注意:舌骨是人体唯一一块不与其他骨形成关节的骨。

请注意:4块舌骨上肌和4块舌骨下肌(除了胸骨甲状肌)均附着于舌骨。

甲状软骨。甲状软骨位于颈部前方,舌骨下方(甲状软骨位于第4和第5颈椎水平)。一旦定位舌骨,向下滑动,你会感受到一个关节空隙,然后就会感受到甲状软骨。触诊上小切迹中线(图8-15A)。然后轻微触诊甲状软骨两侧(见图8-15B)。若嘱患者吞咽,

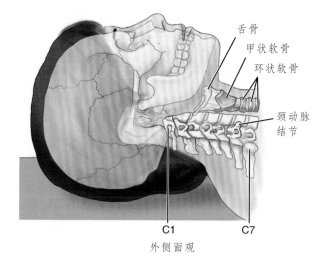

图 8-13 颈部。

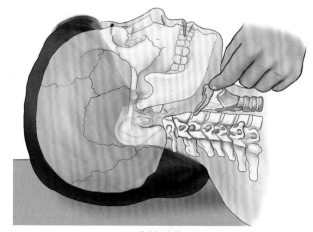

图 8-14 舌骨。

可以清晰感受到甲状软骨的运动。触诊甲状软骨的动作必须很轻且很小心,因为甲状软骨上通常覆盖有甲状腺。

请注意:胸骨甲状肌和甲状舌骨肌附着在甲状软骨上。

第一环状软骨和 C6 颈动脉结节。颈部前方甲状软骨正下方就是位于第6颈椎水平的第一环状骨环。为了触诊第一环状软骨,首先定位甲状软骨,并继续沿着它向下触诊,直到感受到一个小的关节线。立即向这个关节线下方触诊就是第一环状软骨(图8-16A)。随后的环状软骨就位于第一环状软骨下方,可以一直触及,直到在胸骨柄胸骨上切迹水平不能再触及。触诊环状软骨的动作必须轻柔且小心,因为上面有甲状腺。

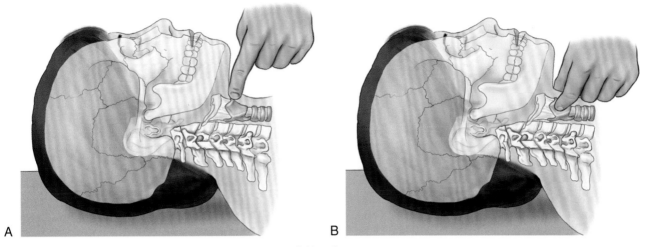

外侧面观

图 8-15　甲状软骨。

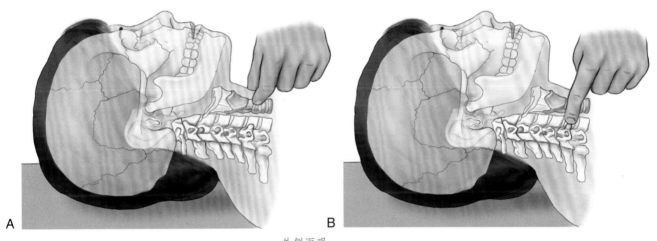

外侧面观

图 8-16　第一环状软骨和 C6 颈动脉结节。

　　颈动脉结节是第 6 颈椎横突的前结节。它是前方结节中最大的一个,可以在颈部前方触及。为了触及颈动脉结节,首先找到第　环状软骨,然后自它向下外侧约 1/2 英寸(1.27cm)处;可以通过向后施加持续但轻柔的压力感受到颈动脉结节(见图 8-16B)。

　　C1-C7 的横突。C2-C7 的横突 (transverse processes,TP)是分两半的,有前结节和后结节。这些横突可以被触及,但必须施加轻柔的压力,因为他们的结节都很尖,对覆盖在上面的肌肉组织施加压力时患者会感觉疼痛。同样,也需要注意观察,因为脊神经通过位于前后结节之间的椎间孔进出脊髓。先找到颈动脉结节(C6 横突的前结节)(见图 8-16B),然后向下向上触及来找到其他横突。施加压力的方向应该是向后

和(或)向后内侧(图 8-17A)。

　　C1 的横突(TP)(寰椎)是颈椎中最宽的横突。C1 的 TP 可以在某个点上被触及,就在下颌骨支后缘的正后方,颞骨乳突的耳部正下方。将周围软组织下压,C1 坚实的横突就可以被触及(见图 8-17B)。施压必须轻柔,因为这个骨性标记通常很敏感,施压时会痛,并且面神经(CNⅦ)就在附近。

　　请注意:以下肌肉附着在 C2-C7 的横突上——肩胛提肌、斜角肌、颈长肌、头最长肌、竖脊肌、横突棘肌、横突间肌和肋提肌。以下肌肉附着在 C1 横突:肩胛提肌、颈夹肌、头下斜肌、头上斜肌、头前直肌、头外侧直肌和横突间肌。

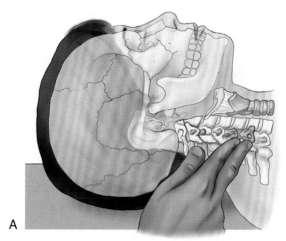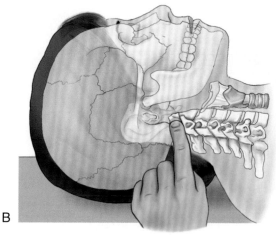

外侧面观

图 8-17　C1-C7 横突(TP)。

第 4 部分:颈部后方

C2-C7 的棘突。颈椎的棘突(SP)可以在颈部后方中线触及。颈椎共有 7 个椎体,但并不是所有的棘突都可以触及。因为颈椎向前的凸起(后方凹陷),棘突一般都在凹陷的深部,故难以触及。可以触及的棘突数量主要取决于患者颈椎生理曲线的弯曲程度。最先突出的颈椎棘突是 C2 和 C7 的棘突,这两个通常都可以被触及。从枕骨中线的 EOP 开始,从这个位置向枕骨下方触及颈椎,第一个可以触及的颈椎棘突是 C2 的棘突。与多数颈椎棘突一样,C2 的棘突是双叉的(即它有两个点而不是一个)。大家应该注意,这些双叉的点并不总是对称的,一个可能比另外一个大。从 C2 开始,继续向下触诊,会感受到其他颈椎的棘突(图 8-18)。在有些个体身上,接下来能触及的棘突是 C7 的棘突,其位于颈椎的最下端。

C7 的棘突明显比其他下颈段的棘突大,因此 C7 也被称为隆突。而在其他颈椎曲度减少的个体身上,可能 C2-C7 的棘突都可以被触及。注意:C1(寰椎)不存在棘突,它有一个所谓的后结节。为了触及 C1 的后结节,在 C2 的棘突和枕骨之间触诊,并向前方的软组织施压。

请注意:以下肌肉或直接附着在颈椎的棘突上,或附着在颈椎的棘突之上的项韧带——上斜方肌、头夹肌、颈夹肌、颈间肌、竖脊肌和横突棘肌。此外,小菱形肌和上后锯肌附着在 C7 的棘突上,头后大直肌和头下斜肌附着在 C2 的棘突上,头后小直肌附着在 C1 的后结节。

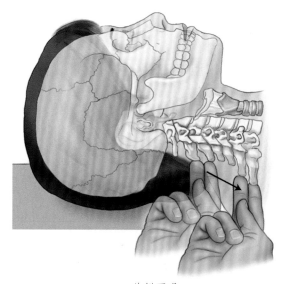

外侧面观

图 8-18　C2-C7 的棘突。

颈椎关节突(椎间关节)。颈椎的上下关节突组成了颈椎的椎间关节,也组成了以其堆叠方式而著称的关节柱或颈柱。它们易于在椎板沟侧面[大概位于棘突旁 1 英寸(2.54cm)]被触及,感觉上像位于附着在或覆盖在椎板沟的横突棘肌肌腹之上的扁平的骨结构。患者必须位于仰卧位,放松时才能成功触及。从 C2 的棘突开始触诊,向外侧触及 C2 的关节突(图 8-19)。继续向下触诊直到触及颈部底部。注意:颈椎的关节突是完成颈椎特定关节松动的绝佳接触点。

请注意:竖脊肌和横突棘肌附着在颈椎的关节突上。

颈椎椎板沟。颈椎椎板沟是位于棘突内侧和关

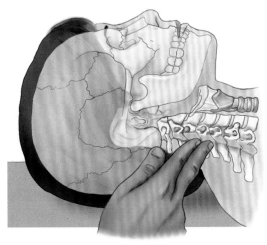

外侧面观

图 8-19 颈椎关节突(椎间关节)。

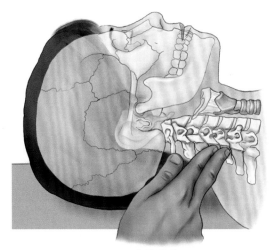

外侧面观

图 8-20 颈椎椎板沟。

节突外侧之间的一条沟(比如椎板沟覆盖在椎板上)。很多肌肉位于椎板沟内,因此直接在椎板沟层触诊椎板很难。但如果在棘突外侧触诊,你就已经在椎板沟内了(图 8-20)。

请注意:横突棘肌与其他很多肌肉一样附着在颈部椎板沟上。

第 5 部分:躯干前方

躯干前方上外侧面观(图 8-21)

胸骨的胸骨上切迹。胸骨柄的胸骨上切迹位于

皮下,很容易被触及。只要在胸骨上缘触摸,在双侧锁骨内侧端之间能明确地感受到胸骨上切迹的凹陷(图 8-22)。注意:胸骨上切迹也叫颈静脉切迹。

Louis 角。Louis 角是胸骨上的一个水平突起,由胸骨柄关节(胸骨的柄和体之间的连接)组成。(注意:第二胸肋关节——换句话说,就是第二肋骨与胸骨连接的地方——就位于 Louis 角水平)。为了定位 Louis 角,从胸骨柄的胸骨上切迹开始,沿着胸骨柄前面向下触诊,直到感受到骨上的轻微的水平向突起(图 8-23)。在 Louis 角上垂直上下弹拨有助于感受 Louis 角。

胸骨剑突。胸骨剑突位于胸骨最下端。剑突是软骨质的,但随年龄增长可以钙化成骨。为了定位剑突,

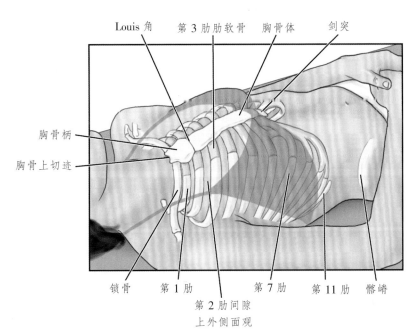

Louis 角　第 3 肋肋软骨　胸骨体　　剑突

胸骨柄

胸骨上切迹

锁骨　　第 1 肋　　　　第 7 肋　　第 11 肋　髂嵴

第 2 肋间隙

上外侧面观

图 8-21 躯干前方。

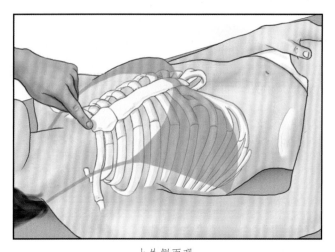

上外侧面观

图 8-22　胸骨的胸骨上切迹。

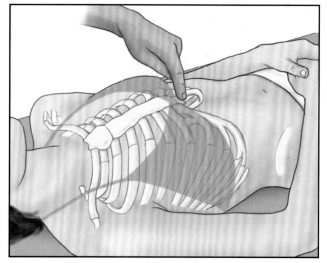

上外侧面观

图 8-24　胸骨剑突。

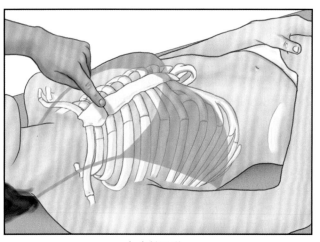

上外侧面观

图 8-23　Louis 角。

沿着胸骨前面的 Louis 角继续向下触诊，直到感受到位于最下端的小的点状剑突（图 8-24）。因为剑突由软骨组成，通常在其上施加中等压力以感受其活动。注意：剑突是一个骨性标记，通常用于在实施 CPR 时找到合适的手部放置位置。

请注意：腹直肌附着在剑突外侧面；胸横肌和腹肌附着在其内侧面。

胸廓前方。胸廓前方由 12 块肋骨、7 块连接肋骨和胸骨的肋软骨，以及位于相邻肋骨和（或）肋软骨之间共计 11 个的肋间隙组成。所有的肋骨、肋软骨和肋间隙都能够从前方或前外侧（除了女性患者的乳房组织会干扰触诊外）被触及。肋骨和（或）肋软骨感觉上像是位于皮下的坚硬的骨性或软骨组织，肋间隙感觉

像是位于肋骨和（或）肋软骨之间的软组织凹陷。一旦成功触及任何一块肋骨，试着沿着它向内外以尽可能地触探其全长。

触诊第 2~10 肋：触诊胸骨外侧的前侧胸廓。通常而言，辨别第 2~10 肋的最为容易的方法是从上到下逐一叩触。锁骨内侧端下方是第一肋间隙。第 2 肋位于 Louis 角水平（图 8-25A）。从这个位置开始，向下触诊，计数肋间隙和肋骨直至找到第 7 肋软骨。由于胸廓的外形特点，第 7~10 肋最易依次往下被触及，它们的肋软骨位于躯干前方更加偏外侧的位置（见图 8-25B）。

触诊第 11 肋和第 12 肋：第 11 和第 12 肋叫浮肋，因为它们并不和胸骨相关节。必须在胸廓底部、髂嵴上方、躯干外侧和（或）后外侧进行触诊。通常触诊第 11 肋和第 12 肋的最容易方法是直接在其末端施压来感受。（注意：因为是将软组织压向骨的坚硬的点状末端，故施压需平稳且轻柔）。

触诊第 1 肋：对第 1 肋的触诊可能是最具有挑战性的，但仍可以完成。触诊第 1 肋时，找到斜方肌上部的上缘，然后手指向前方下滑，并直接向下方抵住第一肋施加压力（见图 8-25C）。嘱患者深呼吸以使第 1 肋上提来对抗手指的压力，从而让触诊更为容易。

请注意：很多肌肉附着于和（或）覆盖在前胸廓，包括前锯肌、胸大肌、胸小肌、锁骨下肌、肋间外肌、肋间内肌、腹直肌、腹外斜肌、腹内斜肌和腹横肌。胸横肌和膈肌附着于胸廓前方内侧。

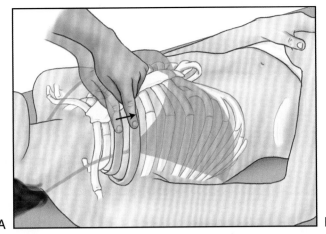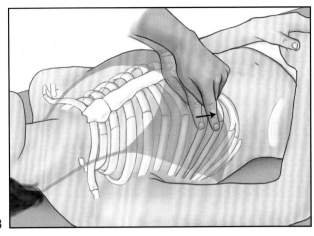

上外侧面观

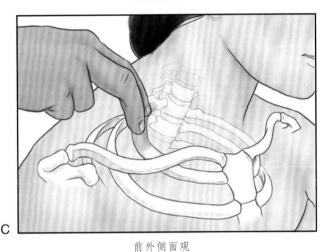

前外侧面观

图 8-25　胸廓前方。

第 6 部分：躯干后方

注：肩胛骨的触诊在第 7 章讲述。

躯干后方上外侧面观（图 8-26）

躯干棘突。12 个胸椎和 5 个腰椎的棘突都可以被触及。先定位 C7 的棘突（也叫隆突）。通常，其为 C2 棘突下面第一个最凸起的棘突。

当患者俯卧时，若对 C7 棘突的定位有所困惑，可以通过以下方法确定。将触诊的手指放在颈椎下段最突出的 2~3 个棘突上，然后患者被动屈伸头颈。C6 的棘突会在伸直时消失，而 C7 的棘突不会（比如，C7 的棘突将会是屈伸时最突出的可触及的棘突）。

一旦定位了 C7 棘突，接下来将中指放在脊椎的棘突、示指放在该椎体和下一椎体之间的棘突间隙以

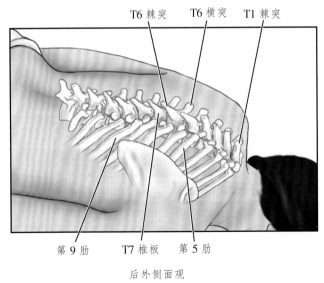

T6 棘突　　T6 横突　　T1 棘突

第 9 肋　　T7 椎板　　第 5 肋

后外侧面观

图 8-26　躯干后方。

逐一触诊每一个椎体的棘突,并沿着脊柱以这种方式向下触诊。通常可以数出 C7-L5 的棘突(图 8-27)。注:因为胸椎后凸,胸椎棘突通常很容易被触及。但触诊腰椎的棘突就稍微有些难度,因为腰椎前凸。为了完成这一触诊,需要在腰段施加更深的压力。

请注意:以下肌肉附着于躯干的棘突[胸和(或)腰椎]——斜方肌、头夹肌、颈夹肌、背阔肌、大小菱形肌、后上锯肌、后下锯肌、竖脊肌、横突棘肌和棘间肌。

躯干横突。躯干横突较难被辨别,但多数可以被触及。通常胸段的横突可以在棘突旁约 1 英寸(2.54cm)处被感受到。但确定其具体椎体水平很困难,因为它并不和相同节段的棘突位于同一水平上。为了确定所触诊的横突,需使用以下方法。触诊时将一个手指放在棘突上,然后将另一个手指按压旁边的横突,一次一个,直到你感受到施加在横突上的压力使得触诊手指下的棘突发生了运动(图 8-28)。那么这个横突的椎体水平就和所移动的棘突在同一个椎体水平上。这种方法通常对确定胸椎很成功,但腰椎横突的触诊则更有挑战性。

请注意:以下肌肉附着在躯干[胸椎和(或)腰椎]横突上——竖脊肌、横突棘肌、腰方肌、横突间肌、提肋肌和腰大肌。

躯干椎板沟。胸段和腰段的椎板沟是位于棘突和横突间的一条沟(如椎板沟覆盖在椎体椎板上)。只要在棘突侧方触诊,就位于椎板沟内了(图 8-29)。

请注意:横突棘肌附着在躯干椎板沟上。其他很多肌肉也覆盖在椎板沟上。

胸廓后方。胸廓的肋骨和肋间隙都可以在躯干

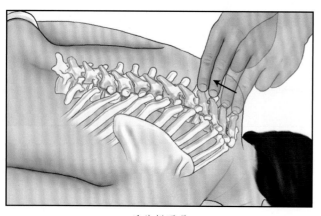

后外侧面观

图 8-27 躯干棘突。

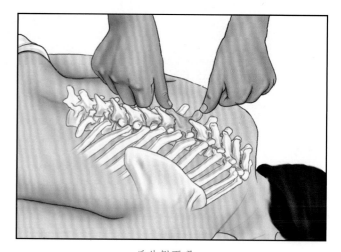

后外侧面观

图 8-28 躯干横突。

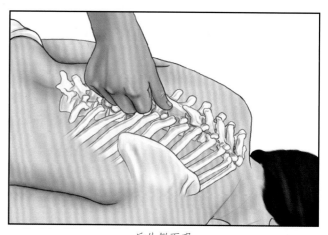

后外侧面观

图 8-29 躯干椎板沟。

后方位于胸椎上部的肩胛间区(肩胛骨之间)和下部胸椎的区域被触及。从躯干后方肩胛间区开始触诊,垂直叩触上下肋骨。一旦感受到该区域的肋骨和肋间隙,则依次将一指指腹放在肋骨上,而将另一指指腹放在邻近肋间隙上以触诊每一块肋骨(图 8-30)。以这种方式(在开始点处、上方以及下方)触诊所有 12 块肋骨。分辨所有的肋骨可能会比较容易,也有可能有点困难,取决于患者的肌肉组织丰满程度。当肩胛骨不在正常位置上时,就尽可能沿着肋骨和肋间隙向外侧远端触诊。

请注意:以下肌肉附着在胸廓下方——背阔肌、上后锯肌、下后锯肌、竖脊肌、腰方肌、提肋肌、肋间外肌和肋间内肌。肋骨下肌和膈肌附着在胸廓下方内侧。尽管主要在前侧,但腹外斜肌、腹内斜肌和腹横肌的位置稍微靠后。

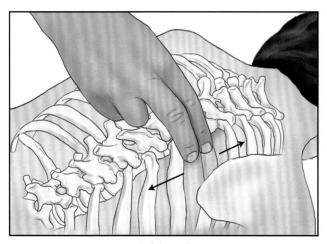

后外侧面观

图 8-30　胸廓后方。

第 7 部分：中轴韧带

　　韧带是在关节处连接骨的纤维结缔组织。韧带的作用是通过限制运动维持关节的稳定性。图 8-31 是中轴骨韧带的前面观。其中一个椎体被移除。图 8-32 是中轴骨韧带的后面观。注：寰枕膜后部为黄韧带的向上移行。图 8-33 是上颈段韧带的后面观。寰枢椎已被移除。注：①寰枕膜后部为黄韧带的向上移行；②顶盖膜是后纵韧带的上方延续；③移除右侧枕骨以显示顶盖膜；④移除顶盖膜以显示齿突十字韧带、翼状韧带和寰枢副韧带。图 8-34 描述了脊柱韧带的右外侧面观。图 8-34A 为显示颈椎韧带的矢状面。注：顶盖膜是后纵韧带的上方延续。图 8-34B 显示胸椎的韧带。肋骨已被去除，一根肋骨被完全移除以显示上肋横突韧带的横突附着点，同时可以看到肋骨的关节面。图 8-34C 显示腰椎的韧带。

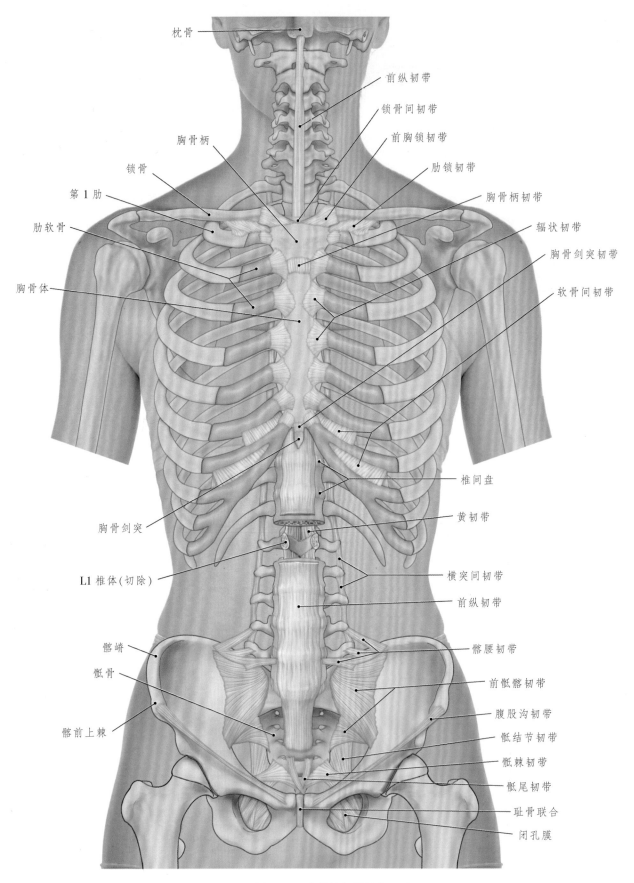

枕骨

前纵韧带

锁骨间韧带

前胸锁韧带

胸骨柄

肋锁韧带

锁骨

胸骨柄韧带

第 1 肋

辐状韧带

肋软骨

胸骨剑突韧带

胸骨体

软骨间韧带

椎间盘

黄韧带

胸骨剑突

横突间韧带

L1 椎体(切除)

前纵韧带

髂嵴

髂腰韧带

骶骨

前骶髂韧带

腹股沟韧带

髂前上棘

骶结节韧带

骶棘韧带

骶尾韧带

耻骨联合

闭孔膜

图 8-31 中轴骨韧带的前面观。

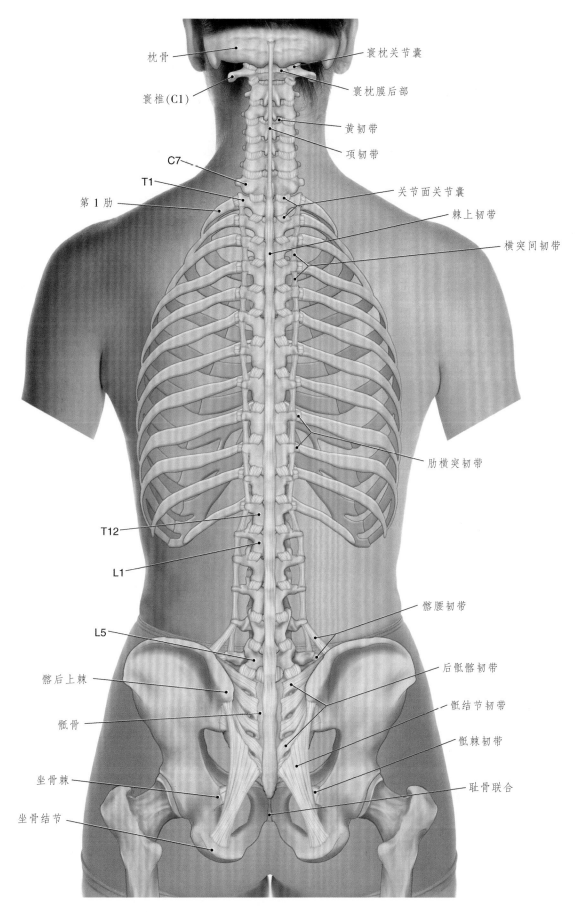

枕骨

寰枢关节囊

寰椎(C1)

寰枕膜后部

黄韧带

项韧带

C7

T1

关节面关节囊

第 1 肋

棘上韧带

横突间韧带

肋横突韧带

T12

L1

髂腰韧带

L5

后骶髂韧带

髂后上棘

骶结节韧带

骶骨

骶棘韧带

坐骨棘

耻骨联合

坐骨结节

图 8-32 中轴骨韧带的后面观。

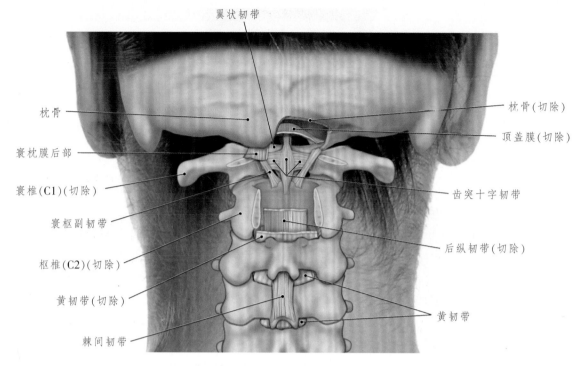

翼状韧带

枕骨

寰枕膜后部

寰椎(C1)(切除)

寰枢副韧带

枢椎(C2)(切除)

黄韧带(切除)

棘间韧带

枕骨(切除)

顶盖膜(切除)

齿突十字韧带

后纵韧带(切除)

黄韧带

图 8-33 上颈段韧带的后面观。

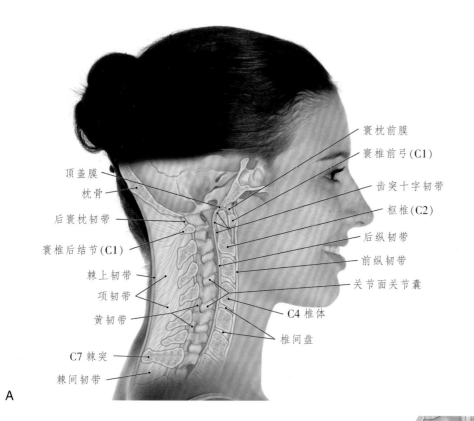

顶盖膜
枕骨
后寰枕韧带
寰椎后结节(C1)
棘上韧带
项韧带
黄韧带
C7 棘突
棘间韧带

寰枕前膜
寰椎前弓(C1)
齿突十字韧带
枢椎(C2)
后纵韧带
前纵韧带
关节面关节囊
C4 椎体
椎间盘

A

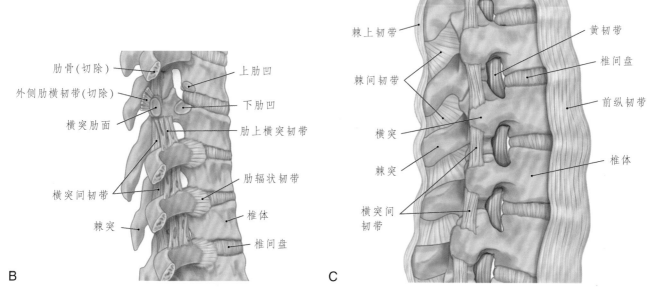

肋骨(切除)
外侧肋横韧带(切除)
横突肋面
横突间韧带
棘突

上肋凹
下肋凹
肋上横突韧带
肋辐状韧带
椎体
椎间盘

B

棘上韧带
棘间韧带
横突
棘突
横突间韧带

黄韧带
椎间盘
前纵韧带
椎体

C

图 8-34　脊椎韧带的右外侧面观。

复习题

1. 沿着下颌骨支后缘上方到耳部进行触诊是定位哪一骨性结构的方法？还可以做哪些来增加触诊的准确性？

2. 下颌骨冠突是哪两块肌肉的附着点？

3. 哪块骨通常被称为颧骨？哪三块骨与此骨共用一条边？

4. 在耳垂后方触诊同时向内压是触诊哪个骨性结构的程序？

5. 为了更加容易地触诊枕骨上项线，要先定位哪个骨性结构？

6. 舌骨的独特特征？

7. 颈动脉结节的定位？

8. 触诊 C1 横突时必须仔细观察，是因为附近有哪一敏感结构？

9. 小面关节由哪些结构组成？

10. 定位 Louis 角的程序是什么？

11. 脊柱的生理曲线对棘突触诊难易程度的影响？

12. 椎板沟位于哪两个结构之间？

13. 哪些主要腹前壁肌肉的位置稍偏后？

（张文通 译 王红星 伊文超 校）

下肢骨触诊和韧带

概述　　第 9 章是本书第 2 部分的 3 章之一,主要讲述骨骼的触诊。本章主要是关于骨、骨性标志和下肢关节的触诊。从骨盆开始,然后讲述大腿和小腿,并以足的解剖触诊结束。尽管任何一块骨或一个骨性标志可以被独立触诊,但本章是按照一定顺序从一个标志到另一个标志进行讲解的。同时给出了每一个触诊结构所附着的肌肉。尽管对这些肌肉的特殊触诊在本书的第 3 部分有所涉及,但本章也是学习触诊和探索这些肌肉附着点的好机会。本章最后给大家介绍的是下肢的韧带。

本章大纲　　本章涵盖了以下部分的骨、骨性标志和关节:

第 1 部分:骨盆

第 2 部分:大腿与小腿

第 3 部分:足内侧

第 4 部分:足外侧

第 5 部分:足背

第 6 部分:足底

第 7 部分:下肢的韧带

本章目标　　阅读完本章,学生/治疗师应该能够完成以下内容:

1. 掌握本章关键词的定义。

2. 触诊本章用关键词列出的每块骨、骨性标志和关节。

3. 定位本章肌肉或附着在骨性标志上的肌肉。

4. 描述下肢每条韧带的位置。

关键词

髂前下棘(AIIS)	距骨头	跖趾关节(MTP)
髂前上棘(ASIS)	髂嵴	中间趾骨
跟骨结节	趾间(IP)关节	舟骨结节
跟骨	坐骨结节	髌骨
尾骨	膝关节	趾骨
骰骨	股骨外侧髁	髂后上棘(PSIS)
远端趾间关节(DIP)	腓骨外踝	近端趾间关节(PIP)
末端趾骨	胫骨外侧髁	近端趾骨
股骨髁	股骨小转子	耻骨
腓骨干	股骨内侧髁	跟骨上的腓骨结节
胫骨内踝	第一楔骨	距骨内侧结节

耻骨结节	臀沟	距骨
骶结节	股骨大转子	距骨基底
骶尾关节	腓骨小头	距骨头
骶髂关节	骶骨	跟骨载距突
胫骨髁	第二楔骨	距舟关节
胫骨干	籽骨	跗骨窦
胫骨粗隆	第五跖骨的茎突	跗跖关节
距骨滑车	距下关节	第三楔骨
股骨滑车沟		

第1部分:骨盆

骨盆后侧外下方斜视角(图9-1)

髂嵴。髂嵴就在皮下,比较容易被触诊。受检者取俯卧位,将触诊手指放在髂嵴上并沿着它尽可能向前方滑动(图9-2)。向前滑动到末端即髂前上棘(ASIS),沿着髂嵴向后滑动到末端即髂后上棘(PSIS)。

请注意:下列肌肉附着于髂嵴——背阔肌、竖脊肌、腰方肌、腹外斜肌、腹内斜肌、腹横肌、臀大肌、阔筋膜张肌。

髂后上棘。髂后上棘(PSIS)是髂嵴的最后的突起部位,较容易被触诊。沿着髂嵴向后触诊直至触碰到

PSIS 以定位(图 9-3)。PSIS 定位在距骶骨上方中线约 2 英寸(5.08cm)处。PSIS 较容易被定位,因为在大多数人群中,该位置的皮肤内陷入髂骨面的中间位置,

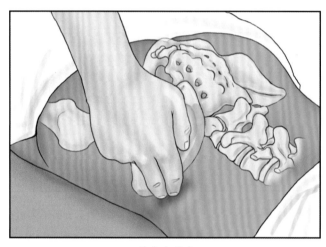

外上方视角

图 9-2　髂嵴。

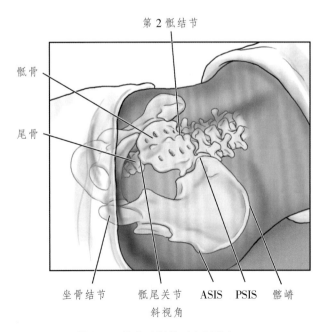

第2骶结节

骶骨

尾骨

坐骨结节　骶尾关节　ASIS　PSIS　髂嵴

斜视角

图 9-1　骨盆后侧外下方斜视角。

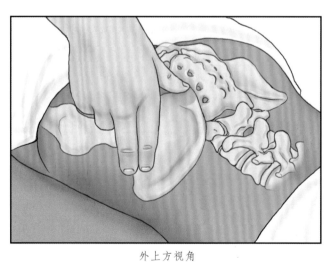

外上方视角

图 9-3　髂后上棘。

形成一个凹陷。开始时,先观察凹陷位置,然后触诊,并在 PSIS 施加轻微的压力。

请注意:背阔肌和臀大肌附着在 PSIS。

骶骨和骶结节。从 PSIS,触诊骶骨的中线位置,可触诊到骶结节。一旦触诊到一个骶结节,则可继续触诊上方和下方的其他骶结节(图 9-4)。通常第 2 骶结节与 PSIS 在同一水平面上。注意:骶髂关节位于骶骨与髂骨之间,两边各一。由于突出的 PSIS 和关节韧带的存在,骶髂关节不能直接被触诊到。

请注意:下列肌肉附着于骶骨后面——背阔肌、竖脊肌、横突棘肌、臀大肌、尾骨肌。梨状肌和髂肌附着于骶骨的前面,骶结节韧带和骶棘韧带也附着于骶骨上。

尾骨。尾骨紧邻着骶骨的正下方(图 9-5),就在皮下,很容易被触诊。在尾骨的最上端,可以触诊到骶尾关节。

请注意:臀大肌和尾骨肌附着于尾骨上,骶结节韧带和骶棘韧带也附着于尾骨上。

坐骨结节。坐骨结节位于臀沟的深层,略靠近臀部的中间位置。最好从臀部下方触诊,这样触诊手指就不用隔着臀大肌触诊坐骨结节(图 9-6)。尽管坐骨结节并不难被触及,且对于受试者来说也并无疼痛,

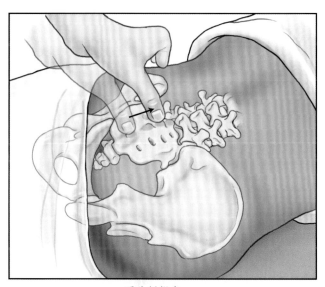

下外侧视角

图 9-4　骶骨。

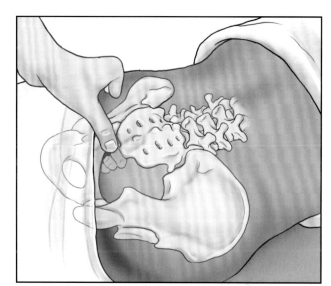

下外侧视角

图 9-5　尾骨。

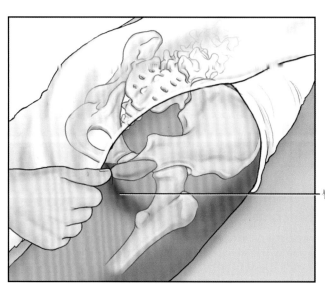

下外侧视角

臀横纹

图 9-6　坐骨结节。

但使用中重度压力逐渐触诊坐骨结节是很有必要的。定位好之后，从水平方向和垂直方向整体地触诊坐骨结节。尤其是向上触诊坐骨结节内侧和外侧面。

请注意：大收肌、下孖肌、股方肌、腘绳肌附着于坐骨结节，骶结节韧带也附着于坐骨结节。注意：提肛肌位于坐骨结节的内侧缘。

股骨大转子。沿着骨盆后方的骨性标志触诊股骨大转子有很高的价值，因为骨盆后方的肌肉大多附着于大转子。它非常大[约1.5英寸×1.5英寸(3.81cm×3.81cm)]并且就在皮下，因此触诊十分容易。定位坐骨结节，在与坐骨结节相同水平方向(或稍高于坐骨结节水平)向大腿外侧方向触摸，可触诊到大转子，并沿着垂直轴和水平轴触摸可以感受整体的大转子(图9-7)。

请注意：下列肌肉附着在大转子上——臀中肌、臀小肌、梨状肌、上孖肌、闭孔内肌、下孖肌、股外侧肌。

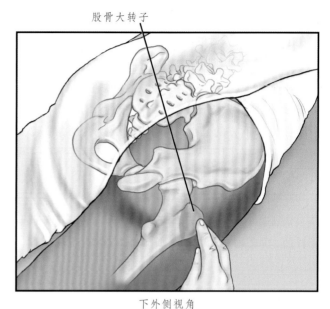

股骨大转子

下外侧视角

图9-7 股骨大转子。

骨盆前侧外下方斜视角(图9-8)

髂前上棘。髂前上棘(ASIS)是髂嵴的最前面部位。它通常突起并容易被触诊。沿着髂嵴(见图9-2)，继续向前触诊直至ASIS(图9-9)。

请注意：阔筋膜张肌和缝匠肌附着在ASIS。

髂前下棘。由于髂前下棘(AIIS)上的肌肉组织较厚，由此触诊会有些难度。一种定位方法是从ASIS开始往下触诊，深入组织中感受AIIS(图9-10)。此外，最佳的触诊方式应该是在受检者髋关节被动屈曲的情况下，首先定位股直肌(股四头肌的一部分)，并沿着其向AIIS方向触摸，直至触诊到AIIS。注意：此法要求手法温和并且熟悉股直肌的触诊。

请注意：股直肌附着于AIIS。

耻骨与耻骨结节。耻骨位于腹部前方的最下面。耻骨结节位于耻骨体的前端，靠近耻骨联合且与股骨大转子的上缘基本在一条水平线上。定位耻骨，首先通过触诊上腹壁，然后轻柔地逐渐向下触诊，并柔和地向下按压腹壁直到感觉到耻骨(图9-11)。该处触诊可利用手的尺侧面接触并向后下方直接用力。需要注意保持受检者腹壁肌肉的放松，以确保手碰到耻骨时，能明显感觉到。

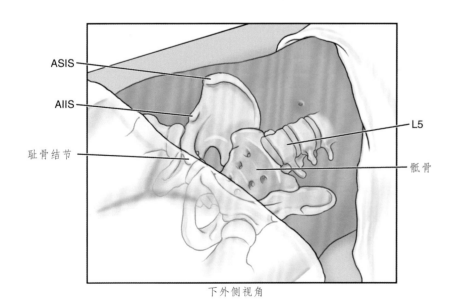

ASIS

AIIS

耻骨结节

L5

骶骨

下外侧视角

图9-8 骨盆前侧外下方斜视角。

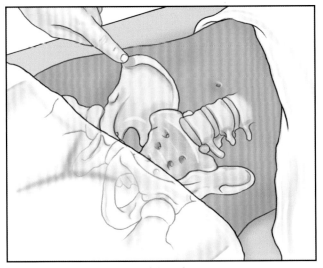

下外侧视角

图9-9 髂前上棘。

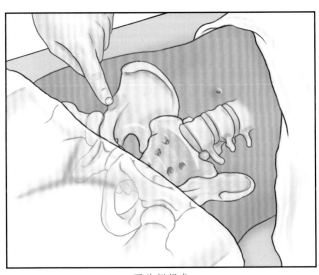

下外侧视角

图9-10 髂前下棘。

请注意:下列肌肉附着于耻骨结节或耻骨体:股直肌、耻骨肌、长内收肌、股薄肌以及短收肌。

第2部分:大腿与小腿

底视角下的近端大腿前侧(图9-12)

股骨大转子。通过股骨大转子开始触诊大腿。大转子位于近端大腿侧面,约与耻骨结节同一水平。它相当的大[约1.5英寸×1.5英寸(3.81cm×3.81cm)],且在皮下,因此它相当容易被触诊。纵向和横向的触摸

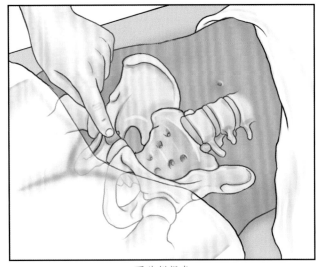

下外侧视角

图9-11 耻骨和耻骨结节。

可以感觉整体的大转子(图9-13)。

请注意:下列肌肉附着在大转子上——臀中肌、臀小肌、梨状肌、上孖肌、闭孔内肌、下孖肌和股外侧肌。

股骨小转子。股骨小转子位于近端大腿内侧。虽然股骨小转子是体表标志,但辨别起来有一定难度,准确触诊需要掌握较高级的技巧和腰大肌的基础知识。触诊股骨小转子,首先要定位腰大肌下端。定位好腰大肌末端后,尽可能沿着腰大肌向下触诊。之后让受检者大腿屈曲外旋以放松髋关节及腰大肌,用手指从大腿内侧向里按压股骨,以寻找小转子(图9-14)。

请注意:腰大肌和髂肌(髂腰肌)附着于小转子。

髌骨。髌骨为一块位于股骨末端前侧的突出籽骨。触诊髌骨的最好方法是让受检者仰卧并放松下肢(图9-15),然后触诊整块髌骨,并横向和纵向沿着髌骨轻轻滑动。

请注意:股四头肌群附着于髌骨。

屈膝90°下小腿前外侧视角(图9-16)

股骨滑车沟。为了触诊股骨滑车沟,将膝关节保持在屈曲约90°位且股四头肌处于放松状态(当膝关节完全伸展时,髌骨滑入滑车沟,阻碍其触诊)。先直接向前触诊到股骨前方中线的髌骨,之后触诊滑车沟(图9-17)(注意:髌骨未表现在图中)。

膝关节。受检者的膝关节屈曲到约90°时,下方的髌骨下移,此时可同时触诊内侧和外侧膝关节的关节线(图9-18)。继续向后从内侧和外侧触诊膝关节,

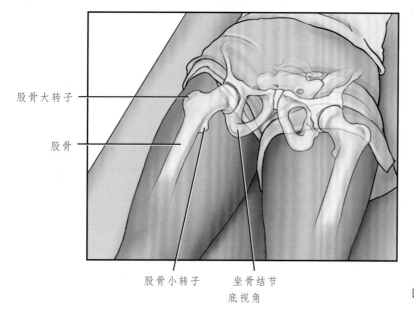

股骨大转子

股骨

股骨小转子　　坐骨结节
底视角

图 9-12　底视角下的近端大腿前侧。

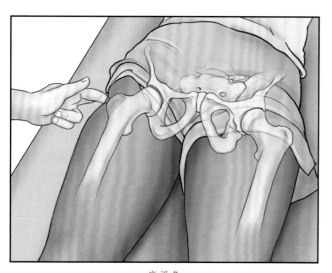

底视角

图 9-13　股骨大转子。

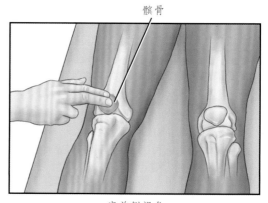

髌骨

底前侧视角

图 9-15　髌骨。

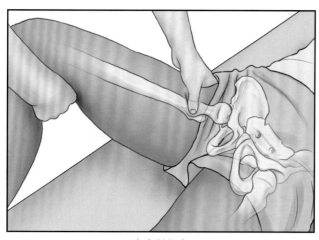

底内侧视角

图 9-14　股骨小转子。

可触诊关节间隙并按压位于上方的股骨和下方的胫骨。

请注意:沿膝关节线方向向前挤压胫骨可触诊内侧和外侧的半月板。

股骨髁。沿膝关节线方向,从髌骨两侧向前上推挤股骨,可触诊股骨内侧髁和股骨外侧髁的下方边缘(图 9-19)。定位后,向上触诊整个内侧和外侧的股骨髁。

请注意:大收肌、腓肠肌、跖肌、腘肌附着在股骨髁上。

胫骨髁。沿着膝关节线,从髌骨两侧,通过向远端推胫骨,可触诊胫骨内侧髁和胫骨外侧髁的上缘(图 9-20)。一旦定位,在内侧和外侧胫骨髁上向远端进一步触诊。

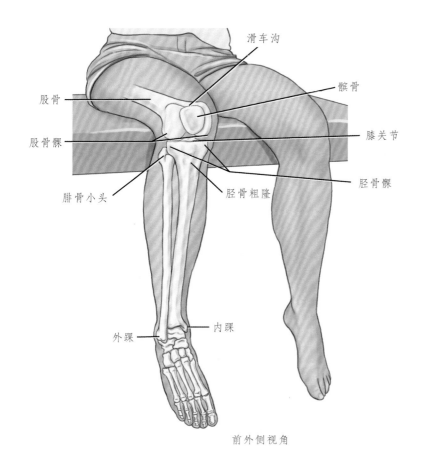

滑车沟

髌骨

膝关节

股骨

股骨髁

胫骨髁

腓骨小头

胫骨粗隆

外踝　内踝

前外侧视角

图 9-16 屈膝 90°下小腿前外侧视角。

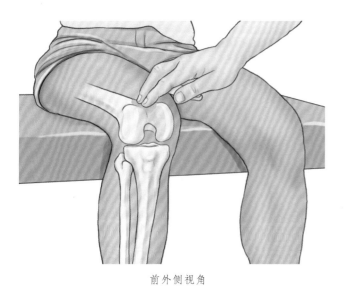

前外侧视角

图 9-17 股骨滑车沟。

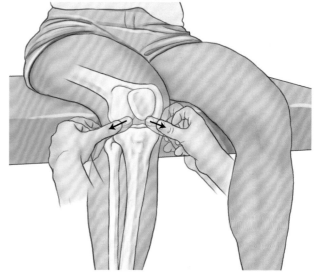

前外侧视角

图 9-18 膝关节。

请注意:股二头肌和半膜肌附着在胫骨髁的后方表面。臀大肌和阔筋膜张肌通过髂胫束附着在胫骨外侧髁上。

腓骨小头。沿着胫骨外侧髁的上缘向外侧触诊,可以触诊到腓骨小头(图 9-21)。腓骨小头是腓骨最

接近体表的骨性标志,位于膝关节的后外侧,并且可以从前侧、外侧和后侧进行触诊。注意:腓总神经位于靠近腓骨小头的表浅位置,触诊时应小心。

请注意:股二头肌、腓肠肌、比目鱼肌、趾长伸肌附着在腓骨小头上。

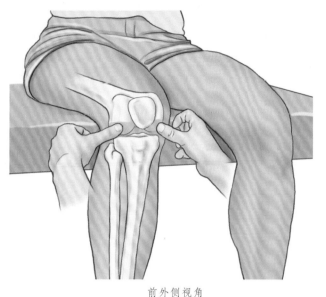

前外侧视角

图 9-19 股骨髁。

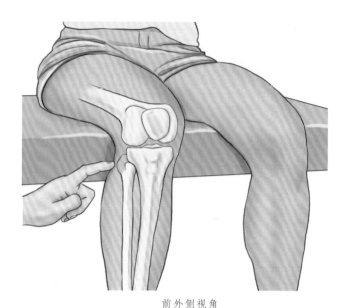

前外侧视角

图 9-21 腓骨小头。

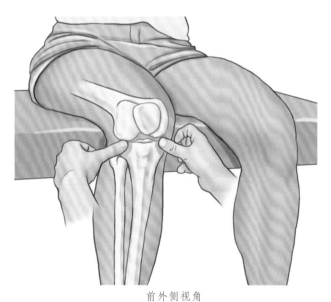

前外侧视角

图 9-20 胫骨髁。

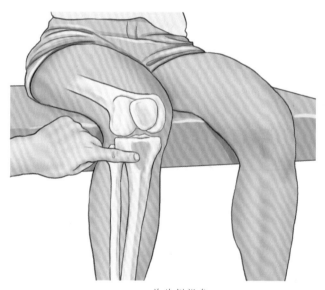

前外侧视角

图 9-22 胫骨粗隆。

胫骨粗隆。胫骨粗隆是位于胫骨近端前方轴中心的突出骨性标志,距离髌骨下缘 1~2 英寸(2.54~5.08cm)(图 9-22)。

请注意:股四头肌附着在胫骨粗隆上。

胫骨干。沿着胫骨粗隆向下,整个前内侧的胫骨干在皮下且很容易被触诊(图 9-23)。首先触诊胫骨粗隆,其后继续向远端触诊直到内踝,即胫骨干前内侧的末端。

请注意:胫前肌、鹅足韧带(缝匠肌、股薄肌、半腱肌)、股四头肌附着在胫骨干上,腘肌、比目鱼肌、胫骨

后肌和趾长屈肌附着在胫骨干后侧。

内踝。胫骨内踝是踝部最突出的骨性标志,位于胫骨内侧。当向下触诊前内侧胫骨干时,可触诊到内踝(图 9-24)。触诊这个大的骨性标志的周边区域。

请注意:三角韧带附着在内踝上。

外踝。腓骨外踝是一个很突出的骨性标志,位于踝部外侧。外踝是腓骨末端的膨大(图 9-25)。与胫骨内踝相比,腓骨外踝稍微靠下一些。

请注意:前距腓韧带、后距腓和跟腓韧带都附着在外踝上。

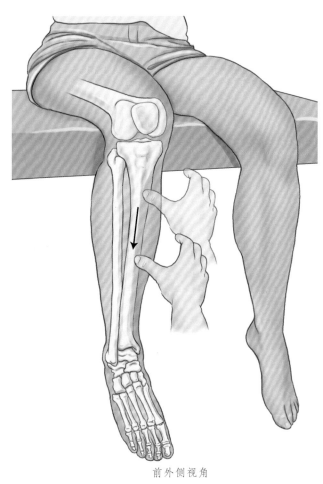

前外侧视角

图 9-23 胫骨干。

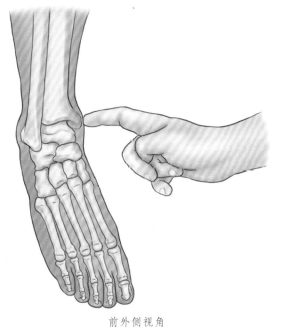

前外侧视角

图 9-24 内踝。

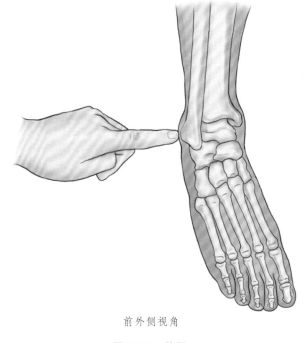

前外侧视角

图 9-25 外踝。

腓骨干。腓骨干远端可在小腿末端处被触诊。从外踝起始触诊腓骨,并继续触诊外侧的腓骨干直到没入肌肉组织感觉不到(图 9-26)。

请注意:腓骨长肌和腓骨短肌附着于腓骨干外侧面。趾长伸肌、跛长伸肌和第三腓骨肌附着于腓骨干前方。比目鱼肌、胫骨后肌和跛长屈肌附着于腓骨干

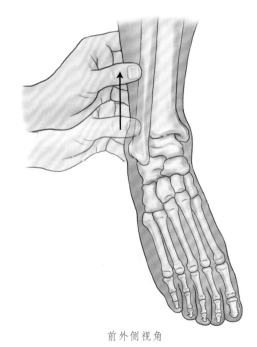

前外侧视角

图 9-26 腓骨干。

后方。

第3部分：足内侧

足的内侧视角(图 9-27)

足踇趾的趾骨和趾间关节。触诊足内侧从足踇趾末端的趾骨开始(图 9-28A)。同时触诊末端趾骨间的趾间关节(见图 9-28B)。

请注意：踇长伸肌和踇短伸肌附着在足踇趾的背面；踇长屈肌、踇短屈肌、踇内收肌、踇外展肌附着在足踇趾的底面。

第一跖趾关节。从足踇趾的趾骨，继续沿着足内侧表面触诊，感觉第一跖趾关节(MTP)的关节线(图 9-29)。

第一跖骨。第一跖骨的背侧和内侧均位于皮下，容易被触诊(图 9-30)。与手的掌骨一样，跖骨远端的膨大和近端增粗的基底部都可以被触诊到(注意：第一跖骨远端膨大端可在足背侧面、内侧和底部被触诊到)。

请注意：胫前肌、腓肠肌和第一骨间背侧肌附着在第一跖骨。

第一楔骨。紧邻第一跖骨的基底部，在足背面的中间位置，关节线位于第一跖骨和第一楔骨之间，可以被触诊到。沿着关节线移动触诊，可触诊到第一楔骨(图 9-31)。

请注意：胫前肌、腓肠肌和胫后肌附着在第一楔骨上。

舟骨粗隆。继续从第一楔骨的位置向上触诊，可以触诊到明显突出的舟骨粗隆(图 9-32)。

请注意：胫前肌附着在舟骨粗隆上，弹簧韧带也

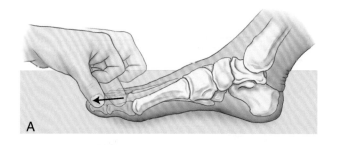
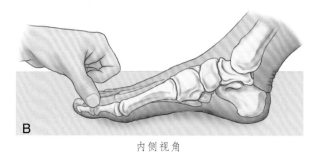

内侧视角

图 9-28 足踇趾的趾骨及趾间关节。

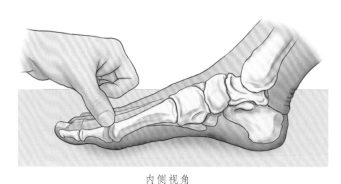

内侧视角

图 9-29 第一跖趾(MTP)关节。

附着在其上。

距骨头。距骨头位于舟骨的正后方(图 9-33)。距舟关节位于两块骨头之间，如果让受试者进行足内翻

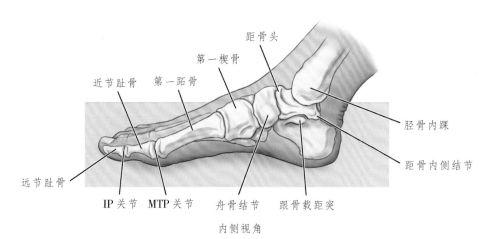

内侧视角

图 9-27 足的内侧视角。

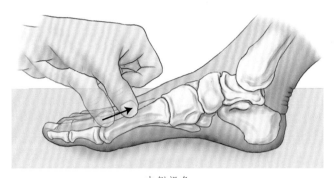

内侧视角

图 9-30　第一跖骨。

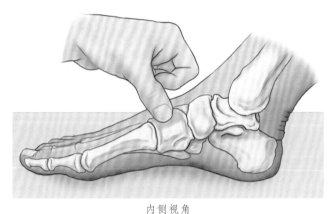

内侧视角

图 9-31　第一楔骨。

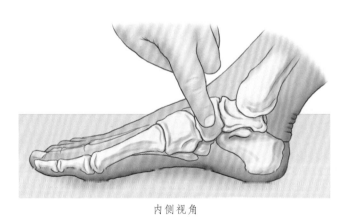

内侧视角

图 9-32　舟骨粗隆。

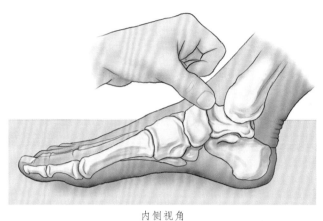

内侧视角

图 9-33　距骨头。

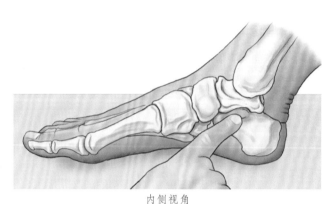

内侧视角

图 9-34　跟骨载距突。

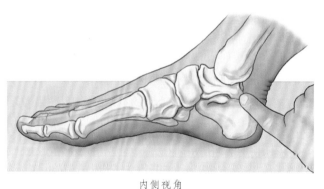

内侧视角

图 9-35　距骨内侧结节。

和外翻活动,可明显看到距舟关节。

请注意:距骨是唯一一块没有肌肉附着的跗骨。

跟骨载距突。从舟骨粗隆(见图 9-32),手指直接向后移动约 1 英寸(2.54cm),即可触诊到跟骨载距突(或沿距骨头向脚底方向轻微向后移动)(图 9-34)。跟骨载距突向上形成一个承重架结构以承载距骨。值

得说明的是,胫骨的内踝位于载距突正上方约 1 英寸(2.54cm)。

距骨内侧结节。从跟骨载距突稍向后移(向后方底面到内踝),可触诊到距骨内侧结节(图 9-35)。

内侧足最突起的标志。内侧足的 3 个最突起的标志是胫骨内踝、跟骨载距突和舟骨结节(图 9-36)。

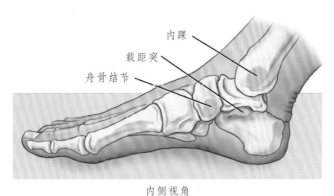

内侧视角

图 9-36　内侧足最突起的标志。

跟骨后缘。沿着足的内侧向后方触诊即可触诊到跟骨后缘(图 9-37)。

请注意：腓肠肌、比目鱼肌和跖屈肌附着在跟骨的后方表面；腓肠肌和比目鱼肌通过跟腱附着在跟骨上。

第 4 部分：足外侧

足的外侧视角(图 9-38)

足小趾的趾骨和趾间关节。从足外侧面的近端开始，依次触诊足近端、中部和远端的足小趾的趾骨(图 9-39A)。近端趾间关节(PIP)和远端趾间关节(DIP)位于趾骨间，也同样可以被触诊到(见图 9-39B)。

请注意：趾短伸肌和趾长伸肌附着在足小趾趾骨的背面。趾短屈肌、趾长屈肌、小趾背屈肌、小趾外展肌和第三跖骨间肌附着在足小趾趾骨的底面。

第五跖趾关节。从小趾的近端趾骨开始，沿着足的外侧面向上触诊第五跖趾关节的关节线(图 9-40)。注意：足小趾的近端跖趾关节比其他近端跖趾关节向近

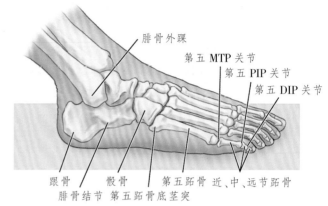

图 9-38　足的外侧视角。

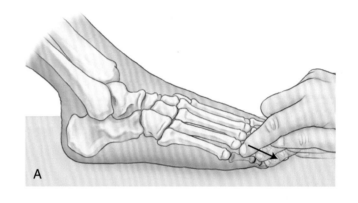

A

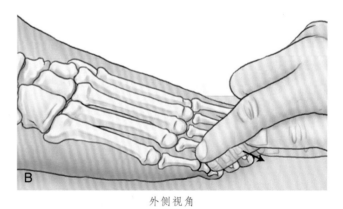

B

外侧视角

图 9-39　足小趾的趾骨和趾间关节。

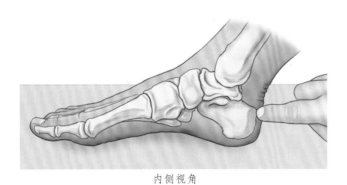

内侧视角

图 9-37　跟骨后缘。

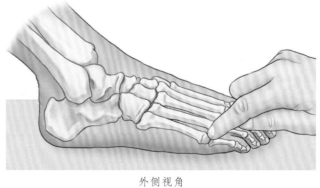

外侧视角

图 9-40　第五跖趾关节。

端延伸多一点。因此,第五跖趾关节比其他的跖趾关节更靠近近端。

第五跖骨。从第五跖趾关节向近端触诊即第五跖骨。第五跖骨的背面和外侧面较易被触诊。从延伸的末端头部向第五跖骨干中间部位移动触诊(图 9-41A)。其后继续向近端移动直到感觉到达膨大的近端(见图 9-41B)。第五跖骨的底部像喇叭一样向外张开,称为第五跖骨的茎突。

请注意:第五跖骨底部的背侧面是腓骨短肌和第三腓骨肌的附着点。足小趾屈肌附着在第五跖趾底部下方。

骰骨。从第五跖骨开始沿足外侧缘向近端移动触诊,可触及一个凹陷,正是骰骨所在位置。凹陷由第五跖骨底部喇叭样结构(第五跖骨的茎突)和骰骨外侧凹型边缘组成。用较强的压力深入触诊凹陷的中间位置,可以感受到骰骨(9-42)。

请注意:胫前肌和跛短屈肌附着在骰骨的底面。在骰骨的外侧边缘有一个沟槽,其由腓骨长肌末端肌腱的通道从背面向底面形成。

跟骨外侧缘。从骰骨起始,继续沿着足外侧向近端触诊,就能发现跟骨外侧缘。其就在皮下,容易被触诊。在腓骨外踝的远端,可以触诊到跟骨上的腓骨结节(图 9-43)。

请注意:趾短伸肌和跛短伸肌附着在跟骨的外侧。腓骨结节是一个有价值的标志,因为它是腓骨长肌末端跟腱和腓骨短肌的区分点。

第 5 部分:足背

足背的外侧视角(图 9-44)

距骨前部。距骨的前部,尤其是外侧面,可以在胫骨的末端被触诊到。距骨滑车的前部也比较容易被触诊,直接位于外踝的末端内侧(图 9-45)。如果受检者的脚被动内翻同时跖屈,可触诊距骨前部的更大面积。

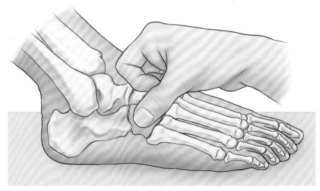

外侧视角

图 9-42　骰骨。

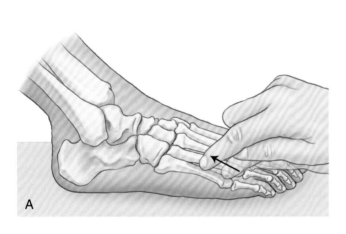

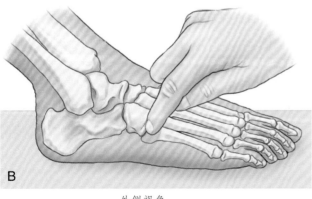

外侧视角

图 9-41　第五跖骨。

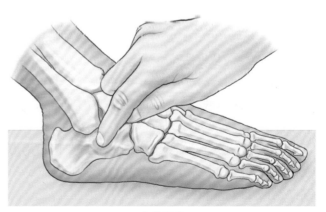

外侧视角

图 9-43　跟骨外侧缘。

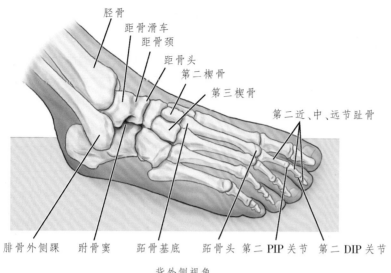

距骨滑车
距骨颈
距骨头
第二楔骨
第三楔骨
第二近、中、远节趾骨
胫骨

腓骨外侧踝　跗骨窦　距骨基底　跖骨头　第二 PIP 关节　第二 DIP 关节

背外侧视角

图 9-44　足背的背外侧视角。

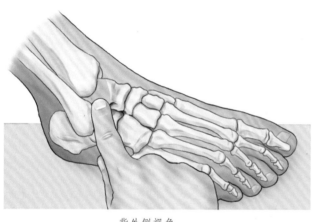

背外侧视角

图 9-45　距骨前部。

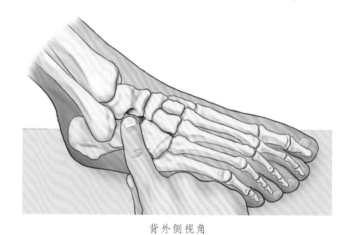

背外侧视角

图 9-46　跗骨窦。

跗骨窦。直接向远端触诊时,在外踝前内侧可以感觉到一个凹陷。此处正是跗骨窦位置,也是距骨和跟骨之间的距下关节腔(图 9-46)。为了最好地触诊跗骨窦,触诊时应向内侧和下方施加直接的压力。

请注意:趾短伸肌和踇长伸肌附着在跗骨窦上。

第二到四趾骨。在足背上,第二到四趾骨和跖骨较容易被触诊。从远端开始触诊每一个足趾的末端趾骨、中间趾骨和近端趾骨(图 9-47A)。然后触诊这些趾骨之间的关节线:近端趾间关节(PIP)和远端趾间关节(DIP)(见图 9-47B)。

请注意:趾短伸肌、趾长伸肌和背侧骨间肌附着在第二到四趾的背侧面。趾短屈肌,趾长屈肌和第一、第二底侧骨间肌附着在第二到四的趾的底部。

第二到四跖趾关节。从第二到四每个足趾的近端开始,继续向近端触诊足背侧面,将能够感觉到近端趾骨和每个足趾的跖骨之间的 MTP 关节线(图 9-48)。

第二到四跖骨。从每个足趾的 MIP 关节线向近端触诊,可以触诊到跖骨。末端膨大的跖骨头、跖骨干和近端膨大的跖骨基底都在皮下并且容易被触诊(图 9-49)。

请注意:足背侧骨间肌、底侧骨间肌、足内收肌和胫前肌附着在第二到四跖骨。

第二和第三楔骨。第二和第三楔骨可在足的背面被触诊。第二楔骨位于第二跖骨的近端;第三楔骨位于第三跖骨的近端。从第二和第三跖骨的基底部向近端触诊,可以感觉到在跖骨和楔骨之间的跗跖关节线。触诊关节线的近端,即楔骨本身(图 9-50)。

请注意:胫前肌附着在第二和第三楔骨的底面。

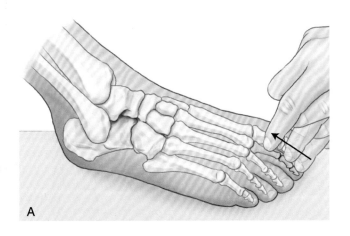

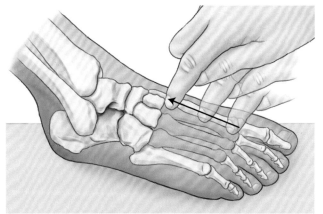

背外侧视角

图 9-49 第二到四跖骨。

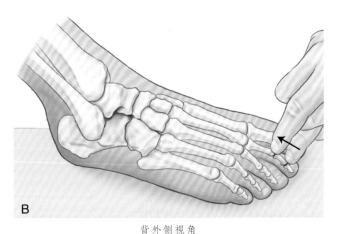

背外侧视角

图 9-47 第二到四趾骨和趾骨间关节。

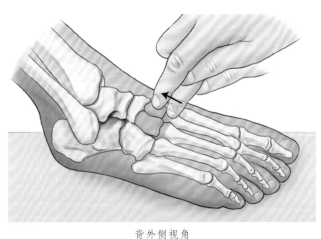

背外侧视角

图 9-50 第二和第三楔骨。

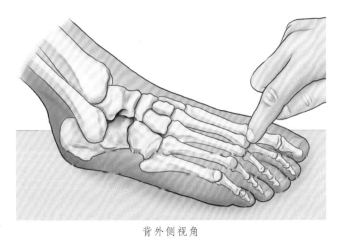

背外侧视角

图 9-48 第二到四跖趾关节。

第 6 部分：足底

足的底面视角（图 9-51）

第一到五足趾的跖骨头。 五个跖骨都可在足

底进行触诊。尽管五个跖骨都可以被触诊，但由于足横弓的凹陷，第一和第五跖骨头最为明显。触诊从第五跖骨头开始，继续向内侧触诊其他四个跖骨头（图 9-52）。在第一跖骨头上底面覆盖了两个小的籽骨。当在底面触诊第一跖骨头时，可以切实感觉到两个籽骨。

请注意：拇短屈肌附着在第一跖骨头的籽骨上。

跟骨结节。 跟骨结节常可以在足底被触诊到。让受试者的脚放松，使用较大压力触诊跟骨底面中线两侧。跟骨结节的内侧缘比外侧缘更为突出（图 9-53）。

请注意：拇趾外展肌、小趾外展肌和小趾短屈肌附着在跟骨结节的底面。足底方肌和胫后肌也附着在跟骨的底面（但不是跟骨结节）。足底腱膜附着在跟骨结节。足底的长、短韧带附着在跟骨的底面。

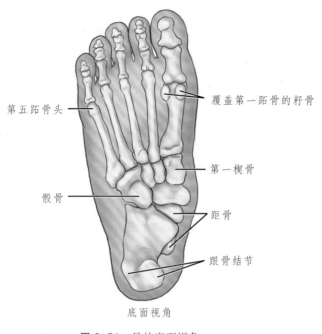

第五跖骨头

覆盖第一跖骨的籽骨

第一楔骨

骰骨

距骨

跟骨结节

底面视角

图 9-51 足的底面视角。

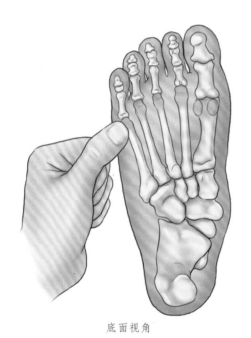

底面视角

图 9-52 第一到五足趾的跖骨头。

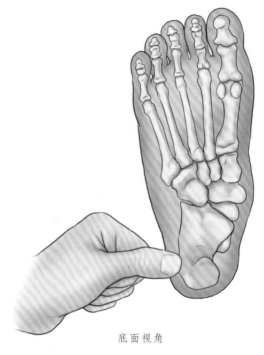

底面视角

图 9-53 跟骨结节。

第 7 部分：下肢的韧带

韧带是含纤维的筋膜组织,连接骨和关节。韧带的作用在于限制运动以保持关节的稳定性。图 9-54 是右下肢韧带的前面观。图 9-55 是右下肢韧带的后面观。图 9-56 是右足韧带的底面观。图 9-57 是右足韧带的内侧面观。图 9-58 是右足韧带的外侧面观。

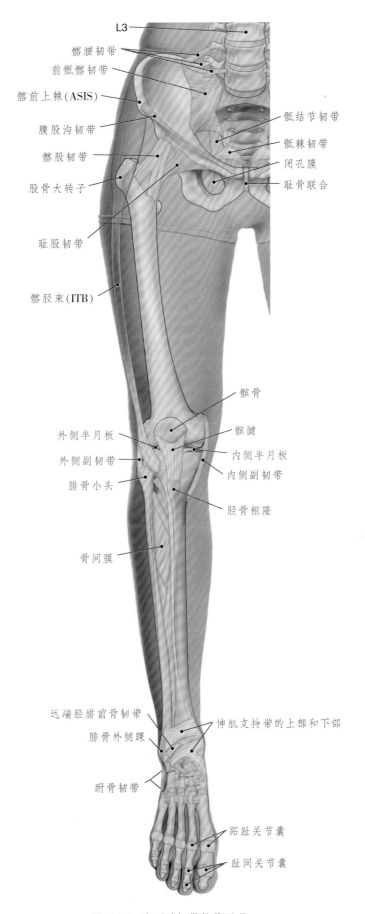

L3

髂腰韧带

前骶髂韧带

髂前上棘(ASIS)

腹股沟韧带

髂股韧带

股骨大转子

耻股韧带

髂胫束(ITB)

骶结节韧带

骶棘韧带

闭孔膜

耻骨联合

髌骨

髌腱

外侧半月板

外侧副韧带

腓骨小头

内侧半月板

内侧副韧带

胫骨粗隆

骨间膜

远端胫腓前骨韧带

腓骨外侧踝

跗骨韧带

伸肌支持带的上部和下部

跖趾关节囊

趾间关节囊

图 9-54　右下肢韧带的前面观。

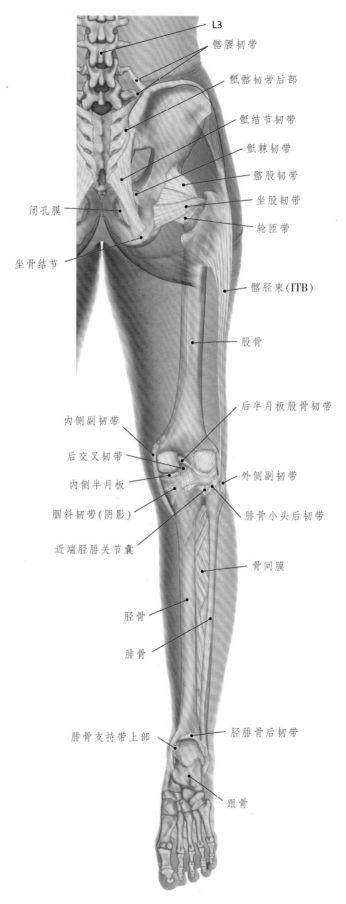

图 9–55　右下肢韧带的后面观。

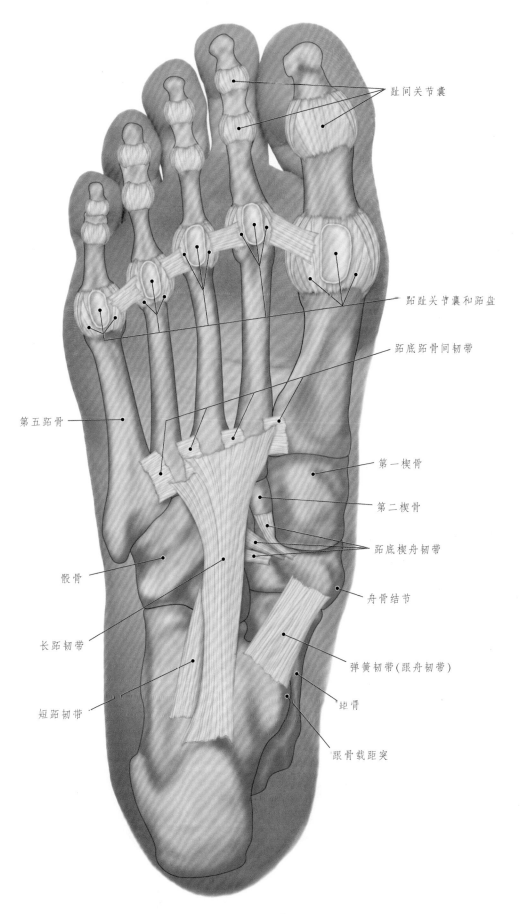

趾间关节囊

跖趾关节囊和跖盘

跖底跖骨间韧带

第五跖骨

第一楔骨

第二楔骨

跖底楔舟韧带

舟骨结节

骰骨

弹簧韧带(跟舟韧带)

长跖韧带

距骨

短跖韧带

跟骨载距突

图 9-56　右足韧带的底面观。

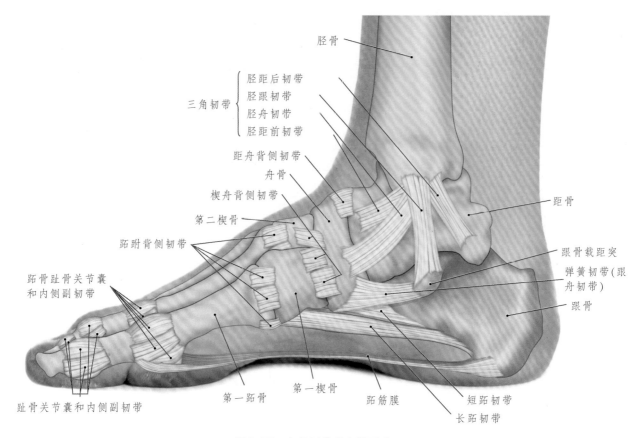

图 9-57 右足韧带的内侧面观。

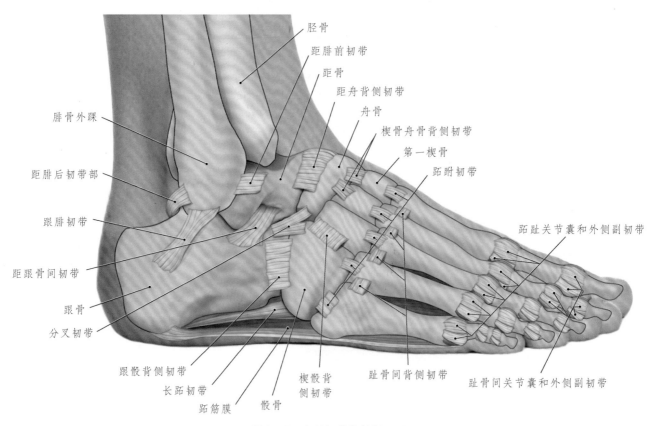

图 9-58 右足韧带的外侧面观。

复习题

1. 哪种骨性结构作为背阔肌和臀大肌两块肌肉的附着点?

2. 哪两块肌肉附着在骶骨前侧?

3. 坐骨结节的位置在哪里?

4. 哪两块肌肉附着在髂前上棘(ASIS)?

5. 通过先触诊哪块肌肉,再触诊髂前下棘(AIIS)会更容易一些?

6. 描述一种定位耻骨的有效方法。

7. 在仰卧位下触诊股骨小转子,受检者的大腿应被放在何种位置?

8. 在哪里触诊内侧和外侧半月板?

9. 靠近腓骨头的表浅位置,有什么敏感的结构?

10. 哪3块肌肉附着在跟骨的后侧表面?

11. 用什么标志区分腓肠肌的末端肌腱和腓短肌?

12. 蹋趾外展肌、小趾外展肌和小趾短屈肌共同附着于哪块骨?

13. 距骨和跟骨的距下关节槽是由哪个空隙直接导致的,它的名字是什么?

14. 哪些跖骨头最突出?为什么?

(夏楠 译 刘守国 张文通 校)

过程 1 肩带周围肌肉的触诊

本章描述肩带周围肌肉的触诊,从肩带后部肌群开始,然后着重描述肩带前部肌群。肩带后部肌肉触诊是在俯卧位下进行的,而前部肌肉触诊是在仰卧位进行的。另外其他姿势的触诊也会被描述。这一区域主要的肌肉或肌肉群都会被分为不同的层级,另外触诊时也有不同的方式可以绕到这一区域的其他肌肉。本章还会对扳机点(TrP)方面的知识以及牵伸技术做一些讲解。牵伸技术包括治疗师辅助牵伸和被检查者自我牵伸。本章最后部分是高级的快速触诊回顾,对本章提及所有肌肉的连续触诊做一个总结。

本章大纲

斜方肌
菱形肌
　绕行至后上锯肌
肩胛提肌
三角肌后部
冈下肌和小圆肌
大圆肌
　绕行至背阔肌
冈上肌
三角肌前部
肩胛下肌
前锯肌
胸大肌
胸小肌
锁骨下肌
快速触诊回顾:肩带周围肌肉

本章目标

阅读完本章,学生或治疗师应该能够完成以下内容:
1. 描述肌肉附着点。
2. 描述肌肉运动功能。
3. 描述触诊初始体位。
4. 描述并解释每一步触诊步骤的目的。
5. 触诊每块肌肉。
6. 描述"触诊要点"。
7. 描述其他触诊体位。
8. 描述常见位置的扳机点。
9. 描述扳机点牵涉区域。
10. 描述常见导致扳机点或使其长期存在的因素。
11. 描述扳机点引起的常见症状。
12. 描述治疗师辅助或自我牵伸技术。

肩带区域的后视面、前视角和侧视角如图 10-1 至图 10-5 所示。

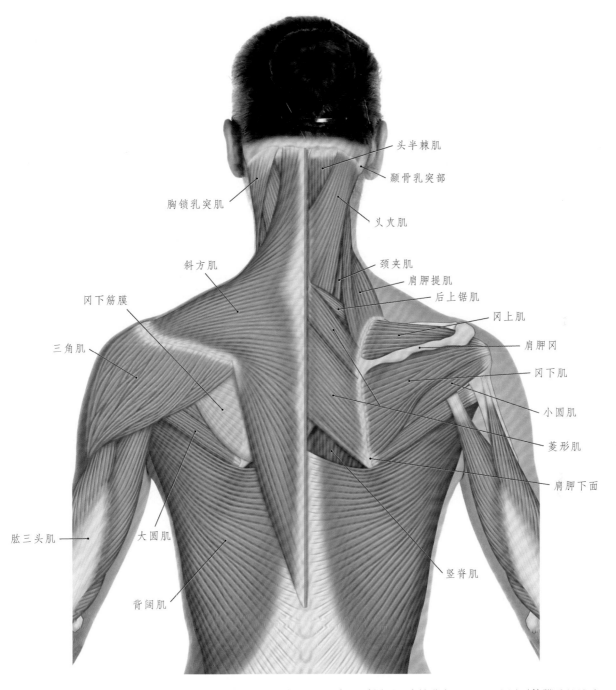

图 10-1　后肩带区域的后视角。左边是表浅，右边是深处。[三角肌、斜方肌、胸锁乳突肌(SCM)和冈下筋膜已被移除。]

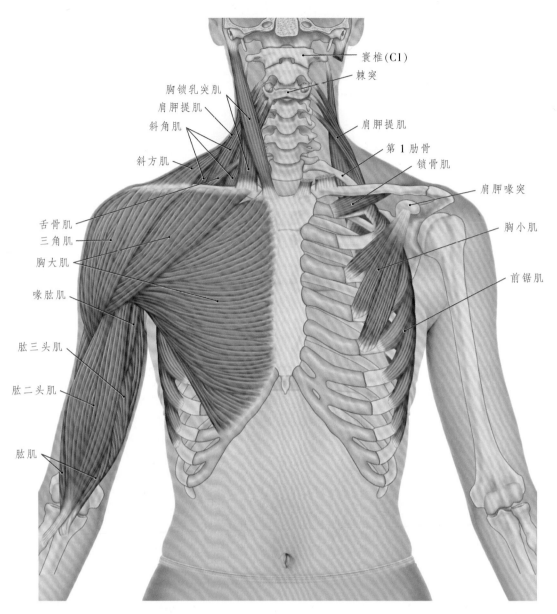

胸锁乳突肌
肩胛提肌
斜角肌
斜方肌
舌骨肌
三角肌
胸大肌
喙肱肌
肱三头肌
肱二头肌
肱肌

寰椎(CI)
棘突
肩胛提肌
第 1 肋骨
锁骨肌
肩胛喙突
胸小肌
前锯肌

图 10-2 后肩带区域的前视角。右边是表浅。左边是深处。[三角肌、胸大肌、斜方肌、斜角肌、舌骨肌和上臂的肌肉已被移除;胸锁乳突肌(SCM)已被去除。]

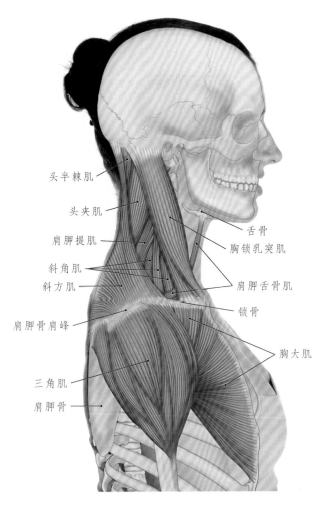

图 10-3　肩带和颈部区域的侧视角。

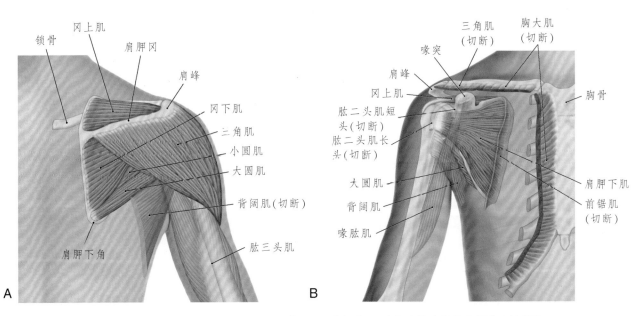

图 10-4　右肩带区的视角。(A)后视角。(B)前视角；三角肌和胸大肌的大部分已被移除。

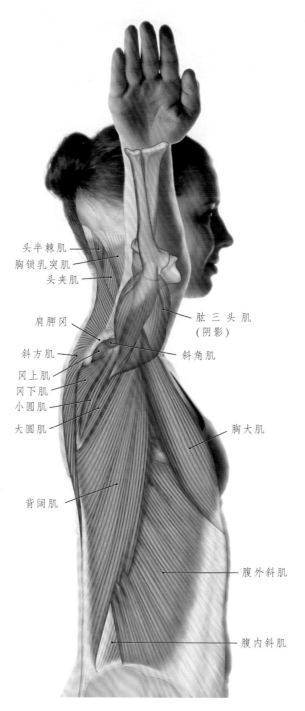

头半棘肌
胸锁乳突肌
头夹肌

肩胛冈

斜方肌
冈上肌
冈下肌
小圆肌
大圆肌

背阔肌

肱三头肌
（阴影）

斜角肌

胸大肌

腹外斜肌

腹内斜肌

图 10-5　右肩带和躯干的侧视角。

斜方肌(图 10-6)——俯卧位

✅ 附着点

- ☐ 外侧枕突,项线内 1/3,项韧带和 C7-T12 棘突
  至
- ☐ 锁骨外 1/3,肩峰,肩胛冈

✅ 运动功能

斜方肌上部

- ☐ 使肩胛胸壁(ScC)关节运动导致肩胛骨上提
- ☐ 使 ScC 关节运动导致肩胛骨后撤
- ☐ 使 ScC 关节运动导致肩胛骨上回旋
- ☐ 使脊柱关节运动导致头颈后伸
- ☐ 使脊柱关节运动导致头颈侧倾
- ☐ 使脊柱关节运动导致头颈对侧旋转

斜方肌中部

- ☐ 使 ScC 关节运动导致肩胛骨向中线靠拢

斜方肌下部

- ☐ 使 ScC 关节运动导致肩胛骨下降
- ☐ 使 ScC 关节运动导致肩胛骨后撤
- ☐ 使 ScC 关节运动导致肩胛骨上回旋

初始体位(图 10-7)

- ■ 被检查者取俯卧位,手臂放于体侧位置,并使手臂
  放松于床面
- ■ 治疗师站于被检查者侧面
- ■ 触诊手放于胸椎下侧部(斜方肌下部)

触诊步骤

1. 嘱被检查者外展盂肱关节 90°,同时肘关节保持伸
   直位, 此时轻轻使肩胛骨内侧缘朝着脊柱方向后
   撤(图 10-8)。在被检查者上臂外展时,治疗师用辅
   助手施加适当阻力也可能有帮助。
2. 触诊斜方肌下部。找到外侧缘,并垂直触摸(图 10-
   9A)。一旦触到了,就可以触诊整个斜方肌下部了。
3. 继续重复触诊斜方肌中部(在肩胛骨和脊柱之间)。

沿肌纤维走向垂直弹拨(即直角弹拨)(见图 10-
9B)。

4. 继续重复触诊斜方肌上部。
5. 进一步触诊斜方肌上部,嘱被检查者头颈部在脊
   柱关节处轻轻伸直,然后就可以触诊整个斜方肌
   上部了(见图 10-9C)。
6. 当整个斜方肌被定位后,让被检查者放松并评估
   其基础肌张力。

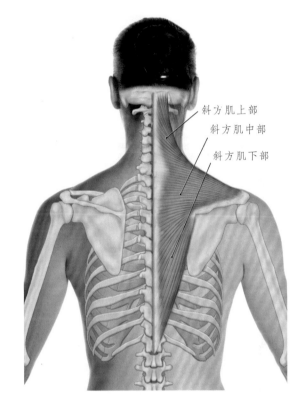

图 10-6　右斜方肌后视角。胸锁乳突肌(SCM)、肩胛提肌和夹肌被阴影化。

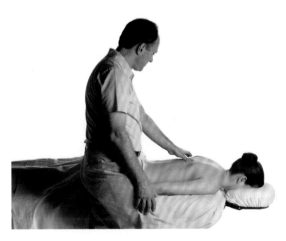

图 10-7　俯卧位触诊右斜方肌的初始体位。

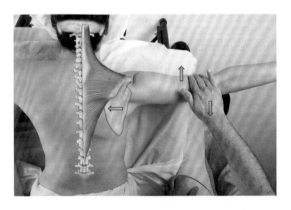

图 10-8　为了促使整个斜方肌收缩,被检查者在盂肱(GH)关节外展上臂(可缓慢施加阻力)并在肩胛胸壁(ScC)关节轻轻后撤肩胛骨。

斜方肌——俯卧位(续)

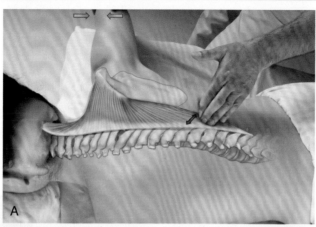

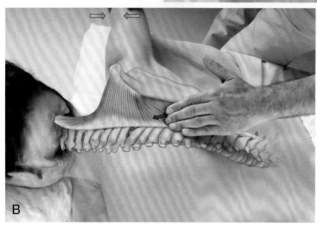

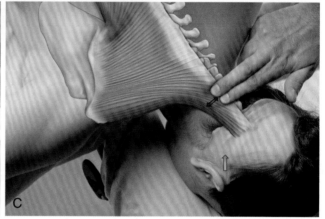

图 10-9　触诊右斜方肌。(A)显示斜方肌下部的触诊。(B)显示斜方肌中部的触诊。(C)显示斜方肌上部的触诊。触诊斜方肌上部要求被检查者稍微在脊柱关节伸展头部和颈部。斜方肌的三个部分,触诊时垂直弹拨纤维之方向如图所示。

触诊笔记

1.使手臂在盂肱关节处外展需要斜方肌上、下部分产生上回旋的力量来稳定肩胛骨,然后使肩胛骨上回旋。肩胛骨后撤涉及整个斜方肌,尤其是斜方肌中部。

2.被检查者常被要求将手臂上举,然后才后撤肩胛骨。重点要求被检查者"肩胛骨向后夹"。但被检查者不要过度后撤肩胛骨,或是肩胛骨后撤得太靠近脊柱,或肩胛骨后撤肌肉在肩胛骨区域堆积,因为这样的话就很难触诊斜方肌中部了。

3.当要求被检查者伸头、颈部,从而使斜方肌上部收缩时,不可让被检查者过度后伸,否则会导致在颈部的触诊困难。

4.斜方肌外侧缘通常清晰可见,在触诊被检查者之前可先把手置于此处。

触诊要点

像飞机一样滑行:

如果双侧斜方肌被同时触诊,被检查者需要打开双臂,就像一架飞机一样。

斜方肌——俯卧位(续)

扳机点

1.扳机点(TrP)(图 10-10)在上斜方肌,通常是由急性或慢性肌肉过度使用造成的,如长时间的姿势异常或是肩带上提、头部过度前伸、不良工程学导致的异常姿势,如坐在电脑前或是看手机时手机置于肩与耳朵之间;上肢悬空时肩带对肩部下沉的抵抗,尤其当上肢提重物时;外伤(如挥鞭样损伤);压力(如在肩部提重包或背包时胸带过紧);慢性压力/紧张(使肩带朝上)。斜方肌中部扳机点通常是由长期圆肩姿势所激发或使其永久化,或是由开车时手放置于方向盘上部所致。斜方肌下部扳机点通常由肩带慢性下压力所激发或使其永久化(如手托下巴,导致在坐位时手受下压力于坐位平面)。

2.扳机点在斜方肌上部通常导致典型的颈部僵硬,伴随对侧侧屈、同侧旋转受限、肩带上提姿势及对侧旋转末的疼痛,以及张力性头痛。斜方肌中部扳机点通常导致斜方肌中部受抑制或无力,导致慢性肩带前伸(圆肩)以及上肢鹅样疙瘩(有的也会出现于大腿)。斜方肌下部扳机点通常产生烧灼样痛,受抑制或无力的斜方肌下部会导致肩部上提困难。扳机点在斜方肌任何一部位会导致其止点的脊柱关节的功能异常。

3.斜方肌上部扳机点牵涉痛要与其他部位引起的扳机点疼痛相区分,如胸锁乳突肌(SCM)、咬肌、颞肌、枕肌、头夹肌、肩胛提肌、头半棘肌、头颈部多裂肌和斜方肌下部。斜方肌中部扳机点牵涉痛要与其他部位引起的扳机点疼痛相区分,如肩胛提肌、竖脊肌、躯干的脊横肌和斜方肌下部。斜方肌下部扳机点牵涉痛要与其他部位引起的扳机点疼痛相区分,如颈部多裂肌、肩胛提肌、菱形肌、斜角肌、冈下肌、背阔肌、前锯肌、竖脊肌、躯干的脊横肌、肋间肌和斜方肌上部。

4.斜方肌上扳机点通常被误认为是颈椎椎间盘综合征、颞颌关节(TMJ)综合征或枕神经痛。

5.斜方肌上部伴随的扳机点常存在于斜角肌、头夹肌和颈部、肩胛提肌、菱形肌、头半棘肌、颞肌、咬肌以及对侧斜方肌上部。斜方肌中部伴随的扳机点常存在于胸大肌、胸小肌、竖脊肌、斜角肌和躯干的脊横肌。斜方肌下部伴随的扳机点常存在于背阔肌和同侧斜方肌上部。

6.注意:斜方肌被认为是最易出现扳机点的,尤其是斜方肌上部更易发现扳机点。进一步说,扳机点的放射症状通常会扩展到身体另一侧。

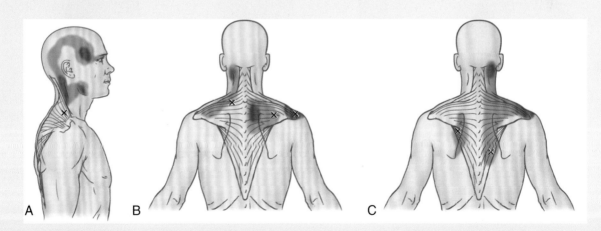

图 10-10　常见的斜方肌扳机点(TrP)及其牵涉区。(A)是一个侧视角显示 TrP 的位置在斜方肌最垂直的纤维方向。(B)显示了另一左侧斜方肌上部 TrP,右侧显示斜方肌中部的 TrP 位置。(C)显示了两个斜方肌下部的 TrP 及其牵涉区。

斜方肌——俯卧位(续)

斜方肌的牵伸(图 10-11)

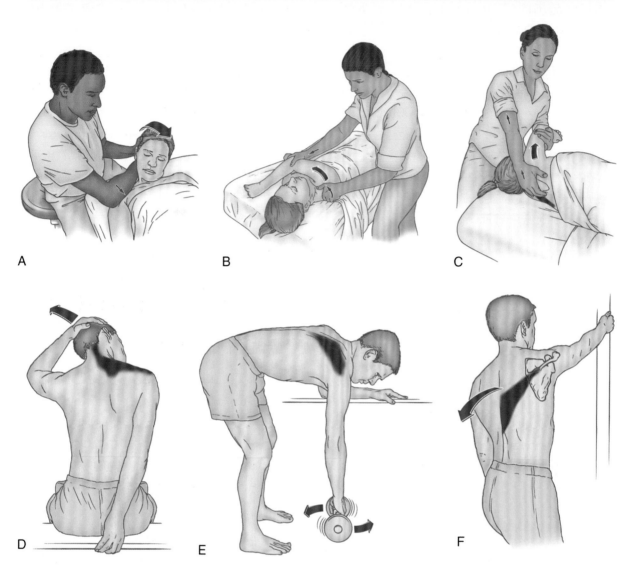

图 10-11　右斜方肌三部分的牵伸。(A~C)治疗师分别协助牵拉斜方肌上、中、下部。(A)被检查者的脖子屈曲,左外侧弯曲,向右旋转(同侧)。注意:治疗师用右前臂固定被检查者的肩带与躯干。(B)被检查者的右臂横向弯曲来后撤肩胛骨。注意:治疗师通过指尖抓住肩胛骨内缘并拉动来协助肩胛后撤。(C)被检查者的上臂和肩胛骨移动同(B),但被拉动朝向更上的方向,使肩胛骨后撤和上提。(D~F)分别自我牵伸右上、中和下部斜方肌。(D)被检查者用左手被动屈曲,左侧屈,并向右(同侧)旋转头部和颈部。为保持肩带下降,需用右手抓住长凳/椅子。(E)右手持重;其牵引力后撤肩胛骨。内旋右臂提高牵伸力量。(F)保持圆柱形抓手在同头高度的同时让被检查者向后靠,使肩胛骨后撤和上提。

菱形肌(图 10-12)——俯卧位

☑ 附着点

☐ C7-T5 棘突

　　至

☐ 肩胛骨内侧缘,从脊柱底端到肩胛骨下角

☑ 运动功能

☐ 在肩胛胸壁(ScC)关节后撤肩胛骨

☐ 在 ScC 关节上提肩胛骨

☐ 在 ScC 关节下回旋肩胛骨

初始体位(图 10-13)

■ 被检查者取俯卧位,同时手放置于腰背部

■ 治疗师站于被检查者一侧

■ 触诊手放于脊柱与肩胛骨之间(肩胛骨中部)

触诊步骤

1.嘱被检查者手臂离开腰背部(图 10-14)。

2.观察菱形肌下缘是否明显(图 10-15),确定触诊手未覆盖菱形肌下缘。

3.由下向上触诊菱形肌。触诊时,垂直拨动肌纤维。

4.一旦菱形肌被定位,嘱被检查者放松菱形肌并评估其基础张力。

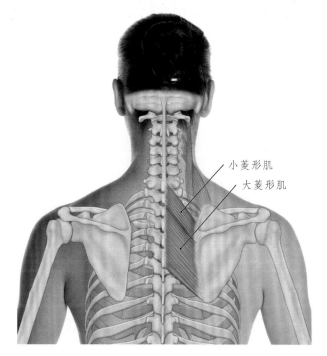

小菱形肌
大菱形肌

图 10-12　右菱形肌区域后视角。肩胛提肌被阴影化。

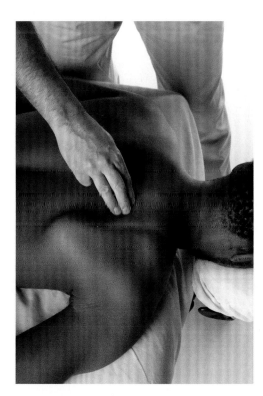

图 10-13　俯卧位触诊右菱形肌的初始体位。注意:被检查者的右手在腰背部,如图 10-15 所示。

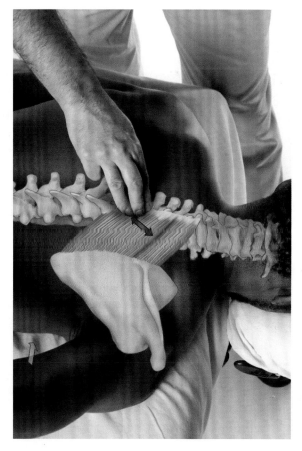

图 10-14　垂直方向触诊右菱形肌肌纤维。

菱形肌——俯卧位(续)

其他触诊体位——坐位

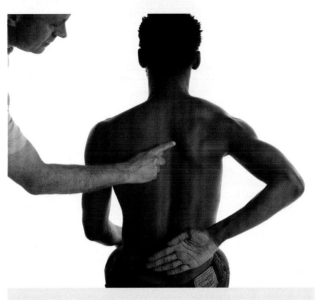

图 10-15　可以轻松地于坐位触诊菱形肌。注意菱形肌的下缘是时常可见的。

触诊笔记

1.使被检查者的手置于腰背部时，要求手臂做伸展盂肱关节动作。要求肩胛骨在肩胛胸壁关节下降的复合运动时引起斜方肌放松(由于交互抑制)，这样我们便容易触诊。同时这牵涉到菱形肌，因此使其收缩，也使得我们更容易触诊。

2.菱形肌上部比下部更难观察和触诊，但它依然可被触诊。感受肩胛提肌与菱形肌之间的空隙。

3.通常无法区分大小菱形肌之间的边界。

触诊要点

被检查者的手置于腰背部。

扳机点

1.菱形肌处扳机点(TrP)(图 10-16)通常是由急性或慢性肌肉过度使用造成的[两个都在肩胛骨后撤和盂肱(GH)关节活动时有稳定肩胛骨的作用]。慢性牵拉是由胸肌前部紧张引起的圆肩姿势、斜方肌的扳机点所引起的。

2.扳机点在菱形肌倾向于导致疼痛，疼痛常在休息或使用肌肉时被感觉到，也会导致其止点的脊柱关节的功能异常。

3.菱形肌扳机点的牵涉区需与肩胛提肌、斜角肌、斜方肌中部、冈下肌、背阔肌、后上锯肌(SPS)、胸部横突棘肌和前锯肌的牵涉区相区分。

4.菱形肌上扳机点通常被误认为是纤维肌痛。

5.相关的扳机点通常在斜方肌、肩胛提肌、胸大肌、胸小肌、前锯肌和肩胛下肌上出现。

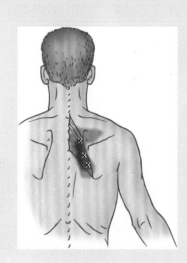

图 10-16　常见的菱形肌扳机点(TrP)后视角和相应的牵涉区。

菱形肌——俯卧位(续)

菱形肌的牵伸(图 10-17)

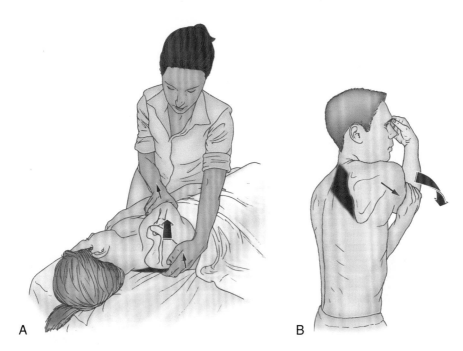

图 10-17　右侧菱形肌的牵伸。被检查者的手臂用来后撤和下降右肩胛骨,同时躯干保持面向前方。**(A)**治疗师辅助牵伸。注意治疗师通过弯曲指尖于肩胛骨内缘并拖动来协助肩胛骨后撤。**(B)**自我牵伸。

菱形肌——俯卧位(续)

绕行方法

后上锯肌扳机点注解:

1.扳机点(TrP)在后上锯肌(SPS)(图 10–18)通常是由急性或慢性肌肉过度使用[如被检查者由于阻塞性肺疾病(哮喘、支气管炎和肺气肿等)导致呼吸费力],以及斜角肌扳机点造成的。

2.TrP 在 SPS 倾向于导致肩胛处的深部疼痛(休息位时常感到疼痛,但上臂运动会使肩胛骨将 SPS 向胸廓挤压,导致疼痛加重),被检查者会由于挤压 TrP 而感觉小指和手部麻木,或 C7–T3 脊柱感觉功能障碍而导致睡眠困难。

3.SPS 扳机点(TrP)的牵涉区需与竖脊肌(图 10–19)、躯干的横突棘肌、斜角肌、菱形肌、肩胛提肌、三角肌后部、冈上肌、冈下肌、小圆肌、背阔肌、大圆肌、肩胛下肌、肱三头肌、三个腕伸肌和指伸肌相区分。

4.SPS 扳机点(TrP)通常被误认为是颈部椎间盘综合征、胸廓出口综合征或肘关节功能障碍。

5.相关的 TrP 通常发生于斜角肌、菱形肌和竖脊肌,以及躯干的横突棘肌。

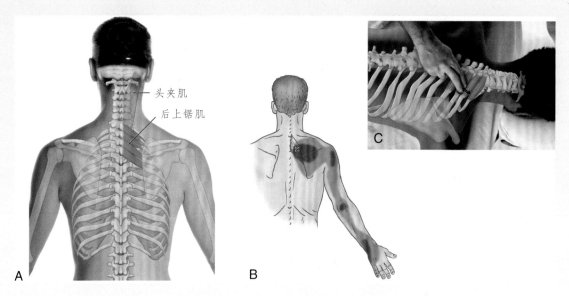

头夹肌

后上锯肌

A

B

C

图 10–18 后上锯肌(SPS)。(A)右 SPS 后视角;头夹肌在阴影位置。SPS 从起点 C7–T3 到第二至第五肋。(B)SPS 扳机点(TrP)后视角及其相应的牵涉区。(C)SPS 的触诊。上臂垂于床面同时在肩胛胸壁(ScC)关节后撤肩胛骨,这样便暴露了整个 SPS。

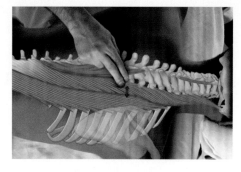

图 10–19 在胸部区域触诊右竖脊肌。要求被检查者伸头部、颈部和躯干来使整个竖脊肌收缩。有关竖脊肌触诊的更多信息见第 16 章。

肩胛提肌(图 10-20)——俯卧位

☑ 附着点

- □ C1-C4 横突

至

- □ 肩胛骨内缘从脊柱根部到肩胛上角

☑ 运动功能

- □ 在肩胛胸壁关节(ScC)处上提肩胛骨
- □ 在 ScC 关节处下回旋肩胛骨
- □ 在脊柱关节处后伸颈部
- □ 在脊柱关节处侧屈颈部
- □ 在脊柱关节处同侧旋转颈部

初始体位(图 10-21)

- ■ 被检查者取俯卧位,手置于腰背部
- ■ 治疗师站或坐于被检查者一侧
- ■ 触诊手置于肩胛上角和内上侧

触诊步骤

1. 被检查者手置于腰背部,嘱其轻轻在 ScC 关节处小范围地上提肩胛骨。感觉斜方肌深处的肩胛提肌收缩(图 10-22A)。
2. 继续触诊肩胛提肌的上止点,同时垂直弹拨其肌纤维。
3. 当触诊肩胛提肌的后三角(斜方肌上部)时,被检查者的手无须放于腰背部。同时要求被检查者更加用力上提肩胛骨,同时可以施加阻力(见图 10-22B)。
4. 尽可能触诊肩胛提肌上方[接近上止点,位于胸锁乳突肌(SCM)深处]。
5. 一旦肩胛提肌被定位,嘱被检查者放松肩胛提肌,同时触诊并评估其基础张力。

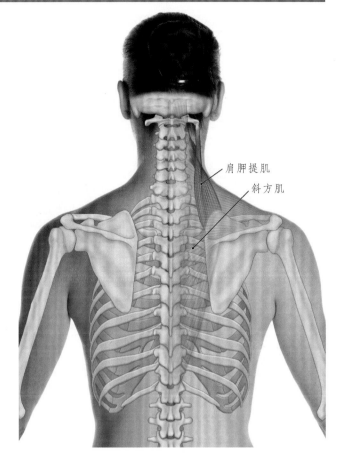

肩胛提肌

斜方肌

图 10-20　右肩胛提肌后视角。斜方肌被阴影化。

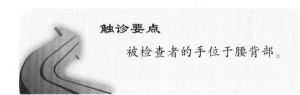

触诊要点

被检查者的手位于腰背部。

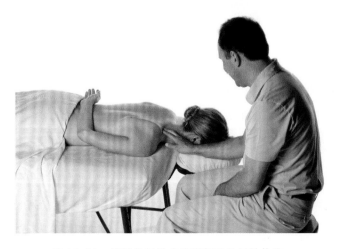

图 10-21　俯卧位触诊右肩胛提肌的初始体位。

肩胛提肌——俯卧位(续)

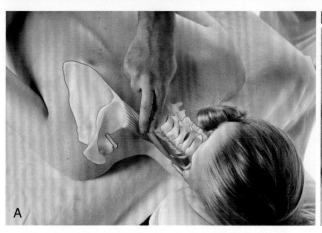
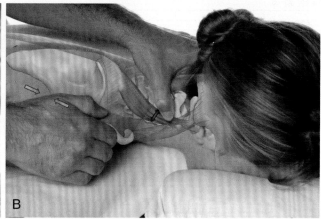

图 10-22　触诊右肩胛提肌。(A)显示肩胛骨上角较近位置(这里肩胛提肌于斜方肌深处)。(B)显示肩胛提肌在颈部后三角浅处的触诊。

触诊笔记

1.嘱被检查者的手置于腰背部,在盂肱(GH)关节伸展和内收上臂。这要求肩胛骨在肩胛胸壁(ScC)关节处下回旋,使得斜方肌上部放松(由于交互反射),因此肩胛提肌下止点在肌肉收缩时可被清晰触诊。同时可以涉及肩胛提肌,它收缩时会更容易被触诊。

2.不要让被检查者过分上提肩胛骨,否则会抑制交互反射,斜方肌上部将会收缩,阻止肩胛提肌下部止点的触诊。

3.当触诊颈部肩胛提肌后部三角时,被检查者的手离开腰背部,因为不再需要抑制(放松)斜方肌上部。进一步说,当触诊肩胛提肌后三角时,用力收缩肩胛提肌可以更容易触诊和定位。

4.对于中老年患者,肩胛提肌在颈部后三角处可以用肉眼看到(图 10-23)。

5.触诊肩胛提肌上部可能更加困难,因为其在胸锁乳突肌(SCM)深部。触诊时,轻轻屈曲并对侧屈曲颈部放松 SCM 进一步触诊此肌肉,触摸到 C1-C4 的横突(见图 11-39)。

6.注意 C1 横突在耳朵正下方(在乳突和下颌结节处)!

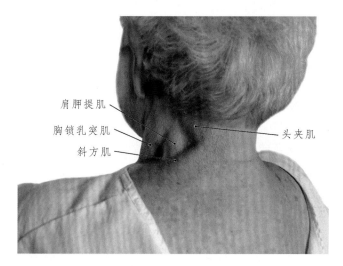

图 10-23　颈部后三角头夹肌和肩胛提肌的后视角。(Courtesy of Joseph E. Muscolino.)

肩胛提肌——俯卧位(续)

其他触诊体位——坐位(图 10-24)

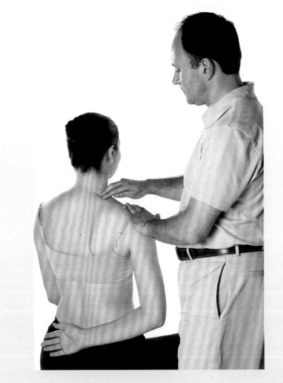

图 10-24　肩胛提肌也可在被检查者坐位时被轻松触诊。

扳机点

1.扳机点(TrP)(图 10-25)在肩胛提肌通常是由急性或慢性肌肉过度使用(如用肩提重物或包、打电话手机置于肩与耳朵之间、过度运动,如网球,或由于保持肩部上提)、慢性缩短或牵拉肌肉,如由于工作环境或娱乐活动不良姿势(如电脑显示器位置不佳、读书头部过分前伸)、摩托车事故、颈部着凉,或是由精神压力所致。

2.TrP 在肩胛提肌倾向于导致典型的僵颈(通常被称为斜颈或扭曲肩),此时对侧旋转受限。

3.TrP 的牵涉区需与三角肌后部、菱形肌、冈上肌和冈下肌相区分。

4.TrP 在肩胛提肌通常被误认为是颈部功能障碍。

5.相关的 TrP 通常发生于斜角肌、颈夹肌、三角肌和颈椎的竖脊肌。

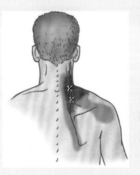

图 10-25　常见肩胛提肌扳机点(TrP)的后视角和相应的牵涉区。

肩胛提肌——俯卧位(续)

肩胛提肌的牵伸(图 10-26)

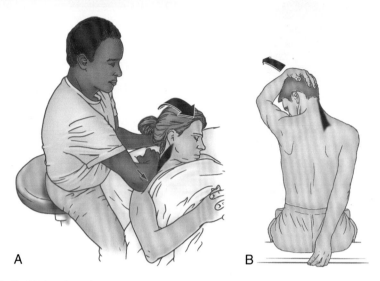

图 10-26　右肩胛提肌的牵伸。被检查者的脖子屈曲,左外侧弯曲,向左侧旋转(对侧)。右肩带必须固定,防止上提,躯干必须固定,防止其向左旋转。(A)治疗师辅助牵伸。注意治疗师应用右前臂固定被检查者的肩带与躯干。(B)自我牵伸。被检查者抓住身后的长凳/椅子来固定肩带和躯干。

三角肌后部(图 10-27)——俯卧位

☑ **附着点**

☐ 肩胛冈

　　至

☐ 肱骨三角肌粗隆

☑ **运动功能**

☐ 在盂肱(GH)关节伸展肩关节

☐ 在 GH 关节内收前部

☐ 在 GH 关节内收前部(最下端纤维)

☐ 在 GH 关节外旋上臂

☐ 在 GH 关节水平伸上臂

初始体位(图 10-28)

■ 被检查者取俯卧位,上臂外展 90°,放松于床面,前臂悬于床面

■ 治疗师站或坐于被检查者一侧

■ 触诊手放置于肩胛冈外下侧

■ 辅助手放于被检查者上臂远端

触诊步骤

1. 嘱被检查者在 GH 关节水平伸上臂(上举并朝向房顶),同时感觉三角肌后部纤维的收缩,同时可以施加阻力(图 10-29)。

2. 从肩胛冈到三角肌粗隆触诊。

3. 一旦三角肌后侧被定位,让被检查者放松三角肌并触诊,评估基础张力。

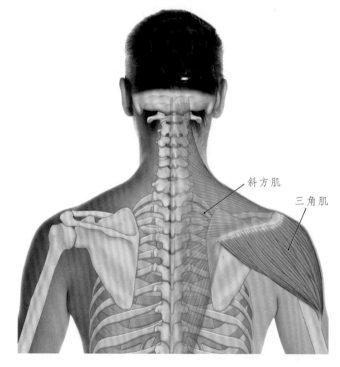

图 10-27　右三角肌后视角。斜方肌被阴影化。

三角肌后部——俯卧位(续)

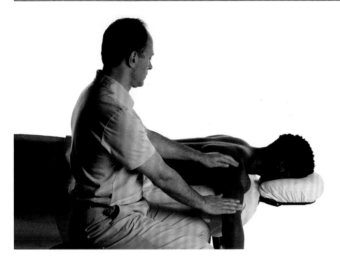

图 10-28　俯卧位触诊右三角肌后部的初始体位。

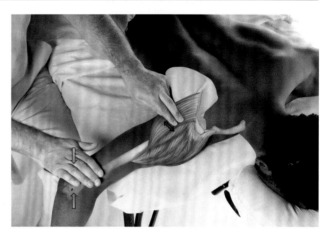

图 10-29　当被检查者水平伸上臂并抵抗阻力时触诊右三角肌后部。

其他触诊体位——坐位(图 10-30)

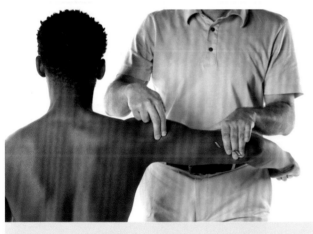

图 10-30　三角肌后部也可在被检查者坐位或站位被轻松触诊。为使三角肌后部纤维收缩,嘱被检查者在盂肱(GH)关节水平伸展上臂并抵抗阻力。

触诊要点

上臂水平伸展并抗阻。

扳机点

1.扳机点(TrP)(图 10-31)在三角肌后部通常是由急性或慢性肌肉过度使用(如使上臂外展、伸展的时间过长,如操作电脑键盘时)、直接性损害(如运动损伤),以及冈下肌的扳机点所致。

2.TrP 在三角肌后部在盂肱(GH)关节外展或伸上臂时倾向于产生无力。

3.三角肌后部 TrP 的牵涉区需与肩胛提肌、斜角肌、冈上肌、冈下肌、小圆肌、肩胛下肌、大圆肌、肱二头肌和后上锯肌(SPS)相区分。

4. TrP 在三角肌后部通常被误认为是肩袖损伤、三角肌下/肩峰下滑囊炎或盂肱关节炎。

5.相关的 TrP 通常发生于肩胛下肌、大圆肌、冈下肌、小圆肌、肱三头肌和背阔肌。

触诊笔记

1.尽管三角肌后部纤维外旋上臂(在 GH 关节),当触诊三角肌后部,不要让被检查者活动,因为冈下肌、小圆肌也会参与,使其更难被识别,难以与其他肌肉相区分。

2.三角肌后部止于肩胛冈,近于肩胛冈内侧缘。

三角肌后部——俯卧位(续)

扳机点

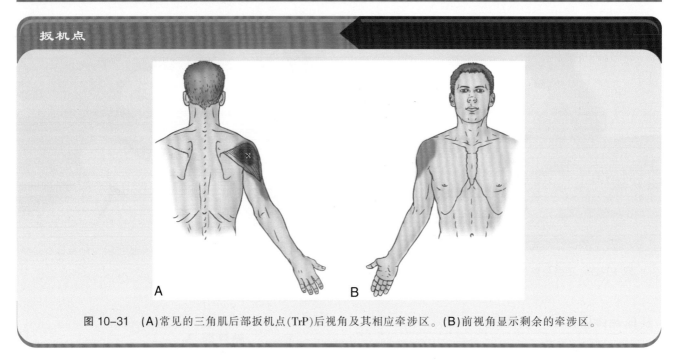

图 10-31　(A)常见的三角肌后部扳机点(TrP)后视角及其相应牵涉区。(B)前视角显示剩余的牵涉区。

三角肌后部的牵伸(图 10-32)

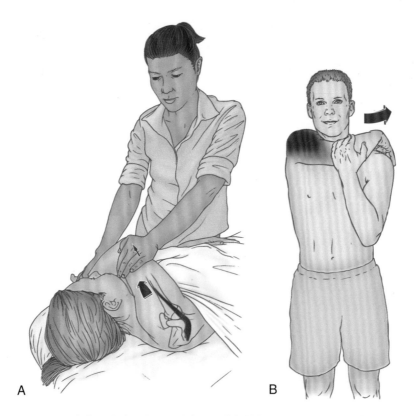

图 10-32　三角肌后部的牵伸。被检查者右上臂水平屈曲保持躯干朝前。(A)治疗师辅助牵伸。(B)自我牵伸。

冈下肌和小圆肌(图 10-33)——俯卧位

☑ 附着点

冈下肌

□ 肩胛骨的冈下窝

至

□ 肱骨大结节

小圆肌

□ 肩胛骨外侧缘背面的上 2/3

至

□ 肱骨大结节

☑ 运动功能

冈下肌

□ 在盂肱(GH)关节外旋上臂

小圆肌

□ 在 GH 关节外旋上臂

□ 在 GH 关节内收上臂

初始体位(图 10-34)

■ 被检查者取俯卧位,上臂外展 90° 放置于一边并放松于床面,前臂悬挂于床面

■ 治疗师坐于被检查者一侧,被检查者前臂置于治疗师两膝间

■ 触诊手放置于肩胛冈下附近的脊柱下方

触诊步骤

1. 嘱被检查者在 GH 关节外旋上臂并抵抗治疗师的膝关节,并感受冈下肌在冈下窝的收缩(图 10-35A)。

2. 在垂直弹拨其肌肉纤维时继续向肱骨大结节止点处触诊冈下肌。

3. 定位肩胛冈外侧缘上部,当被检查者在 GH 关节外旋上臂并抵抗治疗师的膝关节时感受小圆肌收缩(见图 10-35B)。

4. 在垂直弹拨其肌肉纤维时继续向肱骨大结节止点处触诊其肌腱。

5. 一旦冈下肌和小圆肌被定位,嘱被检查者放松并评估基础张力。

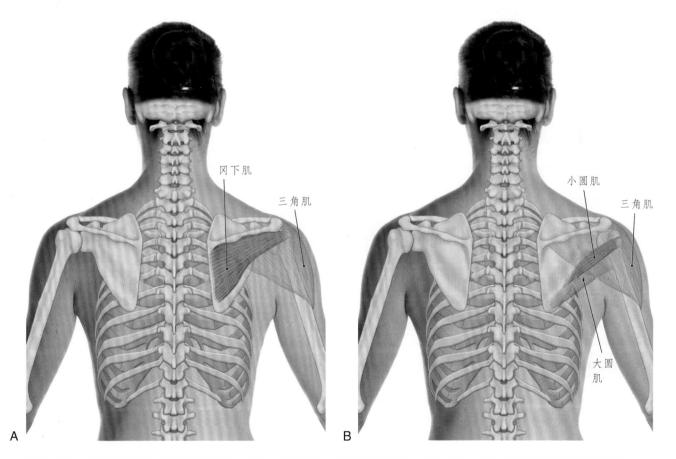

图 10-33　右冈下肌和右小圆肌的后视角。(A)显示冈下肌;三角肌被阴影化。(B)显示小圆肌;三角肌和大圆肌被阴影化。

冈下肌和小圆肌——俯卧位(续)

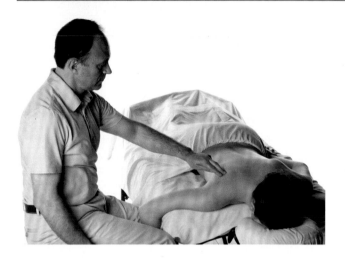

图 10-34　俯卧位下右冈下肌触诊的初始体位。

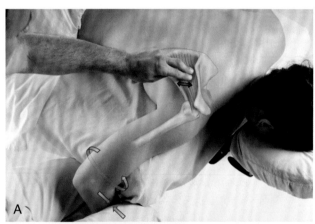

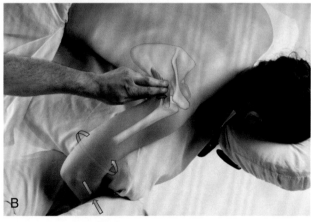

图 10-35　当被检查者外旋上臂并抵抗阻力时触诊右侧冈下肌和小圆肌。(A)显示触诊冈上肌。(B)显示触诊小圆肌。

触诊笔记

1.在肱骨大结节处触诊冈下肌和小圆肌远端肌腱比较困难，因为它们处在三角肌深处，同时三角肌盂肱(GH)关节外旋时也收缩。为了更好地触诊远端肌腱，嘱被检查者轻轻外旋收缩上臂，这样三角肌后部便不会参与其中，或在轻轻外旋上臂同时使上臂屈曲(这要求被检查者坐位，而不是俯卧位)，来交互抑制三角肌后部。

2.区分识别冈下肌和小圆肌分界处也尤为困难，因为它们通常会混合在一起。它们的远端肌腱容易识别。感受它们之间的缝隙，小圆肌在下方，而冈下肌则在更上方。

3.区分小圆肌下缘和大圆肌下缘则比较容易。触诊时简单地要求被检查者在 GH 关节内旋和外旋相互轮替(同时抵抗治疗师膝关节阻力)。小圆肌在外旋时可被感觉到收缩，而大圆肌在内旋时被感觉到收缩。

触诊要点

被检查者前臂置于治疗师的膝关节之间，使用膝关节来提供阻力。

冈下肌和小圆肌——俯卧位(续)

其他触诊体位——坐位(图 10-36)

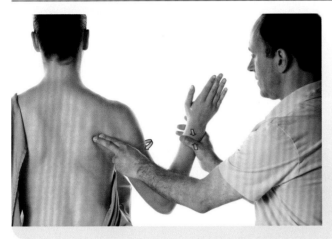

图 10-36　冈下肌和小圆肌也可以轻松地在被检查者坐位时被触诊。要使这些肌肉收缩,需要被检查者在盂肱(GH)关节外旋并抵抗阻力。注意:鉴于通过抵抗上臂自身的旋转来完成通常是不舒服的,被检查者可以弯曲肘关节 90°,然后给前臂阻力来完成。重要的是,被检查者抵抗治疗师的手并非来自上臂在 GH 关节水平伸展,而是外旋上臂。

扳机点

1.扳机点(TrP)(图 10-37)在冈下肌和小圆肌通常由急性或慢性肌肉过度使用[如在盂肱(GH)关节处外旋上臂来拿身体后面的物体]和外伤(如 GH 关节脱位)所致。

2.TrP 在冈下肌和小圆肌上通常导致 GH 关节内旋受限(如够后背时),并在睡眠时引起受影响侧不适。TrP 在冈下肌倾向于在肩前部产生强烈的深部疼痛,或在睡觉睡眠时由于背部 TrP 受刺激而产生不适(当用受影响侧身体侧睡时,需要用枕头来支持受影响侧的上臂)。TrP 在小圆肌倾向于在小指和无名指处产生深部疼痛或感觉变化,或产生四方孔综合征(腋神经在大圆肌和小圆肌之间卡压)。

3.冈下肌:冈下肌扳机点(TrP)的牵涉区需与

小圆肌、冈上肌、背阔肌、大圆肌、肩胛下肌、菱形肌、三角肌、喙肱肌、肱二头肌、肱三头肌、斜角肌、胸大肌和胸小肌、锁骨下肌、后上锯肌(SPS)和胸部肌旁肌相区分。

小圆肌:小圆肌扳机点(TrP)的牵涉区需与冈下肌、冈上肌、大圆肌、肩胛下肌、三角肌、肱三头肌、SPS、肩胛提肌和斜角肌相区分。

4. TrP 在冈下肌和小圆肌通常被误认为是肩袖损伤或颈椎间盘综合征。TrP 在冈下肌通常被误认为是 GH 关节骨性关节炎、肩胛下神经卡压和二头肌肌腱炎。TrP 在小圆肌通常被误认为是肩部滑囊炎或颈椎间盘综合征。

5.冈下肌和小圆肌相关的 TrP 通常发生于大圆肌、冈上肌、三角肌前部、肩胛下肌和胸大肌。

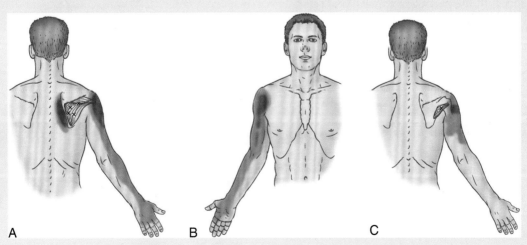

图 10-37　(A)常见冈下肌扳机点(TrP)后视角和其牵涉区。(B)剩余牵涉区前视角。(C)常见小圆肌扳机点(TrP)后视角和其牵涉区。

冈下肌和小圆肌——俯卧位(续)

冈下肌和小圆肌的牵伸(图 10-38)

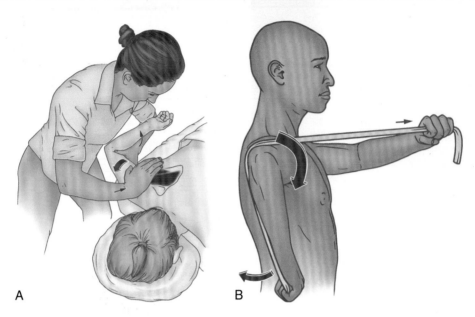

A   B

图 10-38 右侧冈下肌和小圆肌的牵伸。在盂肱(GH)关节内旋上臂。(A)治疗师辅助牵伸。注意被检查者的肩胛骨被治疗师的右手固定。(B)自我牵伸。被检查者右手臂使用绳子内旋。

大圆肌(图 10-39)——俯卧位

☑ 附着点

☐ 肩胛骨外侧缘背面下 1/3 和肩胛骨下角

至

☐ 肱骨结节间沟内侧唇

☑ 运动功能

☐ 在盂肱(GH)关节内旋上臂

☐ 在 GH 关节内收上臂

☐ 在 GH 关节伸上臂

☐ 在 GH 关节和肩胛胸壁(ScC)关节上回旋肩胛骨

初始体位(图 10-40)

■ 被检查者取俯卧位,上臂外展 90°置于床旁并放松,前臂悬于床旁

■ 治疗师坐于被检查者一旁,并放置被检查者前臂于两膝之间

■ 触诊手放于肩胛骨外侧缘下部侧缘

触诊步骤

1.嘱被检查者在 GH 关节内旋上臂并抵抗治疗师的膝关节,并感受大圆肌在肩胛骨外侧缘下部的收缩(图 10-41)。

2.在垂直弹拨其肌肉纤维时继续向肱骨止点处触诊大圆肌。

3.一旦大圆肌被定位,嘱被检查者放松并评估基础张力。

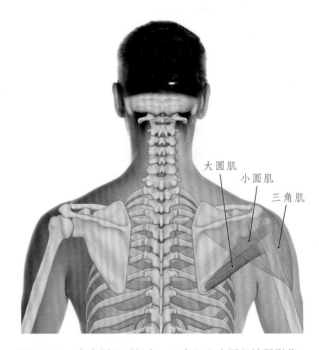

大圆肌

小圆肌

三角肌

图 10-39 右大圆肌后视角。三角肌和小圆肌被阴影化。

大圆肌——俯卧位(续)

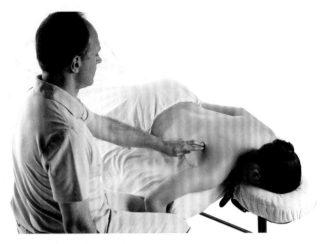

图 10-40　俯卧位触诊右大圆肌的初始体位。

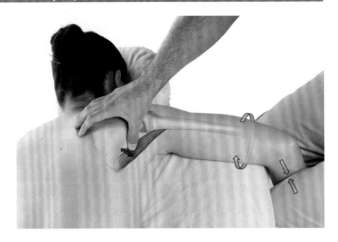

图 10-41　当被检查者内旋上臂并抵抗阻力时触诊右大圆肌。

触诊笔记

1.上方的大圆肌与下方的小圆肌之间的交界处较容易区分。嘱被检查者在盂肱(GH)关节交替内外旋(同时抵抗治疗师的膝关节阻力)。大圆肌在内旋时可被感觉到收缩,而小圆肌在外旋时感觉到收缩。

2.有时区分识别大圆肌与背阔肌的分界也是有挑战性的,它们离得很近,而且在 GH 关节产生的动作也是相同的。背阔肌在肱骨的更上方,但大圆肌较背阔肌更靠远端。

其他触诊体位——坐位

大圆肌可在被检查者坐位下被触诊。触诊方式与小圆肌和冈下肌在坐位触诊时类似(见图 10-36),除了在 GH 关节处内旋抗阻外。如果阻力施加于前臂(肘关节屈曲 90°),要确定在被检查者 GH 关节施加阻力时对抗内旋而不是水平屈曲。

触诊要点

将被检查者前臂置于治疗师的膝关节之间,使用膝关节来提供阻力。

大圆肌——俯卧位(续)

扳机点

1.扳机点(TrP)(图10-42)在大圆肌通常由急性或慢性肌肉过度使用所致(如用力伸上臂,如划船时)。

2.TrP在大圆肌上收缩或牵伸时通常导致后肩部产生深部疼痛,并使得在盂肱(GH)关节处外展受限,或产生翼状肩(肩胛骨外侧倾斜)。

3.大圆肌扳机点(TrP)的牵涉区需与三角肌、肱三头肌、SPS、冈上肌、冈下肌、小圆肌和肩胛下肌相区分。

4.TrP在大圆肌通常被误认为是GH关节功能障碍或胸锁关节功能障碍、三角肌拉伤,或肩袖疾病。

5.大圆肌相关的TrP通常发生于背阔肌、肱三头肌、三角肌后部、小圆肌、肩胛下肌、菱形肌、斜方肌中部或前锯肌。

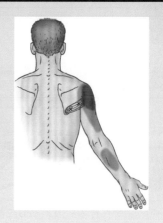

图10-42 常见大圆肌扳机点(TrP)后视角及其相应的牵涉区。

大圆肌的牵伸(图10-43)

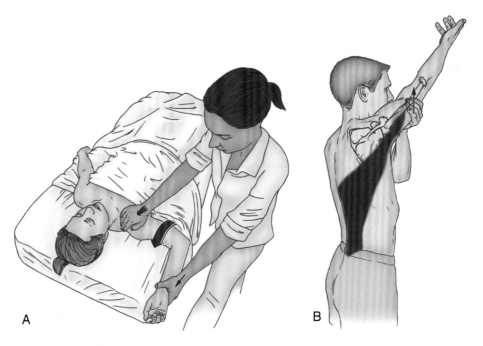

图10-43 右侧大圆肌的牵伸。上臂在盂肱(GH)关节外旋。(A)治疗师辅助牵伸。注意被检查者的肩胛骨被治疗师的右手固定。(B)自我牵伸。被检查者被动移动上臂至外旋,屈曲和内收于身体前方。(注意:背阔肌也被牵伸。)

大圆肌——俯卧位(续)

绕行方法

背阔肌

　　被检查者取俯卧位,沿大圆肌很容易触诊到背阔肌。操作时,嘱被检查者上肢抗阻以伸展或内旋肩关节(肩关节抗阻内旋见图 10-44)。虽然大圆肌和背阔肌都是止于肱骨结节间沟内侧唇,背阔肌远端肌腱更容易在肱骨上被触诊,因为其相对更靠前(表层)。为获取更多关于背阔肌触诊的信息,见第 16 章过程 7。

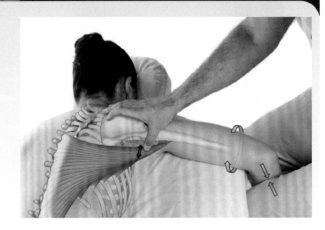

图 10-44　当被检查者内旋上臂并抵抗阻力时触诊右背阔肌。大圆肌被阴影化。

冈上肌(图 10-45)——俯卧位

✅ **附着点**

☐ 肩胛骨冈上窝

　　至

☐ 肱骨大结节

✅ **运动功能**

☐ 在盂肱(GH)关节外展上臂

☐ 在 GH 关节屈曲上臂

初始体位(图 10-46)

■ 被检查者取俯卧位,上臂置于床旁并放松

■ 治疗师坐于被检查者一旁

■ 触诊手放于肩胛骨冈上窝肩胛冈上方

■ 辅助手置于上臂远端(但在肘关节近端),只有在需要给予阻力时才使用辅助手

触诊步骤

1. 嘱被检查者在 GH 关节小范围外展上臂(10°~20°),同时感受冈上肌在肩胛骨嵴上的收缩(图 10-47A)。

2. 为使冈上肌进一步收缩,治疗师可用辅助手给予上臂外展阻力。

3. 远端肌腱可在三角肌深处被触诊。首先定位肩胛骨然后到远端侧缘便到了冈上肌远端肌腱(见触诊笔记第 2 条)。使冈上肌放松或轻轻收缩,垂直弹拨至远端肌腱(见图 10-47B)。

4. 一旦冈上肌被定位,嘱被检查者放松并评估其基础张力。

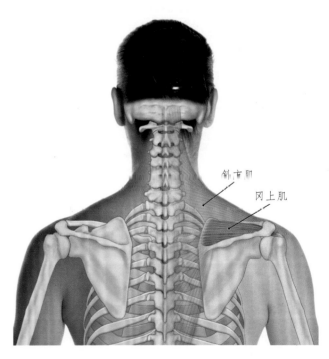

斜方肌

冈上肌

图 10-45　右冈上肌后视角。斜方肌被阴影化。

冈上肌——俯卧位(续)

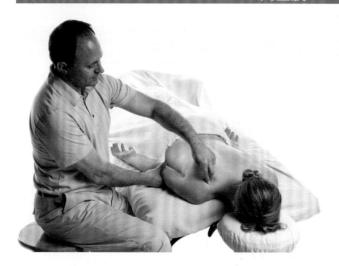

图 10-46　俯卧位触诊右冈上肌的初始体位。

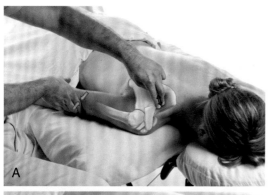

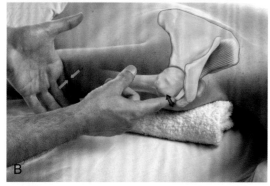

图 10-47　触诊右冈上肌。(A)显示触诊肩胛冈上肌腹。(B)显示触诊肩胛骨喙突远端肌腱。

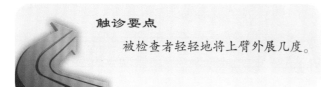

触诊要点

被检查者轻轻地将上臂外展几度。

触诊笔记

　1.触诊冈上肌的主要难点在于斜方肌,它位于冈上肌上层,上臂外展时斜方肌收缩。为减少冈上肌收缩,被检查者最好使肩处于关节半外展半屈曲位,被检查者在俯卧位很难完成,但坐位就容易了(图 10-48)。

　2.触诊冈上肌远端肌腱有两种方式。一种是沿着肩胛冈到肱骨头(肱骨结节远端)连线触摸,然后触摸到前端。另一种方法是找到肱二头肌沟,然后触诊其大结节附近。

　3.在盂肱(GH)关节内旋上臂帮助冈上肌在大结节止点处触诊。

其他触诊体位——坐位

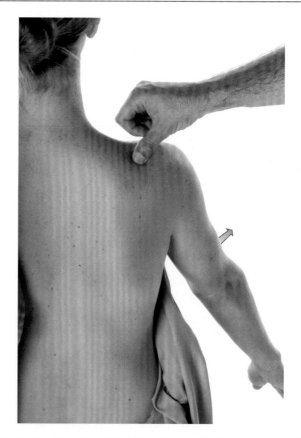

图 10-48　冈上肌在被检查者坐位时也可被轻松触诊。嘱被检查者在盂肱(GH)关节小范围(10°~20°)外展上臂,同时手置于腰背部(交互抑制斜方肌上部),或小范围(10°~20°)移动上臂于外展、屈曲之间。

冈上肌——俯卧位(续)

扳机点

1.扳机点(TrP)(图 10-49)在冈上肌通常是由急性或慢性肌肉过度使用（如上臂在外展姿势维持时间过长,尤其是上臂超过肩高时）、上臂垂于身体一侧手持重物、遛狗手长时间牵拉绳索(这两项都要求冈上肌收缩将肱骨头固定于肩关节窝)或损伤所致(如肩关节脱位)。

2. TrP 在冈上肌上通常导致后肩关节捻发音、肩关节外展困难或肩关节外展疼痛,休息时顿痛,肩关节僵硬,由于疼痛,会有睡眠困难,肱骨止点处有压痛。

3.冈上肌扳机点(TrP)的牵涉区需与冈下肌、小圆肌、大圆肌、三角肌、喙肱肌、肱二头肌、肱三头肌、肱桡肌、桡侧腕长伸肌、指伸肌、旋后肌、胸大肌、胸小肌、锁骨下肌、斜角肌和后上锯肌(SPS)相区分。

4. TrP 在冈上肌通常被误认为是肩袖肌腱炎或肩袖损伤、肩关节滑囊炎、颈部椎间盘障碍、冷冻肩,或是外上髁炎/髁骨化增生。

5.冈上肌相关的 TrP 通常发生于冈下肌、小圆肌、肩胛下肌、斜方肌上部、三角肌和背阔肌。

6.注意:冈上肌和冈下肌在盂肱(GH)关节有共同的牵涉区。然而,冈下肌产生的痛往往是深部痛,而冈上肌往往相对浅一些。

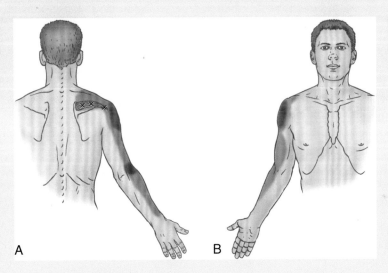

图 10-49　(A)常见冈上肌扳机点(TrP)后视角和其相应牵涉区。(B)剩余牵涉区的前视角。

冈上肌——俯卧位(续)

冈上肌的牵伸(图 10-50)

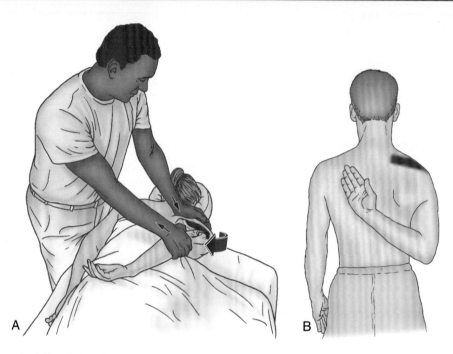

A   B

图 10-50 右侧冈上肌的牵伸。手臂背伸并外展于身体背后。(A)治疗师辅助牵伸。注意被检查者的肩胛骨被治疗师的左手固定。(B)自我牵伸。(见图 13-10F,另一个自我牵伸冈上肌的方法)。

三角肌前部(图 10-51)——仰卧位

☑ 附着点

□ 锁骨外 1/3

　　至

□ 肱骨三角肌粗隆

☑ 运动功能

□ 在盂肱(GH)关节屈曲上臂

□ 在 GH 关节外展上臂

□ 在 GH 关节内收上臂(最下部纤维)

□ 在 GH 关节内旋上臂

□ 在 GH 关节水平屈曲上臂

初始体位(图 10-52)

■ 被检查者取仰卧位,上臂置于床旁并靠近身体

■ 治疗师坐于床头部

■ 触诊手放于锁骨上侧方终端

■ 辅助手置于上臂远端(但在肘关节近端)

触诊步骤

1. 嘱被检查者在 GH 关节上抬上臂并使上臂处于半外展半屈曲位,感受三角肌前部的收缩(图 10-53)。

2. 进一步收缩三角肌上部,治疗师用辅助手给予轻微阻力。

3. 从锁骨外缘到三角肌粗隆垂直弹拨三角肌前部肌肉纤维。

4. 一旦三角肌前部被定位,嘱被检查者放松并评估基础张力。

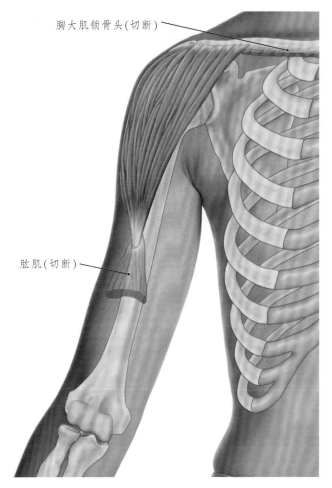

胸大肌锁骨头(切断)

肱肌(切断)

图 10-51　右三角肌前视角。肱肌和胸大肌被切断并阴影化。

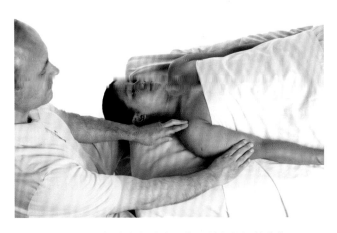

图 10-52　仰卧位触诊右三角肌前部的初始体位。

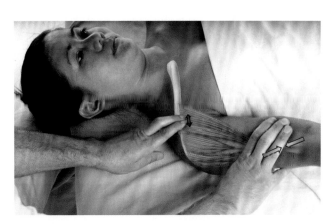

图 10-53　当被检查者上臂斜举于屈曲、外展之间时触诊右三角肌前部。

三角肌前部——仰卧位(续)

触诊笔记

1.在仰卧位,嘱被检查者在盂肱(GH)关节水平屈曲,此时三角肌前部也在收缩。在此姿势,重力便提供足够阻力,但治疗师也要增加一些阻力。

2.GH关节水平屈曲时锁骨头处的胸大肌也收缩。

3.当三角肌前部和锁骨头处的胸大肌收缩时,它们之间的间隙也可以被看到。

触诊要点

上臂在半外展半屈曲位置处移动。

其他触诊体位——坐位或站位(图10-54)

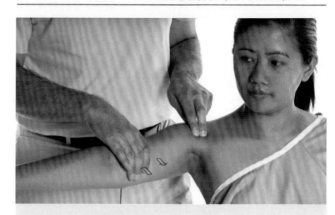

图10-54　三角肌前部也可在被检查者坐位或站位时被轻松触诊。使三角肌前部肌纤维收缩,嘱被检查者在盂肱(GH)关节水平屈曲上臂并抵抗阻力。

扳机点

1.扳机点(TrP)(图10-55)在三角肌前部通常由急性或慢性肌肉过度使用(如上臂在外展或屈曲姿势维持时间过长,如在敲键盘时)、直接性外伤(如运动时导致的损伤)或TrP在冈上肌所致。

2.TrP在三角肌前部在肩关节屈曲外展时可能导致力量较弱。

3.三角肌前部扳机点(TrP)的牵涉区需与斜角肌、胸大肌、胸小肌、喙肱肌、冈上肌、冈下肌和肱二头肌相区分。

4.TrP在三角肌前部通常被误认为是肩袖损伤、肱二头肌肌腱炎、三角肌/肩峰滑囊炎、GH或肩锁关节炎,或颈部C5椎间盘突出。

5.三角肌前部相关的TrP通常发生于胸大肌的锁骨头部、冈上肌、肱二头肌、背阔肌和大圆肌。

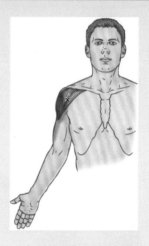

图10-55　常见三角肌前部扳机点(TrP)前视角和其相应牵涉区。

三角肌前部——仰卧位(续)

三角肌前部的牵伸(图 10-56)

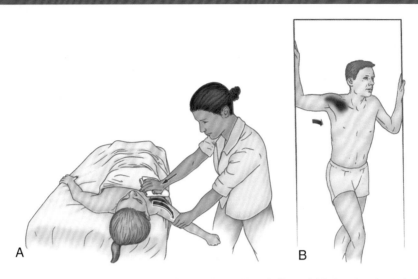

图 10-56　右三角肌前部的牵伸。手臂外展 90°并水平延伸。(A)治疗师辅助牵伸。注意被检查者的躯干/肩带由治疗师的右手固定。垫子是用于使被检查者舒适的。(B)自我牵伸。被检查者固定前臂,抵抗门框并向前倾斜。(注意:胸大肌也被牵伸。)

肩胛下肌(图 10-57)——仰卧位

☑ 附着点
□ 肩胛骨肩胛下窝

　至

□ 肱骨小结节

☑ 运动功能
□ 在盂肱(GH)关节内旋上臂

初始体位(图 10-58)

■ 被检查者取仰卧位,上臂在躯干部放松,另一侧手支持在触诊侧的肘部

■ 治疗师坐于被检查者一侧

■ 触诊手放于肩胛骨前侧面

■ 辅助手置于被检查者身体下方并抓住肩胛骨内侧缘

触诊步骤

1.用辅助手被动后伸被检查者肩胛骨。

2.嘱被检查者深呼吸,当呼气时,缓慢地将手稳定地压在被检查者肩胛骨前侧(图 10-59A)(见触诊笔记第 1 条)。

3.为确定触摸到肩胛下肌,嘱被检查者在 GH 关节内旋上臂(这会引起手臂抬起并离开躯干)(见图 10-59B)。

4.通过向肩胛骨内侧缘深压来触诊尽量多的肩胛下肌。

5.一旦肩胛下肌前部被定位,嘱被检查者放松并评估基础张力。

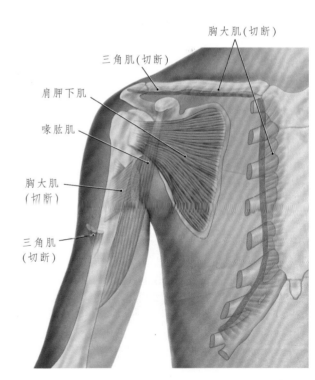

图 10-57　右肩胛下肌前视角。喙肱肌和被切断的三角肌、胸大肌被阴影化。

肩胛下肌——仰卧位(续)

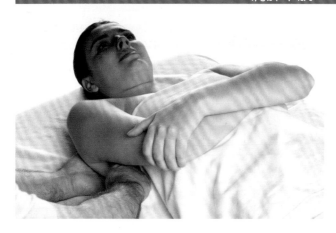

图 10-58　仰卧位触诊右肩胛下肌的初始体位。

触诊要点

　　被检查者放松,治疗师用辅助手将肩胛骨拉出。

触诊笔记

　　1.如果嘱被检查者呼吸并缓慢且沉稳地深入其组织,即使深部评估肩胛下肌,被检查者也不会疼痛。

　　2.定位肩胛下肌远端肌腱在肱骨小结节上的止点,嘱被检查者手臂自然放松置于检查者肩上并抵于检查者颈部,沿着肩胛下窝到肱骨头的方向缓慢移动触诊肌肉,可通过让被检查者内旋盂肱(GH)关节使肌肉收缩,以确定触诊手仍位于该肌肉体表。当触到远端止点时,要让被检查者充分放松肩胛下肌和上臂肌肉,从而更容易感受小结节止点,并与肩胛下肌远端肌腱相区分(图 10-60)。

　　3.肩胛下肌、前锯肌都处于肩胛骨与肋骨之间。触诊肩胛下肌时,调整手指指腹方向于肩胛骨的前缘。触诊前锯肌,调整手指指腹方向于肋骨笼。

　　4.肩胛下肌在肱骨可通过三角肌前缘来触诊。首先定位肱骨小结节,然后垂直弹拨它,感受肩胛下肌肌腱。此外,定位肱二头肌的两头然后在之间触诊也可定位肩胛下肌肌腱。

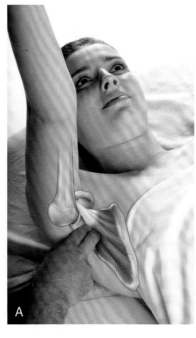

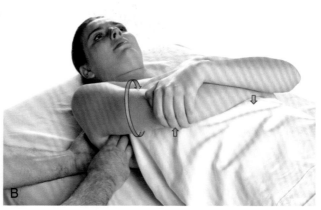

图 10-59　触诊右肩胛下肌。(A)显示触诊肌腹。注意:被检查者上臂朝上,所以读者可以看到肌肉的肌腹。上臂也可朝下并放于胸前,如(B)所示,显示了被检查者内旋上臂从而收缩肩胛下肌。

肩胛下肌——仰卧位(续)

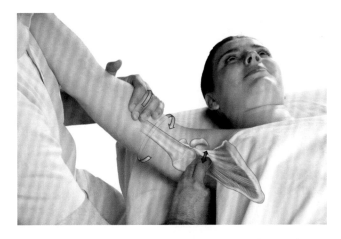

图 10-60　当被检查者内旋上臂并抵抗阻力时触诊右肩胛下肌肱骨端肌腱(见触诊笔记第 2 条)。

其他触诊体位——侧卧位(图 10-61)

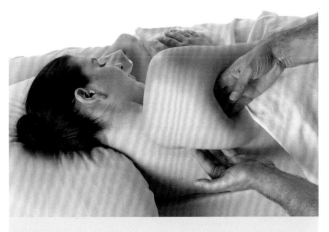

图 10-61　肩胛下肌也可在被检查者侧卧位时被触诊。

扳机点

1.扳机点(TrP)(图 10-62)在肩胛下肌通常是由急性或慢性肌肉过度使用(如游泳)、外伤[如盂肱(GH)关节脱位]、长时间制动(如手臂与吊带或支具内旋前位)或肌肉长期缩短所致(如当被检查者因圆肩导致肩关节内旋)。

2. TrP 在肩胛下肌倾向于产生受限和 GH 关节外旋痛(因为外旋上臂同时要求重复外展上臂,上臂外展同样受限),患者休息时疼痛,或在肱骨止点有强烈压痛点。

3.肩胛下肌扳机点(TrP)的牵涉区需与斜角肌、小圆肌、大圆肌、三角肌后部、肱三头肌、桡侧腕短伸肌、尺侧腕伸肌、桡侧腕长伸肌、示指伸肌和 SPS 相区分。

4. TrP 在肩胛下肌通常被误认为是冷冻肩、肩袖损伤、颈部椎间盘突出或胸廓出口综合征。

5. 肩胛下肌相关的 TrP 通常发生于胸大肌、背阔肌、大圆肌和三角肌前部。

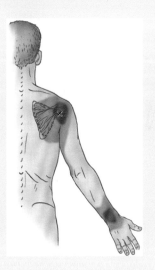

图 10-62　肩胛下肌扳机点(TrP)后视角及其相应的牵涉区。

肩胛下肌——仰卧位(续)

肩胛下肌的牵伸(图 10-63)

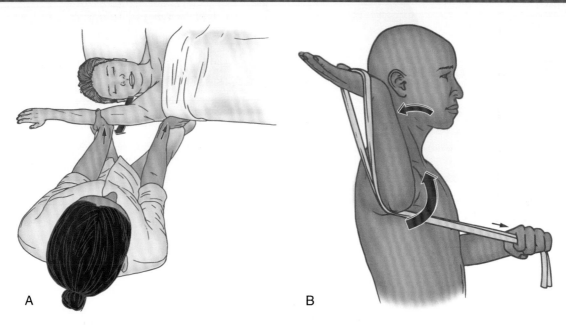

A   B

图 10-63　右肩胛下肌的牵伸。上臂外旋。(A)治疗师辅助牵伸。注意被检查者肩带被治疗师右手固定。(B)自我牵伸。被检查者使用绳子外旋右上臂。

前锯肌 (图 10-64) ——仰卧位

☑ **附着点**

☐ 从第 1~9 肋前外侧缘

　至

☐ 整个肩胛骨内侧缘的前侧面

☑ **运动功能**

☐ 在肩胛胸壁 (ScC) 关节后撤肩胛骨

☐ 在 ScC 关节上回旋肩胛骨

☐ 上部纤维可使肩胛骨 ScC 关节上回旋

☐ 下部纤维可使肩胛骨 ScC 关节下降

初始体位 (图 10-65)

■ 被检查者取仰卧位,上臂指向天花板

■ 治疗师坐于被检查者一侧

■ 触诊手手指指腹朝胸廓外侧缘方向,在腋(腋窝)
　正下方

■ 辅助手置于被检查者拳头上方,需要时便给予阻力

触诊步骤

1. 嘱被检查者手朝天花板(这要求在 ScC 关节后撤
　肩胛骨)并感受前锯肌的收缩(图 10-66)。

2. 如果需要,可用辅助手来抵抗被检查者的运动。

3. 如果可以,继续触诊前锯肌(图 10-67)。

4. 一旦前锯肌被定位,嘱被检查者放松并评估基础
　张力。

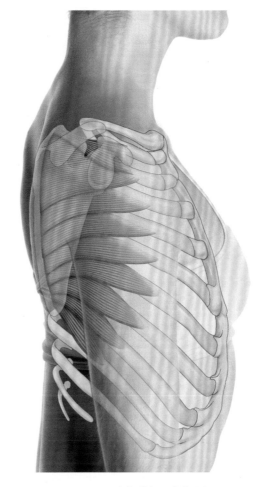

图 10-64　右侧前锯肌侧视图。

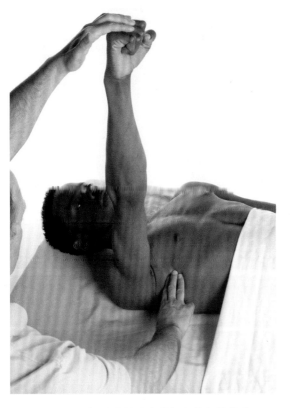

图 10-65　仰卧位触诊右前锯肌的初始体位。

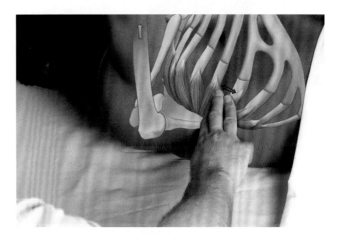

图 10-66　触诊右侧前锯肌抵于外侧肋笼。

其他触诊体位——侧卧位

　　在被检查者侧卧位时同样可以触诊前锯肌,
被检查者上臂应离开,从而便于触诊前锯肌。

前锯肌——仰卧位(续)

 触诊笔记

1.为触诊肋笼上部纤维止点,应缓慢但稳定地深入肋笼胸大肌处深部(见图10-67)。触诊最上两肋的纤维非常困难。触诊靠近肩胛骨上部纤维止点,缓慢但稳定地贴着肋笼沉于肩胛骨与肋笼之间。

2.为更好地使前锯肌上部纤维参与,嘱被检查者上举上臂(约屈曲135°),这样使得肩胛骨在肩胛胸壁(ScC)关节后撤和上提(图10-68B)。

3.前锯肌和肩胛下肌都处于肩胛骨与肋骨之间。触诊前锯肌时,调整手指指腹贴于肩胛骨前缘表面。

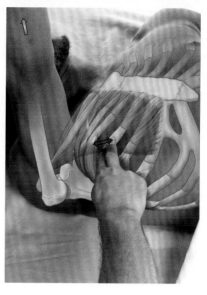

图 10-67　触诊胸大肌深处的前锯肌。

触诊要点

将手伸向天花板。

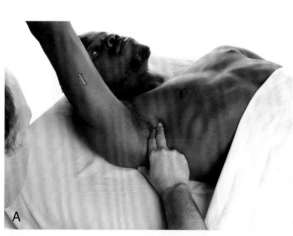

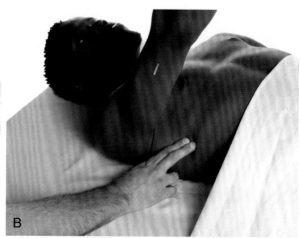

图 10-68　为更好地收缩前锯肌上部纤维,当被检查者上臂后撤时使其更加朝上方向,如(A)所示。为更好地收缩前锯肌下部纤维,当被检查者上臂后撤时使其更加朝下方向,如(B)所示。

前锯肌——仰卧位(续)

扳机点

1.扳机点(TrP)(图10-69)在前锯肌通常是由急性或慢性肌肉过度使用（如上推或任何要求肩胛骨后撤的动作,如武术中的出拳、挥网球拍、投球或用力推出动作)或用力呼吸所致(因为其有辅助呼吸作用)。

2.TrP在前锯肌倾向于导致肩胛胸壁(ScC)关节运动受限,由于侧卧位挤压到扳机点,从而使睡眠困难,或另一侧侧卧位导致肩胛骨下降(后撤)前伸,导致肌肉缩短,令其深呼吸困难,或引起侧方不适,或当快跑时摆动双臂时引起不适。

3.前锯肌扳机点(TrP)的牵涉区需与肋间肌、斜方肌中部、菱形肌、胸部脊柱的竖脊肌/横脊肌、背阔肌、冈下肌和膈肌相区分。

4.TrP在前锯肌通常被误认为是心绞痛或心脏牵涉痛(如果疼痛在左边)、肋骨障碍或骨折、肋间神经受压、肋弓炎症、颈椎间盘综合征、胸廓出口综合征、带状疱疹和肋间肌TrP。

5.冈下肌相关的TrP通常发生于胸部脊柱的竖脊肌/横脊肌、菱形肌、斜方肌中部、SPS、背阔肌、斜角肌和胸锁乳突肌(SCM)。

6.注意:中部或止点TrP可在任何一束前锯肌上存在。TrP在前锯肌上可能存在于上臂尺侧。

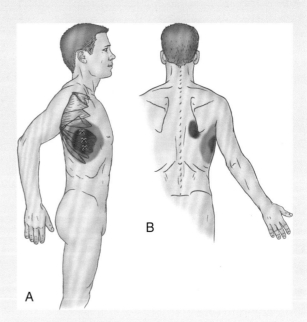

图10-69 (A)常见前锯肌扳机点(TrP)和其相应牵涉区。(B)剩余牵涉区后视角。

前锯肌的牵伸(图10-70)

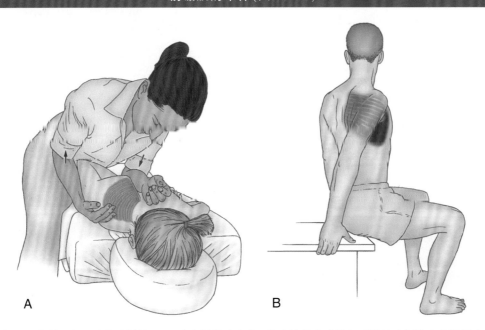

图10-70 右前锯肌的牵伸。肩胛骨是后撤的。(A)治疗师辅助牵伸。注意被检查者的躯干被治疗师的左前臂固定。(B)自我牵伸。被检查者伸展上臂抓住长凳后部并旋转身体到对侧(引起肩胛骨后撤)。

胸大肌(图 10-71)——仰卧位

☑ 附着点

□ 锁骨内半侧缘、胸骨和第 1~7 软肋

至

□ 肱骨肱二头肌沟外侧唇(肱骨大结节嵴)

☑ 运动功能

整个肌肉

□ 在盂肱(GH)关节内收上臂

□ 在 GH 关节内旋上臂

□ 在 GH 关节水平屈上臂

□ 在肩胛胸壁(ScC)关节后撤肩胛骨

锁骨头部(同样)

□ 在 GH 关节屈曲上臂

胸肋头部(同样)

□ 在 GH 关节伸展上臂(从屈曲姿势到解剖姿势)

□ 在 ScC 关节下沉肩胛骨

初始体位(图 10-72)

■ 被检查者取仰卧位,上臂放松于一侧

■ 治疗师坐于被检查者一侧

■ 触诊手置于腋褶皱处组织前下部

■ 辅助手置于远端上臂,在肘关节近端

触诊步骤

1.首先触诊胸肋头部。嘱被检查者在 GH 关节内收上臂。阻力可以由辅助手给予或让被检查者简单地内收并抵抗身体阻力(图 10-73A)。

2.感受胸肋头部的收缩,并朝向近端(内侧端)止点处触诊。

3.触诊锁骨头部,触诊手置于锁骨内侧下缘,嘱被检查者上臂在 GH 关节倾斜处于屈曲、内收位之间并抵抗阻力,阻力可由辅助手给予(见图 10-73B)。

4.感受锁骨头部收缩,在垂直弹拨肌纤维同时向远端止点触诊。

5.一旦胸大肌被触诊,嘱被检查者放松来评估其基础张力。

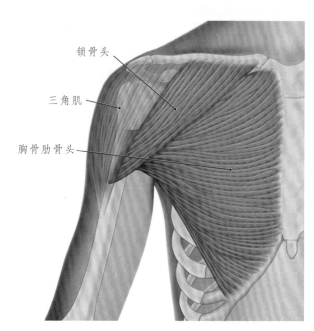

图 10-71 右胸大肌前视角。三角肌被阴影化。

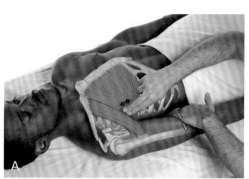

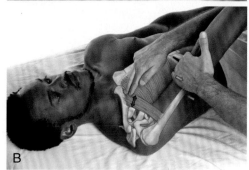

图 10-73 触诊右胸大肌。(A)显示当被检查者内收并抵抗阻力时触诊胸肋头部。(B)显示当被检查者斜向运动时上臂于屈曲外展之间并抵抗阻力时触诊锁骨头部。

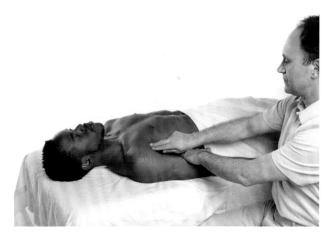

图 10-72 仰卧位触诊右胸大肌的初始体位(胸肋头部)。

胸大肌——仰卧位(续)

触诊笔记

1.嘱被检查者在盂肱(GH)关节外展上臂,抓住腋皱褶组织前部。然后嘱被检查者放松上臂并背靠身体。胸大肌处于治疗师的手部(图10-74A)。

2.此时可见处在胸大肌锁骨头部与三角肌前部之间的沟壑。

3.为使整个胸大肌参与,嘱被检查者在GH关节水平屈上臂,并抵抗阻力(注意:这也涉及三角肌前部)。在被检查者坐位时更容易做到(见图10-74B)。

4.当被检查者水平屈上臂抵抗阻力时,通常可见胸大肌锁骨头部与三角肌前部之间的沟壑。

触诊要点

触诊腋皱褶组织前部。

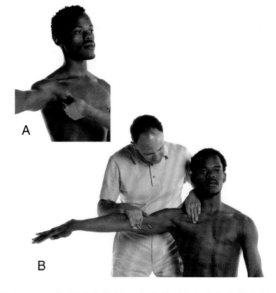

图 10-74　如果手臂外展远离身体,触诊手指能较容易地抓握到包含胸大肌的腋前皱褶,如图(A)所示。被检查者坐位下,在水平位抗阻屈曲肩关节,能较容易地触诊到完整的胸大肌,如图(B)所示。

扳机点

1.扳机点(TrP)(图10-75)在胸大肌通常是由急性或慢性肌肉过度使用 [如在身体前方重复上举物体、任何在盂肱(GH)关节重复内收的运动]、长期不良姿势使其肌肉缩短(如慢性圆肩姿势、使用吊带或支具、睡觉时双臂抱于胸前、睡觉时受影响侧在下且肩带后撤)、使用拐杖或腋杖、过度的胸罩压迫肌肉或心肌梗死所致。

2. TrP 在胸大肌倾向于产生圆肩姿势(这可能在肩胛间部位产生疼痛或引起胸锁综合征),在GH关节使外展、水平伸展受限,或在肩胛胸壁(ScC)关节后撤肩胛骨,睡眠困难(由于疼痛),或胸痛或肿胀。此外,TrP 在第5~6肋的右侧胸大肌可能引起心律不齐。

3.胸大肌扳机点(TrP)的牵涉区需与胸小肌、锁骨下肌、肋间肌、斜角肌、三角肌前部、冈上肌、冈下肌、喙肱肌和肱二头肌相区分。

4. TrP 在胸大肌通常被误认为是胸部绞痛或心脏梗死(如果 TrP 在左边)、肋关节障碍、肋弓炎症、食管裂孔疝、肱二头肌炎、GH关节滑囊炎、颈椎间盘综合征或结节内侧炎/结节炎。

5.胸大肌相关的 TrP 通常发生于三角肌前部、

喙肱肌、背阔肌、肩胛下肌、前锯肌、菱形肌、斜方肌中部、胸锁乳突肌(SCM)、冈下肌、小圆肌和三角肌后部。

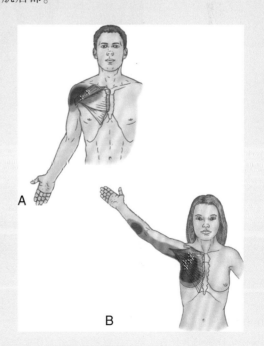

图 10-75　常见胸大肌扳机点(TrP)前视角和其牵涉区。(A)显示锁骨头部。(B)显示胸肋头部。

胸大肌——仰卧位(续)

胸大肌的牵伸(图 10-76)

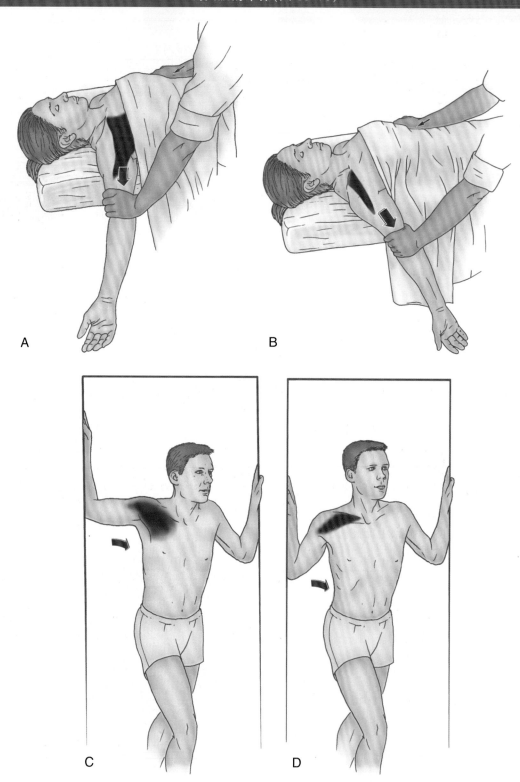

图 10-76　右胸大肌的牵伸。牵伸胸肋头部,上臂外展约 90°并水平伸展。牵伸锁骨头部,上臂外展约 45°并水平伸。(A,B)治疗师分别辅助牵伸胸肋和锁骨头部。注意被检查者身体被治疗师右手固定。(C,D)分别自我牵伸胸肋和锁骨头部。被检查者上臂顶门框来固定并迈步/前倾。

胸小肌（图 10-77）——仰卧位

☑ 附着点

- 第 3~5 肋

至

- 肩胛骨喙突内侧面

☑ 运动功能

- 在肩胛胸壁（ScC）关节后撤肩胛骨
- 在 ScC 关节下降肩胛骨
- 在 ScC 关节下回旋肩胛骨
- 在胸肋和肋脊关节上提第 3~5 肋

初始体位（图 10-78）

- 被检查者取仰卧位，上臂置于身体腰背部
- 治疗师坐于床头部
- 触诊手置于肩胛骨喙突下缘

触诊步骤

1. 嘱被检查者下压手和前臂来抵抗床面，通过胸大肌感受胸小肌的收缩（图 10-79）。
2. 在垂直弹拨肌纤维的同时向肋骨止点处触诊。
3. 一旦胸小肌被触诊，嘱被检查者放松来评估其基础张力。

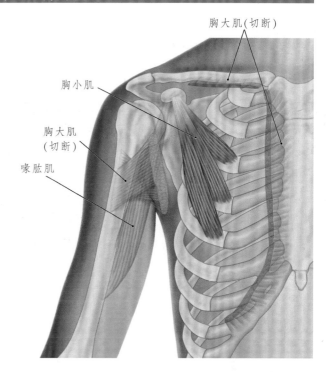

图 10-77　右胸小肌前视角。喙肱肌和胸大肌被阴影化。

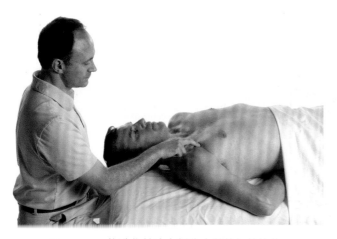

图 10-78　仰卧位触诊右侧胸小肌的初始体位。

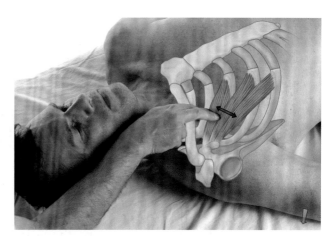

图 10-79　当被检查者下压手和前臂并抵抗床面垂直于纤维方向时触诊右侧胸小肌。

胸小肌——仰卧位(续)

触诊笔记

1. 嘱被检查者下压手和前臂来抵抗床面,因为这要求被检查者在盂肱(GH)关节伸上臂,这要求肩胛骨在肩胛胸壁(ScC)关节进行下回旋的附属运动,一个胸小肌控制的运动来完成。这容易在被检查者坐位下完成(图10-80)。

2. 此时可单独触到并可见胸小肌的三条分岭处。

3. 另一种触诊方法为触诊胸小肌最外侧纤维,通过深压胸大肌来评估。这种方法虽然可以,可能会造成被检查者不舒服,因为胸小肌可在触诊胸大肌时被轻松触诊。

触诊要点

被检查者的手置于腰背部。

其他触诊体位——坐位

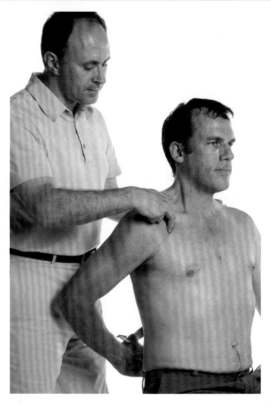

图10-80 嘱被检查者坐位时触诊胸小肌是比较容易的姿势,因为被检查者可以舒适地将手置于腰背部并轻松地朝后方移动,同时治疗师要求其这样做。

扳机点

1. 扳机点(TrP)(图10-81)在胸小肌通常是由急性或慢性肌肉过度使用、长期姿势使其肌肉缩短(如慢性圆肩姿势、使用吊带或支具、睡觉时双臂抱于胸前、睡觉时受影响侧在下且肩带后撤)、使用拐杖或腋杖、心肌梗死、过度呼吸、压迫肌肉(如由于背包带过紧),或由胸大肌或斜角肌的TrP所致。

2. TrP在胸小肌倾向于产生胸小肌综合征(引起上肢神经症状或血管症状)、圆肩姿势(这可能在肩胛间部位产生疼痛或引起胸锁综合征)、肩胛胸壁(ScC)关节后撤肩胛骨受限,或使肩胛骨形成翼状肩。

3. 胸小肌扳机点(TrP)的牵涉区需与胸大肌、三角肌、喙肱肌、斜角肌、冈上肌、冈下肌、肱二头肌和肱三头肌相区分。

4. TrP在胸小肌通常被误认为是颈椎间盘综合征、前斜角肌综合征、肋锁综合征、腕管综合征、肱二头肌炎、胸部绞痛或心脏梗死(如果TrP在左边)。

5. 胸小肌相关的TrP通常发生于胸大肌、三角肌前部、斜角肌和胸锁乳突肌(SCM)。

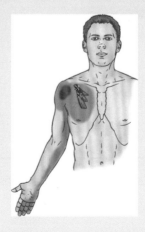

图10-81 常见胸小肌扳机点(TrP)前视角和其相应牵涉区。

胸小肌——仰卧位(续)

胸小肌的牵伸(图 10-82)

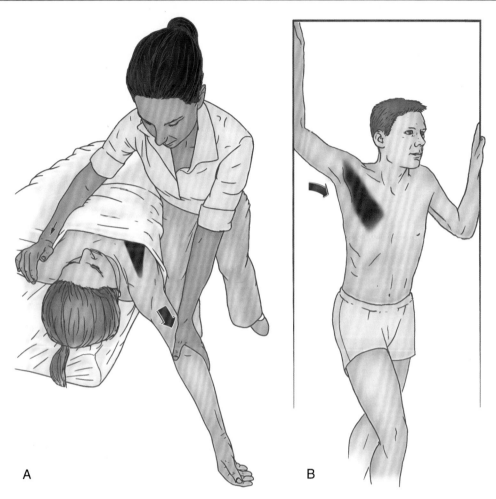

A　　　　　　　　　　**B**

图 10-82　右胸小肌的牵伸。上臂外展约 135°并水平伸展。**(A)**治疗师辅助牵伸。注意被检查者的躯干被治疗师右手固定。**(B)**自我牵伸。被检查者用前臂抵抗门框来固定并前倾。

锁骨下肌(图 10-83)——仰卧位

☑ 附着点

□ 第 1 肋与其关节软骨接触处

　　至

□ 锁骨下缘 1/3 中间处

☑ 运动功能

□ 在胸锁(SC)关节下降锁骨

□ 在 SC 关节后撤肩胛骨

□ 在肩 SC 关节下回旋锁骨

□ 在胸肋和肋脊关节上提第 1 肋

初始体位(图 10-84)

■ 被检查者取仰卧位,上臂在 GH 关节内旋并放松
　于身体两侧

■ 治疗师坐于床头部

■ 触诊手在锁骨处屈曲,使得指腹置于锁骨下表面

触诊步骤

1.触诊锁骨下肌是有难度的。

2.使此区域的肌肉放松,感受锁骨下的锁骨下肌。

3.触诊时,嘱被检查者在 SC 关节下沉锁骨[即下降
　肩带(肩胛骨和锁骨)],并感受锁骨下肌的收缩(图
　10-85)。

4.从起点触到止点。

5.一旦锁骨下肌被触诊,嘱被检查者放松并评估其
　基础张力。

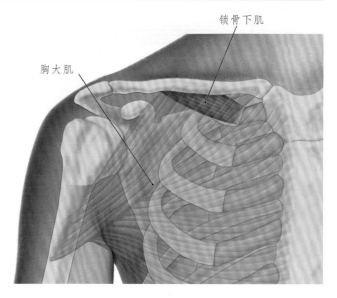

图 10-83　右锁骨下肌前视角。胸大肌被阴影化。

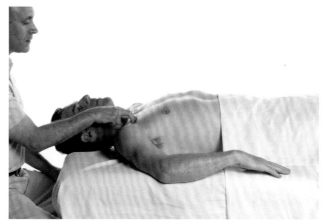

图 10-84　仰卧位触诊右锁骨下肌的初始体位。

其他触诊体位

锁骨下肌也可在侧卧位或坐位被触诊。

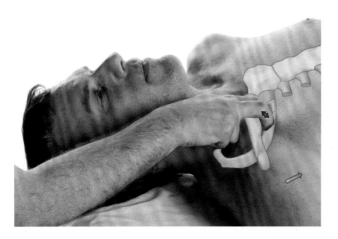

图 10-85　当被检查者下降肩带时触诊右锁骨下肌。

锁骨下肌——仰卧位(续)

触诊笔记

1.嘱被检查者在盂肱(GH)关节被动内旋上臂来帮助放松胸大肌,它位于锁骨下浅表面。同时,使上臂进一步外展从而进一步放松胸大肌。

2.当触诊锁骨下肌时,保持被检查者被动内收也会有帮助。在 GH 关节外展上臂要求锁骨在胸锁(SC)关节上回旋,如此使得更多的锁骨下表面被触诊。嘱被检查者上臂被动外展很重要,因为这样会使此区域的肌肉放松。

触诊要点

将手指绕于锁骨上。

扳机点

1.扳机点(TrP)(图 10-86)在锁骨下肌通常是由急性或慢性肌肉过度使用或长期维持某一姿势使其肌肉缩短（如慢性圆肩姿势、使用吊带或支具、睡觉时受影响侧在下且肩带后撤）、使用拐杖或腋杖所致。

2.TrP 在锁骨下肌倾向于产生肋锁综合征(引起上肢神经症状或血管症状)。

3.锁骨下 TrP 的牵涉模式需与源于肱二头肌、肱肌、斜角肌、冈上肌、冈下肌、肱桡肌、桡侧腕长伸肌、指伸肌、旋后肌、拇对掌肌和拇短展肌的牵涉模式相区分。

4.TrP 在锁骨下肌通常被误认为是颈椎间盘综合征、前斜角肌综合征、胸小肌综合征或外上髁炎。

5.相关的 TrP 通常发生于胸大肌和胸小肌。

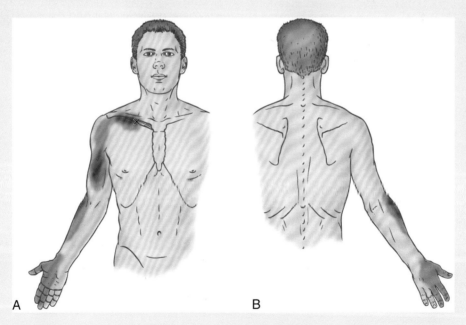

图 10-86　(A)常见锁骨下肌扳机点(TrP)前视角和其相应牵涉区。(B)剩余牵涉区后视角。

锁骨下肌——仰卧位(续)

锁骨下肌的牵伸(图 10-87)

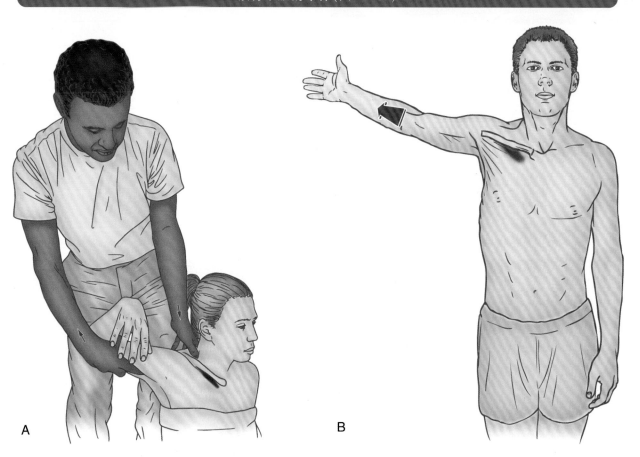

A　　　　　　　　　　　　B

图 10-87　右锁骨下肌的牵伸。(A)治疗师辅助牵伸。被检查者上臂外展并后伸的同时，治疗师用左侧拇指固定被检查者第 1 肋。(B)自我牵伸。上臂外展、外旋并后伸同时躯干保持向前。

肩带周围肌肉

　　下面的快速触诊回顾是本章的简略肌群触诊准则。阅读此准则有助于快速高效地掌握本章的肌群触诊准则。

被检查者取俯卧位

　　1.斜方肌:由被检查者俯卧位开始上臂外展 90°并于床面放松,上臂垂于床面。治疗师站在被检查者一侧,嘱被检查者在盂肱(GH)关节外展上臂的同时前臂在肘关节伸展,并在肩胛胸壁(ScC)关节后撤肩胛骨。首先看并感受斜方肌下部外侧缘。一旦感受到,当被检查者收缩放松的肌肉时触诊整个斜方肌下部,同时垂直弹拨肌纤维。此外,当被检查者收缩放松的肌肉时触诊斜方肌中部,同时垂直弹拨其纤维。然后嘱被检查者轻轻在脊柱关节伸头颈,并感受上部斜方肌的收缩。一旦感受到,当被检查者收缩放松的肌肉时触诊整个斜方肌,同时垂直弹拨其纤维。

　　2.菱形肌:被检查者取俯卧位,手置于腰背部。治疗师站于被检查者一侧,嘱被检查者举手,并离开腰背部,同时看菱形肌收缩并可见其肌肉(尤其是下缘)。然后当被检查者交替收缩放松肌肉时触诊所有菱形肌并垂直弹拨其纤维。需要记住的是,内侧止点的最上部为颈下部的 C7 位置。

　　3.肩胛提肌:被检查者取俯卧位,手置于腰背部。治疗师站或坐于被检查者一侧,嘱被检查者轻轻小范围上抬肩胛骨,并感受在肩胛角处斜方肌深处的肩胛提肌的收缩。被检查者轻轻收缩并放松肌肉时,一旦感受到触及浅层肌肉,则进行垂直弹拨。一旦治疗师触诊到肩胛提肌在后三角后,手便无须在腰背部,同时被检查者可以更好地用力上提肩胛骨。当被检查者收缩其放松的肌肉时继续垂直弹拨,直到治疗师找到横突止点。记住 C1 横突在被检查者耳朵下。

　　4.三角肌后部:被检查者取俯卧位,上臂外展 90°并放松于床面,同时前臂垂于床面。治疗师站或坐于被检查者一侧,嘱被检查者在 GH 关节水平外展上臂,并感受三角肌后部的收缩。可以加以阻力,一旦感受到,从肩胛冈到三角肌粗隆进行触诊,当被检查者交替收缩放松肌肉时垂直弹拨其肌纤维。

　　5.冈下肌和小圆肌:触诊冈下肌需要被检查者取俯卧位,前臂外展 90°并放松于床面,前臂悬于床面。治疗师坐于被检查者侧面,被检查者上臂放于检查者两膝之间。嘱被检查者在 GH 关节外旋上臂,感受在肩胛骨嵴下方的冈下肌。一旦感受到,触诊在冈下窝的整个冈下肌,同时被检查者交替收缩并放松肌肉。当被检查者收缩和放松肌肉时,继续朝着大结节止点触诊,同时触诊弹拨其肌纤维。触诊小圆肌,嘱被检查者在 GH 关节外旋上臂,并在小圆肌处触诊其收缩,同时触诊在肩胛骨外侧缘上部的小圆肌。一旦触诊到,朝着大结节止点处触诊,同时垂直弹拨。注意:触诊冈下肌和小圆肌之间的间隙是比较困难的,然而,嘱被检查者交替外旋和内旋上臂,便很容易触诊(小圆肌在外旋时收缩,大圆肌在内旋时收缩)。

　　6.大圆肌:被检查者取俯卧位。治疗师坐于被检查者一侧,被检查者前臂置于治疗师两膝之间。触诊大圆肌时,触诊手指要放于肩胛骨外侧缘下部,同时嘱被检查者在 GH 关节内旋上臂。当被检查者交替收缩和放松肌肉时,继续朝着肱骨止点处触诊,同时垂直弹拨纤维。为触诊肱二头肌内侧唇止点,需要在腋区域触诊。注意:区分大圆肌与背阔肌是比较困难的。

　　7.冈上肌:被检查者取俯卧位,上臂放松于身体一侧。治疗师坐于被检查者一侧,嘱被检查者在 GH 关节轻微外展上臂(10°~15°),感受在肩胛骨嵴上部的冈上肌(可给予轻微阻力)。一旦感受到,触诊整个在冈下窝的肌肉肌腹。触诊肌腱,从肩胛骨喙突往下到远端肌腱(沿肩胛骨嵴到肱骨画一条假想线)。垂直弹拨至远端肌腱,在三角肌深处感受它,这可在冈上肌收缩或放松时被触诊。

被检查者取仰卧位

　　8.三角肌前部:被检查者取仰卧位。治疗师坐于被检查者床头,嘱被检查者在 GH 关节上抬上臂处于屈曲外展之间,感受三角肌前部的收缩,如需要可给予阻力。一旦触诊到,当被检查者交替收缩和放松肌肉时,从锁骨外侧到三角肌粗隆进行触诊,同时垂直弹拨纤维。

　　9.肩胛下肌:被检查者取仰卧位,上臂放松于躯干,另一侧手轻轻支撑触诊侧的上臂肘部。治疗师坐

肩带周围肌肉(续)

于被检查者一侧,辅助手置于被检查者身体下,被动后撤被检查者肩胛骨。嘱被检查者深呼吸,当被检查者缓慢呼气时,就可以缓慢而稳定地触诊肩胛下肌了。确保治疗师的指腹抵于肩胛骨前侧面。为确认治疗师触诊到被检查者肩胛下肌,要求被检查者在 GH 关节内旋上臂并感受肌肉收缩。当深压于肩胛骨内侧缘时,应尽量多触诊肩胛下肌。注意:为顺着肩胛下肌一直到肱骨小结节,需使被检查者上臂放松于空中(屈曲位),并抵抗治疗师身体。感受小结节止点,确定肌肉处于放松状态。

10.前锯肌:嘱被检查者取仰卧位,同时上臂直指空中,指向天花板。治疗师坐于被检查者一侧。当治疗师触诊胸廓外侧缘时,嘱被检查者朝天花板方向伸展。如果需要,辅助手可以给予阻力。继续触诊尽可能多的前锯肌(包括触诊深层胸大肌)。

11.胸大肌:被检查者取仰卧位,上臂放松于体侧。治疗师坐于被检查者一侧。对于胸肋头部的触诊,当抵抗被检查者上臂在 GH 关节内收时触诊腋褶皱组织下部。触诊整个胸肋头部同时垂直弹拨其肌纤维。对于锁骨头部的触诊,当被检查者在 GH 关节斜向于屈曲内收位时触诊锁骨内侧下缘。如果需要,可给予阻力。当垂直弹拨其肌纤维时触诊整个锁骨头部。

12.胸小肌:被检查者取仰卧位,手置于身体腰背部。治疗师坐于被检查者床头部。当被检查者手于前部下压床面时,触诊在肩胛骨喙突下侧的胸小肌的收缩。一旦感受到,当被检查者交替收缩放松肌肉时,触诊全部的于肋骨止点的三个胸小肌分支,同时垂直弹拨其肌纤维。

13.锁骨下肌:被检查者取仰卧位,上臂内旋并放松于身体一侧。治疗师坐于床头部。肌肉放松,感受锁骨下表面的锁骨下肌。在收缩时感受锁骨下肌。触诊肌肉的同时,嘱被检查者下沉肩带。

复习题

1.列出斜方肌三部分的运动功能。

2.列出胸大肌的运动功能。

3.肩胛下肌的附着点是什么?

4.肩胛提肌的附着点是什么?

5.当触诊冈上肌肌腹时,什么肌肉导致触诊困难?有多困难?

6.当触诊斜方肌时,哪种体位被检查者可收缩整个肌肉?

7.当触诊菱形肌时,哪种坐位姿势和运动较合适?

8.当触诊肩胛提肌时,手置于腰背部是什么原理?

9.当触诊小圆肌下缘时,需要与什么肌肉相区分?如何做到的呢?

10.为区分大圆肌肌腱与背阔肌,治疗师将面临什么样的困难?

11.仰卧位时三角肌前部参与什么运动?

12.锁骨下肌扳机点(TrP)的牵涉区需与哪些肌肉相区分?列举三个。

13.胸肌疼痛、肋骨骨折和肋软骨炎经常与哪些肌肉的 TrP 相混淆?

14.哪种体位可使被检查者充分伸展右上侧斜方肌?

15.描述冈下肌和小圆肌的自我牵伸方法。

16.牵伸肩胛提肌与斜方肌上部有什么不同?

17.为什么通过上臂在盂肱关节外旋来触诊三角肌后部是不利的?

案例学习

　　一 21 岁男性主诉疼痛与右肩关节和右侧后颈部僵硬。被检查者是当地大学棒球队的右手接球手,教练注意到其近 3 周表现不佳而推荐其进行手法治疗。被检查者无肩部或颈部受伤史。

　　被检查者诉说肩痛位置在肩关节前部,并向下放射至上臂前部,绕肩一周,疼痛分级为休息时 3/10 分(疼痛程度为 0~10 分的 10 级分法,0 分为无痛,10 分为最痛),活动时为 7 分。只有在颈部向左侧旋转时才会有疼痛存在(尤其是接球准备时),疼痛为 5/10 分。他描述刚开始为单纯僵硬,3 周后开始疼痛。自我康复方面,他使用冰敷并每 6~8 小时服用布洛芬 400mg,持续两周。

　　物理检查显示颈部左侧被动、主动旋转受限并于终末端产生疼痛。右侧肩关节伸展受限 20° 并开始产生疼痛。右侧肩内外旋抗阻试验示力量下降。触诊评估示右侧胸大肌、胸小肌、三角肌前部、三角肌后部、肱二头肌、斜方肌上部和肩胛提肌紧张和痉挛。

1.要进一步进行什么评估? 需要问什么其他问题吗?
2.你建议什么样的治疗?
3.你建议什么样的自我康复活动?

(于大海 译 刘守国 吴亚文 校)

第 11 章

过程2　颈部肌肉的触诊

概述

　　本章描述颈部肌肉的触诊,将按照从前往后的顺序讲解不同部位的颈部肌肉。前面的肌肉触诊采用仰卧位,而后面的大部分肌肉采用端坐位,小部分采用仰卧位,一些可以卧、坐相互替换的体位操作在本章也有介绍。主要的肌肉或肌群会在该部位做一个直接分离展示,也有一些其他部位的肌肉采用间接方法展示。本章还会对扳机点(TrP)方面的知识以及牵伸技术做一些讲解。牵伸技术包括治疗师辅助牵伸和被检查者自我牵伸。本章最后部分是高级的快速触诊回顾,对本章提及所有肌肉的连续触诊做一个总结。

本章大纲

胸锁乳突肌(SCM)——仰卧位
　绕行至颈阔肌
斜角肌——仰卧位
　绕行至肩胛舌骨肌下腹
颈长肌和头长肌——仰卧位
　绕行至头前直肌和头外侧直肌
舌骨肌群——仰卧位
上斜方肌——坐位
肩胛提肌——坐位
头夹肌——坐位
　绕行至颈夹肌
头半棘肌——仰卧位
　绕行至头最长肌、颈半棘肌和颈部多裂肌
枕下肌群——仰卧位

本章目标

阅读完本章,学生或治疗师应该能够完成以下内容:
　1.描述肌肉附着点。
　2.描述肌肉运动功能。
　3.描述触诊初始体位。
　4.描述并解释每一步触诊步骤的目的。
　5.触诊每块肌肉。
　6.描述"触诊要点"。
　7.描述其他触诊体位。
　8.描述常见位置的扳机点。
　9.描述扳机点牵涉区域。
　10.描述常见导致扳机点或使其长期存在的因素。
　11.描述扳机点引起的常见症状。
　12.描述治疗师辅助或自我牵伸技术。

颈部和胸部肌肉前面观、后面观和右侧观如图 11-1 至图 11-3 所示。

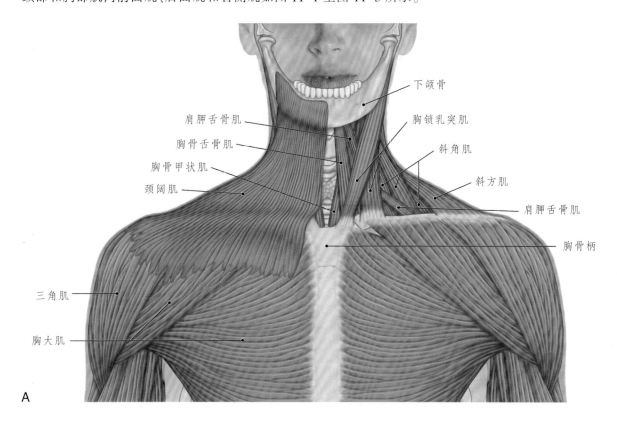

下颌骨

肩胛舌骨肌
胸骨舌骨肌
胸骨甲状肌
颈阔肌

胸锁乳突肌
斜角肌
斜方肌
肩胛舌骨肌
胸骨柄

三角肌
胸大肌

A

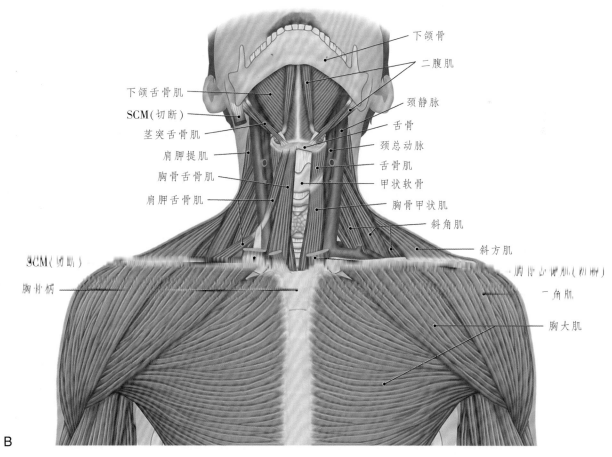

下颌骨
二腹肌

下颌舌骨肌
SCM(切断)
茎突舌骨肌
肩胛提肌
胸骨舌骨肌
肩胛舌骨肌

颈静脉
舌骨
颈总动脉
舌骨肌
甲状软骨
胸骨甲状肌
斜角肌
斜方肌

SCM(切断)
胸骨柄

胸小胛提肌(切断)
三角肌
胸大肌

B

图 11-1　颈和上胸部前面观。(A)浅层,左侧颈阔肌已移除。注意:颈部的后三角位于斜方肌上部、胸锁乳突肌和锁骨之间。(B)中间层,右侧 SCM 已切断,右侧 SCM 和肩胛舌骨肌已移除,左侧胸骨舌骨肌已切断。(待续)

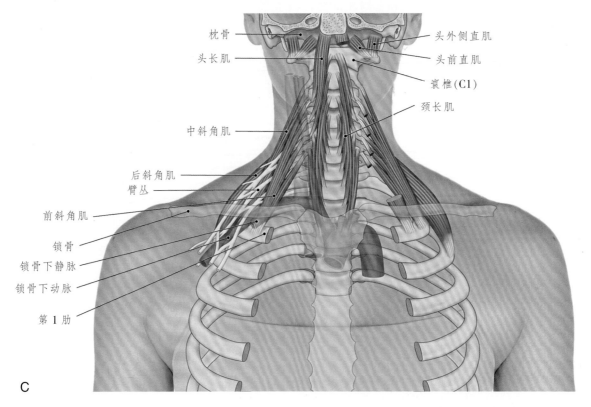

枕骨

头长肌

中斜角肌

后斜角肌

臂丛

前斜角肌

锁骨

锁骨下静脉

锁骨下动脉

第 1 肋

头外侧直肌

头前直肌

寰椎(C1)

颈长肌

C

图 11-1(续)　(C)深层，左侧的前斜角肌和头长肌，以及臂丛神经和锁骨下动脉与静脉已切断或移开。

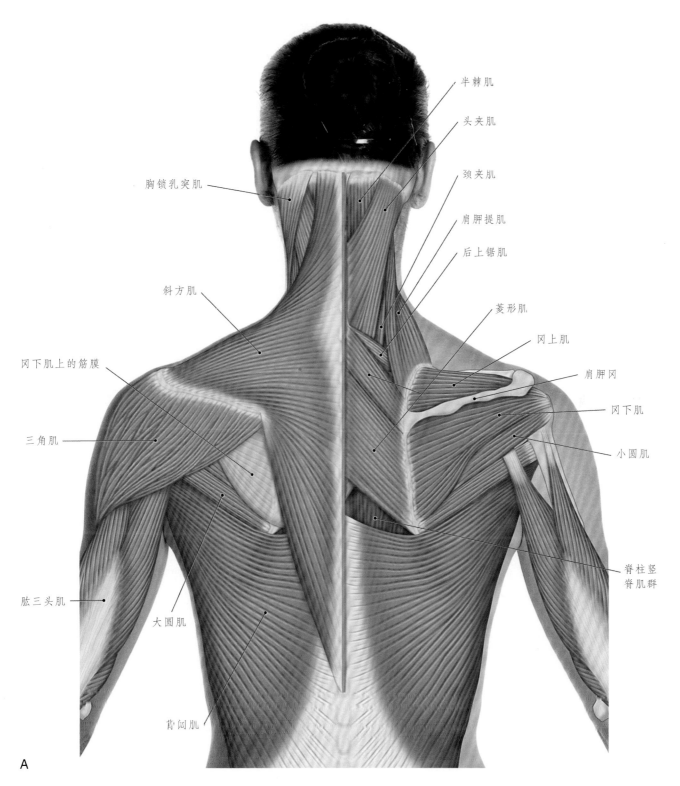

半棘肌

头夹肌

颈夹肌

肩胛提肌

后上锯肌

菱形肌

冈上肌

肩胛冈

冈下肌

小圆肌

脊柱竖脊肌群

胸锁乳突肌

斜方肌

冈下肌上的筋膜

三角肌

肱三头肌

大圆肌

背阔肌

A

图 11-2　颈和上背部后面观。**(A)** 浅层，右侧的斜方肌、胸锁乳突肌 (SCM) 和三角肌已移除。(待续)

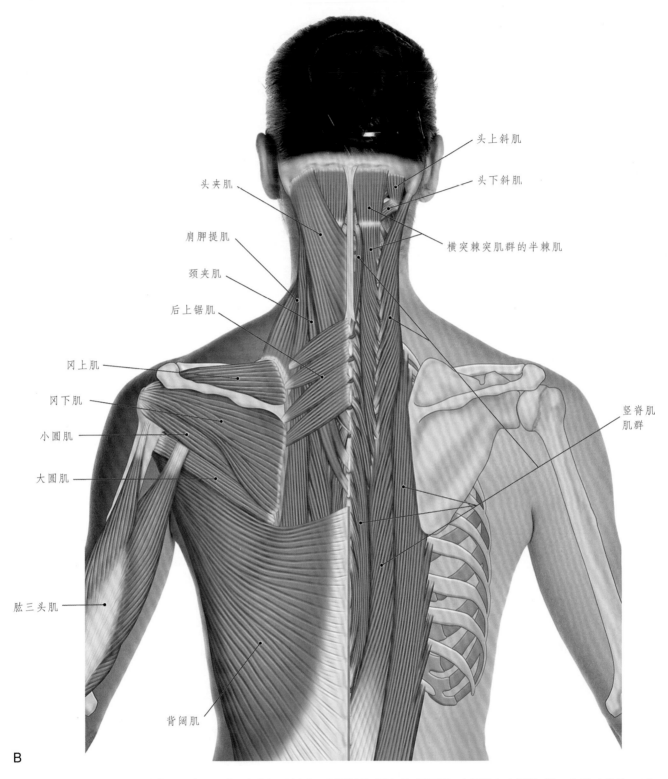

头上斜肌

头下斜肌

头夹肌

肩胛提肌

颈夹肌

后上锯肌

横突棘突肌群的半棘肌

冈上肌

冈下肌

小圆肌

大圆肌

竖脊肌肌群

肱三头肌

背阔肌

B

图 11-2(续)　(B)中间层，右侧的后锯肌上部、头夹肌、颈夹肌、肩胛提肌、冈上肌、冈下肌、小圆肌和大圆肌、肱三头肌已移除。(待续)

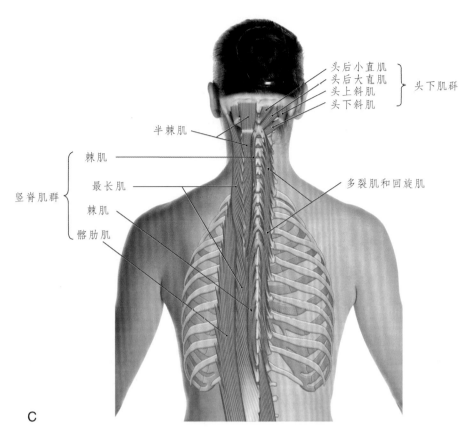

头后小直肌
头后大直肌
头上斜肌
头下斜肌
}头下肌群

半棘肌

多裂肌和回旋肌

棘肌
最长肌
棘肌
髂肋肌
}竖脊肌群

C

图 11-2(续)　(C)深层,右侧的髂肋肌、最长肌和竖脊肌、横突棘突肌群的半棘肌已移除。

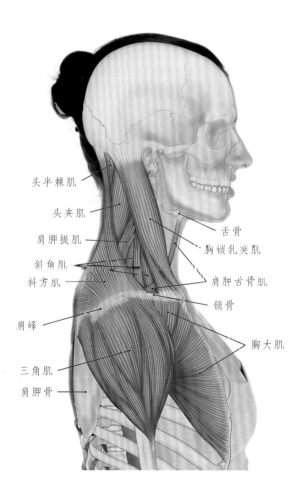

头半棘肌

头夹肌

肩胛提肌

斜角肌

斜方肌

肩峰

三角肌

肩胛骨

舌骨

胸锁乳突肌

肩胛舌骨肌

锁骨

胸大肌

图 11-3　颈部肌肉的右侧观。

胸锁乳突肌(SCM)(图 11-4)——仰卧位

☑ 附着点

□ 胸骨柄和锁骨内侧 1/3 处

  至

□ 颞骨的乳突和枕骨上项线外侧 1/2 处

☑ 运动功能

□ 作用于脊柱关节屈曲下颈部

□ 作用于脊柱关节伸展头部和上颈部

□ 作用于脊柱关节侧屈头和颈部

□ 作用于脊柱关节向对侧旋转头颈部

□ 抬高胸骨和锁骨

初始体位(图 11-5)

■ 被检查者取仰卧位,头和颈部向对侧旋转

■ 治疗师坐于头侧

■ 触诊手轻放于胸锁关节上

触诊步骤

1. 嘱被检查者将头抬离床面,然后寻找凸显出来的胸锁乳突肌(SCM)(图 11-6)。

2. 也可以用辅助手施加阻力,但常不需要这样做,因为头颈部的重力作用已经提供了足够的阻力。

3. 使用垂直于肌纤维方向的弹拨手法朝向上端附着点进行触诊。

4. 一旦胸锁乳突肌被定位,嘱被检查者放松,然后触诊评估肌肉基础张力。

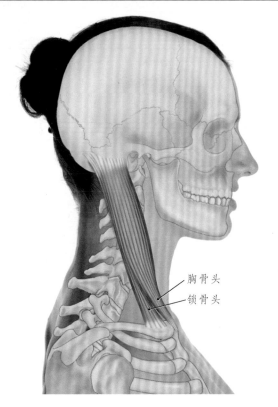

胸骨头
锁骨头

图 11-4　右侧胸锁乳突肌(SCM)侧面观。

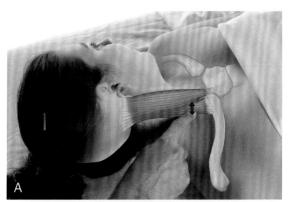

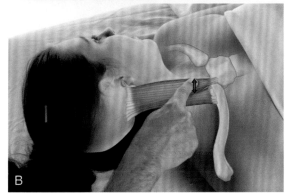

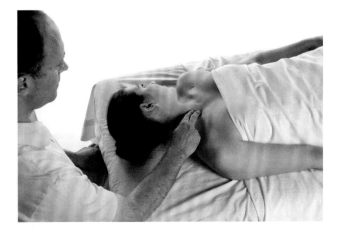

图 11-5　右胸锁乳突肌(SCM)仰卧位下触诊的初始体位。

图 11-6　仰卧位下,让被检查者的头抬离床面时触诊右胸锁乳突肌(SCM)。(A)触诊锁骨头。(B)触诊胸骨头。

胸锁乳突肌(SCM)——仰卧位(续)

触诊笔记

1.胸锁乳突肌的胸骨头通常比锁骨头更易被发现。如果看不到锁骨头,可以直接触诊胸骨头的下外侧缘。注意:在胸骨头和锁骨头之间常见有一条小间隙,但有些人可能有很大的间隙或没有间隙。

2.触诊胸锁乳突肌时要稍微小心一点,因为一般颈动脉窦就在胸锁乳突肌的深部(见图 11-1B),而按压到颈动脉窦会引起血压下降。因此,在触诊胸锁乳突肌时,夹捏触诊法比浅触诊法更被推荐。

3.胸锁乳突肌参与构成了颈后三角的前边界,是定位斜角肌很好的标志。它同时也参与构成了颈前三角的后边界,是定位颈长肌和头长肌很好的标志。

触诊要点

头部转向对侧并向上抬起。

其他触诊体位——坐位(图 11-7)

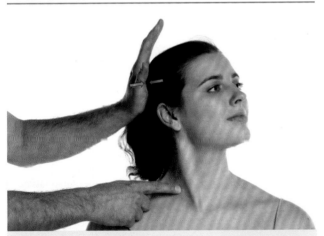

图 11-7 坐位下很容易触诊胸锁乳突肌(SCM)。嘱被检查者向相反的方向转头和颈(对侧旋转),并轻轻向同侧抗阻侧屈。在向对侧旋转时就可以看到胸骨头。同侧抗阻侧屈时通常可以暴露出锁骨头。如果看不到锁骨头,可以尝试增加侧屈的阻力。

扳机点

1.胸锁乳突肌的扳机点(图 11-8)常由急性或慢性肌肉过度使用引起(例如,头长期转向一侧的坐姿或仰头刷天花板的油漆、长期咳嗽过度使用呼吸肌)。长期姿势不良导致肌肉变短(例如,头前伸姿势、把书放在膝盖上用屈曲下颈椎的方式低头看书、睡过于薄的枕头)。戴领带、穿有过紧衣领的衣服或外伤(如挥鞭样损伤、跌倒)都会刺激胸锁乳突肌。

2.胸锁乳突肌的扳机点易导致头痛,引起同侧头颈部侧屈的姿势变化、头颈部活动受限、咽喉痛、自主神经系统症状(胸骨头:眼部症状,如上眼睑下垂、视力下降、产生过多眼泪;锁骨头:局部血管收缩和排汗量的增加)、本体感觉症状(胸骨头:头晕、眩晕、恶心、共济失调;锁骨头:听力下降),甚至引起第 11 对脑神经卡压(副神经)。

3.胸锁乳突肌扳机点疼痛牵涉模式须注意与斜方肌、头半棘肌、枕骨下肌、颞肌、咬肌、二腹肌(由于牵涉痛和喉部症状)、翼内肌和翼外肌、枕额肌、颈阔肌、颈长肌和头长肌(由于可能的喉部症状),以及一些表情肌的扳机点和扳机点疼痛牵涉模式相鉴别。

4.胸锁乳突肌扳机点常被误诊为淋巴结肿大、窦性头痛或偏头痛、胸锁关节炎、三叉神经痛或神经性痉挛性斜颈。

5.相关联的扳机点通常存在于斜角肌、颈阔肌、肩胛提肌、斜方肌、头夹肌、颈夹肌、头半棘肌、颞肌、咬肌、二腹肌和对侧胸锁乳突肌。

6.胸锁乳突肌的扳机点牵涉痛可投射到身体的另一侧。

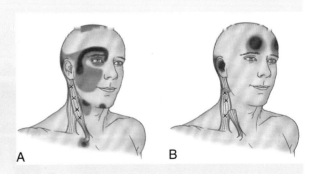

图 11-8 前外侧观显示胸锁乳突肌常见的扳机点和相应的牵涉区域。(A)胸骨头。(B)锁骨头。

胸锁乳突肌(SCM)——仰卧位(续)

胸锁乳突肌的牵伸(图 11-9)

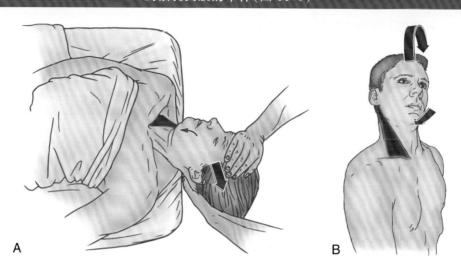

A   B

图 11-9　右侧胸锁乳突肌(SCM)的牵伸。被检查者的头和颈左侧屈并向右侧旋转,下颈段伸展但下颌收拢(头屈曲)。(A)治疗师辅助牵伸。注意:按压被检查者的头向下伸展时务必小心。(B)自我牵伸。

 绕行方法

颈阔肌

颈阔肌是一块宽而薄的肌肉,起自上胸部的浅筋膜,止于下颌骨及下面部浅筋膜(图 11-10A)。当它收缩时,会引起颈部皮肤皱褶,嘱被检查者做沮丧表情并将下嘴唇用力向两侧拉伸可以引出此肌肉(见图 11-10B)。

扳机点

1.颈阔肌的扳机点常由急性或慢性肌肉过度使用(如习惯性的厌恶或惊恐表情)所引起或维持,另外,胸锁乳突肌和斜角肌扳机点也会引起。

2.颈阔肌的扳机点易在下颌骨位置产生刺痛感。

3.颈阔肌的扳机点疼痛牵涉模式须注意与胸锁乳突肌、咬肌、颞肌和翼内肌的扳机点疼痛牵涉模式相鉴别。

4.颈阔肌扳机点常被误诊为颞下颌关节功能紊乱。

5.相关联的扳机点常出现在其他表情肌。

6.注意:颈阔肌的扳机点经常位于胸锁乳突肌上。

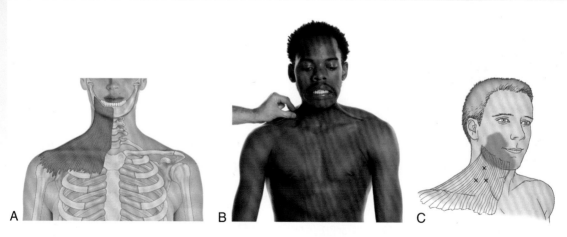

A   B   C

图 11-10　颈阔肌。(A)右颈阔肌前面观。(B)颈阔肌收缩时前面观和触诊。(C)前外侧观显示颈阔肌的扳机点和相应的牵涉区域。

斜角肌(图 11-11)——仰卧位

附着点

前斜角肌

☐ 第 1 肋

　　至

☐ C3-C6 横突

中斜角肌

☐ 第 1 肋

　　至

☐ C2-C7 横突

后斜角肌

☐ 第 2 肋

　　至

☐ C5-C7 横突

运动功能

前斜角肌

☐ 作用于脊柱关节屈曲颈部

☐ 作用于脊柱关节侧屈颈部

☐ 作用于脊柱关节向对侧旋转颈部

☐ 作用于胸肋关节和肋椎关节上抬第 1 肋

中斜角肌

☐ 作用于脊柱关节屈曲颈部

☐ 作用于脊柱关节侧屈颈部

☐ 作用于胸肋关节和肋椎关节上抬第 1 肋

后斜角肌

☐ 作用于脊柱关节侧屈颈部

☐ 作用于胸肋关节和肋椎关节上抬第 2 肋

初始体位(图 11-12)

■ 被检查者取仰卧位

■ 治疗师坐于被检查者头侧

■ 触诊手放置于颈后三角区域,位于锁骨上面,胸锁乳突肌锁骨头的外侧缘的下面

触诊步骤

1. 从胸锁乳突肌锁骨头的外侧缘开始(见图 11-6A),向外侧下行至颈后三角的斜角肌上。

2. 手指平按住斜角肌后,嘱被检查者进行短且快的经鼻呼吸,感受斜角肌的收缩(图 11-13)。

3. 在胸锁乳突肌、上斜方肌、肩胛提肌和锁骨构成的颈后三角中,尽可能多地触诊斜角肌,最好的触诊手法是垂直肌纤维的弹拨手法。

4. 一旦触诊定位斜角肌后,嘱被检查者放松,然后评估肌肉基础张力。

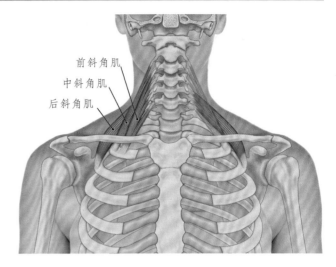

图 11-11 斜角肌前面观。右侧三块斜角肌。后斜角肌和被阴影化的中斜角肌可参见左侧。

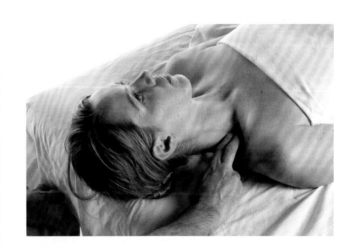

图 11-12 右斜角肌仰卧位下触诊的初始体位。外侧与胸锁乳突肌锁骨头外侧缘毗邻。

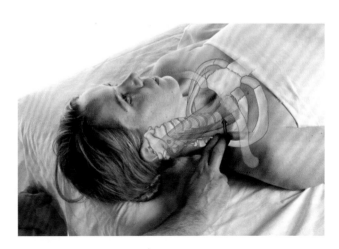

图 11-13 被检查者用鼻子短快呼吸时触诊右斜角肌。

斜角肌——仰卧位(续)

触诊笔记

1.进行短而快的呼吸要求斜角肌的收缩来抬高第一和第二肋骨，从而达到扩张胸廓，帮助呼吸的目的。

2.分辨出前、中、后斜角肌通常很困难，我们需要通过了解它们的位置和肌肉的走行来帮助区分。大部分前斜角肌位于胸锁乳突肌深部，肌纤维走向 C3-C6 脊椎。而中斜角肌位于前斜角肌外侧，大面积出现于颈后三角区域内，它的肌纤维走向 C2-C7 脊椎，在前斜角肌与中斜角肌之间只有一点点间隙的触感。后斜角肌是三条肌肉中最难触诊的，因为它位于最深部的位置，触诊位置在上斜方肌与肩胛提肌前面，肌纤维走向几乎水平于 C5-C7 脊椎。

3.如果胸锁乳突肌开始是处于松弛状态的话，斜角肌的颈椎横突附着点能够被触及。它位于胸锁乳突肌深部，触诊时，被动使被检查者头部屈曲加侧屈，有时加上对侧旋转，然后慢慢触诊到胸锁乳突肌深部，用指腹按压至颈椎横突位置，感受斜角肌的附着点。

4.为了更好地评估在锁骨后的第一和第二肋骨上的斜角肌下端附着点，治疗师被动使被检查者头部屈曲并向触诊侧侧屈，从而使局部软组织放松获得更多的触诊空间，更易触及锁骨后的第一和第二肋骨。

5.触诊斜角肌时需小心谨慎，因为臂丛神经和锁骨下动脉位于前斜角肌与中斜角肌之间(见图 11-1C)。

其他触诊体位——坐位(见图 11-14)

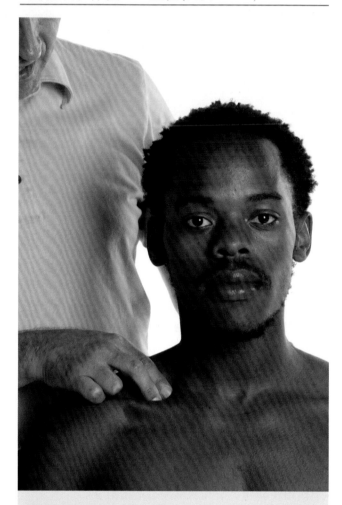

图 11-14 坐位下斜角肌很容易被触诊到。手指固定于胸锁乳突肌锁骨头外侧缘，向下滑落至斜角肌上面，沿着仰卧位下斜角肌触诊方向进行触诊。

触诊要点

嘱被检查者做短而快的经鼻呼吸，在胸锁乳突肌外侧深入触诊。

斜角肌——仰卧位(续)

扳机点

1.斜角肌扳机点(图 11-15)常由急性或慢性肌肉过度使用(如咳嗽、呼吸困难,特别是慢性阻塞性肺病患者)或交通事故引起或维持。

2.斜角肌扳机点易引起胸廓出口综合征(尤其是前斜角肌综合征, 同时也可能引起肋锁综合征,导致上肢的神经、血管症状)、侧屈和(或)同侧旋转受限、胸长神经根卡压(支配前锯肌的神经),以及第一和第二肋骨的关节功能障碍或睡觉痛。

3.斜角肌扳机点疼痛牵涉模式须注意与肩胛提肌、菱形肌、后上锯肌、锁骨下肌、冈上肌、冈下肌、小圆肌、肩胛下肌、背阔肌、大圆肌、三角肌、喙肱肌、肱二头肌、肱肌、肱三头肌、桡侧腕短伸肌、示指伸肌和旋后肌的扳机点疼痛牵涉模式相鉴别。

4. 斜角肌扳机点常被误诊为颈椎椎间盘病变、颈椎关节功能紊乱、心绞痛(左侧扳机点)、肋锁综合征、胸小肌综合征或腕管综合征。

5. 相关联的扳机点常出现在胸锁乳突肌、上斜方肌、头夹肌、胸大肌、胸小肌、三角肌、肱三头肌、前臂后伸肌群和肱肌。

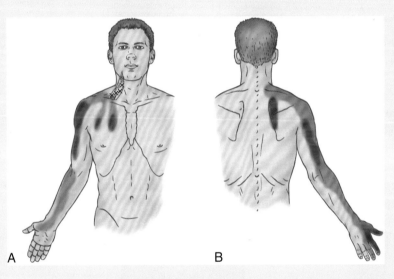

A   B

图 11-15　(A)前面观显示常见的扳机点和相应的牵涉区域。(B)后面观所见牵涉区域。

斜角肌——仰卧位(续)

斜角肌的牵伸(图11-16)

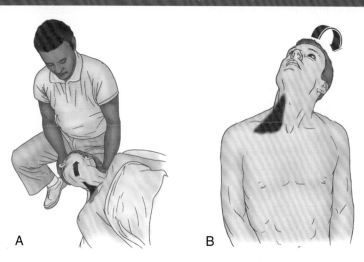

A   B

图 11-16　右侧斜角肌的牵伸。被检查者伸展颈部,左侧屈,并转向右侧(同侧)。**(A)**治疗师辅助牵伸。注意:向下按压被检查者头伸展颈部时要小心。**(B)**自我牵伸。

🔄 绕行方法

肩胛舌骨肌下腹

在颈后三角区域内,肩胛舌骨肌下腹非常容易被触及(图 11-17)。在胸锁乳突肌外侧及锁骨上面进行触诊,当被检查者在颞下颌关节处的下颌骨向下抗阻时,可感觉到水平走向的肩胛舌骨肌。

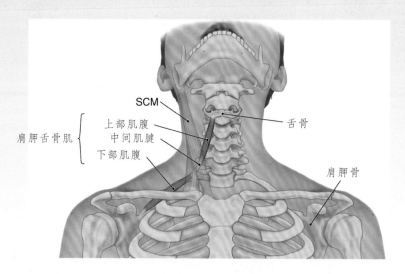

图 11-17　右肩胛舌骨肌前面观。胸锁乳突肌(SCM)被阴影化。

颈长肌和头长肌(图 11-18)——仰卧位

☑ **附着点**

颈长肌

□ 位于 C1 到 T3 之间,从横突和椎体下端的前表面至

□ 横突和椎体上端的前表面

头长肌

□ C3–C5 的横突
至

□ 枕骨部

☑ **运动功能**

颈长肌

□ 作用于脊柱关节屈曲颈部
□ 作用于脊柱关节侧屈颈部
□ 作用于脊柱关节向对侧旋转颈部

头长肌

□ 作用于脊柱关节屈曲头部和颈部
□ 作用于脊柱关节侧屈头部和颈部

初始体位(图 11-19)

■ 被检查者取仰卧位
■ 治疗师坐于床的头端
■ 触诊手置于胸锁乳突肌(SCM)内侧
■ 辅助手置于被检查者的前额头(如果要施加阻力)

触诊步骤

1. 首先定位胸锁乳突肌胸骨头的内侧缘,然后向内侧下移至颈前区的长肌上。

2. 轻缓地向内触诊到颈椎椎体的前表面。注意:如果指腹下有脉搏感,便是触及了颈总动脉,此时应轻轻地把它拨开,或者向一旁稍稍移动绕开血管继续触诊到肌肉。

3. 为了验证触诊肌肉位置的正确性,嘱被检查者将头从床面抬起,同时触摸肌肉的收缩(图 11-20)。注意:头颈抗重力下抬离床面会引起一个相当强力的收缩。然而,如果有需要,仍然可以继续使用辅助手施加阻力(见图 11-21)。

4. 一旦定位肌肉后,使用垂直肌纤维方向弹拨手法触诊,越靠近两端附着点越好。

5. 一旦定位肌肉后,嘱被检查者放松,然后触诊评估肌肉基础张力。

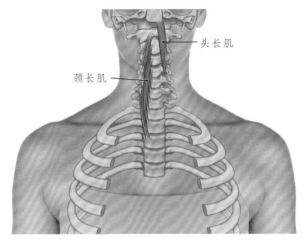

图 11-18　颈长肌和头长肌前面观。右侧为颈长肌,左侧为头长肌。

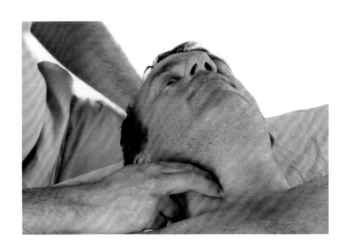

图 11-19　仰卧位下触诊右侧颈长肌和头长肌的初始体位。

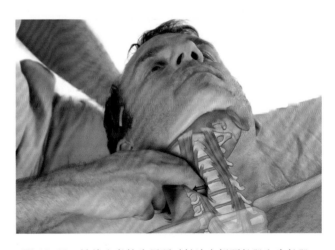

图 11-20　被检查者抬头屈颈时触诊右侧颈长肌和头长肌。

颈长肌和头长肌——仰卧位(续)

触诊笔记

1.颈前区域有一些脆弱的结构,因此,触诊这部分区域必须非常小心。触诊时,深入软组织的过程要轻柔、缓慢,但压力必须足够稳定才能达到深层的肌肉系统。

2.触诊颈长肌和头长肌时的一个潜在危险就是颈总动脉中的颈动脉窦,它位于脊柱旁,受压时会引起神经性反射导致血压下降。

3.如果颈长肌和头长肌的评估受到气管的限制,可以尝试轻轻地将气管拨向对侧,然后再继续向后方深入触诊到肌肉。不要施加过多的压力到气管上,否则会引起被检查者不自主咳嗽。

4.尽管颈前区有许多脆弱和敏感的结构,长肌系统的触诊或治疗都不应该被禁止,因为仍然存在很大的益处。

5.如果发现难以区分长肌与胸锁乳突肌,可嘱被检查者将头转向触诊侧,这样可以放松并隐藏胸锁乳突肌。

6.脊柱相关的长肌往往在挥鞭伤时发生损伤。

其他触诊体位——坐位(图 11-21)

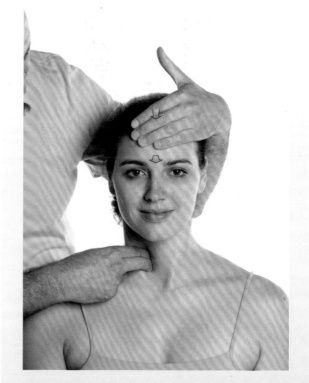

图 11-21 被检查者坐位下很容易触诊颈长肌。按照仰卧位下的触诊方向,唯一的不同是,在此体位下,需要用治疗师的手抵住被检查者头部抗阻屈颈以诱发颈长肌收缩(因为坐位下头和颈无法抗重力)。

扳机点

1.长肌的扳机点常由急性或慢性肌肉过度使用或外伤(如挥鞭样损伤)引起或维持。

2.长肌的扳机点易产生咽喉痛、吞咽困难以及颈后肌群紧张(努力对抗紧张长肌系统的张力)。

3.长肌扳机点的疼痛牵涉模式须注意与二腹肌的前腹和胸锁乳突肌(归因于可能的咽喉症状)的扳机点疼痛牵涉模式相鉴别。

4.长肌的扳机点常被误诊为咽喉痛。

5.相关联的扳机点常出现在颈后肌群(如上斜方肌和头半棘肌)。

6.注意:颈长肌和头长肌的牵涉区还未被很好地标记出来。

颈长肌和头长肌——仰卧位(续)

颈长肌和头长肌的牵伸(图 11-22)

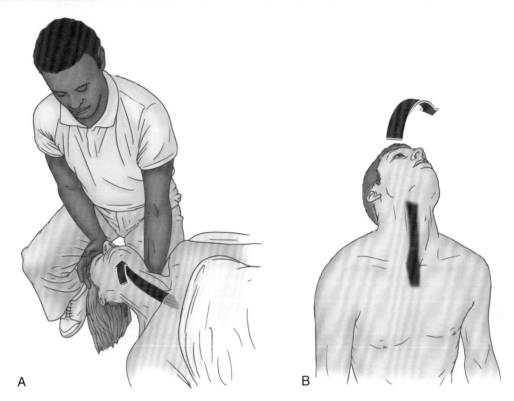

A

B

图 11-22 右侧颈长肌和头长肌的牵伸。被检查者头和颈伸展并向相反的方向侧屈(左侧)。(A)治疗师辅助牵伸。注意:向下按压被检查者头伸展颈部时要小心。(B)自我牵伸。

触诊要点
沿胸锁乳突肌内侧下沉深入脊柱。

颈长肌和头长肌——仰卧位(续)

绕行方法

头前直肌和头外侧直肌(图11-23)

头前直肌起自枕骨部,止于寰椎横突,它处在非常深部的位置,通常不可触及,它的功能是作用于寰枕关节使头部屈曲。头外侧直肌同样起自枕骨部,止于寰椎横突,同样位于组织深部,但有时可被触及,它的功能是作用于寰枕关节使头部侧屈。在颈的前外侧触诊头外侧直肌,被检查者取仰卧位或坐位,然后直接触诊寰椎横突的上方(注意:

寰椎横突的定位经常弄错,它位于下颌支的后面,耳的下面,介于寰椎于枕骨之间),轻轻地按压到一个小凹陷的位置,然后去感觉头侧直肌(图11-24),通常很难区分这块肌肉和周围的软组织系统。注意:①注意按压时不要太用力,因为附近有面神经和茎突的存在;②头前直肌和头外侧直肌的扳机点牵涉区还未被标出。

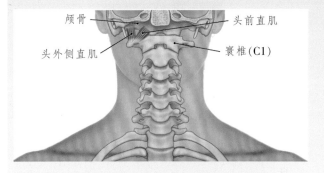

图11-23 右侧头前直肌和头外侧直肌前面观。

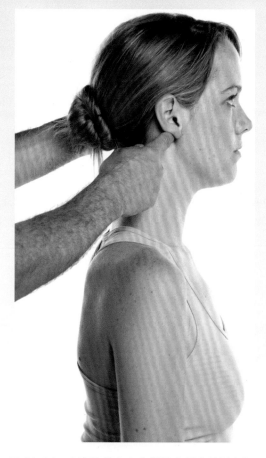

图11-24 在寰椎横突上方触诊右侧头外侧直肌。

舌骨肌群(图 11-25)——仰卧位

☑ 附着点

舌骨下肌群

☐ 胸骨舌骨肌:胸骨

　　至

☐ 舌骨

☐ 胸骨甲状肌:胸骨

　　至

☐ 甲状软骨

☐ 甲状舌骨肌:甲状软骨

　　至

☐ 舌骨

☐ 肩胛舌骨肌:肩胛骨上缘

　　至

☐ 舌骨(以中间肌腱附着在颈椎上)

舌骨上肌群

☐ 二腹肌:颞骨的乳突切迹

　　至

☐ 下颌骨(以中间肌腱系在舌骨上)

☐ 茎突舌骨肌:颞骨茎突

　　至

☐ 舌骨

☐ 下颌舌骨肌:舌骨

　　至

☐ 下颌骨颏棘

☐ 颏舌骨肌:舌骨

　　至

☐ 下颌骨颏棘

☑ 运动功能

舌骨肌群

☐ 作用于颞下颌关节,下沉下颌骨

☐ 作用于脊柱关节,屈曲头颈部

☐ 舌骨下肌群可下沉舌骨

☐ 舌骨上肌群可上抬舌骨

初始体位(图 11-26)

■ 被检查者取仰卧位

■ 治疗师坐于床头侧

■ 触诊手直接放置于舌骨下方,刚刚偏离中心的部位

■ 辅助手放在被检查者下巴处

触诊步骤

1.开始触诊舌骨下肌群时,用辅助手施加阻力,嘱被检查者做下颌骨抗阻下沉运动。触诊手垂直于肌纤维方向弹拨,感受舌骨下肌群肌肉的收缩(图 11-27A)。

2.继续向胸骨方向向下触诊(垂直于肌纤维的弹拨手法)。

3.触诊舌骨上肌群,将触诊手放置在下颌骨下方,施加阻力,防止被检查者下沉下颌骨,然后感受舌骨上肌群肌肉收缩(见图 11-27B)。

4.继续在限制下颌骨下沉的基础上向舌骨的方向,使用垂直于肌纤维的弹拨手法进行触诊。

5.触诊舌骨上肌群中的茎突舌骨肌和二腹肌后肌腹,在限制下颌骨下沉运动的基础上,使用垂直肌纤维的弹拨手法,向颞骨乳突的方向沿舌骨外侧触诊(见图 11-27C)。

6.一旦定位舌骨肌群,嘱被检查者放松,触诊评估肌肉基础张力。

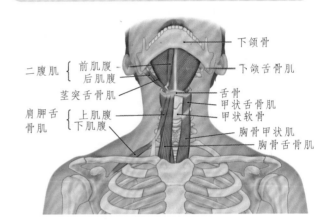

图 11-25　舌骨肌群前面观。左侧的胸骨甲状肌、肩胛舌骨肌、茎突舌骨肌和二腹肌已经切除,看不到颏舌骨肌。

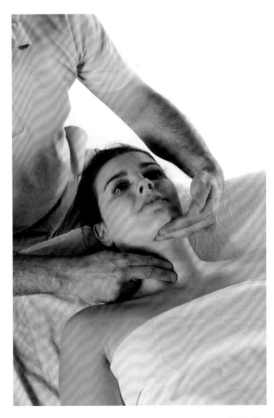

图 11-26　仰卧位下触诊右侧舌骨肌的初始体位。

舌骨肌群——仰卧位(续)

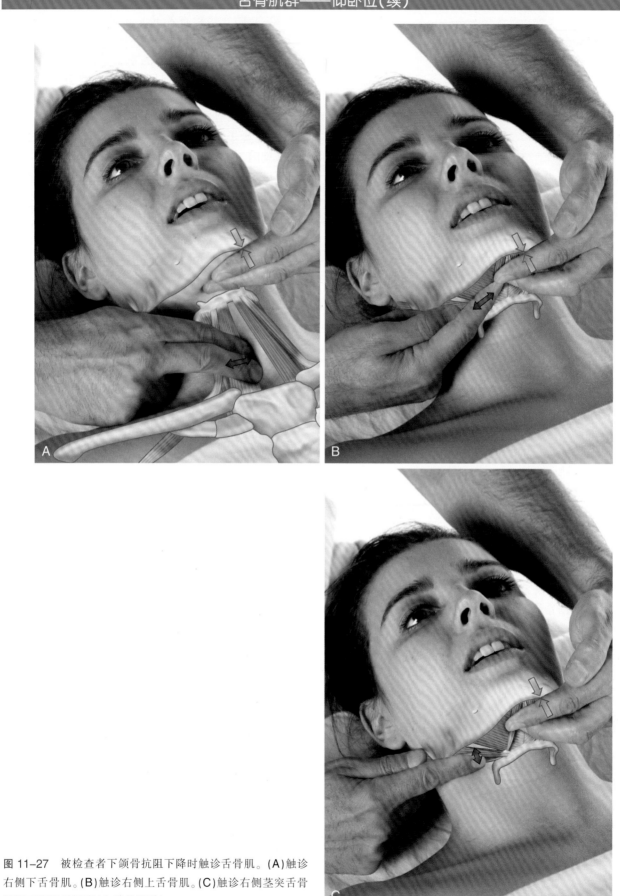

图 11-27　被检查者下颌骨抗阻下降时触诊舌骨肌。(A)触诊右侧下舌骨肌。(B)触诊右侧上舌骨肌。(C)触诊右侧茎突舌骨肌和二腹肌后肌腹(上舌骨肌群)。

舌骨肌群——仰卧位(续)

其他触诊体位

舌骨肌群在坐位下容易被触诊到。

触诊要点

限制下颌骨下沉运动。

触诊笔记

1.当下颌骨下沉抗阻运动时,除茎突舌骨肌外,所有肌肉都会收缩。二腹肌、下颌舌骨肌和颏舌骨肌收缩,使下颌骨做下沉运动,而其他舌骨肌群收缩使舌骨保持稳定,从而提供一个稳定的基础,使二腹肌、下颌舌骨肌和颏舌骨肌可以在下颌骨上产生拉力。

2.如果舌骨肌群一起收缩,且下颌骨被固定在颞骨上[下颌骨的上提肌收缩,如颞肌和(或)咬肌],就会影响到它们在头部的拉力,然后造成在脊柱关节的屈曲运动,使头和颈屈曲。

3.大部分舌骨肌很小、很薄,所以很难一一分辨开来。

扳机点

在所有舌骨肌群中,二腹肌的疼痛牵涉模式是被标记得最好的,每块肌腹都有典型的疼痛牵涉模式。

1.二腹肌的扳机点(图 11-28)常由急性或慢性肌肉过度使用(如习惯性张嘴的姿势,尤其常见于经口呼吸的人群,可能由鼻充血症状引起;颞骨上提肌张力过高、紧张,如颞肌、咬肌、翼内肌)、头前伸姿势(对舌骨肌群造成一个长期的牵拉)或外伤(如挥鞭样损伤)来引起或维持。

2.二腹肌前腹的扳机点会在下排四颗切牙处产生疼痛(两颗在扳机点同侧,两颗在对侧),或引起舌痛、喉咙不舒服或吞咽困难。二腹肌后腹的扳机点易引起枕颞肌痛。

3.二腹肌扳机点的疼痛牵涉模式须注意与其他舌骨肌群、胸锁乳突肌、上斜方肌、翼内肌、头长肌和颈长肌(因为可能出现的喉咙症状),以及枕下肌的扳机点疼痛牵涉模式相鉴别。

4.二腹肌扳机点常由于牙齿症状或胸锁乳突肌紧张而被误诊为牙齿问题(如蛀牙)。

5.相关联的扳机点常出现于同侧枕额肌或胸锁乳突肌,通常也出现在同侧或对侧的其他舌骨肌和咬肌、颞肌或翼内肌。

6.注意:①茎突舌骨肌紧邻着二腹肌后腹,两者很难被区分开,并且有着相似的疼痛牵涉模式。此外,茎突舌骨肌可能引起颈动脉压迫;②肩胛舌骨肌扳机点被认为能够引起臂丛神经卡压(引起胸廓出口综合征),并且通过筋膜的链接对第一肋骨的肋椎关节功能紊乱产生影响;③下颌舌骨肌和二腹肌前腹报告显示有类似的舌部牵涉痛症状。

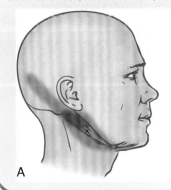

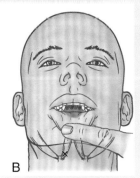

图 11-28 二腹肌常见扳机点和相应的牵涉区。(A)侧面观。(B)前面观。

舌骨肌群——仰卧位(续)

舌骨肌群的牵伸(图 11-29)

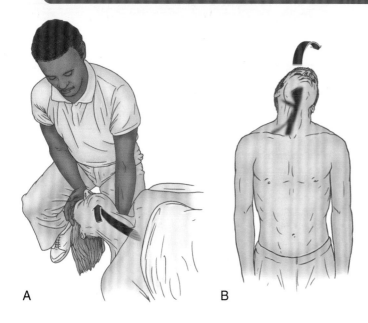

A　　　B

图 11-29　右舌骨肌的牵伸。伸展被检查者颈部并向左侧屈。(A)治疗师辅助牵伸。注意:向下按压被检查者头后伸时要小心。(B)自我牵伸。

上斜方肌(图 11-30)——坐位

☑ 附着点

□ 枕骨粗隆外侧部,上项线内侧 1/3,全部的项韧带和第 7 颈椎棘突

　　至

□ 锁骨外侧部和肩胛骨肩峰部

☑ 运动功能

□ 作用于肩胛胸壁关节上提肩胛骨

□ 作用于肩胛胸壁关节回缩肩胛骨

□ 作用于肩胛胸壁关节上旋肩胛骨

□ 作用于脊柱关节后伸头和颈

□ 作用于脊柱关节侧屈头和颈

□ 作用于脊柱关节对侧旋转头和颈

初始体位(图 11-31)

■ 被检查者取坐位,头和颈转向身体对侧

■ 治疗师站立于一旁

■ 触诊手放置于肩区最顶部的上斜方肌部位

■ 辅助手放置于被检查者头部后侧

触诊步骤

1.嘱被检查者头颈部抗阻后伸,感受上斜方肌的收缩(图 11-32)。

2.持续触诊向上到枕骨部,向下到肩胛骨和锁骨处(垂直肌纤维弹拨手法)。

3.一旦定位上斜方肌,嘱被检查者放松,触诊评估基础张力。

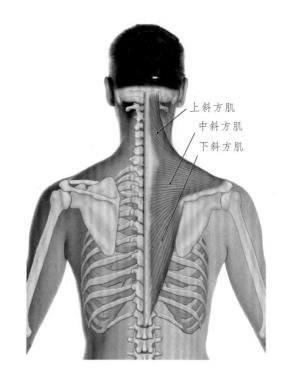

上斜方肌
中斜方肌
下斜方肌

图 11-30　右斜方肌后面观。胸锁乳突肌、头夹肌和肩胛提肌被阴影化。

上斜方肌——坐位(续)

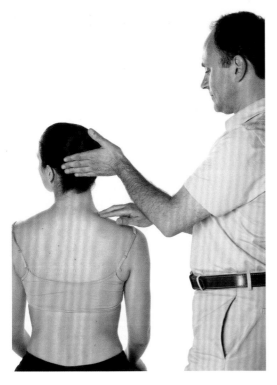

图 11-31　坐位下触诊右侧斜方肌上部的初始体位。

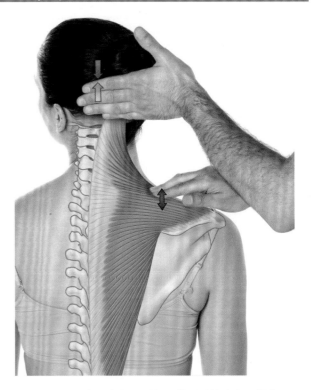

图 11-32　被检查者头和颈抗阻伸展时触诊右上斜方肌。

触诊笔记

1.所有颈后部的肌肉收缩使头颈部抗阻后伸，通过向对侧旋转被检查者头部，使头、颈夹肌和肩胛提肌交互抑制(放松)，使上斜方肌能更强力地收缩，从而更易被触诊。

其他触诊体位——俯卧位(图 11-33)

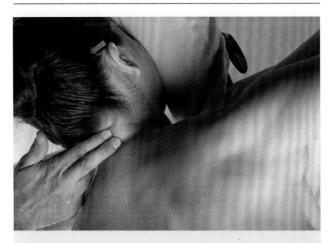

图 11-33　俯卧位下触诊斜方肌上部。嘱被检查者头上抬使面部离开枕头，激活斜方肌上部。

上斜方肌——坐位(续)

扳机点

1.上斜方肌的扳机点(图 11-34)常由急性或慢性肌肉过度使用(如长期的肩胛带上提姿势；头前伸或其他不良的人体工程学姿势，特别是使用电脑或头和肩夹住手机打电话；也可以是在对抗上肢下垂时肩胛带下沉阻力的状态下工作，特别是上肢提重物的状态)、外伤(如挥鞭伤)、压力(如提一个重的手提袋或背背包,内衣带过紧)、戴领带或穿领口过紧的 T 恤、颈部受凉或长期的紧张/张力(持续肩胛带上抬姿势)所引起或维持的。

2.上斜方肌扳机点易产生颈部僵硬,导致对侧侧屈和同侧旋转活动受限,易产生肩胛带上抬姿势，在同侧颈部旋转活动末端产生疼痛和紧张性头痛。

3.上斜方肌扳机点的疼痛牵涉模式须注意与胸锁乳突肌、咬肌、颞肌、枕肌、颈夹肌、肩胛提肌、头半棘肌、多裂肌和下斜方肌的扳机点疼痛牵涉模式相鉴别。

4.斜方肌扳机点常被误诊为颈椎间盘症状、颞下颌关节综合征或枕大神经痛。

5.与上斜方肌扳机点相关联的扳机点常出现在斜角肌、头夹肌、颈夹肌、肩胛提肌、菱形肌、头半棘肌、颞肌、咬肌和对侧上斜方肌。

6.注意：上斜方肌扳机点是最常见的一个,且牵涉痛症状偶尔蔓延至对侧身体。

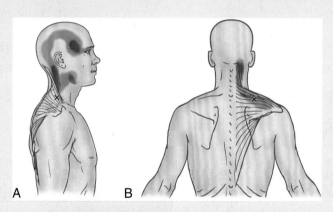

图 11-34　斜方肌上部常见的扳机点和相应的牵涉区。(A)侧面观。(B)后面观。

上斜方肌的牵伸(图 11-35)

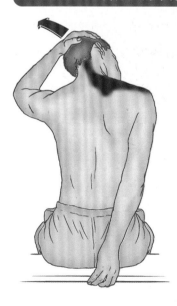

图 11-35　右侧斜方肌上部的牵伸。被检查者头和颈屈曲,左侧屈(向对侧),并向右侧(同侧)旋转。保持肩带向下,右手扶住床面。

触诊要点

对侧旋转并向后推至后伸位。

肩胛提肌(图 11-36)——坐位

☑ 附着点

☐ C1-C4 的横突

　　至

☐ 肩胛骨内侧缘,从脊柱根部到肩胛骨上角

☑ 运动功能

☐ 作用于肩胛胸壁关节,上抬肩胛骨

☐ 作用于肩胛胸壁关节,下旋肩胛骨

☐ 作用于脊柱关节,后伸颈部

☐ 作用于脊柱关节,侧屈颈部

☐ 作用于脊柱关节,同侧旋转颈部

初始体位(图 11-37)

■ 被检查者取坐位,手放于腰背部

■ 治疗师站于被检查者身后或一侧

■ 触诊手放置于肩胛骨上角的内侧上方

■ 辅助手放置于被检查者肩的顶部

触诊步骤

1. 被检查者的手放于腰背部,做一个轻微的、小幅度的肩胛骨上抬运动,感受处于斜方肌深部的肩胛提肌收缩(图 11-38A)。

2. 继续向上触诊肩胛提肌到肌肉附着点,同时垂直于肌纤维方向进行弹拨。

3. 一旦触诊到颈后三角区域的肩胛提肌(位于斜方肌上部),被检查者就无须再将手放置于腰背部,这时,可以要求被检查者做更强力的肩上抬动作,甚至可以用辅助手施加阻力(见图 11-38B)。

4. 触诊肩胛提肌时,尽可能地向上触诊(靠近肌肉上端的附着点,深入胸锁乳突肌深部)。

5. 一旦定位肩胛提肌,嘱被检查者放松,触诊评估肌肉的基础张力。

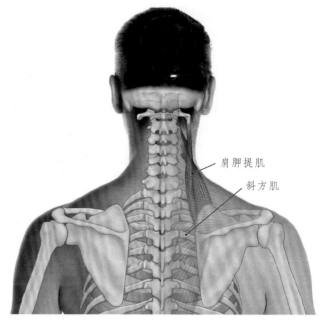

肩胛提肌

斜方肌

图 11-36 右侧肩胛提肌后面观。斜方肌被阴影化。

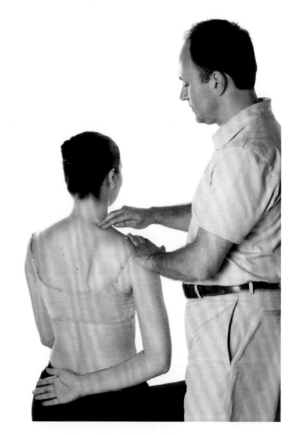

图 11-37 坐位下触诊右肩胛提肌的初始体位。

肩胛提肌——坐位(续)

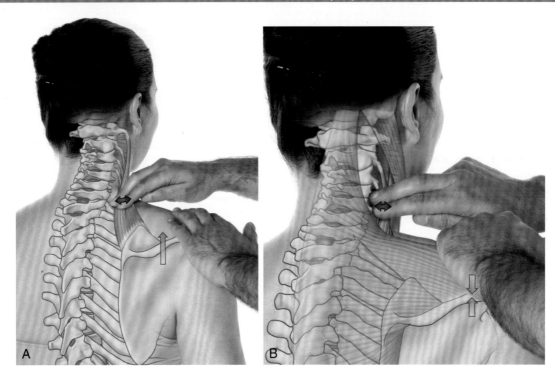

图 11-38　右肩胛提肌的触诊。(A)当被检查者轻微、小角度活动肩胛骨时用手指在背部一小区域内可触诊到斜方肌深面的肩胛提肌,不施加阻力。(B)在颈部后三角内触诊,施加一定的阻力,从而能更好地触诊肩胛提肌。

 触诊笔记

　　1.嘱被检查者将手放置于腰背部需要肩关节做后伸和内收的动作,这就要求肩胛骨做双重的下旋动作,从而使斜方肌放松(由于交互抑制作用),所以肩胛提肌的下附着点在肌肉收缩时就能很清晰地被触诊到,同时也能激发肩胛提肌更强力的收缩,能更加清晰地感觉到肌肉的收缩。

　　2.被检查者的肩胛骨上抬运动不能过强,否则交互抑制作用会被掩盖,上斜方肌也会收缩,从而阻碍肩胛提肌下端附着点部位的触诊。

　　3.一旦肩胛提肌的触诊进入颈后三角区域,就无须使被检查者将手放置于腰背部,因为不再需要放松斜方肌,而且一旦进入颈后三角区域,肩胛提肌能够在此更强力的收缩,更方便检查者的触诊和定位。

　　4.在中老年人群中,常可在颈后三角区域直观地看到肩胛提肌,尽管他们并未有意识地收缩它(见图 10-23)。

　　5.想要触诊到大部分胸锁乳突肌深层的肩胛提肌上部肌肉很困难,必须使胸锁乳突肌放松,通过使头向同侧侧屈,有时加上对侧旋转,然后试着

深入触诊胸锁乳突肌(图 11-39)。

　　6.注意:第 1 颈椎的横突就直接在耳的下方(在乳突与下颌支之间)(见图 11-39)。

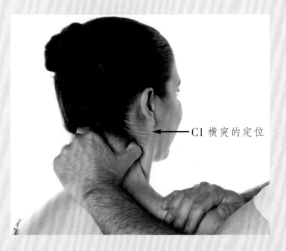

C1 横突的定位

图 11-39　在胸锁乳突肌深层,朝寰椎横突的前、上方向按压,可触及肩胛提肌的上止点。嘱被检查者头和颈屈曲并向同侧侧屈,以被动使 SCM 松弛,是触诊最佳姿势。注意寰椎横突的定位。

肩胛提肌——坐位(续)

其他触诊体位

肩胛提肌可以在俯卧位下触诊（见图 10-21 和图 10-22）。

（见图 10-21 和图 10-22）

扳机点

1.肩胛提肌扳机点(图 11-40)常由急性或慢性肌肉过度使用(如背包或袋子在肩上、用头和肩夹手机通话,过度运动,如网球,长期耸肩动作)、由于职业关系长期缩紧或牵拉肌肉(如一个位置欠佳的电脑显示屏,需要头前伸姿势来看显示器的内容)、交通事故、颈部受凉或心理压力过大引起或维持。

2.肩胛提肌扳机点牵涉痛易造成典型的脖子僵硬(常被叫作斜颈或歪脖子),伴随头无法转向对侧。

3.肩胛提肌扳机点疼痛牵涉模式须注意与斜角肌、菱形肌、冈上肌和冈下肌的扳机点疼痛牵涉模式相鉴别。

4.肩胛提肌扳机点常被误诊为颈椎关节功能紊乱。

5.相关联的扳机点常出现在上斜方肌、颈夹肌、斜角肌和颈椎阶段的竖脊肌。

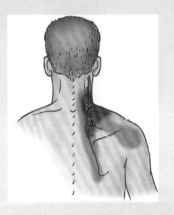

图 11-40　肩胛提肌后面观常见扳机点和相应牵涉区域。

肩胛提肌的牵伸(图 11-41)

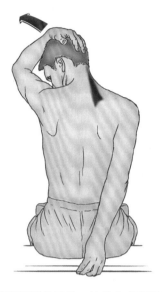

图 11-41　右肩胛提肌的牵伸。被检查者颈部左侧屈,向左侧旋转(对侧)。保持肩带下沉,右手扶住床面。

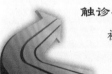

触诊要点

被检查者的手放置于腰背部。

头夹肌(图11-42)——坐位

☑ 附着点

☐ C3-C6节段的项韧带和C7-T4的棘突

至

☐ 颞骨的乳突上和上项线外侧1/3的枕骨上

☑ 运动功能

☐ 作用于脊柱关节后伸头和颈

☐ 作用于脊柱关节侧屈头和颈

☐ 作用于脊柱关节向同侧旋转头和颈

初始体位(图11-43)

■ 被检查者取坐位,头和颈转向同侧

■ 治疗师站于被检查者身后

■ 触诊手放置于颈后三角的上面,枕骨的下面,胸锁乳突肌的后面,头夹肌就位于这个位置的表浅部

■ 辅助手放置于被检查者的后脑部

触诊步骤

1.触诊手放置于起始位置,嘱被检查者头和颈部向同侧旋转,然后使被检查者头部抗阻后伸,感受头夹肌的收缩(图11-44)。

2.在颈后三角区域垂直于肌纤维方向进行弹拨触诊,直到上斜方肌的边界。

3.嘱被检查者反复进行头颈部的轻微抗阻后伸和放松,感受深入上斜方肌部分的头夹肌的收缩和放松,尽可能地继续下行触诊这部分头夹肌。

4.一旦定位头夹肌,嘱被检查者放松,触诊评估肌肉的基础张力。

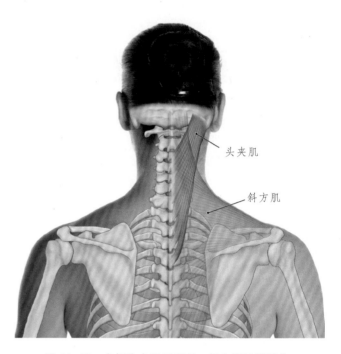

图11-42 右侧头夹肌后面观。斜方肌被阴影化。

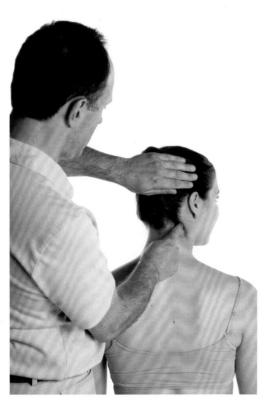

图11-43 坐位下右头夹肌触诊的初始体位。

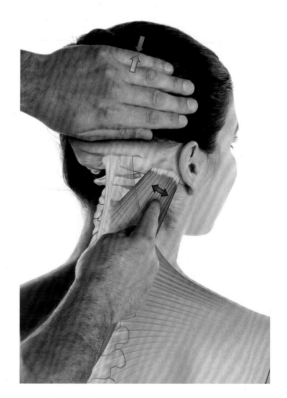

图11-44 被检查者头和颈抗阻后伸时在颈后的三角区内触诊右侧头夹肌。

头夹肌——坐位(续)

触诊笔记

1.当被检查者头颈部转向同侧时,头夹肌能够更好地收缩。同时,通过同侧旋转的交互抑制作用,使胸锁乳突肌和上斜方肌得到放松,上斜方肌的放松使得位于其深部的头夹肌能更容易地被触及收缩。然而,头颈部抗阻后伸的力量需足够轻柔,否则上斜方肌的交互抑制作用会被掩盖并引起收缩,从而阻碍位于它深部的头夹肌的触诊。

2.头夹肌在上胸椎棘突的附着点可以直接触诊评估,触诊沿着上斜方肌边界向下按压至棘突,使用指腹缓慢向前面下沉到软组织中,保持稳定的压力向深部棘突触诊(图 11-45)。

3.被检查者可将手放在腰背部来抑制和放松上斜方肌,因为这个动作需要肩关节的后伸和内收,而引起肩胛骨的下旋运动,而上斜方肌的作用使肩胛骨上旋,所以能起到抑制和放松作用。

其他触诊体位——俯卧位或仰卧位

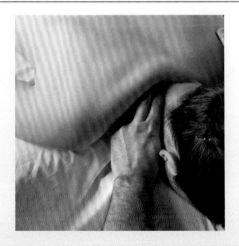

图 11-45　俯卧或仰卧位下也可以触诊头夹肌。俯卧位下易于触诊到斜方肌深面的头夹肌止于棘突的下止点。

触诊要点

从颈后三角的顶端开始触诊。

扳机点

1.头夹肌的扳机点(图 11-46)常由急性或慢性肌肉过度使用(如长期的头前伸姿势,或长期的头颈部转向一侧的姿势,如工作的电脑屏幕不在正前方,或者拉小提琴)、突然的过度牵拉(如挥鞭样损伤)或颈部受凉引起或维持。

2.头夹肌的扳机点易造成头颈部的屈曲和对侧旋转活动受限、同侧的旋转活动受限(由于肌肉收缩产生疼痛)、颈椎关节功能紊乱或头痛。

3.头夹肌扳机点的疼痛牵涉模式须注意与枕额肌和胸锁乳突肌扳机点的疼痛牵涉模式相鉴别。

4.头夹肌的扳机点常被误诊为颈椎关节功能紊乱、偏头痛或痉挛性斜颈。

5.相关联的扳机点常出现在颈夹肌、上斜方肌、肩胛提肌和头半棘肌。

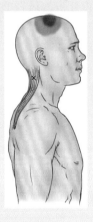

图 11-46　头夹肌常见的扳机点和相应的牵涉区域。

头夹肌——坐位(续)

头夹肌的牵伸(图 11-47)

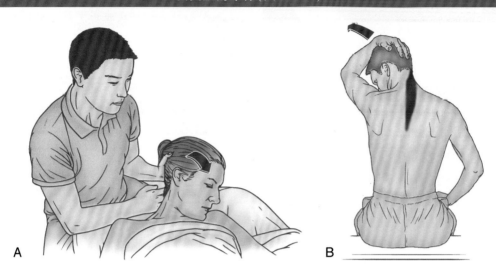

A   B

图 11-47 右头夹肌和颈夹肌的牵伸。被检查者头和颈前屈、左侧屈并向左侧旋转(对侧)。注意牵伸方法同肩胛提肌牵伸(图 10-26),除了不需要将肩胛骨下拉。(A)治疗师辅助牵伸。(B)自我牵伸。

 绕行方法

颈夹肌

颈夹肌起自 T3-T6 的棘突,止于 C1-C3 横突(图 11-48A)。整个走行于其他肌肉组织深部,所以它很难被触及和分辨,最好的定位和触诊区域位于肩胛提肌和头夹肌之间(见图 11-2A 右侧)。颈夹肌的作用和头夹肌一样,但颈夹肌只作用于颈部,不作用于头部。嘱被检查者同侧旋转颈部(如果需要可以进行抗阻),然后感受肌肉的收缩,一旦定位到肌肉,试着触诊肌肉的起止点。

触诊要点

在头夹肌与肩胛提肌之间进行触诊。

扳机点

1.颈夹肌的扳机点和头夹肌的扳机点常由同样的原因引起或维持。

2.颈夹肌的扳机点易产生头痛和眼痛,甚至产生同侧视物模糊。

3.颈夹肌的扳机点疼痛牵涉模式须注意与斜方肌、胸锁乳突肌、枕下肌、枕额肌、颞肌、咬肌、肩胛提肌、竖脊肌和上躯干的横突棘肌的扳机点疼痛牵涉模式相鉴别。

4.颈夹肌的扳机点常被误诊为颈椎关节功能紊乱、偏头痛或痉挛性斜颈。

5.相关联的扳机点常出现于头夹肌、上斜方肌、肩胛提肌和头半棘肌。

头夹肌——坐位(续)

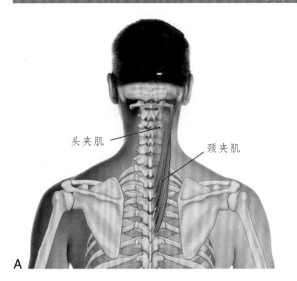
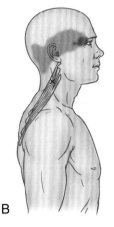
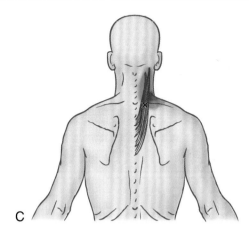

图 11-48　颈夹肌。(A)右侧颈夹肌后面观,头夹肌已被阴影化。颈夹肌常见的扳机点和相应的牵涉区域,侧面观(B)和后面观(C)。

c(图 11-49)——仰卧位

☑ 附着点
☐ C7-T6 的横突和 C4-C6 的关节突
　　至
☐ 上项线与下项线之间的内侧 1/2 枕骨部

☑ 运动功能
☐ 作用于脊柱关节后伸头和颈
☐ 作用于脊柱关节侧屈头和颈

初始体位(图 11-50)
■ 被检查者取仰卧位,手放置于腰背部和(或)头颈部转向同侧(同侧旋转)
■ 治疗师坐于被检查者头侧
■ 触诊手放置于枕骨下方,紧贴脊柱正中线(也就是椎板组成的凹槽上)

触诊步骤
1. 嘱被检查者后伸头颈部,使头轻轻地压在床面上,然后感受上斜方肌深部的头半棘肌的收缩(图 11-51)。
2. 一旦触及肌肉,向上触诊到枕骨部,然后向下垂直于肌纤维方向弹拨触诊越多越好。
3. 一旦定位头半棘肌,嘱被检查者放松,触诊评估肌肉基础张力。

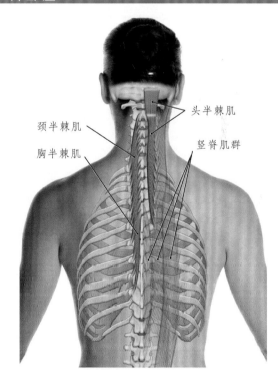

图 11-49　右头半棘肌后面观。左侧可见胸半棘肌和颈半棘肌,右侧可见头半棘肌,右侧的竖脊肌群已被阴影化。

头半棘肌——仰卧位(续)

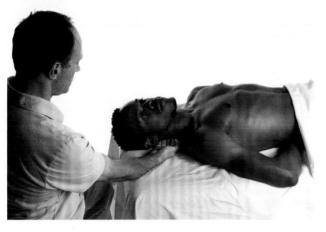

图 11-50　仰卧位下触诊右头半棘肌的初始体位。

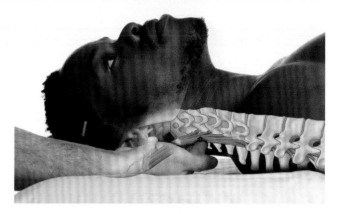

图 11-51　被检查者头和颈后伸地抵住床面时触诊右侧头半棘肌。

触诊笔记

1.将手放置于腰背部需要肩关节的后伸和内收，这样引起肩胛骨的下旋运动，通过交互抑制作用放松上斜方肌，使得头半棘肌更容易被触诊。同侧旋转头部同样也对上斜方肌起到交互抑制作用。

2.确保被检查者的头颈部后伸动作不能太过用力，否则交互抑制的神经反射会被掩盖，且会引起上斜方肌的收缩，阻碍了位于上斜方肌深部的头半棘肌的触诊。

3.上斜方肌在颈后肌群中是最被大家所熟知的，但位于颈部的头半棘肌却更大、更粗。实际上，头半棘肌是颈后肌群中最大的肌肉组织。

其他触诊体位——俯卧位(图 11-52)

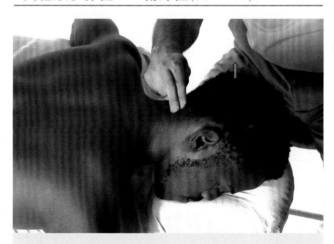

图 11-52　俯卧位下也可以触诊头半棘肌。在该体位下，交互抑制使斜方肌上部放松是很重要的，可通过让被检查者向同侧旋转头和颈。然后头轻轻上抬后伸抗重力，激活头半棘肌。注意：被检查者的手放在身体背后可抑制斜方肌上部收缩，见图 11-50。

头半棘肌——仰卧位(续)

扳机点

1.头半棘肌的扳机点(图 11-53)常由急性或慢性肌肉过度使用(如长期的头前伸姿势或重心在躯干前的长期头颈部屈曲姿势)、长期的肌肉短缩姿势(如用手支撑头部看电视或趴在床上写作业)、创伤,如挥鞭样损伤或摔跤、颈椎神经根病、颈椎关节炎、打领带或穿领口过紧的衣服、颈部受凉引起或维持,或继发于上斜方肌或头夹肌的扳机点。

2.头半棘肌的扳机点易产生头痛、头颈部屈曲或对侧屈曲活动受限、枕大神经阻滞(可能造成后部头皮的感觉异常,如针刺感或痛感)、关节功能紊乱或颈椎关节炎。

3.头半棘肌扳机点的疼痛牵涉模式须注意与斜方肌、胸锁乳突肌、颞肌、枕额肌和枕下肌的扳机点疼痛牵涉模式相鉴别。

4.头半棘肌的扳机点常被误诊为颈椎关节炎、

窦性头痛或偏头痛。

5.相关联的扳机点常出现于上斜方肌、颈半棘肌、头夹肌、颈夹肌、竖脊肌和躯干的横突棘肌。

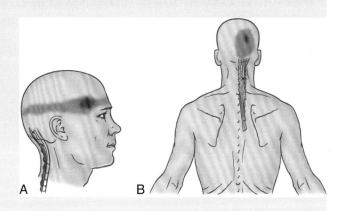

图 11-53　头半棘肌常见扳机点和相应牵涉区域。(A)侧面观。(B)后面观。

头半棘肌的牵伸(图 11-54)

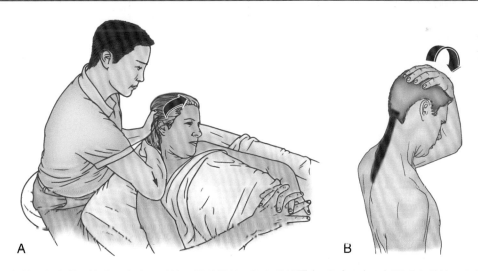

图 11-54　右侧头半棘肌的牵伸。被检查者头和颈前屈伴左侧屈,肩┃必须固定,以防止向左侧屈曲和旋转。注意:屈曲是该牵伸中最重要的部分。(A)治疗师辅助牵伸。(B)自我牵伸。

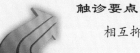

触诊要点

相互抑制上斜方肌并触诊其深处。

头半棘肌——仰卧位(续)

 绕行方法

头最长肌、颈半棘肌、颈部多裂肌和回旋肌

竖脊肌的头最长肌起自 C5-T5 的横突或关节突，止于颞骨的乳突，整体走行在组织深部，因此很难触及和辨别。它的作用是使头颈部后伸和同侧旋转，想要定位它，嘱被检查者取仰卧位，触诊头夹肌外侧，然后深入肩胛提肌和上斜方肌，被检查者头颈部旋转向同侧（此动作可交互抑制作用于上斜方肌），然后稍稍用力使头部后伸轻压床面，引起头最长肌收缩。

颈半棘肌起自 T1-T5 的横突，止于 C2-C5 的棘突，它同样处在深部（和头半棘肌处于同一水平）且难以触及和辨别。

颈部多裂肌和回旋肌位于非常深部的颈椎椎板凹槽上，同样非常难以触及和辨别。

半棘肌、多裂肌、回旋肌是横突棘肌肌群的组成部分，作用在颈椎关节使颈部后伸并向对侧旋转。

扳机点

1.头最长肌扳机点牵涉痛常在耳后，也会出现在颈部或眼周，这些扳机点也常涉及第一肋骨的肋椎关节功能紊乱(图 11-55B)。

2.颈半棘肌扳机点的牵涉痛多出现在枕骨区域，其疼痛牵涉模式与头半棘肌类似(见图 11-53B)。

3.颈部多裂肌扳机点的牵涉痛上至枕下区域，下到肩胛骨侧缘(见图 11-55C)。

4.颈部回旋肌扳机点牵涉痛出现在此节段水平的脊柱中线区域(和胸段、腰段的回旋肌扳机点类似)(见图 11-55D)。

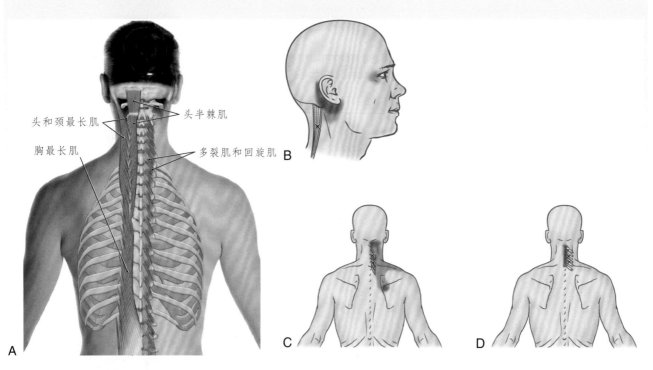

图 11-55 (A)最长肌、半棘肌、多裂肌和回旋肌后面观。左侧可见最长肌和半棘肌，右侧可见多裂肌(被阴影化)和回旋肌。(B~D)常见的扳机点和相应的牵涉区。(B)头最长肌常见扳机点侧面观和牵涉区域。(C)颈部多裂肌常见扳机点和牵涉区域后面观。(D)颈回旋肌常见扳机点和牵涉区域后面观。

枕下肌群(图 11-56)——仰卧位

枕下肌群由以下构成:
- 头后大直肌
- 头后小直肌
- 头下斜肌
- 头上斜肌

☑ **附着点**

□ 头后大直肌:C2 棘突

　　至

□ 枕骨下项线外侧 1/2

□ 头后小直肌:C1 后结节

　　至

□ 枕骨下项线内侧 1/2

□ 头下斜肌:C2 棘突

　　至

□ C1 横突

□ 头上斜肌:C1 横突

　　至

□ 上项线与下项线之间的枕骨外侧部

☑ **运动功能**

□ 作为一个肌群,枕骨下肌作用于寰枕关节使头后伸和前移

□ 头下斜肌作用于寰枢关节使寰椎向同侧旋转

初始体位(图 11-57)

■ 被检查者取仰卧位

■ 治疗师坐于被检查者头侧

■ 触诊手放置于 C2(枢椎)棘突的上方稍靠外侧的部位

触诊步骤

1.在枕骨下肌群中最易触诊的是头后大直肌,先找到 C2 的棘突,这在上颈部是一个非常明显的体表标志,然后在它的上外侧进行垂直于肌纤维方向的弹拨触诊感受头后大直肌。

2.如果成功定位,继续横向弹拨,沿肌肉走行向上外侧一直触诊到枕骨部的附着点(图 11-58A)。

3.头后小直肌也是同样的步骤,触诊从 C1 的后结节的上外侧开始,垂直于肌纤维弹拨定位肌肉,沿着肌肉走行直到枕骨部附着点(见图 11-58B),嘱被检查者做头前伸动作可以帮助头后小直肌的收缩(见触诊笔记第 3 条)。

4.头下斜肌,在 C2 的棘突和 C1 的横突之间的区域垂直于肌纤维方向进行弹拨触诊,嘱被检查者头部稍向同侧抗阻旋转可以帮助头下斜肌收缩。

5.头上斜肌很难被触及并与邻近的肌肉组织分辨清楚。如果想要对它进行触诊,只要在头后大直肌的上附着点外侧进行触诊,如果触及,则继续使用垂直于肌纤维方向弹拨手法向下触诊。

6.一旦定位枕骨下肌,要求被检查者放松,触诊评估肌肉基础张力。

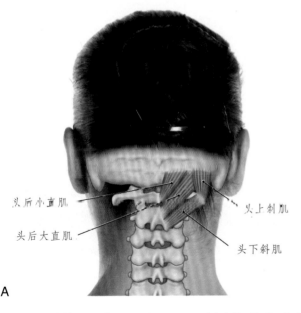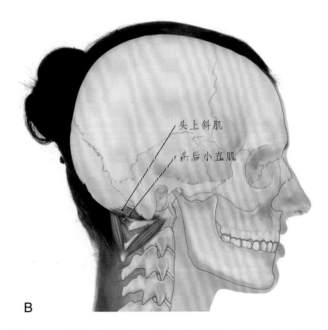

A　　　　　　　　　　　　　　　　　　　　**B**

图 11-56　右枕下肌群。(A)后面观。(B)侧面观。注意:头后小直肌和头上斜肌为从前到后水平方向。纤维方向是便于头在寰枕关节处的平移。

枕下肌群——仰卧位(续)

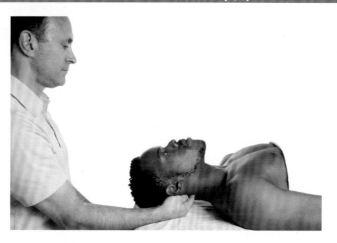

图 11-57　仰卧位下触诊右枕下肌群的初始体位。

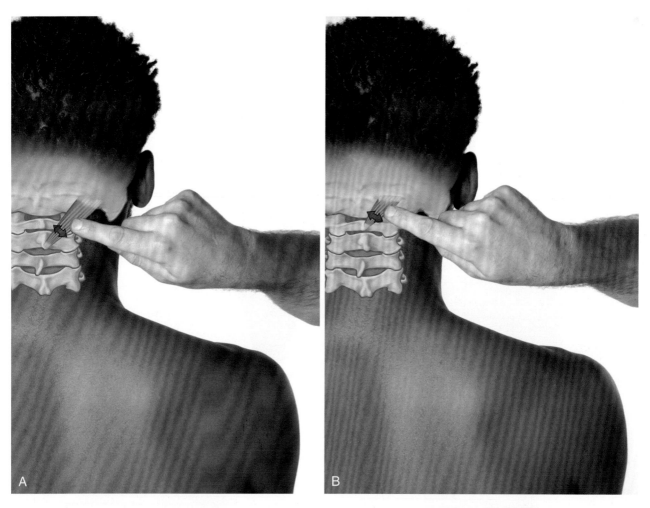

图 11-58　枕下肌肉的触诊。**(A)** 在棘突轴线(C2)和枕骨之间触诊右头后大直肌。**(B)** 在寰椎(C1)后结节和枕骨之间触诊右头后小直肌。

枕下肌群——仰卧位(续)

触诊笔记

1.一般来说,最好是在枕下肌群放松状态下进行触诊,但它们位于组织深部,很难被触及和辨别。然而,如果表层肌肉松弛且枕骨下肌紧张,它们可以很容易地被触诊。

2.最容易被触诊的是头后大直肌,通常最难被触诊的是头上斜肌。

3.当触诊和按压由头后大直肌和两条头斜肌组成的枕下三角区域时必须谨慎操作,因为椎动脉和枕下神经从这里经过,枕大神经也位于附近。然而,一些研究表明,当头颈部屈曲时,后部的软组织张力升高,触诊评估达不到神经血管系统的深度,而当头部后伸时,这些神经血管系统又不可测,因为枕骨下降到寰椎,这两块骨头封闭了外部压力的渗入。

4.头前伸动作包含了寰枕关节的头部后前向滑动,嘱被检查者做这一动作可使头后小直肌和头上斜肌收缩,从而更容易触诊。

触诊要点

触诊头后大直肌时从 C2 的棘突开始。

扳机点

1.枕骨下肌扳机点(图 11-59)常由急性或慢性肌肉过度使用[如持续性的寰枕关节后伸姿势,如给天花板刷漆或抬头观察鸟类,或持续性的头转向一侧姿势(由于头下斜肌)]、长期的头前伸姿势、外伤,如挥鞭样损伤,颈部受凉或寰枕关节、寰枢关节功能紊乱引起或维持。

2.枕骨下肌扳机点易产生弥散性头痛,易造成寰枕关节活动问题,使头部屈曲和对侧旋转受限;寰枢关节活动问题,使枢椎对侧旋转受限;或引起寰枕关节和寰枢关节功能紊乱。

3.枕骨下肌扳机点的疼痛牵涉模式须注意与胸锁乳突肌、颞肌、颈夹肌和头半棘肌的扳机点疼痛牵涉模式相鉴别。

4.枕骨下肌扳机点常被误诊为偏头痛或枕大神经炎。

5.相关联的扳机点常出现在其他的颈后肌群或枕肌。

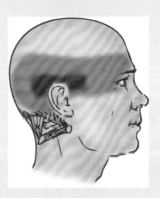

图 11-59　枕下常见扳机点和相应牵涉区域侧面观。

枕下肌群——仰卧位(续)

枕骨下肌的牵伸(图 11-60)

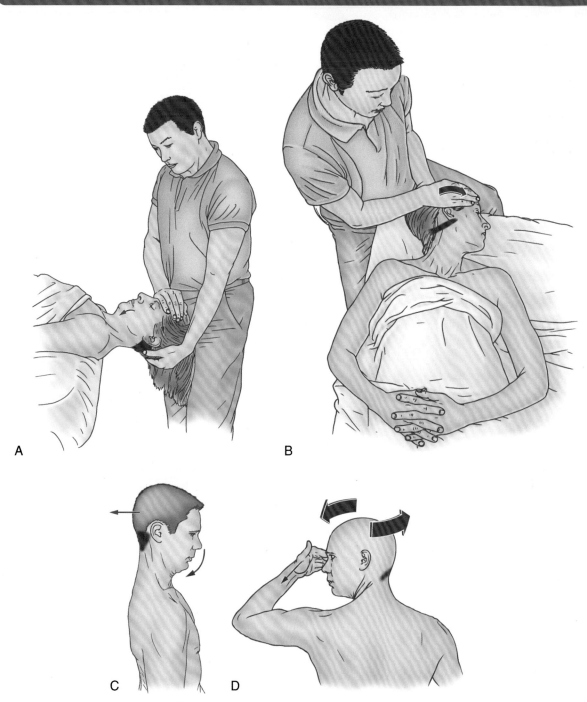

图 11-60　枕下肌肉的牵伸。在枕寰关节处屈头(下颌靠向胸部)并向后平移头时牵伸到双侧头后大直肌、小直肌和双侧头上斜肌(OCS)。如果要牵伸到右侧肌群,则需要左侧屈(未展示)。尽最大可能向左侧(对侧)旋转被检查者颈部,则牵伸右侧头下斜肌(OCI)。(A)治疗师辅助牵伸双侧大直肌、小直肌和 OCS。(B)治疗师辅助牵伸右侧 OCI。(C)自我牵伸双侧大直肌、小直肌和 OCS。(D)自我牵伸右侧 OCI。

颈部肌肉

下面的快速触诊回顾是本章的简略肌群触诊准则。阅读此准则有助于快速高效地掌握本章的肌群触诊准则。

被检查者取仰卧位

1.胸锁乳突肌(SCM):被检查者取仰卧位,头颈部转向对侧,治疗师坐于被检查者头侧。触诊之前嘱被检查者将将头微微抬起,观察胸锁乳突肌的收缩。然后,被检查者头部微微抬起的同时触诊胸锁关节上部的胸锁乳突肌收缩,一旦触及肌肉,继续垂直于肌纤维方向弹拨向上触诊到颞骨上的乳突部位和枕骨上的上项线部位。同时,嘱被检查者交替收缩和放松肌肉。注意:触诊锁骨头时要仔细,它通常不像胸骨头那么明显。

2.斜角肌:被检查者取仰卧位,治疗师坐于被检查者头侧。定位胸锁乳突肌锁骨头的外缘(确保触诊定位的是锁骨头的外侧缘而不是胸骨头),将触诊手放置于锁骨头外侧缘旁边,锁骨的上方,嘱被检查者做短且快的经鼻呼吸,同时感受斜角肌的收缩,一旦感觉到肌肉的收缩,使用垂直于肌纤维方向的弹拨手法尽可能触诊到更多的斜角肌。如果被动屈曲并同侧旋转被检查者头颈部,使胸锁乳突肌放松的第一时间深入其中触诊,通常可以触诊到斜角肌的横突部附着点。注意:前、中、后斜角肌很难被区分,在前斜角肌和中斜角肌之间常可触及一条缝隙。同时试着感受不同肌肉的不同方向肌纤维走向。记住:前斜角肌起自C3-C6,中斜角肌起自C2-C7,后斜角肌起自C5-C7。同时,时刻记住后斜角肌位于颈后三角区域,直接位于上斜方肌和肩胛提肌前方。

3.颈长肌和头长肌:被检查者取仰卧位,治疗师坐于被检查者头侧。定位胸锁乳突肌胸骨头的内侧缘,然后放开直接将触诊手放置于其内侧,朝向颈椎椎体的前表面方向按压下去,手法需缓慢、轻柔、沉稳。如果指腹触及有脉搏感,需将手指移开,然后继续向椎体方向触诊,通常轻轻将气管拨向对侧能帮助更好地向下触诊到长肌群。一旦触及椎体,嘱被检查者将头抬离床面使头颈部屈曲来验证确保触及的是颈长肌,垂直于肌纤维弹拨以便尽可能多地触诊到颈长

肌和头长肌。注意:位于C6横突的颈动脉结节是一个确定触诊节段很好的依据。

4.舌骨肌群:为了更好地触诊,我们把舌骨肌群分开为舌骨下肌群和舌骨上肌群。被检查者取仰卧位,治疗师坐于被检查者头侧。触诊舌骨下肌群:将触诊手放置在舌骨下方偏离中心的部位,嘱被检查者做颞下颌关节处的抗阻下沉下颌骨的运动,触诊手感受肌肉的收缩。一旦感受到肌肉的收缩,嘱被检查者交替收缩和放松肌肉,同时垂直于肌纤维方向的弹拨触诊这些肌肉,一直到胸骨部的附着点。嘱被检查者做下颌骨抗阻下沉运动,同时使用垂直于肌纤维方向的弹拨手法,可以在颈后三角区域触诊到肩胛舌骨肌的下肌腹。触诊舌骨上肌群:将触诊手放置于下颌骨下方,同样嘱被检查者做颞下颌关节处的抗阻下沉下颌骨运动,感受肌肉收缩。一旦感觉到肌肉的收缩,嘱被检查者交替收缩和放松肌肉,同时使用垂直于肌纤维方向的弹拨手法,朝向舌骨的位置触诊这些肌肉。触诊茎突舌骨肌和二腹肌的后腹,嘱被检查者交替收缩和放松肌肉的同时,使用垂直于肌纤维方向的弹拨手法,朝向颞骨乳突的位置进行触诊。

被检查者取坐位

5.上斜方肌:被检查者取坐位,头颈部转向对侧,治疗师站立于被检查者身旁。辅助手在头后方施加阻力,嘱被检查者做头颈部后伸动作,触诊手放于肩的顶部感受上斜方肌的收缩(注意:上斜方肌的收缩常可以被观察和触及,一定要确保能找到它)。嘱被检查者交替收缩和放松斜方肌,同时使用垂直于肌纤维方向的弹拨手法,继续朝向头颈部的内侧附着点和外侧锁骨及肩峰部的外侧附着点进行上斜方肌的触诊。注意:上斜方肌的上部分实际上非常狭小,只附着于枕骨上项线的内侧1/3位置。

6.肩胛提肌:注意肩胛提肌的触诊可以分为三个部分,一个在上斜方肌深部的肩胛骨附着点附近,一个在颈后三角区域的表浅部,一个在胸锁乳突肌深部的脊柱附着点附近。被检查者取坐位,手放于腰背部,治疗师站立于被检查者身后或身旁。先定位肩胛上角,将触诊手直接放置于肩胛上角的上、内侧缘,嘱被

颈部肌肉（续）

检查者做轻柔的、小幅度的肩胛骨上提动作，感受位于上斜方肌深部的肩胛提肌收缩。一旦感觉到肌肉收缩，嘱被检查者交替收缩和放松肌肉，同时垂直于肌纤维方向弹拨，继续触诊直到进入颈后三角区域（也就是直到不再处于上斜方肌的深部）。一旦肩胛提肌在颈后三角区域被定位，它就变得表浅且易被触及，有时也可以直接被观察到。此时，被检查者无须将手放置于腰背部，且可以做更强力的（如果需要可以进行抗阻）肩胛骨上提运动。嘱被检查者交替收缩和放松肌肉，同时使用垂直于肌纤维方向的弹拨手法继续向上触诊。当触诊靠近其脊柱附着点（C1–C4 的横突）时，肩胛提肌走行于胸锁乳突肌深部，为了触诊到脊柱部位的附着点之前位于胸锁乳突肌深层的所有肩胛提肌，需要被动地使被检查者头颈部屈曲和同侧侧屈来使胸锁乳突肌放松。注意：当沿着肩胛提肌向上触诊时，要确定是朝向 C1 横突的方向，因为它的位置比大多数人认为的要更靠前些，C1 横突位于耳的正下方。

7.头夹肌：被检查者取坐位，头颈部转向同侧，治疗师站立于被检查者身后。触诊在颈后三角的最上端，枕骨下端，胸锁乳突肌后方的位置。嘱被检查者做头颈部抗阻后伸，感受头夹肌的收缩，一旦感觉到收缩，使用垂直于肌纤维方向的弹拨手法试着向下继续触诊头夹肌，同时嘱被检查者交替收缩和放松肌肉。一旦触诊不再处于颈后三角区域内时，头夹肌的触诊有两种方式：①通过上斜方肌来感受它，嘱被检查者做头颈部轻微抗阻后伸运动，一旦感觉到头夹肌收缩，试着继续向下触诊越多越好。②直接触诊：这要触

诊到非常深部（前侧）的上斜方肌的边缘，触诊手指要从上斜方肌与头夹肌之间向前方按压到上胸椎棘突附近。要完成这些动作，最好站立更靠前一些，以便指腹向前导向头夹肌。此外，上斜方肌的放松很重要，可以通过被动后伸、对侧旋转被检查者头颈部和（或）同侧侧屈头颈部来放松。

被检查者取仰卧位

8.头半棘肌：被检查者取仰卧位，手放置于腰背部和（或）头颈部转向同侧，治疗师坐于被检查者头侧。嘱被检查者头部轻轻向下压床面做头颈部后伸运动，感受位于上斜方肌深部、枕骨下、脊柱旁的头半棘肌收缩。一旦感受到肌肉收缩，嘱被检查者交替收缩和放松肌肉，继续尽可能向下触诊头半棘肌。

9.枕下肌群（头后大直肌、头后小直肌、头下斜肌、头上斜肌）：被检查者取仰卧位，治疗师坐于被检查者头侧。开始先触诊头后大直肌，直接用垂直于肌纤维的弹拨手法在 C2 棘突稍偏外侧的位置触诊，一旦触及肌肉，继续使用弹拨手法向枕骨部触诊头后大直肌。触诊头后小直肌也是同样的方法，从 C1 的后结节上外侧开始，一旦触及，继续使用弹拨手法向枕骨部触诊头后小直肌。触诊头下斜肌，使用垂直于肌纤维的弹拨手法在 C2 棘突和 C1 横突之间触诊，嘱被检查者做头部同侧旋转的轻微抗阻运动有时可能更好地帮助触诊。头上斜肌很难被触及，难以与相邻组织区分开，要想尝试它的触诊，可以在头后大直肌上附着点的外侧进行尝试，如果触及肌肉，试着使用垂直肌纤维的弹拨手法继续向下触诊更多的肌肉组织。

复习题

1.胸锁乳突肌(SCM)的运动功能是什么？

2.舌骨肌群的运动功能是什么？

3.列出颈长肌的肌肉附着点。

4.列出前、中、后斜角肌的肌肉附着点。

5.坐位下的斜方肌触诊中，被检查者应该做出怎样的姿势和动作来促进肌肉收缩？

6.触诊枕下肌时的注意事项是什么？具体原因是什么？

7.简要描述定位斜角肌的触诊步骤，什么动作可以帮助斜角肌的定位？

8.描述舌骨肌群触诊的初始体位。

9.为什么触诊肩胛提肌时，被检查者的手放于腰背部会有利于触诊？

10.在头夹肌的触诊中，哪里是最容易的初始触诊位？

11.头半棘肌有哪些与触诊和功能相关的特殊性？

12.哪块肌肉的扳机点会引发以下症状：头痛、头颈部活动受限、咽喉痛、下眼睑下垂、头晕、眩晕、第 11 对脑神经卡压？

13.描述二腹肌前腹扳机点的疼痛牵涉模式。

14.牵伸左侧胸锁乳突肌的合适体位是什么体位？

15.描述牵伸左侧上斜方肌的合适体位。

16.触诊颈长肌和头长肌时，治疗师应了解哪些组织结构？为什么？

17.当使用抗阻头颈部后伸来促进动作时，怎样确保清晰地触诊到上斜方肌？

案例学习

一名患者 3 周前遭遇车祸，出现颈部疼痛及僵硬、头部持续性钝痛以及全身不适感，为求按摩治疗来就诊。车祸当时，患者坐在前排副驾驶位置，三车追尾，当事人所乘车辆位于中间，后经过其初级护理医师筛除检查后，建议进行按摩治疗，无其他特别医嘱和建议。患者车祸后被送往急诊，急诊医师检查(包括脊柱的 X 线片检查)提示其无骨折或脱位，出院建议休养几天并给予小剂量镇痛药物。1 星期后复查磁共振成像，仍无损伤阳性结果。

患者既往为体力工作者，20 多年前行阑尾切除术，5 年前行剖宫产术。治疗师检查，提示有一个头颈部区域的按压过敏反应，颈部各方向主动活动度大致为正常的一半，被动活动度由于患者在治疗师被动活动头部时不能有效放松，故不可测。

1.治疗前有什么更深入的问题需要问诊？

2.什么形式的治疗方式对这名患者有利？

3.基于这种形式的事故，猜想哪些肌肉可能会损伤或痉挛？

(兰纯娜 译　刘守国 曾俊 校)

第 12 章

过程 3　头部肌肉的触诊

概述

本章描述头部肌肉的触诊。触诊流程从头皮肌开始,然后过渡到咬肌,表情肌也包括在其中。每块肌肉的触诊均在仰卧位下进行,其他触诊体位也有所描述。每个区域的主要肌肉或肌群均有单独的图示,头部其他的一些肌肉采取间接方法展示。本章还会对扳机点(TrP)方面的知识以及牵伸技术做一些讲解。牵伸技术包括治疗师辅助牵伸和被检查者自我牵伸。本章最后部分是高级的快速触诊回顾,对本章提及所有肌肉的连续触诊做一个总结。

本章大纲

枕额肌
　绕行至颞顶肌和耳部肌肉
颞肌
咬肌
翼外肌
翼内肌
面部表情肌
快速触诊回顾:头部肌肉

本章目标

阅读完本章,学生或治疗师应该能够完成以下内容:
1. 描述肌肉附着点。
2. 描述肌肉运动功能。
3. 描述触诊初始体位。
4. 描述并解释每一步触诊步骤的目的。
5. 触诊每块肌肉。
6. 描述"触诊要点"。
7. 描述其他触诊体位。
8. 描述常见位置的扳机点。
9. 描述扳机点牵涉区域。
10. 描述常见导致扳机点或使其长期存在的因素。
11. 描述扳机点引起的常见症状。
12. 描述治疗师辅助或自我牵伸技术。

头部肌肉的侧面观、前面观和后面观如图 12-1 至图 12-3 所示。

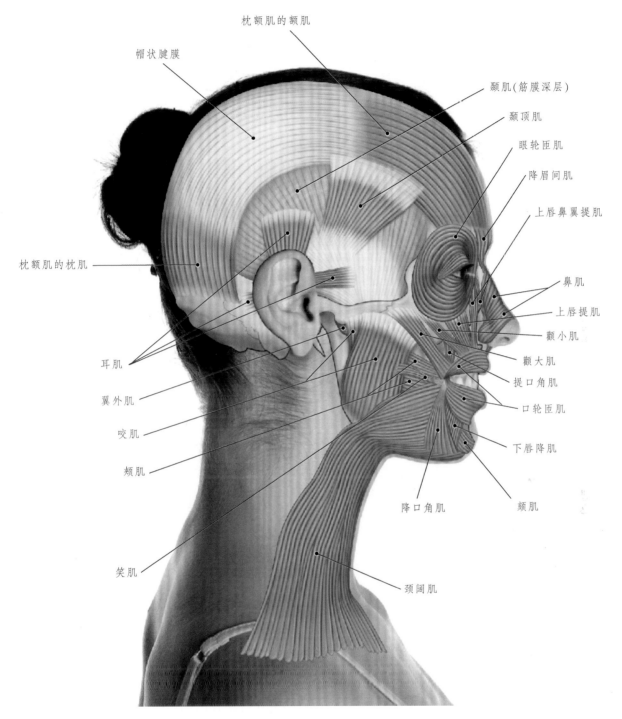

图 12-1 头部浅层肌肉外侧面观。

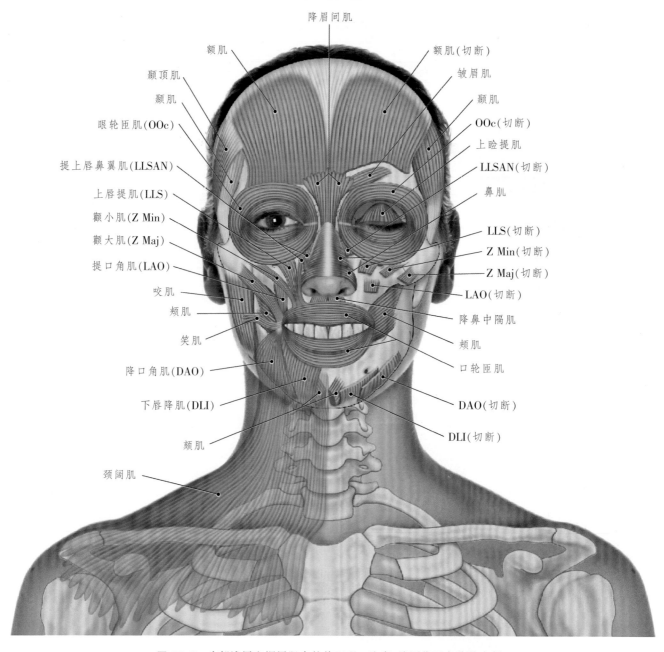

降眉间肌

额肌

额肌(切断)

颞顶肌

皱眉肌

颞肌

颞肌

眼轮匝肌(OOc)

OOc(切断)

提上唇鼻翼肌(LLSAN)

上睑提肌

上唇提肌(LLS)

LLSAN(切断)

颧小肌(Z Min)

鼻肌

颧大肌(Z Maj)

LLS(切断)

提口角肌(LAO)

Z Min(切断)

咬肌

Z Maj(切断)

颊肌

LAO(切断)

笑肌

降鼻中隔肌

降口角肌(DAO)

颊肌

下唇降肌(DLI)

口轮匝肌

颊肌

DAO(切断)

颈阔肌

DLI(切断)

图 12-2 头部浅层和深层肌肉的前面观。注意:缩写位于名称的右侧。

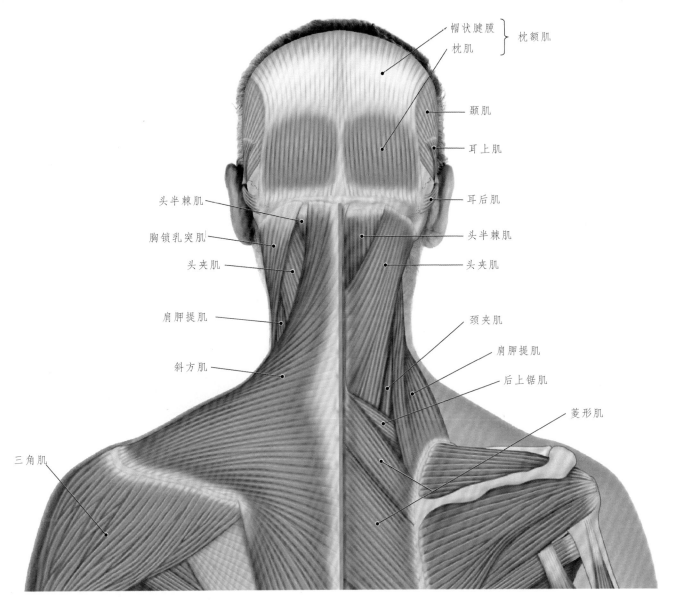

图 12-3 头部浅层肌肉后面观。

枕额肌(图 12-4)——仰卧位

☑ 附着点

□ 枕骨的上项线和颞骨的乳突区

  至

□ 帽状腱膜

  至

□ 覆盖额骨的筋膜

☑ 运动功能

□ 使前部头皮向后缩(提眉)

□ 使后部头皮向前移动

初始体位(图 12-5)

■ 被检查者取仰卧位

■ 治疗师坐于头端

■ 触诊手指放于被检查者前额部

触诊步骤

1. 将触诊手指置于被检查者前额部,嘱其提眉,感受额肌收缩,感觉到额肌收缩后,触诊整个额腹(见图 12-5)。

2. 现将触诊手放在被检查者的枕骨处,嘱其提眉,感受枕肌的收缩,感受到枕肌收缩后,触诊整个枕腹(图 12-6)。

3. 整个枕额肌的位置触诊完毕后,嘱被检查者放松,触诊枕额肌的基础张力。

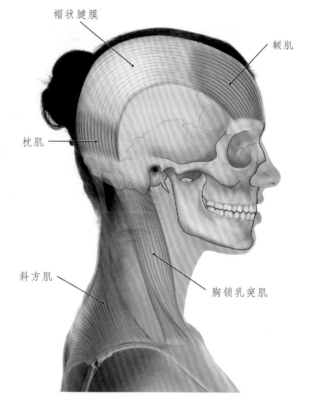

图 12-4 右侧枕额肌外侧面观。斜方肌和胸锁乳突肌被阴影化。

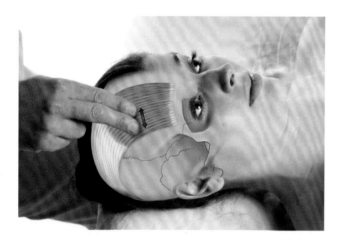

图 12-5 触诊右侧枕额肌的额腹。

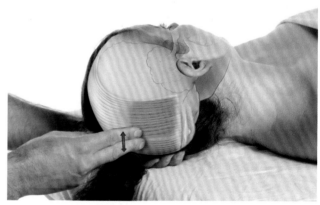

图 12-6 触诊右侧和左侧枕额肌的枕腹。

枕额肌——仰卧位(续)

其他触诊体位

枕额肌的两个肌腹(额腹和枕腹)在被检查者坐位时很容易被触及。枕腹在被检查者俯卧位时也很容易被触诊到。

触诊要点

触摸整个额骨和枕骨。

触诊笔记

1. 枕额肌有两个肌腹:额腹覆盖在额骨上,枕腹覆盖在枕骨上。两个肌腹由一块巨大的筋膜,即帽状腱膜连接在一起。

2. 整个枕额肌非常表浅,很容易被触诊。

3. 枕额肌是薄的筋膜内肌,触诊时感知其收缩不如对厚的、大的肌肉的收缩感觉明显。因此,用感受枕额肌的收缩来进行定位的方法不一定像用于其他肌肉时那么有效。

4. 患有紧张性头痛的被检查者,其枕额肌常会比较紧张。

扳机点

1. 枕额肌的扳机点(图 12-7)疼痛常由急性或慢性肌肉过度使用(如习惯性皱额),或者是直接的外伤引起或维持。此外,枕肌肌腹的扳机点通常继发于颈部后侧肌肉的扳机点。额肌的扳机点往往继发于锁骨头或胸锁乳突肌的扳机点。

2. 枕腹的扳机点可引起头后部或眼后的疼痛以及头后部压力性不适(如晚上睡到枕头或背靠到椅子时的那种压力),有时甚至可引起耳痛。额腹的扳机点可引起前额部头痛,还可以累及眶上神经(这往往是由前额部头痛发展而来,其特征是慢性神经受累症状,如头痛区域的刺痛感)。

3. 枕腹扳机点疼痛牵涉模式要注意和颈夹肌及颞肌的扳机点疼痛牵涉模式相区别。额腹的扳机点疼痛牵涉模式要注意和胸锁乳突肌、颞肌、咬肌、眼轮匝肌和颧大肌的扳机点疼痛牵涉模式相区别。

4. 由枕额肌扳机点引发的头痛常被误认为是偏头痛。枕肌肌腹扳机点引发的疼痛也常被误认为是枕大神经痛。

5. 枕肌的扳机点常与上斜方肌、头半棘肌和二腹肌后腹等的扳机点一起出现。额腹的扳机点则常与胸锁乳突肌的锁骨头扳机点在一起。

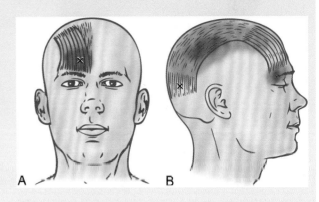

图 12-7 常见的枕额肌扳机点及其相应牵涉区域。(A)前面观。(B)侧面观。

枕额肌——仰卧位(续)

 绕行方法

颞顶肌和耳部肌肉

颞顶肌和三块耳部肌肉(耳前肌、耳上肌和耳后肌)是其他的头皮肌。颞顶肌起自耳上筋膜,止于帽状腱膜,它的作用是上提耳朵。耳前肌和耳上肌起于帽状腱膜,止于耳部,作用是使耳朵向上和向前活动。相对应的,耳后肌起于乳突,止于耳部,作用是使耳朵向后活动。颞顶肌和三块耳肌还可以使头皮紧张。头皮肌都很表浅,所以很容易被触诊到,但如果被检查者不能很好地控制这些肌肉的收缩(控制这些肌肉就意味着有能力使耳朵动起来,但大部分人做不到这一点),它们就只能在

特定的体位上被触诊到。然而它们很难被确切定位,也很难与其周围相连的软组织区分开来。

触诊颞顶肌时,将手放在耳上 1~2 英寸(2.54~5.08cm)并稍微靠耳前一点的位置上,嘱被检查者上提耳朵,治疗师触诊手感受肌肉的收缩(图12-8B)。

触诊耳周肌肉时,将手分别放在耳前、耳上和耳后,嘱被检查者向上述各个方向活动,治疗师触诊手感受相应的耳肌收缩。再次说明,只有很少的人可以自如地收缩这些肌肉,所以必须要在它们放松时触诊它们的位置。

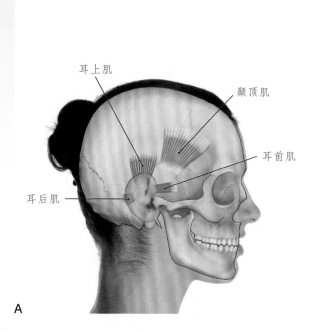

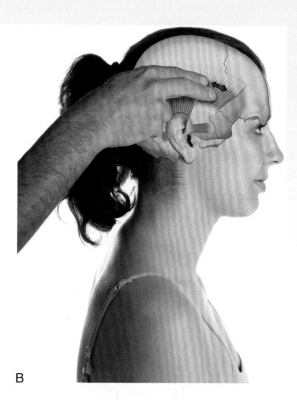

图 12-8 其他头皮肌。(A)右侧颞顶肌及耳周肌侧面观。(B)触诊右侧颞顶肌。

颞肌(图 12-9)——仰卧位

☑ 附着点
- □ 颞窝
   至
- □ 冠突和下颌骨升支的前上部

☑ 运动功能
- □ 上抬颞下颌关节(TMJ)
- □ 通过颞下颌关节缩下颌

初始体位(图 12-10)
- ■ 被检查者取仰卧位
- ■ 治疗师在头侧
- ■ 将触诊手指放在颞窝上

触诊步骤
1. 将触诊手指放在整个颞窝上,嘱被检查者交替收缩和放松颞肌,也就是要被检查者交替完成咬紧牙关,然后放松下巴。在被检查者咬紧牙关时感受颞肌的收缩(图 12-11)。
2. 一旦感觉到了颞肌收缩,嘱被检查者按照步骤 1 继续交替收缩和放松,同时触诊整个肌肉。
3. 触诊完颞肌的位置后,嘱被检查者放松,然后触诊颞肌的基础张力。

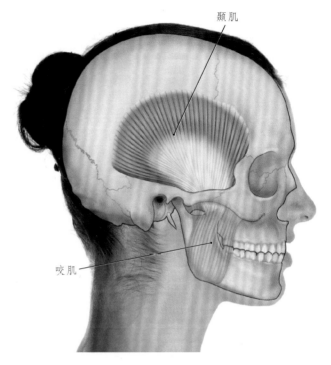

图 12-9 右侧颞肌侧面观。咬肌被阴影化。

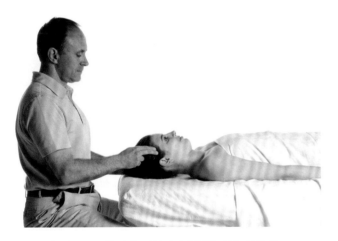

图 12-10 仰卧位下触诊右侧颞肌的初始体位。

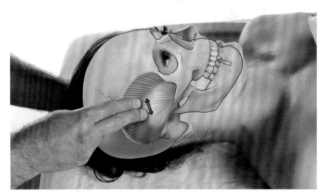

图 12-11 在被检查者咬紧牙关时触诊右侧颞肌。

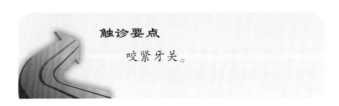

触诊要点

咬紧牙关。

颞肌——仰卧位(续)

触诊笔记

1.咬紧牙关需要从颞下颌关节处上抬下颌骨，从而需要颞肌收缩。

2.绝大多数颞肌浅表而易于触诊，仅有少数在其下面的止点处不易被触诊到，这些不易被触及的部分是指颧弓下的部分和下颌骨下附着点的部分。

3.颞肌的下附着点在下颌骨上，可以被触诊到，尤其是在被检查者将嘴张大时，使得下颌骨髁突从颧弓后下降，更易被触诊到。然而，当被检查者收缩颞肌以在颞下颌关节处上提下颌骨时，其浅面的咬肌收缩更多，使得触诊颞肌的下颌骨附着点更加困难。

4.颞肌的下颌骨附着点也可以从口腔内触诊。用戴了手套的手或戴了指套的手指放入被检查者口腔前庭(在颊和牙齿之间)的后部，在肌肉放松的状态下触摸下颌骨升支的冠突(图12-12)。当在口腔内触诊颞肌的下颌骨附着点时，需要要求被检查者上提下颌骨，以使颞肌收缩。

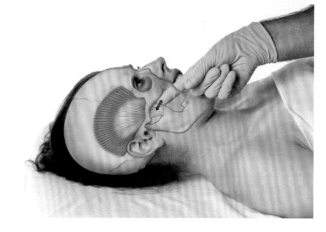

图 12-12　从口腔内触摸右侧颞肌下颌骨附着点。

其他触诊体位——坐位

在被检查者坐位时，颞肌也可以容易地被触诊到。

扳机点

1.颞肌的扳机点(图12-13)常由肌肉急性或慢性过度使用(如长期咬牙或磨牙、过多地嚼口香糖或咬指甲)、过度被拉长(如在长时间的口腔内操作中一直张口)、咬合不良(咬合无力)、头部前伸姿势(让舌骨肌被牵拉，使得颞肌被动收缩)、颞下颌关节功能不良、直接外伤、头部受凉、情感压抑、斜方肌上部或胸锁乳突肌有扳机点等原因引起或维持。

2.颞肌的扳机点常导致头痛、上牙槽牙齿和相邻的牙龈疼痛或感觉过敏、咬合不对称或颞下颌关节痛。

3.颞肌扳机点的疼痛牵涉模式须与上斜方肌、胸锁乳突肌、咬肌、翼内肌和翼外肌、头半棘肌、眼轮匝肌，以及颊肌等的扳机点疼痛牵涉模式区别开来。

4.颞肌的扳机点痛常会被误认为是头痛、牙齿问题或颞下颌关节功能不良(如骨关节炎或关节内退变)。

5.相关的扳机点常见于对侧颞肌、同侧和对侧咬肌、翼内肌和翼外肌、上斜方肌和胸锁乳突肌。

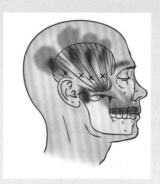

图 12-13　常见颞肌扳机点及其相应牵涉痛部位的外侧观。

颞肌——仰卧位(续)

颞肌的牵伸(图 12-14)

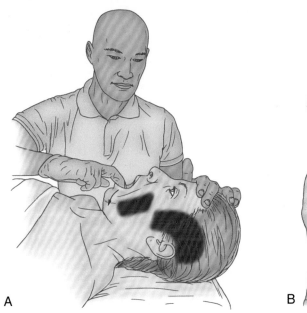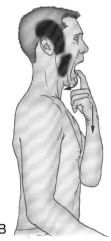

图 12-14 右侧颞肌和咬肌的牵伸。被检查者要尽可能张口。(A)治疗师辅助牵伸。(B)自我牵伸。

咬肌(图 12-15)——仰卧位

☑ **附着点**

☐ 颧骨的内侧面和颧弓的颞骨面(颧弓下缘和内侧面)
  至

☐ 下颌骨的下颌角、下颌支和冠突的前面(下颌支和
  下颌角的外面)

☑ **运动功能**

☐ 在颞下颌关节处上提下颌骨

☐ 在颞下颌关节处前推下颌骨

☐ 在颞下颌关节处后撤下颌骨

初始体位(图 12-16)

■ 被检查者取仰卧位

■ 治疗师坐于头端

■ 触诊手指放在颧弓和下颌角处

触诊步骤

1. 嘱被检查者交替收缩和放松咬肌,即交替咬紧牙
   齿和放松,被检查者咬紧牙齿,以便触诊手感受到
   咬肌的收缩(图 12-17)。

2. 一旦感觉到咬肌的收缩,嘱被检查者继续步骤 1 交
   替收缩和放松咬肌,自颧弓至下颌角触诊整个咬肌。

3. 一旦整个咬肌的位置被确定后,嘱被检查者放松,
   触诊咬肌的基础张力。

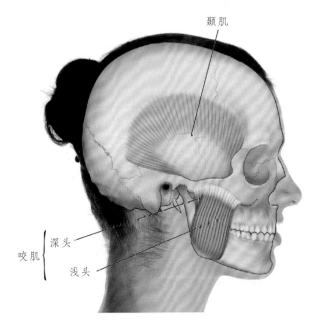

图 12-15 右侧咬肌的外侧面观。颞肌被阴影化。

咬肌——仰卧位(续)

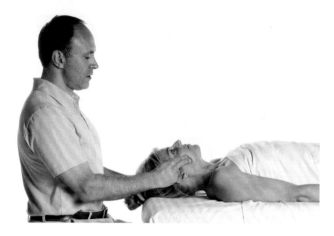

图 12-16　仰卧位下触诊右侧咬肌的初始体位。

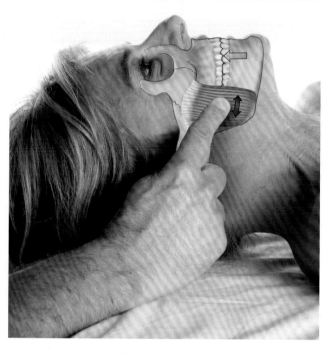

图 12-17　在被检查者咬紧牙齿时触诊右侧咬肌。

触诊笔记

1.整个咬肌很表浅,很容易被触诊到,也很容易和邻近的肌肉相区分。

2.当被检查者咬紧牙齿时,咬肌的收缩变得非常明显,常明显地凸起来。

3.咬肌也很容易从口腔内触诊到,戴手套或示指带指套,示指放在口腔前庭(牙齿和颊之间)内,拇指放在口腔外,用示指和拇指捏住咬肌(图12-18)。可以嘱被检查者咬住牙齿,使咬肌收缩便于触诊。

其他触诊体位

在被检查者坐位时,咬肌也可很容易被触诊到。

触诊要点

咬紧牙齿,咬肌凸出来。

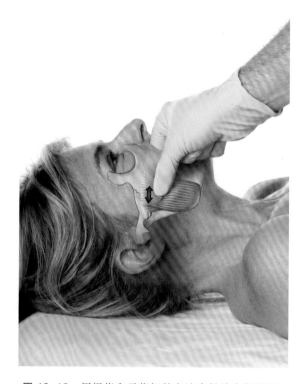

图 12-18　用拇指和示指捏的方法来触诊右侧咬肌。

咬肌——仰卧位(续)

扳机点

1.咬肌的扳机点(图 12-19)常由急性或慢性肌肉过度使用(如长期咬牙或磨牙、过多地嚼口香糖或咬指甲)、过度牵伸(如在长时间的口腔操作中一直保持张口位)、咬合不良(咬合无力)、头部前伸姿势(让舌骨肌被牵拉,使得咬肌被动收缩)、颞下颌关节功能不良、直接外伤、情感压抑、斜方肌上部或胸锁乳突肌有扳机点等原因引起或维持。

2.咬肌的扳机点有可能导致下颌骨在颞下颌关节处的下降受限、上下牙槽牙齿及附近牙龈的疼痛和感觉过敏、颞下颌关节疼痛、咬合不良、同侧眼睛浮肿(可能是由于压迫了上颌静脉)、同侧耳鸣或耳朵深部疼痛。

3.咬肌的扳机点疼痛牵涉模式须与上斜方肌、胸锁乳突肌、头半棘肌、颞肌、翼内肌和翼外肌、颈阔肌、颊肌,以及眼轮匝肌的疼痛牵涉模式相区分。

4.咬肌扳机点疼痛常被误认为是颞下颌关节功能紊乱(如骨关节炎或关节内退变)、牙齿问题、头痛或鼻窦炎。

5.相关的扳机点常见于对侧咬肌、同侧或对侧颞肌、翼内肌和翼外肌、上斜方肌和胸锁乳突肌。

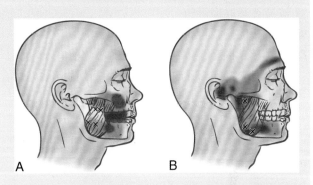

图 12-19　右侧咬肌扳机点及其相关牵涉痛区域外侧观。

咬肌的牵伸(图 12-20)

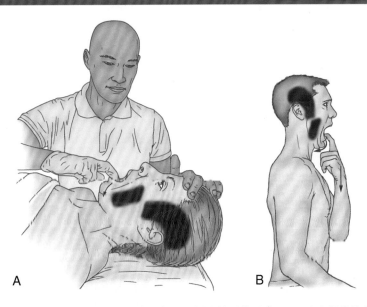

图 12-20　右侧咬肌及颞肌的牵伸。用手使被检查者的下颌骨尽可能下降。(A)治疗师辅助牵伸。(B)自我牵伸。

翼外肌(图 12-21)——仰卧位

☑附着点

☐ 蝶骨

至

☐ 下颌骨颈部、颞下颌关节的关节囊及关节盘

☑运动功能

☐ 使下颌骨在颞下颌关节处前移

☐ 使下颌骨在颞下颌关节处向对侧移

初始体位(图 12-22A)

■ 被检查者取仰卧位

■ 治疗师位于被检查者头端或一侧

■ 戴手套或指套,将触诊手指放在口腔前庭(牙齿和颊之间),沿上牙的外侧面滑动,直到触到后面的磨牙;然后向后向上压,进入上牙的牙根上面和下颌骨冠状突之间的一个类似小口袋的空间（见触诊笔记第 2 条）。这时治疗师的手指可能位于翼外肌的内侧面上(见图 12-22B)

触诊步骤

1. 将触诊手指放入被检查者口腔前庭,嘱其在颞下颌关节处向前移动下颌骨同时缓慢向对侧移动下颌骨(向检查侧的下颌骨体部对侧移动),这时可以感觉到翼外肌的收缩(图 12-23)。

2. 一旦感觉到,就从口腔内侧壁的冠状突(上牙的牙根上方)开始,尽可能触诊整个翼外肌。

3. 一旦确定了翼外肌的位置,就可嘱被检查者放松,然后触诊其基础张力。

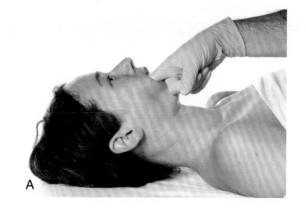

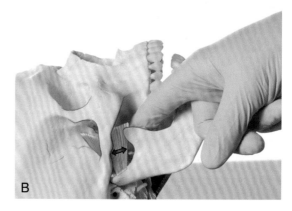

图 12-22　仰卧位触诊右侧翼外肌的初始体位。(A)触诊被检查者。(B)触诊颅骨模型。

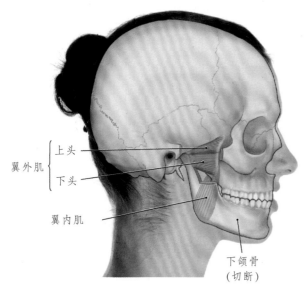

图 12-21　右侧翼外肌外面观。翼内肌被阴影化。注意:下颌骨被切掉了,以更好地显示翼外肌。

上头
翼外肌
下头
翼内肌
下颌骨
(切断)

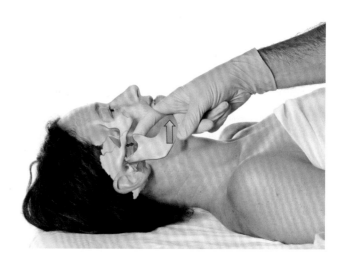

图 12-23　仰卧位下,被检查者向前移动下颌骨时触诊右侧翼外肌。

翼外肌——仰卧位(续)

触诊笔记

1.除下颌骨颈部,翼外肌还止于颞下颌关节的关节囊和关节盘。

2.当治疗师将触诊手指放入被检查者口腔前庭去定位翼外肌时,在口腔的后部前后按压,在上牙和下颌骨颈部之间找一个摸起来像是小袋子的部位(像花生酱之类的食物最容易粘在这个部位)。

3.如果治疗师要求被检查者从颞下颌关节处向对侧移动下颌骨时,必须嘱其缓慢而小心地移动;或者治疗师用手指捏住被检查者下颌骨和上牙之间的部分。

4.翼外肌和翼内肌很容易被触诊到,因为它们的表面只覆盖了一层薄薄的黏膜。

5.有时当被检查者坐位时,翼外肌也可能在口腔外面的下颌骨髁和冠状突之间被触诊到。但是这个有难度,而且有时也很难确定到底是不是翼外肌,因为它是位于咬肌深面的。如果治疗师想要采用这种体位触诊,要嘱被检查者向对侧移动下颌骨,同时感受翼外肌的收缩。

其他触诊体位——坐位(图 12-24)

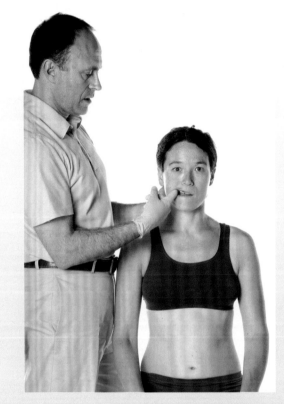

图 12-24　嘱被检查者坐位时,翼外肌也很容易被触诊到。

扳机点

1.翼外肌的扳机点(图 12-25)常由于或继发于肌肉的过度使用(如长期磨牙、过度地嚼口香糖或咬指甲、在拉小提琴时使用下巴帮助固定)、咬合不良(咬合无力)或头部前伸姿势(这个姿势拉紧了舌骨肌,从而牵拉了下颌骨,使得翼外肌收缩)。

2.翼外肌的扳机点有可能导致颞下颌关节深部疼痛、颞下颌关节的摩擦音、限制下颌骨在颞下颌关节处向同侧移动、咬合不良、脸颊处刺痛、颊肌无力(如果面神经颊支被翼外肌卡住的话)或耳鸣。

3. 翼外肌的扳机点牵涉痛区域须与颞肌、咬肌、翼内肌、胸锁乳突肌(SCM)和颞弓的扳机点牵涉痛区域区别开来。

4.翼外肌的扳机点痛常被误认为是颞下颌关节紊乱(如骨关节炎或其他关节内退变)、鼻窦炎、三叉神经痛或耳部感染。

5. 相关扳机点常见于对侧的翼内肌和翼外肌、同侧的颞肌和咬肌,以及胸锁乳突肌。

6.注意:①翼外肌是所有咀嚼肌中最容易出现扳机点的肌肉;②不同于颞肌和咬肌,翼内肌和翼外肌的扳机点不会导致牙痛。

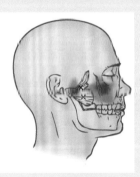

图 12-25　翼外肌常见扳机点位置及其相应牵涉痛区域外侧观。

翼外肌——仰卧位(续)

触诊要点

　　找到口腔前庭上部花生酱最容易粘住的那个位置(像个小口袋)。

翼外肌的牵伸(图 12-26)

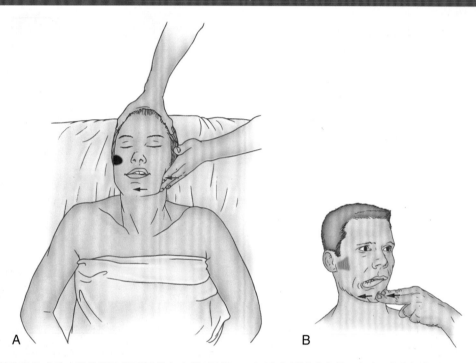

图 12-26　右侧翼外肌的牵伸。手从侧边将下巴推向右侧(同侧)。(A)治疗师辅助牵伸。注意:治疗师的另一只手要固定被检查者的头部。(B)自我牵伸。

翼内肌(图 12-27)——仰卧位

☑ **附着点**

□ 蝶骨和上颌骨

　至

□ 下颌角的内侧面和下颌支的下部

☑ **运动功能**

□ 使下颌骨在颞下颌关节处上抬

□ 使下颌骨在颞下颌关节处前移

□ 使下颌骨在颞下颌关节处向对侧移

初始体位(图 12-28)

■ 被检查者取仰卧位

■ 治疗师位于头端或一侧

■ 触诊手指弯曲,放到下颌角的内侧面

触诊步骤

1. 将触诊手指钩在下颌角的内侧面处,嘱被检查者咬紧牙齿,使得下颌骨在颞下颌关节处上抬,这时可以感受到翼内肌的收缩(图 12-29)。

2. 一旦感觉到了,就尽可能向上触诊翼内肌。

3. 一旦确定翼内肌的位置,就可嘱被检查者放松,然后触诊其基础张力。

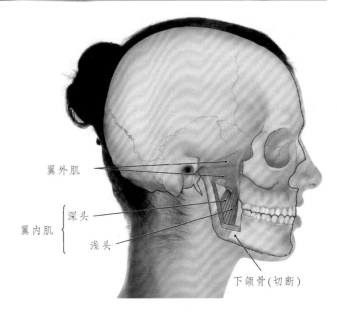

图 12-27　右侧翼内肌外面观。翼外肌被阴影化。注意:下颌骨被切断了,以更好地显示翼内肌。

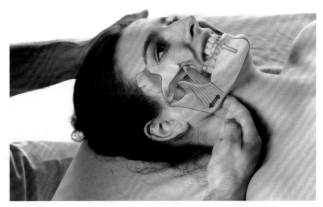

图 12-29　仰卧位下,被检查者咬紧牙齿时触诊右侧翼内肌。

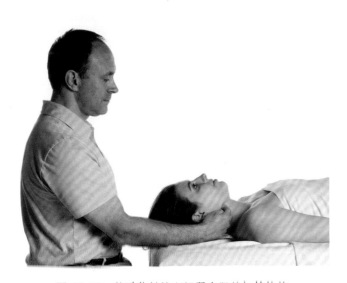

图 12 28　仰卧位触诊右侧翼内肌的初始体位。

翼内肌——仰卧位(续)

触诊笔记

1.翼内肌下面的附着点从口腔外很容易被触诊到。然而大部分肌肉只能从口腔内触诊。

2.在口腔内触诊翼内肌时,戴手套或指套,将触诊手指沿下牙的内侧面向后移动,直到口腔后部,然后向后按压口腔内侧壁。这时嘱被检查者向前移动下颌骨并感受翼内肌的收缩。嘱被检查者交替收缩和放松肌肉,尽可能多地触诊到翼内肌(图12-30)。

3.在口腔内触诊时,从翼内肌触到其附着点时,想象它与咬肌走行方向相同可能会有帮助(除了咬肌是止于下颌骨的外侧面而翼内肌是止于下颌骨的内侧面)。

4.翼内肌和翼外肌很容易被触诊到,因为它们的表面只覆盖了一层薄薄的黏膜。

其他触诊体位——坐位(图 12-31)

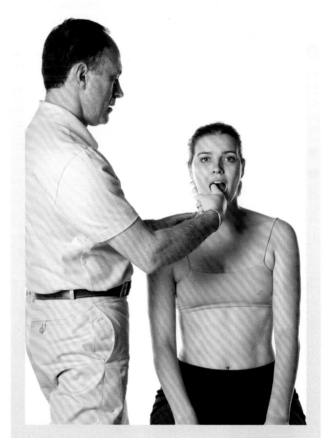

图 12-31　在被检查者坐位时,翼内肌也很容易被触诊到。

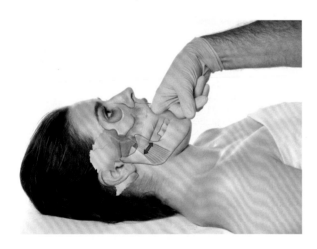

图 12-30　从口腔内触诊右侧翼内肌(见触诊笔记第 2 条)。

翼内肌——仰卧位(续)

扳机点

1.翼内肌的扳机点(图 12-32)常由于或继发于肌肉的过度使用(如长期咬牙或磨牙、过度嚼口香糖或咬指甲、在拉小提琴时使用下巴帮助固定)、被动牵伸(如在较长的口腔内操作时长时间保持张口)、咬合不良(咬合无力)、头部前伸姿势(这个姿势拉紧了舌骨肌,从而牵拉了下颌骨,使得翼内肌收缩)、颞下颌关节功能紊乱、肿瘤直接侵犯、精神压力或其他咀嚼肌的扳机点。

2.翼内肌的扳机点有可能导致口腔内和咽喉部的弥漫性疼痛(包括舌)、颞下颌关节疼痛、咬合不良、耳朵深部感觉到有压力(常被被检查者说成是鼻塞)或疼痛(如果存在这种情况,压力常是由紧张的翼内肌阻止了腭帆张肌打开咽鼓管,使得咽鼓管被封闭所致)、吞咽时疼痛或吞咽困难、下颌骨在颞下颌关节处的下降受限。

3.翼内肌的扳机点疼痛牵涉模式须与翼外肌、颞肌、咬肌、胸锁乳突肌(SCM)、颈长肌与头长肌,以及二腹肌下腹的扳机点疼痛牵涉模式区别开来。

4.翼内肌的扳机点痛常被误认为是颞下颌关节紊乱(如骨关节炎或其他关节内退变)、头痛、耳部感染、头部受凉或咽喉痛。

5.相关的扳机点常见于对侧的翼内肌、同侧和对侧的颞肌、咬肌、翼外肌、胸锁乳突肌、颈长肌和头长肌、二腹肌。

6.注意:不同于颞肌和咬肌,翼内肌和翼外肌的扳机点不会导致牙痛。

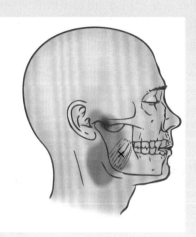

图 12-32 翼内肌常见扳机点位置及其相应牵涉痛区域外侧观。

翼内肌的牵伸(图 12-33)

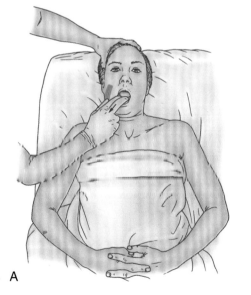
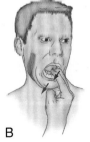

A B

图 12-33 右侧翼内肌的牵伸。用手使下巴下降并稍微推向右侧(同侧)。(A)治疗师辅助牵伸。注意:治疗师的另一只手要固定被检查者的头部。(B)自我牵伸。

触诊要点

触诊手指弯曲,包住下颌角的内侧面。

面部表情肌(图12-34)——坐位

面部表情肌是位于面部皮肤和筋膜下薄层的浅表肌,这些肌肉被分成三组:眼球运动肌肉(3块肌肉)、鼻部运动肌肉(3块肌肉)和嘴部运动肌肉(11块肌肉)。

所有坐位状态下面部肌肉的触诊都将在这一章中被演示。当被检查者处于仰卧位时,治疗师坐于头端进行检查,所有这些肌肉也都可被触及。此外,本书只展示示指对于靶肌肉的触诊,因为这样对于读者而言有利于看清楚靶肌肉。面部表情肌的触诊优先使用示指和中指的指腹。面部表情肌触诊要求很高,治疗师要做到力道柔和、触觉敏锐。

面部肌肉很小,好像它们的牵伸并不重要。然而,如果同一块面部肌肉在日常生活中被反复收缩,同样也会变得紧张。当一块面部表情肌变得紧张时,它会把局部重叠的筋膜和皮肤推向中央,从而产生垂直于肌腱方向的皱纹。通过对皱纹典型模式的检查发现,皱纹同它下方的面部表情肌肉呈垂直方向。做出各种大量的鲜明的表情来移动面部可以充分牵伸面部表情肌。因此,做一些不经常做的面部表情锻炼非常重要。

注意:并不是所有面部表情肌的扳机点及其牵涉模式都已经被详细地探明,目前已经探明的肌肉是眼轮匝肌、颧大肌、上唇提肌和颊肌。

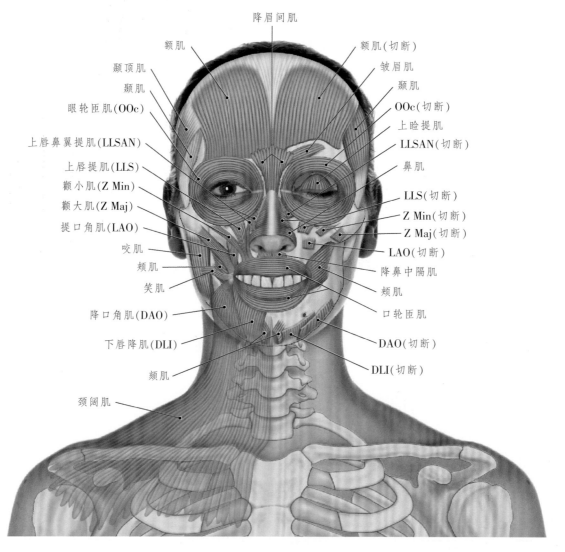

图12-34　浅表层和中间层头部肌肉的前面观。

面部表情肌——坐位(续)

眼部表情肌

眼轮匝肌

附着点

☐ 包绕眼部的眼轮匝肌(图 12-35A)

运动功能

☐ 闭眼和斜视

☐ 下压上眼睑

☐ 上抬下眼睑

触诊步骤

1. 轻柔地将触诊手指置于被检查者的眼部周围皮肤。

2. 嘱被检查者主动用力闭眼,可以感受到眼轮匝肌的收缩(见图 12-35B)。

3. 一旦触及收缩,可随着被检查者眼部交替的收缩和放松动作触及整个肌肉。注意:在不皱眉、下拉眉毛的情况下,嘱被检查者独立地做闭眼和斜视动作,可以将眼轮匝肌和皱眉肌清晰地区分开来。

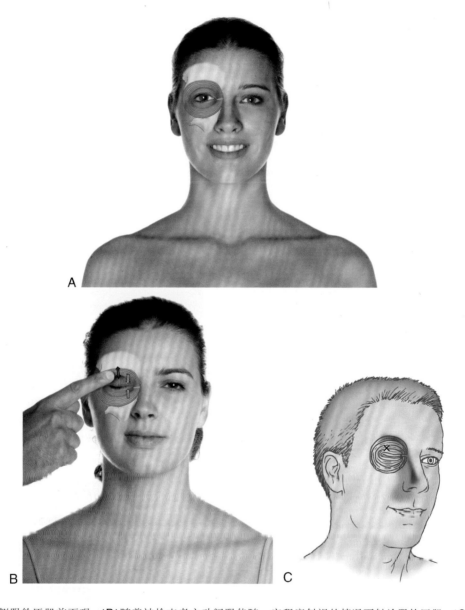

A

B

C

图 12-35　(A)右侧眼轮匝肌前面观。(B)随着被检查者主动闭眼伴随一定程度斜视的情况下触诊眼轮匝肌。(C)前面观图例说明一处普通的眼轮匝肌扳机点及其涉及的相关控制带。

面部表情肌——坐位(续)

扳机点

1.眼轮匝肌的扳机点(TrP)(见图 12-35C)常来自长期急性或慢性肌肉过度使用（如日常斜视或皱眉），或胸锁乳突肌(SCM)胸骨端的 TrP。

2.眼轮匝肌的扳机点可在鼻部产生疼痛。

3.眼轮匝肌扳机点的疼痛牵涉模式应与其他面部表情肌、胸锁乳突肌、颞肌、咬肌和额部肌肉的扳机点的疼痛牵涉模式区分开来。

4.眼轮匝肌的 TrP 经常被错认为是鼻窦炎或头痛。

5.相关 TrP 常见于面部其他表情肌、咀嚼肌(颞肌、咬肌、翼内肌和翼外肌)、SCM 和斜方肌上部。

皱眉肌

☑ 附着点

☐ 额骨下方

　　至

☐ 覆盖眉毛上方的筋膜和皮肤(图 12-36A)

☑ 运动功能

提拉眉毛中下部

触诊步骤

1.将触诊手指轻柔地放置于被检查者眉毛的中间部。

2.嘱被检查者皱眉,随着眉毛向下运动,可以感受到皱眉肌的收缩(见图 12-36B)。

3.一旦感受到皱眉肌,随着被检查者交替的收缩和放松动作可以触诊到整个肌肉。注意:当皱眉肌邻近的眼轮匝肌收缩时,也可以拉动眉毛使其向下,要注意将两块肌肉区分开来。

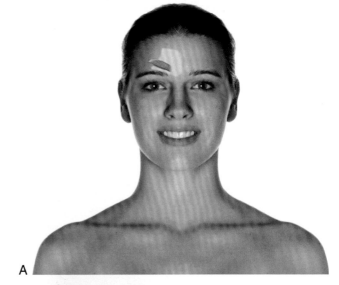

A

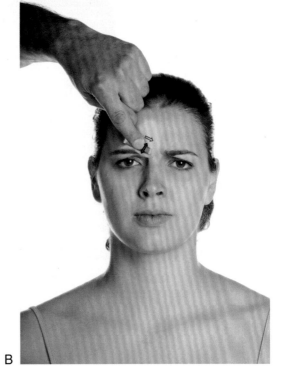

B

图 12-36　(A)右侧皱眉肌前面观。(B)被检查者皱眉时右侧皱眉肌的触诊。

面部表情肌——坐位(续)

上睑提肌

☑ 附着点

☐ 蝶骨

至

☐ 上眼睑的皮肤和筋膜(图 12-37A)

☑ 运动功能

☐ 上提上眼睑

触诊步骤

1.轻柔地将触诊手指置于被检查者上眼睑,要求被检查者上抬上眼睑,可以触及上睑提肌的收缩(见图 12-37B)。

2. 一旦触诊到,随着被检查者交替的收缩和放松,可以尽可能多地感受到此块肌肉。

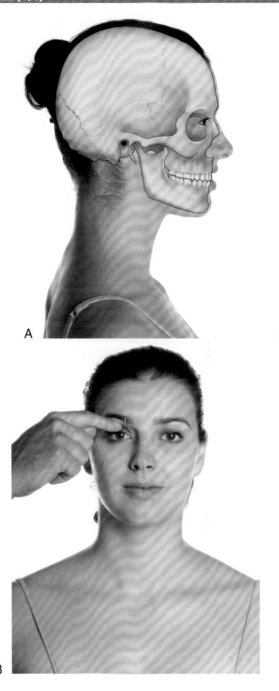

图 12-37 (A)右侧上睑提肌的侧面观。(B)在上眼睑处随着被检查者上抬上眼睑触诊上睑提肌。

面部表情肌——坐位(续)

鼻部表情肌
降眉间肌

☑ 附着点

☐ 鼻骨上方的筋膜

　　至

☐ 两眼之间的皮肤和筋膜(图 12-38A)

☑ 运动功能

☐ 下拉眉毛中端

☐ 向上使鼻部皮肤皱缩

触诊步骤

1. 轻柔地将触诊手指置于被检查者鼻梁上。

2. 嘱被检查者做出轻蔑的面部表情,下拉眉毛或使鼻部皮肤向上方皱缩, 可以感受到降眉间肌的收缩(见图 12-38B)。

3. 一旦感受到,随着被检查者交替收缩和放松可感受到整块肌肉。注意:确保把降眉间肌同邻近的皱眉肌区分开来, 后者收缩时同样可以使眉毛中段下拉。

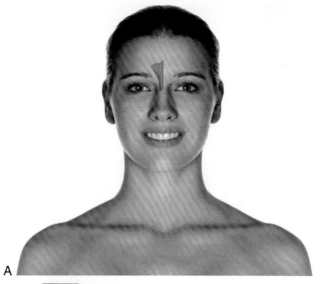

A

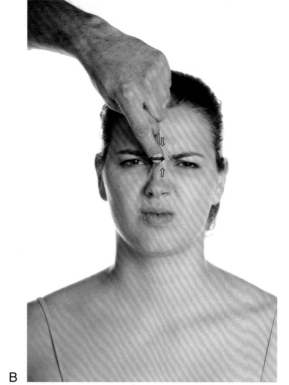

B

图 12-38　(A)右侧降眉间肌前面观。(B)随着被检查者做出轻蔑表情触诊降眉间肌。

面部表情肌——坐位(续)

鼻肌

☑ 附着点

□ 上颌骨

　　至

□ 鼻软骨(对侧鼻肌)(图 12-39A)

☑ 运动功能

□ 张开鼻孔(翼部)

□ 收缩鼻孔(横部)

触诊步骤

1.轻柔地将触诊手指放置于被检查者鼻部的下侧方。

2.嘱被检查者张开鼻孔(伴随深呼吸动作),可感受到鼻肌翼部的收缩(见图 12-39B)。

3.一旦感受到,随着被检查者交替收缩和放松触诊肌肉的整个翼部。注意:确保被检查者张开鼻孔时不要上抬鼻部皮肤,以免将鼻肌同邻近的降眉间肌相混淆。也不要将鼻肌同邻近的提上唇鼻翼肌相混淆,后者同样可张开鼻孔。

4.为了触诊横部,将触诊手指放置于被检查者鼻部上外侧并嘱被检查者收缩鼻孔 (类似于将鼻子中间隔向下拉向口腔)。一旦触及,随着被检查者交替收缩和放松触诊整个肌肉的横部。

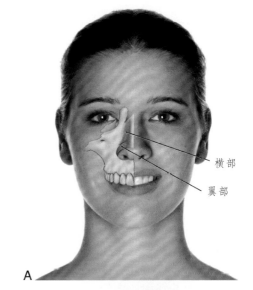

横部

翼部

A

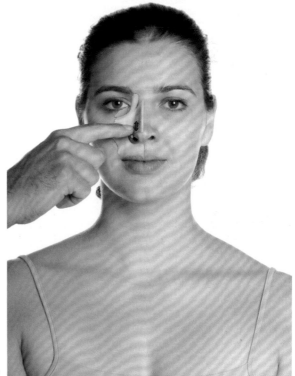

B

图 12-39　(A)右侧鼻肌前面观。(B)随着被检查者张开鼻孔触诊右侧鼻肌的翼部。

面部表情肌——坐位(续)

降鼻中隔肌

☑ 附着点

☐ 上颌骨

　　至

☐ 鼻软骨(图 12-40A)

☑ 运动功能

☐ 缩小鼻孔

触诊步骤

1. 将治疗师的触诊手指轻放于被检查者鼻子的正下方。

2. 嘱被检查者缩小鼻孔(若将鼻子中间部位向口靠近),感受降鼻中隔肌的收缩(见图 12-40B)。

3. 感受降鼻中隔肌的收缩后,在被检查者交替收缩及放松时触诊整块肌肉。注意:通过确认被检查者当缩小鼻孔降鼻中隔肌时不要延伸(突出)嘴唇,以确保能区分降鼻中隔肌和口轮匝肌。

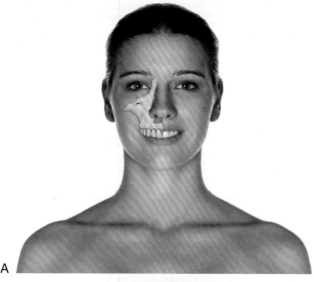

A

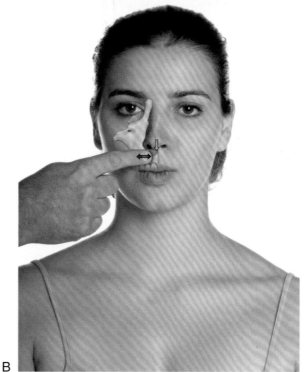

B

图 12-40 (A)右侧降鼻中隔肌前面观。(B)在被检查者缩小鼻孔时触诊右侧降鼻中隔肌。

面部表情肌——坐位(续)

口部表情肌

提上唇鼻翼肌

☑ 附着点

☐ 上颌骨

　　至

☐ 上唇的筋膜、肌肉和鼻的筋膜、软骨(图 12-41A)

☑ 运动功能

☐ 上提、外翻上唇

☐ 开大鼻孔

触诊步骤

1.将触诊手指轻放于鼻的一侧。

2.嘱被检查者提上唇露出上龈或开大鼻孔,感受提上唇鼻翼肌的收缩(见图 12-41B)。

3.一旦感受到提上唇鼻翼肌的收缩后,在被检查者交替收缩及放松该肌肉的同时触诊整块肌肉。注意:邻近的内侧鼻肌(有开大鼻孔的作用)和上唇提肌(提上唇)与提上唇鼻翼肌较难区分开来。

4.注意:提上唇鼻翼肌被认为既是鼻表情肌,又是口表情肌。

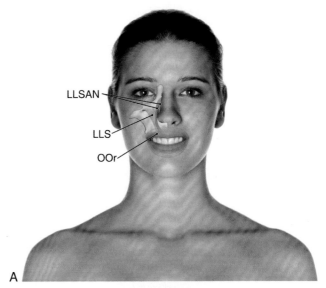

A

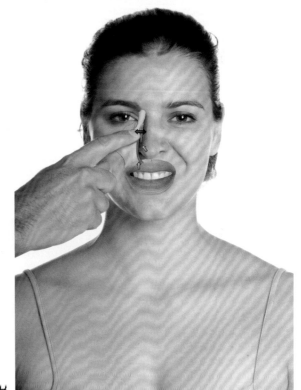

B

图 12-41 (A)右侧提上唇鼻翼肌(LLSAN)前面观。口轮匝肌(OOr)和上唇提肌(LLS)被阴影化。(B)在被检查者提上唇和开大鼻孔时触诊右侧提上唇鼻翼肌。

面部表情肌——坐位(续)

上唇提肌

☑ 附着点

□ 上颌骨

　至

□ 上唇的筋膜和肌肉组织(图 12-42A)

☑ 运动功能

□ 提上唇

□ 外翻上唇

触诊步骤

1. 触诊手指轻放于上唇中央外侧约 1/2 英寸(1.27cm)上唇上缘处。

2. 嘱被检查者提上唇露出上龈,感受上唇提肌的收缩(见图 12-42B)。

3. 感受到上唇提肌收缩后,在被检查者交替收缩放松上唇提肌的同时朝眼侧触诊整块肌肉。注意:上唇提肌与邻近的提上唇鼻翼肌(内侧)及颧小肌(后方)较难区分,收缩时均能提上唇。

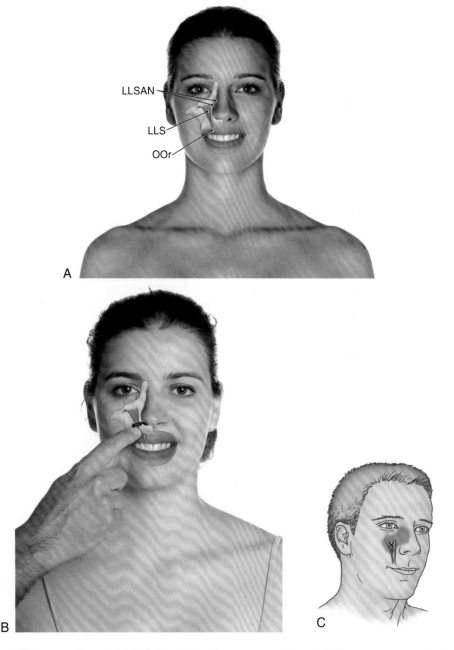

图 12-42　(A)右侧上唇提肌(LLS)前面观。图中同时标示了口轮匝肌(OOr)和提上唇鼻翼肌(LLSAN)。(B)在被检查者提上唇时触诊右侧提上唇鼻翼肌。(C)常见的上唇提肌扳机点(TrP)及其相应区域的前侧面观图解。

面部表情肌——坐位(续)

扳机点

1.上唇提肌的扳机点疼痛(见图 12-42C)常由急性或慢性肌肉过度使用延续而来(如习惯性微笑)。

2.上唇提肌的扳机点可以引起过敏症状(打喷嚏、眼睛痒)和明显的鼻窦压痛。

3.上唇提肌扳机点要注意和其他表情肌、SCM、颞肌、咬肌和额肌的扳机点相区别。

4.由上唇提肌扳机点引发的症状常被误认为是鼻窦炎、感冒或头痛。

5.上唇提肌的扳机点常与其他表情肌、咀嚼肌(颞肌、咬肌、翼外肌和翼内肌)、SCM 和斜方肌的扳机点一起出现。

颧小肌

☑ 附着点

□ 颧骨

至

□ 上唇筋膜和肌肉组织(图 12-43A)

☑ 运动功能

□ 外翻上唇

□ 提上唇

触诊步骤

1.触诊手指轻放于上唇中央外侧 1/2~3/4 英寸(1.27~1.91cm)上唇上缘处。

2.嘱被检查者提上唇露出上龈,感受颧小肌的收缩(见图 12-43B)。

3.感受到颧小肌收缩后,在被检查者交替收缩及放松颧小肌的同时朝颧骨触诊整块肌肉。注意:难以区分颧小肌与邻近的收缩时,能提上唇的是上唇提肌(内侧),收缩时能提嘴角的是颧大肌(后方)。

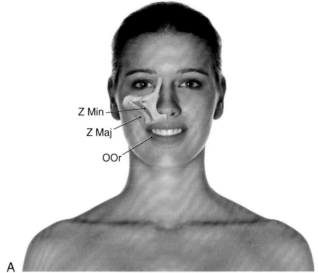

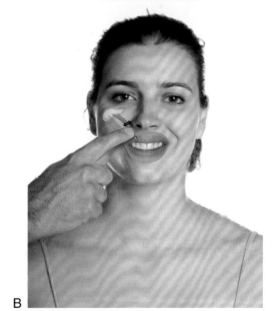

图 12-43　(A)右侧颧小肌(Z Min)前面观。口轮匝肌(OOr)和颧大肌(Z Maj)被阴影化。(B)在被检查者提上唇时触诊右侧颧小肌。图中同时标示了颧大肌(Z Maj)。

面部表情肌——坐位(续)

颧大肌

☑ 附着点

☐ 颧骨

　至

☐ 嘴角的筋膜 *(图 12-44A)

☑ 运动功能

☐ 上提嘴角

☐ 外侧拉嘴角

触诊步骤

1. 触诊手指轻放于嘴角上外侧。

2. 嘱被检查者向外上方拉嘴角微笑,感受颧大肌的收缩(见图 12-44B)。

3. 感受到颧大肌的收缩后,在被检查者交替收缩及放松颧大肌的同时朝颧骨触诊整块肌肉。注意:颧大肌与邻近的同样能提嘴角的提口角肌较难以区分。同样,要区分颧大肌与能提上唇的颧小肌。

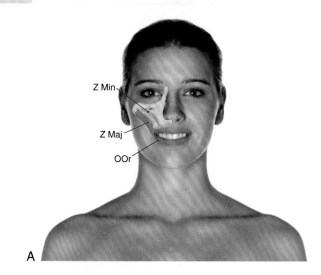

A

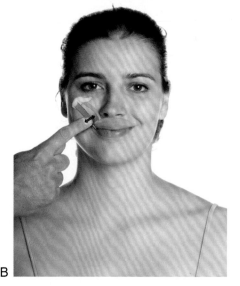

B

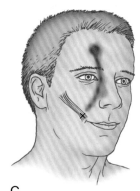

C

图 12-44　(A)右侧颧大肌(Z Maj)前面观。口轮匝肌(OOr)和颧小肌(Z Min)被阴影化。(B)在被检查者微笑时触诊右侧颧大肌。(C)颧大肌常见的扳机点(TrP)及其相应牵涉区域的前侧面观图解。

---

* 术语"口角筋膜"用来描述常附着于颧大肌、提口角肌、笑肌、降口角肌、颊肌和口轮匝肌的嘴角筋膜。口角筋膜易于触诊,戴上手套或手指套,将触诊手的示指放于被检查者口腔内的嘴角内侧, 将拇指置于被检查者口腔外的相应位置,按压脸颊的皮肤和黏膜,使得口角外侧位于治疗师的示指和拇指之间,感觉口角筋膜。

面部表情肌——坐位(续)

扳机点

1.颧大肌的扳机点疼痛(见图 12-44C)常是由急性或慢性肌肉过度使用延续而来(如习惯性微笑)。

2.颧大肌的扳机点可引起过敏样症状(打喷嚏、眼睛痒)和明显的鼻窦压痛。

3.本文所提到的颧大肌扳机点要注意和其他表情肌、SCM、颞肌、咬肌和额肌的扳机点相区别。

4.由颧大肌扳机点引发的症状常被误认为是鼻窦炎、感冒或头痛。

5.颧大肌的扳机点常与其他表情肌、咀嚼肌(颞肌、咬肌、翼外肌、翼内肌)、SCM 及上斜方肌的扳机点一起出现。

提口角肌

☑ 附着点

□ 上颌骨

至

□ 嘴角的筋膜(图 12-45A)

☑ 运动功能

上提嘴角

触诊步骤

1.触诊手指轻放于嘴角上侧。

2.嘱被检查者直接向上上提嘴角,露出尖牙(做吸血鬼样表情),感受提口角肌的收缩(见图 12-45B)。

3.感受到提口角肌的收缩后,在被检查者交替收缩及放松提口角肌的同时触诊整块肌肉。注意:其最上方深部有颧小肌和上唇提肌,难以和其他肌肉相区别。而且,要注意区分提口角肌和颧大肌,它们都能上提嘴角。

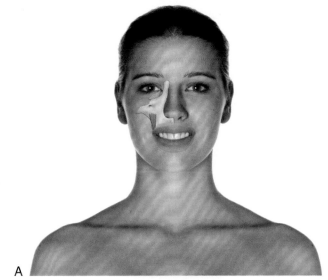

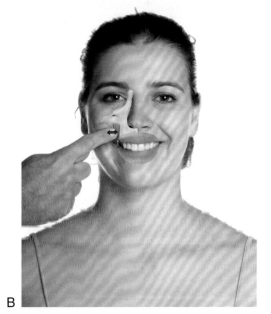

图 12-45 (A)右侧提口角肌前面观。口轮匝肌被阴影化。(B)在被检查者上提嘴角时触诊右侧提口角肌(做吸血鬼样表情)。

面部表情肌——坐位(续)

笑肌

☑ 附着点

☐ 咬肌的浅筋膜

　至

☐ 嘴角的筋膜(图 12-46A)

☑ 运动功能

☐ 向外侧提起嘴角

触诊步骤

1. 轻柔地将触诊手指轻轻放在嘴角外侧方。

2. 嘱被检查者直接(主动)向外侧提起嘴角,然后感受笑肌的收缩(见图 12-46B)。

3. 一旦感受到后,当被检查者交替收缩和放松肌肉时触诊整块肌肉。注意:确保触诊部位不要太高以至于达到颧大肌的位置,防止嘴角外提的动作被干扰(颧大肌也可引起嘴角外提,此时易于将其误认为是笑肌)。

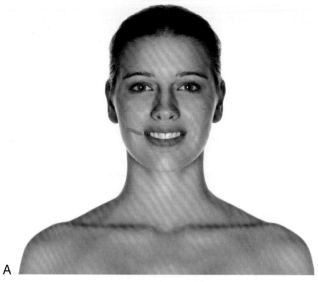

A

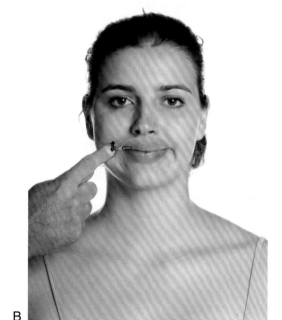

B

图 12-46 (A)右侧笑肌的正面观,口轮匝肌被阴影化。(B)当被检查者向外侧提起嘴角时触诊其右侧笑肌。

面部表情肌——坐位(续)

降口角肌

☑ **附着点**

☐ 下颌

至

☐ 嘴角的浅筋膜

☑ **运动功能**

☐ 压住嘴角

☐ 向外侧拉嘴角

触诊步骤

1. 轻轻地将触诊手指放在一侧嘴角的略下方。

2. 嘱被检查者通过按压皱眉,向外侧提起嘴角并感受降口角肌的收缩(见图 12-47B)。

3. 一旦感受到后,当被检查者交替收缩和放松时触诊整块肌肉。注意:很难将降口角肌与其附近的下唇降肌区分开来,因为两者均涉及按压和向外侧提起下嘴唇/一侧嘴角。

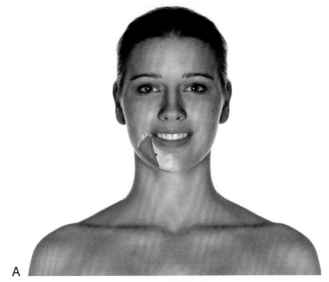

A

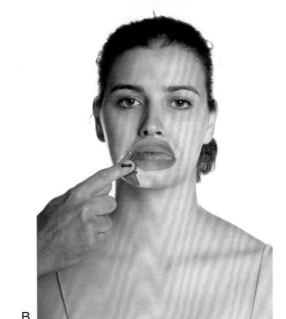

B

图 12-47 (A)右侧降口角肌的正面观,口轮匝肌被阴影化。(B)当被检查者皱眉时触诊其右侧降口角肌,口轮匝肌被阴影化。

面部表情肌——坐位(续)

下唇降肌

☑ **附着点**

☐ 下颌

　至

☐ 下唇的浅筋膜

☑ **运动功能**

☐ 压住下唇

☐ 外翻下唇

☐ 向外侧拉下唇

触诊步骤

1. 轻轻地将触诊手指置于下唇的下方,中线的稍外侧。

2. 嘱被检查者压住并向外侧提起下唇,感受下唇降肌的收缩(见图 12-48B)。

3. 一旦感受到后,当被检查者交替收缩和放松时触诊整块肌肉。注意:很难将下唇降肌与其附近的降口角肌区分开来,因为两者均涉及按压和向外侧提起下嘴唇/一侧嘴角。

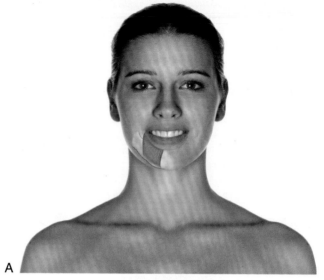

A

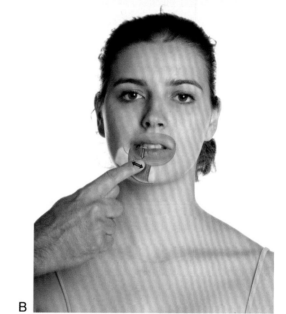

B

图 12-48　(A)下唇降肌的正面观,口轮匝肌被阴影化。(B)当被检查者压住并向外侧提起下唇时触诊其右侧下唇降肌,口轮匝肌被阴影化。

面部表情肌——坐位(续)

颏肌

☑ 附着点

□ 下颌

    至

□ 下巴的浅筋膜和皮肤

☑ 运动功能

□ 提起下唇

□ 前伸下唇

□ 外翻下唇

触诊步骤

1. 轻轻地将触诊手指放置于下唇下方约 1 英寸(2.54cm)，中线的稍外侧。

2. 嘱被检查者压住并像噘嘴一样伸出下嘴唇,感受颏肌的收缩(见图 12-49B)。

3. 一旦感受到后,当被检查者交替收缩和放松时触诊整块肌肉。注意：上层的颏肌较表浅而易于触诊,下层的则较难触诊及辨别,因为其位置深于下唇降肌。

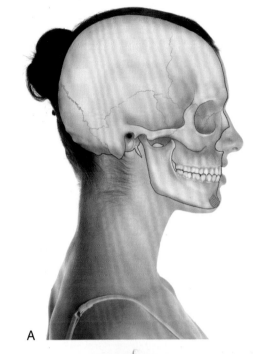

A

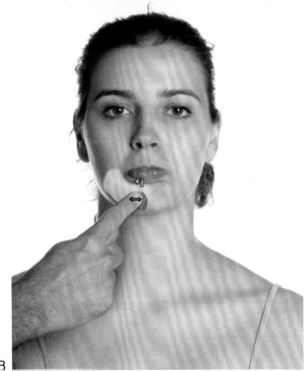

B

图 12-49 (A)颏肌的侧面观。(B)当被检查者像噘嘴一样伸出下嘴唇时触诊其右侧颏肌。

面部表情肌——坐位(续)

颊肌

☑ **附着点**

☐ 上颌骨和下颌骨

至

☐ 口角筋膜以及嘴唇的肌肉组织(图 12-50A)

☑ **运动功能**

☐ 将脸颊压向牙齿

触诊步骤

1. 轻轻地将触诊手指放置在口角一侧的稍上方。

2. 嘱被检查者深呼吸,鼓起嘴唇,向牙齿方向按压脸颊,就好像吹喇叭时要排除里面的空气一样,再感受颊肌的收缩(见图 12-50B)。

3. 一旦感受到后,当被检查者交替收缩和放松时触诊整块肌肉。注意:大部分的颊肌位置都深于咬肌及其他面部表情肌,因此使得其触诊及辨别更加困难。

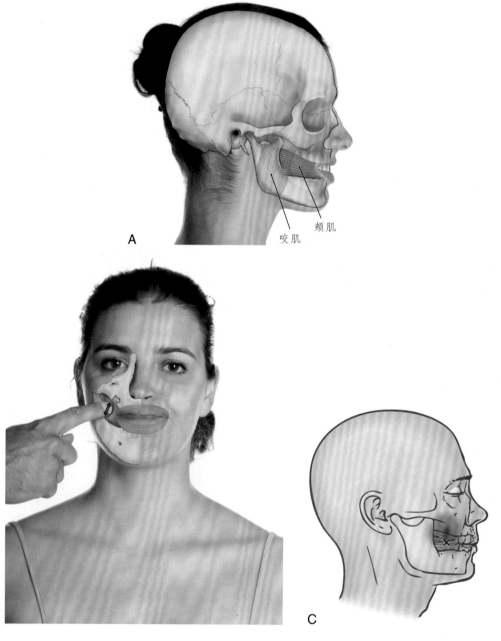

A

咬肌　颊肌

B

C

图 12-50　(A)颊肌的侧面观,咬肌被阴影化。(B)在被检查者深呼吸,鼓起嘴唇,就好像吹喇叭时要排除里面的空气一样向牙齿方向按压脸颊后触诊其右侧颊肌。(C)常见的颊肌扳机点的侧面观及其相关牵涉区域。

面部表情肌——坐位(续)

1. 颊肌的扳机点(见图 12-50C)通常是由肌肉急性或慢性过度使用(如吹铜制乐器或箫之类的木管乐器,又或者反复吹气球),或不合适的牙齿配件(如牙套、夜间护牙装置)引起或维持的。

2. 颊肌的扳机点通常会在颚部深处产生疼痛并使得咀嚼和吞咽受限。

3. 一定要将颊肌扳机点的疼痛牵涉模式与其他面部表情肌、颞肌和咬肌区别开来。

4. 颊肌的扳机点经常被误诊为头痛或 TMJ 的功能障碍。

5. 相关扳机点经常发生在其他面部表情肌、咀嚼肌(颞肌、咬肌、翼外肌和翼内肌)、SCM 和上斜方肌。

口轮匝肌

☑ 附着点

□ 附着于口周围

☑ 运动功能

□ 闭合嘴巴

□ 前伸嘴唇

触诊步骤

1. 戴上指套或手套,轻轻地将触诊手指放置在唇部组织上。

2. 嘱被检查者皱起嘴唇,再感受口轮匝肌的收缩(见图 12-51B)。

3. 一旦感受到后,当被检查者交替收缩和放松时触诊整块肌肉。注意:要注意将口轮匝肌的下部分同颊肌区分开来,因为两者都有提唇和前伸唇部作用。

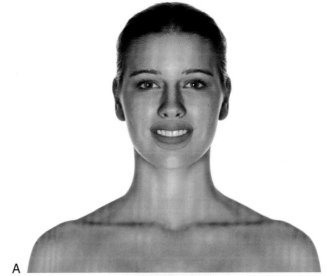

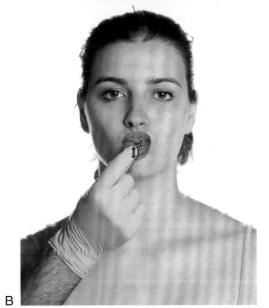

图 12-51　(A)口轮匝肌的前面观。(B)当被检查者皱起嘴唇时触诊其口轮匝肌的右侧面。

头部肌肉

下面的快速触诊回顾是本章的简略肌群触诊准则。阅读此准则有助于快速高效地掌握本章的肌群触诊准则。

在所有头部肌肉的触诊操作中,被检查者取仰卧位,治疗师坐在头端。

头皮肌

1.枕额肌:先将触诊手指放在被检查者额部,然后到枕骨,嘱被检查者提眉,感受枕额肌的收缩,感受到肌肉收缩后,触诊整块肌肉。注意:只有在放松状态下才能触及枕额肌收缩。

2.其他头皮肌(颞顶肌及耳前肌、耳上肌和耳后肌):触诊颞顶肌时,将手放在耳上1~2英寸(2.54~5.08cm)并稍微靠耳前一点的位置上,嘱被检查者上提耳朵感受肌肉的收缩。触诊耳周肌肉时,将手分别放在耳前、耳上、耳后,嘱被检查者向上述各个方向活动,感受相应的耳肌收缩。注意:只有很少的人可以自如地收缩这些肌肉,所以必须要在它们放松时触诊其位置。

咀嚼肌

3.颞肌:将触诊手指放在整个颞窝上,嘱被检查者通过咬紧牙关,使颞下颌关节上提下颌,感受颞肌的收缩。一旦感觉到颞肌收缩,嘱被检查者交替收缩和放松颞肌,触诊整块肌肉。

4.咬肌:将手放在颧弓和下颌角之间,嘱被检查者咬紧牙关通过颞下颌关节上提下颌骨,感受颞肌的收缩。一旦感觉到肌肉收缩,嘱被检查者交替完成收缩和放松咬肌,自颧弓至下颌角触诊整个肌肉。

5.翼外肌:戴手套或指套,将触诊手指放在口腔前庭(牙齿和颊之间),沿上牙的外侧面滑动,直到触到后面的磨牙,然后向后向上压直到感觉到一个小空腔,在下颌骨髁突和上牙龈之间触诊翼外肌,嘱被检查者在颞下颌关节处向前移动下颌骨,同时缓慢、小心地向对侧移动下颌骨。

6.翼内肌:触诊手指弯曲,放到下颌角的内侧面。嘱被检查者咬紧牙齿,使下颌骨在颞上颌关节处上抬以感受翼内肌的收缩。一旦感觉到,就尽可能向上触诊翼内肌。注意:翼内肌可在口腔内触及。戴手套或指套,将触诊手指沿着下牙的内侧面向后移动,直到后磨牙,然后向后按压口腔内侧壁。嘱被检查者在颞上颌关节处上抬上颌骨,触诊翼内肌的收缩。

眼部表情肌

7.眼轮匝肌:将手指轻柔地放在被检查者眼周,嘱被检查者像眯眼睛一样用力闭眼,感觉眼轮匝肌的收缩。一旦感觉到收缩,嘱被检查者交替收缩和放松眼轮匝肌,以触诊整块肌肉。

8.上睑提肌:将手指轻柔地放在被检查者上眼睑,嘱被检查者上提上眼睑,感受上睑提肌的收缩。一旦感受到收缩,嘱被检查者交替收缩和放松上睑提肌,尽量触及更多的肌肉。

9.皱眉肌:将手指轻柔地放在被检查者眉毛中部,嘱被检查者皱眉,使眉毛向下,感受皱眉肌的收缩。一旦感受到收缩,嘱被检查者交替收缩和放松皱眉肌,以触诊整块肌肉收缩。

鼻部表情肌

10.降眉间肌:将手指轻柔地放在被检查者鼻梁上,嘱被检查者做轻蔑的表情,带起眉毛向下和(或)鼻子的皮肤向上皱起,感受降眉间肌的收缩。一旦感受到收缩,嘱被检查者交替收缩和放松降眉间肌,以触诊整块肌肉。

11.鼻肌:将手指轻柔地放在被检查者鼻子下部,嘱被检查者张开鼻孔(就像做深呼吸),感受鼻翼的收缩,然后将手指放在被检查者鼻子上部并嘱被检查者收缩鼻孔(就像将鼻子中部向下朝嘴巴的方向牵拉),感受鼻子横向部分的收缩。一旦感受到收缩,嘱被检查者交替收缩和放松鼻肌,感受整块鼻肌的收缩。

12.降鼻中隔肌:将手指直接轻柔地放在鼻子下方,嘱被检查者收缩鼻孔(就像将鼻子中部向下朝嘴巴的方向牵拉),感受降鼻中隔肌的收缩。一旦感受到收缩,嘱被检查者交替收缩和放松降鼻中隔肌,以触及整块肌肉收缩。

口部表情肌

13.提上唇鼻翼肌:将触诊手指轻放于与被检查

头部肌肉（续）

者鼻子平行的位置,嘱被检查者提上唇,露出上牙龈,或是打开鼻孔,感受提上唇鼻翼肌的收缩。感受到肌紧张后,随被检查者交替收缩和舒张动作,触诊整个肌肉。

14.上唇提肌:将触诊手指轻放于平对上唇上缘中点的位置,大约 1cm 的距离,嘱被检查者提上唇,露出牙龈,感受上唇提肌的收缩,感受到肌紧张后,随被检查者交替收缩和舒张动作,触诊整个肌肉。

15.颧小肌:将触诊手指轻放于平对上唇上缘中点位置,1~2cm 的距离,嘱被检查者抬上嘴唇,露出牙龈,感受颧小肌的收缩,感受到肌紧张后,随着被检查者交替收缩和舒张动作,向着颧骨的位置,触诊整个肌肉。

16.颧大肌:将触诊手指轻放于嘴角的上外侧,嘱被检查者微笑,即向上,横向地牵动嘴角,感受颧大肌的收缩,感受到肌紧张后,随着被检查者交替收缩和舒张动作,向着颧骨位置,触诊整个肌肉。

17.提口角肌:将触诊手指轻放于嘴角上方,嘱被检查者直接向上提起嘴角,好似是露出犬牙的动作(做吸血鬼样表情),感受提口角肌的收缩,感受到肌紧张后,随被检查者交替收缩和舒张动作,触诊整个肌肉。

18.笑肌:将触诊手指轻放,横向平对嘴角,嘱被检查者直接横向牵动嘴角,感受笑肌的收缩,感受到肌紧张后,随着被检查者交替收缩和舒张动作,触诊整个肌肉。

19.降口角肌:将触诊手指轻放于嘴角下部,稍微横向平对嘴角的位置,嘱被检查者向下且横向牵动嘴角,感受降口角肌的收缩,感受到肌紧张后,随被检查者交替收缩和舒张动作,触诊整个肌肉。

20.下唇降肌:将触诊手指轻放于下唇下部,稍平对中线的位置,嘱被检查者向下且横向牵动嘴角,感受降下唇肌的收缩,感受到肌紧张后,随被检查者交替收缩和舒张动作,触诊整个肌肉。

21.颏肌:将触诊手指轻放于下唇下部,稍平对中线的位置,大约 2.5cm 的距离,嘱被检查者向下竖起下唇,好似噘嘴动作,感受颏肌的收缩,感受到肌紧张后,随被检查者交替收缩和舒张动作,触诊整个肌肉。

22.颊肌:将触诊手指横向轻放于嘴角稍向上的位置,嘱被检查者深呼吸,噘嘴,使嘴唇压向牙齿,好似吹喇叭的动作,感受颊肌的收缩,感受到肌紧张后,随被检查者交替收缩和舒张动作,触诊整个肌肉。

23.口轮匝肌:戴指套或手套,将触诊手指放在唇部组织上,嘱被检查者把嘴唇皱拢起来,感受口轮匝肌的收缩,感受到肌紧张后,随着被检查者交替收缩和舒张动作,触诊整个肌肉。

复习题

1.列出翼外肌的附着点。

2.列出咬肌的附着点。

3.枕额肌的运动功能是什么?

4.翼内肌的运动功能是什么?

5.颞肌的触诊要点是什么?

6.哪块肌肉可以通过移动耳朵来使得触诊更容易?

7.治疗师怎样才能触诊到颞肌的下方止点?

8.咬肌的哪种收缩使其最容易被触诊到?怎样用最简单的语言来更好地描述这一动作?

9.描述用示指触诊翼外肌的起始动作。

10.嘱被检查者做一个深呼吸,噘嘴,然后将嘴唇压在牙齿上吹气,好似吹喇叭的动作,这是触诊哪块肌肉要做的动作?

11.描述鼻肌的触诊方法。

12.哪块肌肉的扳机点可以引起类似过敏症状(打喷嚏、眼睛发痒)及鼻窦疼痛,且常是由吸烟习惯导致的?

13.颞肌与咬肌之间,翼内肌和翼外肌之间的触诊如何进行转换?

14.被检查者用自己的手将他的下巴推向左侧,这个动作可以牵伸到哪块肌肉?

15.描述如何牵伸翼状肌(整体牵伸及分开牵伸均需描述)。

16.说明在触诊面部表情肌时会遇到哪些困难,以及如何减少这些问题对触诊的影响。

案例学习

一名60岁男性被检查者,主诉“耳鸣6个月”来诊,被检查者诉耳鸣,伴有耳痛,颞下颌关节处有爆裂样响声,还有耳深部的压力感。在咀嚼食物和长时间讲话时的疼痛为5分,休息时疼痛为2分(10分为满分)。

曾于外院治疗师处行按摩治疗,疼痛和其他症状未见缓解。既往治疗记录提示被检查者的翼内肌和翼外肌存在紧张和痉挛,但口腔外的治疗技术都未能够使肌肉放松。

被检查者否认有该部位外伤史,但在出现症状前有过两次根管根治术。无证据显示被检查者有磨牙或感染史。体格检查显示双侧颞下窝和颞下颌关节的紧张和触痛,且沿整个下颌骨均有轻微不适感。

1.具体哪些肌肉需要更进一步的具体检查?

2.讨论下哪些咀嚼肌需要考虑进行口内和口外治疗?

3.被检查者回家后需要注意什么?

(兰纯娜 译　刘守国 鲁俊 校)

第 13 章

过程 4 上臂肌肉的触诊

概述

本章描述上臂肌肉的触诊。该部分触诊起始于三角肌,然后是上臂前群肌肉,最后是前臂后群肌肉。每一部分肌肉的触诊都是在坐位完成,其他触诊体位也有所描述。相应区域的主要肌群在独立的层面被描述;也有大量该区域的其他肌群绕行至此。本章还会对扳机点(TrP)方面的知识以及牵伸技术做一些讲解。牵伸技术包括治疗师辅助牵伸和被检查者自我牵伸。本章最后部分是高级的快速触诊回顾,对本章提及所有肌肉的连续触诊做一个总结。

本章大纲

三角肌——坐位
肱二头肌——坐位
肱肌——坐位
   绕行至肱桡肌
喙肱肌——坐位
   绕行至肩胛下肌、背阔肌和大圆肌在肱骨上的附着点
肱三头肌——坐位
   绕行至肘肌
快速触诊回顾:上臂肌肉

本章目标

阅读完本章,学生或治疗师应该能够完成以下内容:
1. 描述肌肉附着点。
2. 描述肌肉运动功能。
3. 描述触诊初始体位。
4. 描述并解释每一步触诊步骤的目的。
5. 触诊每块肌肉。
6. 描述"触诊要点"。
7. 描述其他触诊体位。
8. 描述常见位置的扳机点。
9. 描述扳机点牵涉区域。
10. 描述常见导致扳机点或使其长期存在的因素。
11. 描述扳机点引起的常见症状。
12. 描述治疗师辅助或自我牵伸技术。

右上臂肌肉前面观、后面观和侧面观如图 13-1 至 13-4 所示。

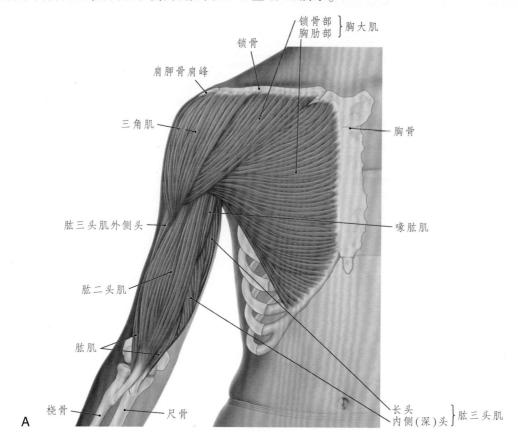

锁骨部
胸肋部 } 胸大肌
锁骨
肩胛骨肩峰
三角肌
胸骨
肱三头肌外侧头
喙肱肌
肱二头肌
肱肌
桡骨
尺骨
长头
内侧(深)头 } 肱三头肌
A

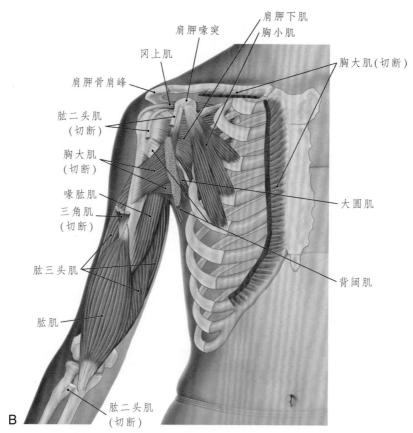

肩胛喙突
肩胛下肌
胸小肌
冈上肌
胸大肌(切断)
肩胛骨肩峰
肱二头肌
(切断)
胸大肌
(切断)
喙肱肌
三角肌
(切断)
大圆肌
肱三头肌
背阔肌
肱肌
肱二头肌
(切断)
B

图 13-1 右上臂前面观。(A)浅层观。(B)胸大肌和三角肌被切断和(或)移除后的深层观。

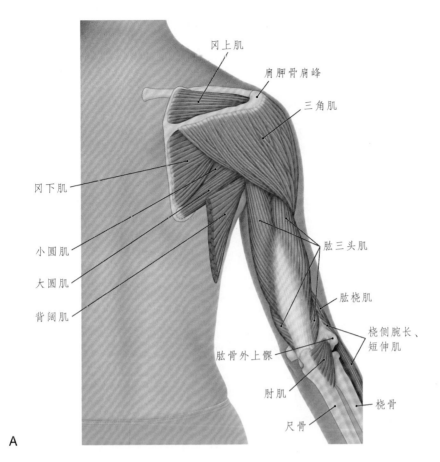

冈上肌
肩胛骨肩峰
三角肌
冈下肌
小圆肌
大圆肌
背阔肌
肱三头肌
肱桡肌
桡侧腕长、短伸肌
肱骨外上髁
肘肌
桡骨
尺骨

A

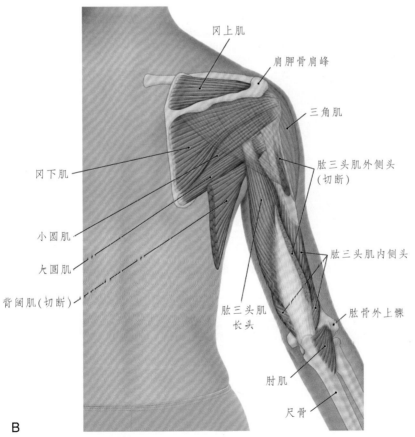

冈上肌
肩胛骨肩峰
三角肌
冈下肌
肱三头肌外侧头（切断）
小圆肌
大圆肌
肱三头肌内侧头
背阔肌（切断）
肱三头肌长头
肱骨外上髁
肘肌
尺骨

B

图 13-2 右上臂后面观。(A)浅层观。(B)三角肌被阴影化的深层观。

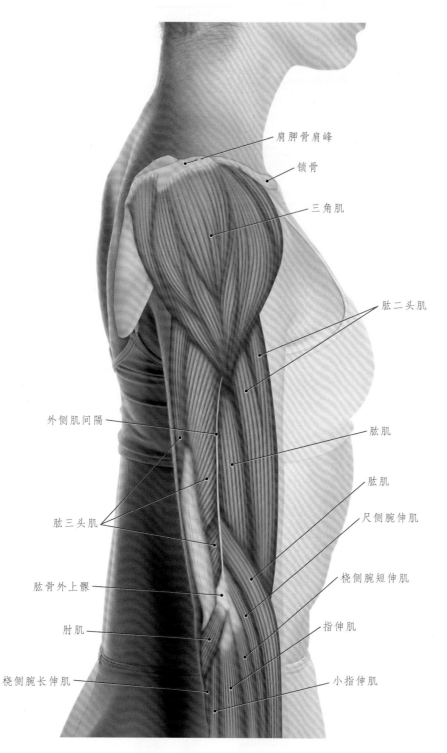

肩胛骨肩峰

锁骨

三角肌

肱二头肌

肱肌

肱肌

外侧肌间隔

尺侧腕伸肌

桡侧腕短伸肌

肱三头肌

指伸肌

肱骨外上髁

肘肌

小指伸肌

桡侧腕长伸肌

图 13-3 右上臂外侧面观。

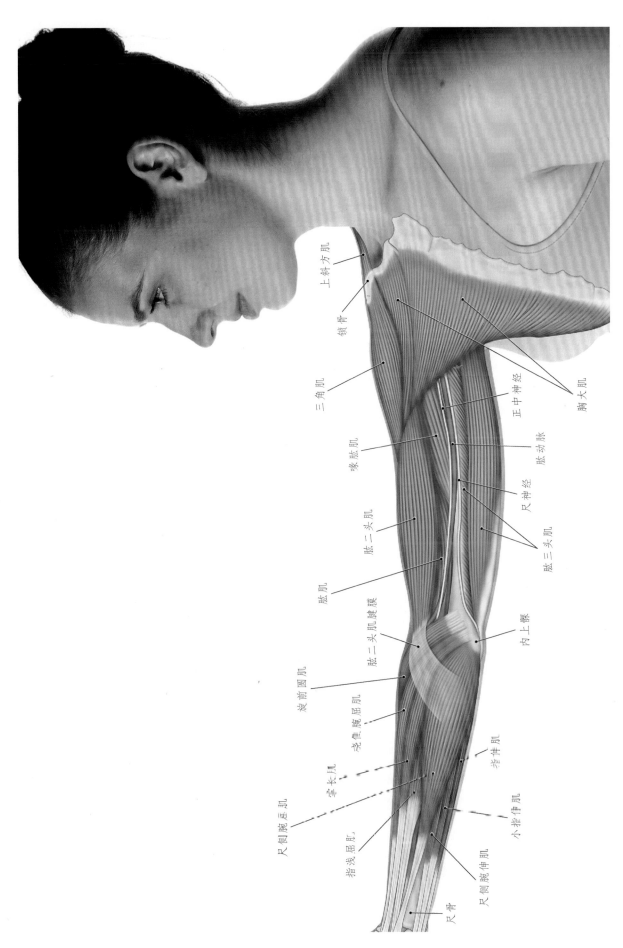

上斜方肌

锁骨

三角肌

喙肱肌

肱二头肌

胸大肌

正中神经

肱动脉

尺神经

肱三头肌

肱肌

肱二头肌腱膜

内上髁

旋前圆肌

桡侧腕屈肌

尺侧腕屈肌

掌长肌

指浅屈肌

指伸肌

小指伸肌

尺侧腕伸肌

尺骨

图 13-4 右上臂内侧面观。

三角肌(图 13-5)——坐位

☑ 附着点

□ 锁骨外侧 1/3 和肩峰肩胛冈

至

□ 肱骨三角肌粗隆

☑ 运动功能

三角肌整体

□ 上肢在盂肱关节处外展

□ 肩胛骨在肩锁关节和盂肱关节向下旋转

三角肌前部

□ 在盂肱关节处屈曲上臂

□ 在盂肱关节处内旋上臂

□ 在盂肱关节处水平前屈上臂

□ 在盂肱关节处内收上臂(最少纤维)

三角肌后部

□ 在盂肱关节伸展上臂

□ 在盂肱关节外旋上臂

□ 在盂肱关节水平伸展

□ 在盂肱关节内收上臂(最少纤维)

初始体位(图 13-6)

■ 被检查者取坐位

■ 治疗师站在被检查者的后面

■ 触诊手放置于上臂外侧,肩胛骨肩峰远端

■ 辅助手放置于上臂远端,几乎靠近肘部

触诊步骤

1.为充分触诊整个三角肌,触诊时治疗师对抗被检查者在盂肱关节外展,感受三角肌的收缩。

2.继续朝向远端附着点垂直于肌纤维弹拨触诊三角肌(图 13-7)。

3.为了分离三角肌前部,将触诊手放置于锁骨外侧下方,通过在盂肱关节对抗被检查者水平前屈上臂,能够感受到三角肌前部,通过垂直于肌纤维弹拨触诊到远端附着点(图 13-8A)。

4.为了分离三角肌后部,将触诊手放于肩胛骨下方,对抗被检查者在盂肱关节水平伸展,可以感受到三角肌后部的收缩,通过垂直弹拨肌纤维触诊到远端附着点(见图 13-8B)。

5.一旦三角肌整体被定位,嘱被检查者放松并触诊其基础张力。

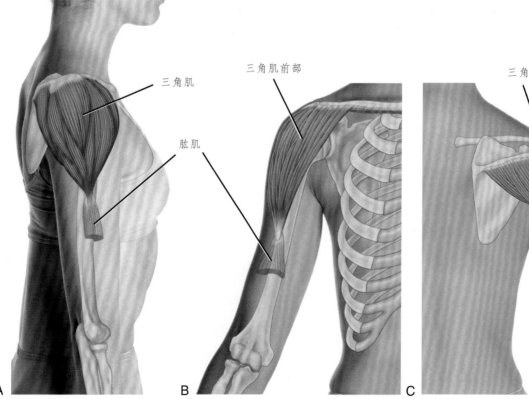
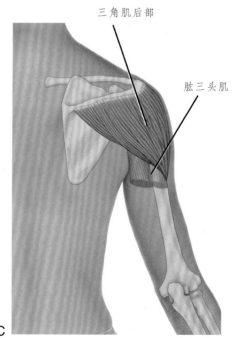

图 13-5　右三角肌。(A)侧面观。肱肌近侧头被阴影化。(B)前面观。胸大肌和肱肌近侧头被阴影化。(C)后面观。肱三头肌近侧头被阴影化。

三角肌——坐位(续)

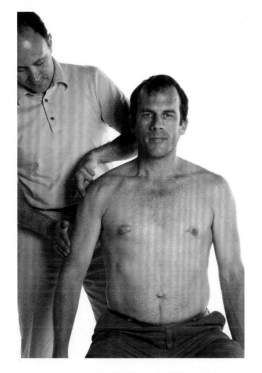

图 13-6　坐位触诊右侧三角肌的初始体位。

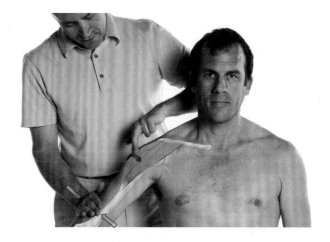

图 13-7　在被检查者对抗阻力外展上臂时仔细弹拨触诊右侧三角肌中部。

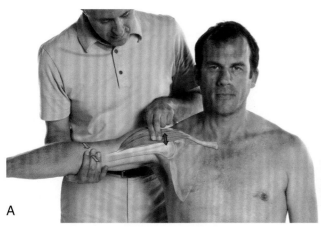

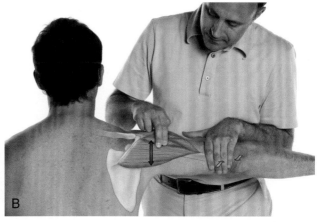

图 13-8　触诊三角肌前部和后部。(A)在被检查者对抗阻力水平屈曲上臂时触诊三角肌前部。(B)当被检查者对抗阻力水平后伸上臂时触诊三角肌后部。

触诊要点

整个肌肉抗阻外展。

其他触诊体位——仰卧位

三角肌前部可以在被检查者仰卧位时触诊。
三角肌后部可以在俯卧位时触诊。

三角肌——坐位(续)

触诊笔记

1.三角肌后部附着点远比人们所理解得更加靠近肩胛骨内侧，附着点一直延伸到肩胛骨的基底部。

2.当在盂肱关节水平前屈上臂时,胸大肌的锁骨头也收缩,但分辨两块肌肉的边界并不困难,因为在两块肌肉之间有一个通常可见并可触诊到的沟。

3.肩胛骨处于一个远离冠状面、朝向矢状面约30°的倾斜平面上,整个三角肌引起的运动并不是纯粹的外展,而是也有一些屈曲的成分。

扳机点

1.三角肌的扳机点(图13-9)通常由急性劳损或持续长期慢性劳损（如长时间保持上臂处于外展）、直接创伤(如运动损伤)、药物注射引起和维持,也可以继发于冈上肌和冈下肌的扳机点。

2.三角肌的扳机点可能导致上臂在盂肱关节外展无力。

3. 三角肌扳机点牵涉模式需要与斜角肌、冈上肌、冈下肌、小圆肌、大圆肌、肩胛下肌、胸大肌、胸小肌、喙肱肌、肱二头肌和肱三头肌的扳机点相鉴别。

4.在有肩袖损伤、肱二头肌肌腱炎、三角肌下/肩峰下滑囊炎、盂肱关节或肩锁关节关节炎,或C5神经压迫时,三角肌的扳机点往往难以准确评估。

5.相关的扳机点通常出现在胸大肌的锁骨头、冈上肌、肱二头肌、大圆肌、冈下肌、肱三头肌和背阔肌。

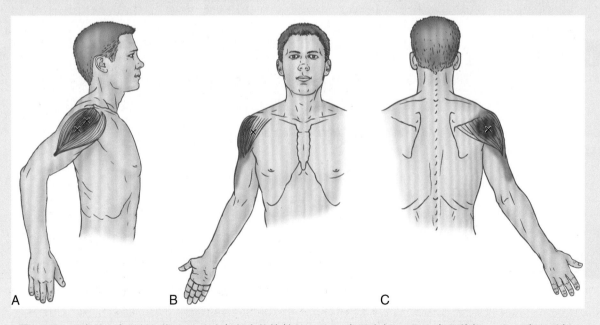

图 13-9　通常的三角肌扳机点(TrP)和它们相应的放射区。(A)三角肌中部。(B)三角肌前部。(C)三角肌后部。

三角肌——坐位(续)

三角肌的牵伸(图 13-10)

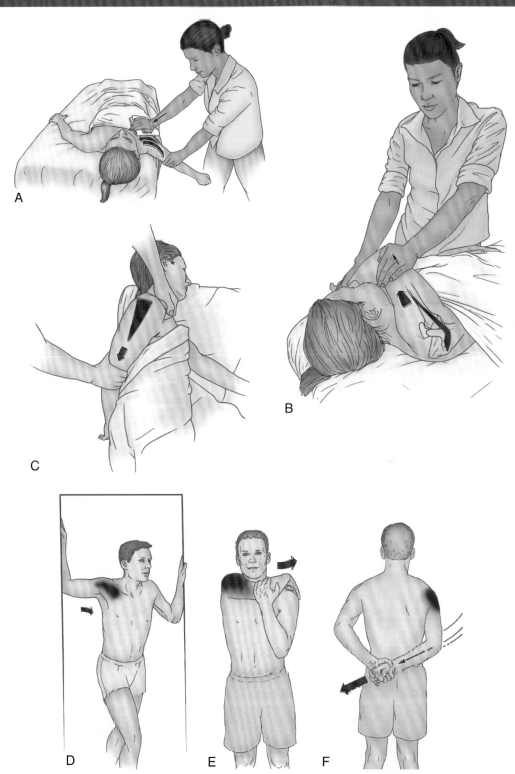

图 13-10　右侧三角肌三个功能部分的牵伸。(A~C)治疗师辅助下的三角肌前部、后部和中部牵伸。(A)上臂外展到 90°后水平伸展。注意治疗师的右手固定住被检查者的躯干和肩胛带,使用一个垫子更舒服一些。(B)被检查者的右上臂水平屈曲,保持躯干面向前方。(C)嘱被检查者侧卧,被检查者的上臂伸展且置于身体后方。(D~F)三角肌前部、中部、后部的自我牵伸。(D)被检查者一侧前臂和同侧足部紧靠门框,被检查者牵伸。(E)被检查者从身体前面拉上肢。(F)被检查者从身体后面拉上肢。注意:见图 10-50B。

肱二头肌(图 13-11)——坐位

☑ **附着点**

□ 盂上结节(长头)和肩胛喙突(短头)

  至

□ 桡骨粗隆和普通屈肌腱上面的深筋膜

☑ **运动功能**

□ 在肘关节屈曲前臂

□ 在桡尺关节旋后前臂

□ 在盂肱关节屈曲上臂

□ 长头在盂肱关节外展上臂

□ 短头在盂肱关节内收上臂

初始体位(图 13-12)

■ 被检查者取坐位,上臂放松,前臂充分旋后放在大腿上

■ 治疗师坐在旁边,面对被检查者

■ 触诊手放在上臂前面的中部

■ 辅助手放在被检查者前臂远端的前面,靠近腕关节

触诊步骤

1. 使用轻到中度的力量,对抗被检查者在肘关节处屈曲前臂,能够感受到肱二头肌的收缩(图 13-13)。

2. 平行于肌纤维弹拨,首先触诊位于桡骨的远端肌腱,然后尽量朝向近端附着点触诊。

3. 一旦肱二头肌被定位,嘱被检查者放松,触诊其静态张力。

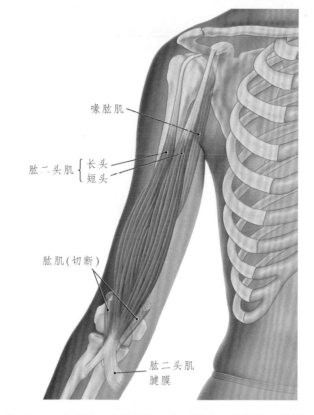

图 13-11　右侧肱二头肌的前面观。喙肱肌和肱肌的远端被阴影化。

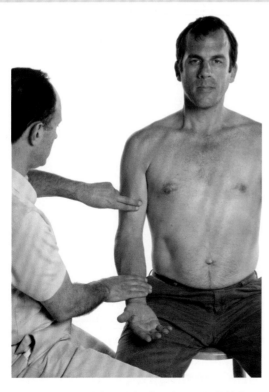

图 13-12　坐位触诊右侧肱二头肌的初始体位。

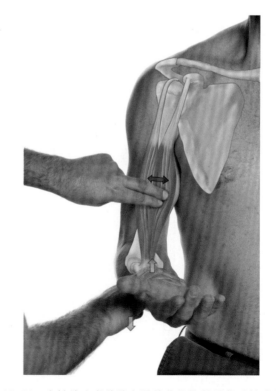

图 13-13　在被检查者前臂在肘关节处抗阻屈曲时触诊右侧肱二头肌。

肱二头肌——坐位(续)

触诊笔记

1.肱二头肌是一个屈肌和一个前臂旋后肌的组合，在前臂完全旋后时前臂抗阻屈曲是最佳的触诊方式。

2.被检查者的上臂完全放松垂于体侧很重要。否则，在盂肱关节处上臂屈肌将处于收缩状态以维持其屈曲，而这些肌肉的收缩将使得在近端难以区分出肱二头肌。

3.除了在肱二头肌收缩时可以触诊到以外，在其放松时也可触诊到。当其放松时，肱二头肌通常可以从其下的肌肉轻易捏起。且上臂肌肉放松时，能够在上臂的外侧缘感觉到肱二头肌和肱肌之间的沟(图 13-14A)。

4.肱二头肌并没有人们认为的那样宽大。它并未覆盖全部上臂前部。手臂前外侧部很大部分由肱肌组成。见图 13-1。

5.附着于大部分屈肌肌腱(靠近肱骨内上髁)上的软组织上的肱二头肌的远端腱膜通常能够被触诊到，且可与其附着的软组织分辨出来。

6.附着在喙突上的肱二头肌近端能够通过腋窝到达胸大肌和三角肌的前部被触诊到。为了实现触诊，应放松胸大肌和三角肌前部，这可以通过被动屈曲上臂且在此时给予支撑来实现(见图 13-14B)，并且使用触诊的手指缓慢地够到喙突。肱二头肌长头的近端肌腱也能够被触到(见图 13-14B)。肩胛上的盂上结节通常无法被触诊到。

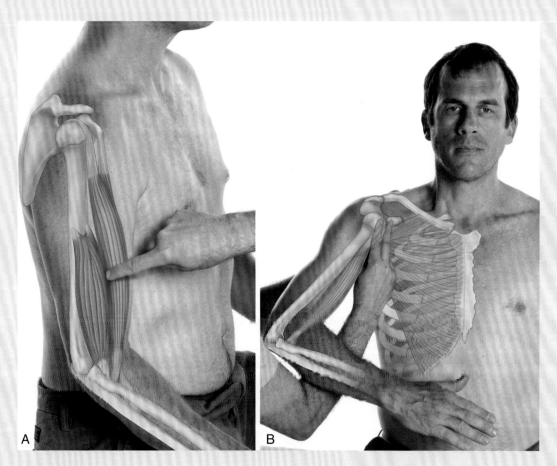

图 13-14　触诊右侧肱二头肌近端肌腱和外侧边界。(A)在肱二头肌和肱肌放松时触诊其边界。(B)在腋窝深部朝向胸大肌(被阴影化)和三角肌前部(未显示)触诊近端肌腱。

肱二头肌——坐位(续)

扳机点

1.肱二头肌扳机点(图 13-15)通常由该肌肉的急性或慢性劳损（如前臂在桡尺关节完全旋后位提重物、长期使用手工螺丝刀），或冈下肌的扳机点引起或维持。

2.肱二头肌的扳机点可能产生一种表浅的钝痛或阻碍肘关节伸展。

3.肱二头肌扳机点的牵涉模式必须与三角肌、喙肱肌、肱肌、旋后肌、胸大肌、胸小肌、锁骨下肌、冈下肌、肩胛下肌和斜角肌的扳机点相鉴别。

4.肱二头肌的扳机点通常在有肱二头肌肌腱炎、三角肌下/肩峰下滑囊炎、盂肱关节关节炎或C5 神经受压时不能被准确评估。

5.相关的扳机点通常发生于肱肌、喙肱肌、旋后肌、肱三头肌、三角肌前部、冈上肌和上斜方肌。

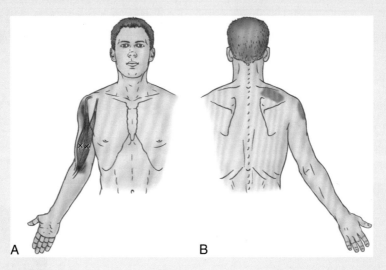

图 13-15　(A)图示通常的肱二头肌扳机点和其相应的放射区域前面观。(B)显示相应区域的后面观。

触诊要点

在前臂完全旋后时前臂抗阻屈曲。

其他触诊体位——仰卧位

肱二头肌也可在被检查者仰卧位时被触诊，与坐位方向相同。

肱二头肌——坐位(续)

肱二头肌的牵伸(图 13-16)

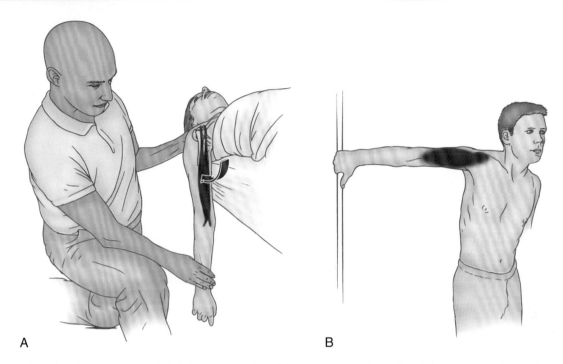

A

B

图 13-16 右侧肱二头肌的牵伸。前臂完全旋前,肘关节完全伸展。(A)治疗师辅助牵伸。治疗师握住被检查者前臂将上肢推向更加伸展的位置。注意治疗师用另外一只手固定被检查者的肩胛带。(B)自我牵伸。被检查者握住门框向反方向倾斜。

肱肌(图13-17)——坐位

☑ 附着点

□ 肱骨干前部远端1/2(与三角肌粗隆相接)
  至
□ 尺骨冠突和结节

☑ 运动功能

□ 在肘关节处屈曲前臂

初始体位(图13-18)

■ 被检查者取坐位,上肢完全放松,前臂完全旋前放松置于大腿上
■ 治疗师坐在被检查者旁边,面对被检查者
■ 触诊手放在上臂的前外侧(紧贴肱二头肌的后面)
■ 辅助手放在被检查者前臂远端的前面,紧靠腕关节

触诊步骤

1. 用轻柔的力量,在被检查者前臂完全旋前的情况下,对抗被检查者在肘关节处屈曲前臂,感受肱肌的收缩(图13-19)。
2. 垂直于肌纤维弹拨,从近端附着点向远端附着点触诊肱肌外侧。
3. 放松肱二头肌、收缩肱肌,前两个步骤也可用于触诊肱肌的前面。
4. 一旦定位肱肌后,嘱被检查者放松并触诊其静态张力。

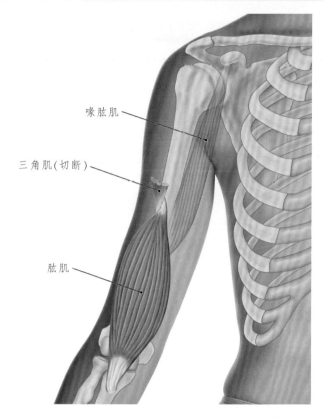

图13-17　右侧肱肌的前面观,喙肱肌和三角肌远端已被阴影化。

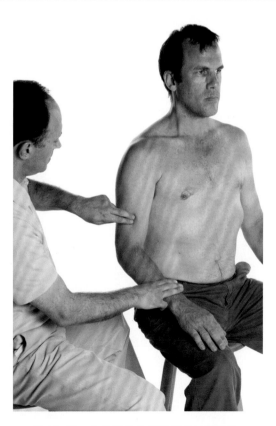

图13-18　坐位触诊右侧肱肌的初始体位。

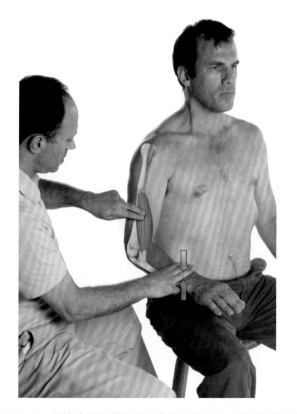

图13-19　在被检查者前臂完全旋前的情况下,对抗被检查者在肘关节处屈曲前臂,触诊被检查者的右侧肱肌。

肱肌——坐位(续)

触诊笔记

1.肱肌无论在旋前或旋后位都可以在肘关节处屈曲前臂。在前臂旋前位触诊肱肌很重要的原因是通过交互抑制(肱二头肌是一个前臂旋后肌)使肱二头肌放松。但对抗被检查者的前臂屈曲必须是轻柔的,否则交互抑制将被抵消,肱二头肌将被募集收缩,使得触诊肱肌将变得很困难。

2.肱肌的近端附着点位于肱骨干三角肌结节,因此这个标志对于定位肱肌很有用。

3.肱肌的前面不必穿过肱二头肌进行触诊,相反,它能够直接被触诊。在完全旋前位被动屈曲前臂约45°放松肱二头肌。定位两块肌肉的边界并将肱二头肌推向内侧。现在朝向肱骨长轴触诊后面,能够直接触诊到肱肌的前面(图13-20)。

4.肱肌的内侧面能够在上臂内侧远端1/2表面触及。这里有肱动脉、正中神经和尺神经存在,所以触诊一定要小心(见图13-4)。

5.很难触诊到肱肌的尺骨附着点。

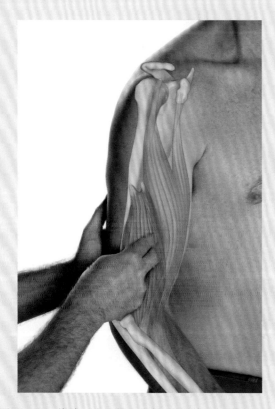

图13-20 将肱二头肌推向内侧,以评估右侧肱肌的前面。

其他触诊体位——仰卧位

肱肌也能够在被检查者取仰卧位时被触诊,其他同坐位。

扳机点

1.肱肌的扳机点(TrP)(图13-21)通常由肌肉急性或慢性过度使用(如提重物,特别是在前臂完全旋前时),或长时间缩短肌肉(如睡觉时完全屈肘)引起或维持。

2.肱肌的扳机点(TrP)可能导致拇指疼痛或桡神经麻痹。

3.肱肌扳机点的牵涉模式必须与肱桡肌、锁骨下肌、桡侧腕长伸肌、旋前圆肌、旋后肌、拇内收肌、拇指对掌肌和斜角肌的扳机点相鉴别。

4.在有肱二头肌肌腱炎、冈上肌肌腱炎、C5或C6神经压迫或腕管综合征时,肱肌的扳机点往往难以被正确评估。

5.相应的扳机点通常发生于肱二头肌、肱桡肌、旋后肌和拇对掌肌。

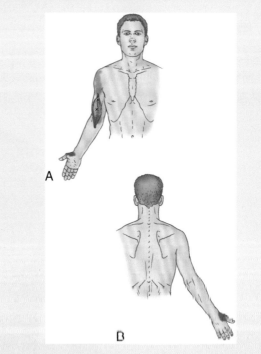

图13-21 (A)肱肌通常扳机点前面观和它们相应的放射区。(B)余下相应区域的后面观。

触诊要点

在完全旋前位轻柔抗阻屈曲前臂。

肱肌——坐位(续)

肱肌的牵伸(图 13-22)

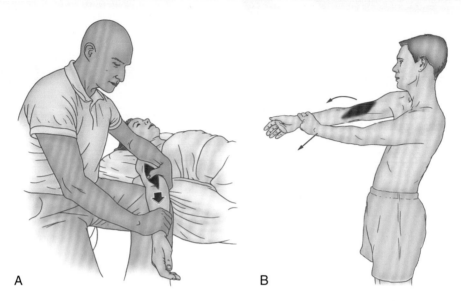

图 13-22 右侧肱肌的牵伸。被检查者肘关节在完全旋后和完全旋前之间的中间位置前臂完全伸直。(A)治疗师辅助牵伸。治疗师的膝关节垫在肘关节下面使得肘伸直最大化。(B)自我牵伸。被检查者的另外一只手用于牵拉肘关节完全伸直。

绕行方法

绕行至肱桡肌

前臂在肘关节处的三个主要屈肌——肱二头肌、肱肌和肱桡肌,都是通过在肘关节处前臂抗阻屈曲来触诊的(图 13-23)。不同之处是肱二头肌在前臂完全旋后时触诊,肱肌在前臂完全旋前时触诊,肱桡肌在完全旋后和完全旋前的中间位置触诊。

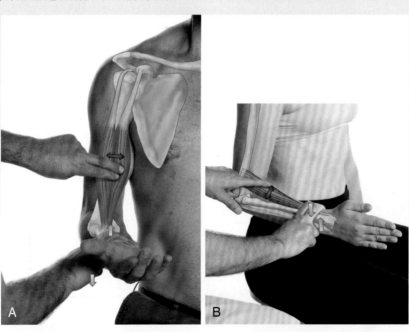

图 13-23 右侧肱二头肌和肱桡肌的触诊。(A)前臂完全旋后时触诊肱二头肌。(B)在完全旋后和完全旋前的中间位置触诊肱桡肌。

喙肱肌(图 13-24)——坐位

☑ 附着点

☐ 肩胛骨喙突

　至

☐ 肱骨干内侧中间 1/3

☑ 运动功能

☐ 在盂肱关节屈曲上臂

☐ 在盂肱关节内收上臂

☐ 在盂肱关节水平屈曲上臂

初始体位(图 13-25)

■ 被检查者取坐位上臂外展至 90°，在盂肱关节处外旋上臂在肘关节处屈曲至约 90°

■ 治疗师坐或站在被检查者的前面

■ 触诊手位于上臂内侧近端 1/2 处

■ 辅助手放在被检查者上臂的远端，紧靠肘关节

触诊步骤

1. 在盂肱关节处抗阻水平屈曲，能够感觉到喙肱肌的收缩(图 13-26)。

2. 垂直弹拨肌纤维，从附着点到附着点。

3. 一旦喙肱肌被定位，嘱被检查者放松并触诊其静态张力。

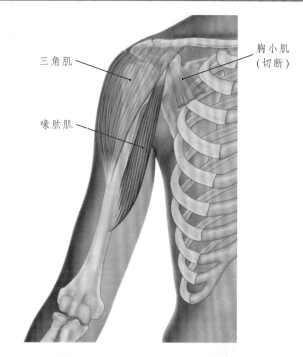

图 13-24　右侧喙肱肌前面观。三角肌和胸小肌近端已被阴影化。

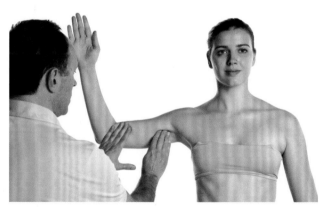

图 13-25　坐位触诊右侧喙肱肌的初始体位。

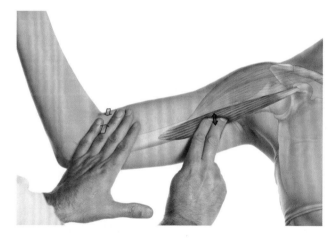

图 13-26　当被检查者在盂肱关节抗阻水平前屈上臂时触诊右侧喙肱肌。注意：二头肌已被阴影化。

触诊笔记

1. 为了比较容易地将肱二头肌短头与喙肱肌进行区别，前臂被动屈曲 90°或更大的角度使得肱二头肌能够保持放松。

2. 如果对放在喙肱肌还是肱二头肌短头上有疑问，在肘关节处屈曲前臂并且抗阻。这将使得肱二头肌的短头收缩，而喙肱肌并不收缩。在两块肌肉重叠的部位，喙肱肌处于肱二头肌短头的深层(后面)。

3. 喙肱肌的触诊必须十分谨慎，因为肱动脉和正中神经、尺神经和肌皮神经在其附近走行(见图 13-4)。

喙肱肌——坐位(续)

扳机点

1.喙肱肌的扳机点(图 13-27)通常由急性或慢性肌肉过度使用引起(如在身体的前面提重物)或协同肌的扳机点引起。

2.喙肱肌的扳机点可能导致严重的疼痛、盂肱关节活动受限(外展和后伸)以及肌皮神经受累。

3.喙肱肌扳机点的牵涉模式应该与肱二头肌、肱三头肌、斜角肌、冈上肌、冈下肌、三角肌前部、胸大肌和胸小肌、桡侧腕长伸肌、指伸肌、示指伸肌和手背侧骨间伸肌的扳机点相鉴别。

4.在有腕管综合征、三角肌下/肩峰下滑囊炎、肩锁关节关节炎、冈上肌腱炎或 C5、C6、C7 神经受压时,喙肱肌的扳机点通常不能被准确评估。

5.相关的扳机点通常发生于三角肌前部、肱二头肌、胸大肌和肱三头肌长头。

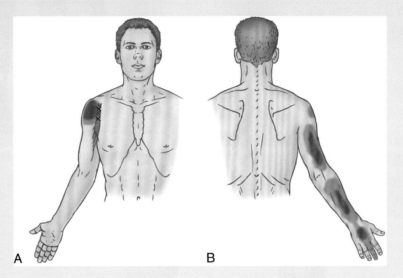

图 13-27　(A)喙肱肌扳机点前面观及其相应的放射区。(B)其余区域的后面观。

其他触诊体位——仰卧位

喙肱肌能够在被检查者取仰卧位时被触诊,步骤与坐位相同。

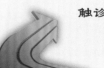

触诊要点

在肘关节屈曲位水平屈曲抗阻。

喙肱肌——坐位(续)

喙肱肌的牵伸(图 13-28)

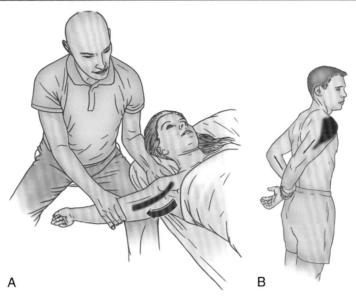

A

B

图 13-28　右侧喙肱肌的牵伸。(A)治疗师辅助牵伸。被检查者的上臂被置于伸展和外展位。注意治疗师的左手固定被检查者的肩胛带。(B)自我牵伸,被检查者的上臂伸展内收至身后。

绕行方法

绕行至肩胛下肌、背阔肌和大圆肌在肱骨上的附着点

　　如果喙肱肌的肱骨附着点已经被找到,背阔肌、大圆肌和肩胛下肌的附着点在附近(图 13-29)。背阔肌和大圆肌在二头肌沟的内侧边缘,靠近喙肱肌的肱骨附着点。这两块肌肉在二头肌沟的附着点很靠近肩胛下肌在肱骨小结节上的附着点。为了定位这三个肌肉的附着点,在抗阻伸展和内收上臂时更加接近腋窝对抗肱骨触诊背阔肌和大圆肌。然后进一步向近端触诊到小结节,并在上臂抗阻内旋时触诊肩胛下肌。

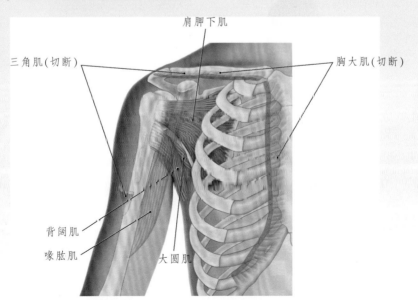

肩胛下肌

三角肌(切断)

胸大肌(切断)

背阔肌

喙肱肌

大圆肌

图 13-29　右侧背阔肌、大圆肌和肩胛下肌的肱骨附着点被显示。喙肱肌、胸大肌和三角肌被阴影化。

肱三头肌(图 13-30)——坐位

☑ 附着点

☐ 肩胛盂下结节(长头)和肱骨的后侧轴(外侧头和内侧头)

至

☐ 尺骨鹰嘴

☑ 运动功能

全部肌肉

☐ 在肘关节处伸展前臂

长头也

☐ 在盂肱关节内收上臂

☐ 在盂肱关节伸展

初始体位(图 13-31)

■ 被检查者取坐位,上臂放松,垂直下垂,前臂的后面放在自己或治疗师的大腿上

■ 治疗师坐在被检查者的前面或旁边

■ 触诊手放在上臂的后面

触诊步骤

1. 嘱被检查者在肘关节处伸直前臂,让被检查者的前臂对抗大腿面,能够感受到肱三头肌的收缩(图 13-32)。

2. 沿着肌肉附着点依次垂直弹拨肌纤维。

3. 一旦肱三头肌被定位,嘱被检查者放松并触诊评估其静息张力。

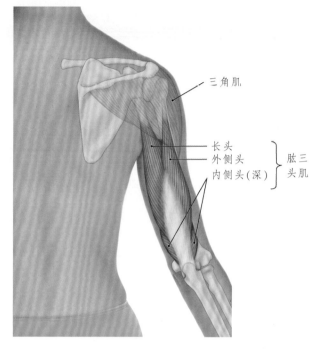

图 13-30　右侧肱三头肌后面观。三角肌被阴影化。

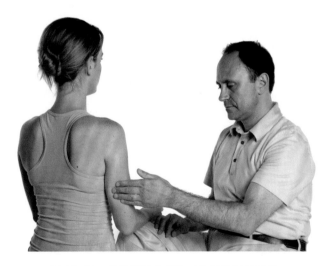

图 13-31　坐位触诊右侧肱三头肌的初始体位。

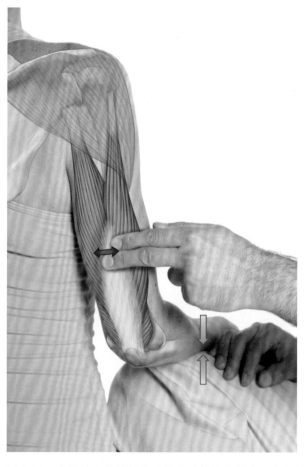

图 13-32　当被检查者抗阻伸直前臂时触诊右侧肱三头肌的肌腱。

肱三头肌——坐位(续)

触诊笔记

1.肱三头肌在肩胛骨的近端附着点很难触诊和辨别，因为它在三角肌和小圆肌的后面深层(图13-33)。为了触到该肌肉，嘱被检查者交替收缩和放松肱三头肌（通过将前臂压向大腿面在肘关节处抗阻伸直前臂，然后放松），沿着肱三头肌近端缓慢向前触诊。很重要的是跨过盂肱关节的肌肉组织保持放松。如果三角肌后群和小圆肌能够通过支撑被检查者的盂肱关节以一个小角度被动伸展和外旋来抵消，能够更加容易触到肱三头肌。

2.肱三头肌的内侧和外侧边界能够通过嘱被检查者前臂交替抗阻伸展(通过将前臂压向大腿)和抗阻屈曲(用治疗师的辅助手在前臂提供阻力)与肱肌相鉴别。肱三头肌的收缩能在前臂伸展时感受到，肱肌的收缩在前臂屈曲时被感受到。

3.盂肱关节抗阻内收和(或)伸展能够被用于触诊肱三头肌长头并与外侧头和内侧头进行区分。

其他触诊体位——俯卧位(图13-34)

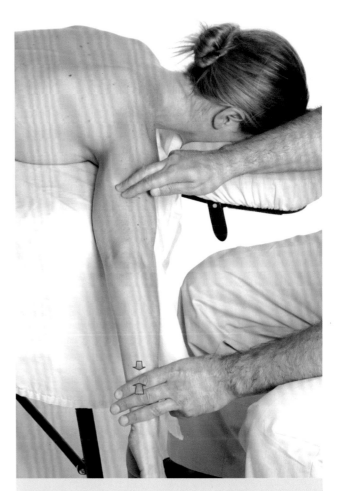

图13-34　在被检查者俯卧位时肱三头肌很容易被触诊到。在俯卧位时，被检查者上臂在肩关节处外展90°并放松置于床面上，前臂在肘关节处屈曲90°并悬于床面外。在此姿势下，嘱被检查者在肘关节处前臂抗阻伸展并感受肱三头肌的收缩(治疗师可用辅助手增加阻力)。

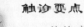

触诊要点

被检查者的前臂对抗大腿曲。

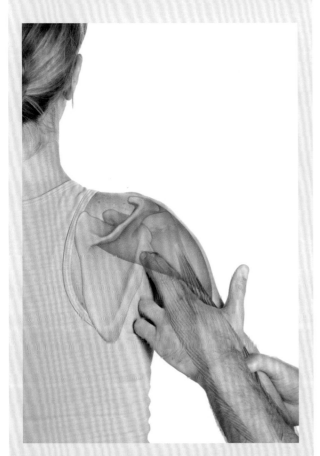

图13-33　在后部三角肌(被阴影化)深部和小圆肌(未显示)触诊肱三头肌近端肩胛骨附着点。

肱三头肌——坐位(续)

扳机点

1.肱三头肌扳机点(图 13-35)通常由急性或慢性肌肉过度使用引起或维持(如在打网球时使用反手击球、做俯卧撑、在驾驶时手动切换档位、使用拐杖)。

2.肱三头肌扳机点可能导致在相应区域和桡神经支配区的钝痛（导致手背及前臂背侧远端感觉异常）。

3.肱三头肌扳机点的牵涉模式应该与肘肌、桡侧腕长伸肌、肱桡肌、指伸肌、旋后肌、斜角肌、胸小肌、冈上肌、冈下肌、小圆肌、大圆肌、肩胛下肌、三角肌、喙肱肌、背阔肌、指浅屈肌、指深屈肌、小指展肌和第一背侧骨间肌相鉴别。

4.在有内上或外上髁炎、鹰嘴滑膜炎、胸廓出口综合征、肘管综合征、C7 神经压迫或肘关节关节炎时,肱三头肌的扳机点通常不能被准确评估。

5.相应的扳机点通常发生于肱二头肌、肱肌、肱桡肌、肘肌、旋后肌、桡侧腕长伸肌、背阔肌、大圆肌、小圆肌和后上锯肌。

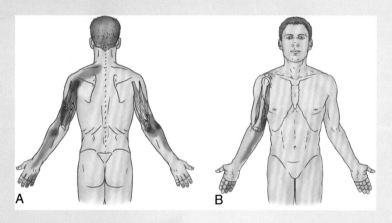

图 13-35　肱三头肌常见扳机点和其相应的放射区。(A)后面观在左侧显示长头和外侧头扳机点,在右侧显示内侧头扳机点和一个附着点的扳机点。(B)其他内侧头扳机点前面观。

肱三头肌的牵伸(图 13-36)

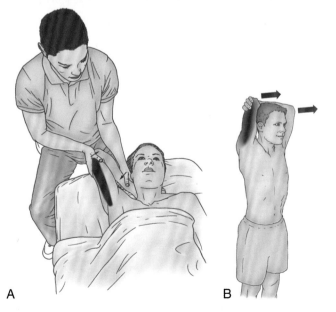

图 13-36　右侧肱三头肌的牵伸。上臂外展 180°,前臂在肘关节处完全屈曲。(A)治疗师辅助牵伸,治疗师在保持肘关节屈曲时增加牵伸力。(B)自我牵伸。被检查者将上臂置于头后,在保持肘关节屈曲时从肘部推前臂。

肱三头肌——坐位(续)

绕行方法

肘肌

肘肌表浅且很容易在前臂近端的后面被触及。它起始于肱骨外侧髁至尺骨近端的后面(图13-37A),并且在肘关节处伸直前臂。为了触诊肘肌,首先将治疗师的触诊手指直接放到尺骨鹰嘴和肱骨外侧髁之间。然后朝着其远端附着点触诊肘肌,在被检查者在肘关节处抗阻伸直前臂时垂直触诊其肌纤维(见图13-37B)。

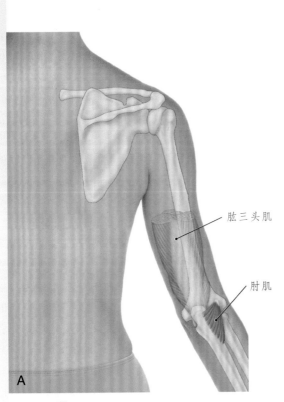

肱三头肌

肘肌

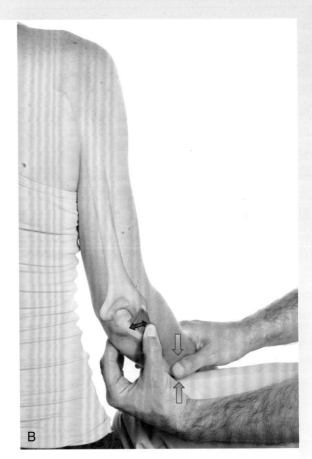

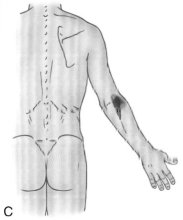

图13-37 右侧肘肌。(A)肘肌后面观。肱三头肌的远端被阴影化。(B)肘肌的触诊,在被检查者在肘关节处抗阻伸直前臂时垂直触诊其肌纤维。(C)后面观显示肘肌的扳机点和其相应的放射区。注意:肘肌的扳机点在网球肘时不能被准确评估。

上臂肌肉

下面的快速触诊回顾是本章的简略肌群触诊准则。阅读此准则有助于快速高效地掌握本章的肌群触诊准则。

被检查者取坐位

1.三角肌：被检查者取坐位，治疗师站在被检查者的后面，触诊手放置于上臂外侧，肩胛骨肩峰远端，被检查者在盂肱关节外展，感受三角肌的收缩（如果需要给予阻力）。继续朝向远端附着点通过交替收缩和放松肌肉时垂直于肌纤维弹拨触诊。为了分离三角肌前部，通过在盂肱关节对抗被检查者水平前屈上臂，能够感受到三角肌前部的收缩，通过垂直于肌纤维弹拨触诊到远端附着点。为了分离三角肌后部，对抗被检查者在盂肱关节水平伸展，可以感受到三角肌后部的收缩，通过垂直弹拨肌纤维触诊到远端附着点。

2.肱二头肌：被检查者取坐位，治疗师坐在旁边，面对被检查者。触诊手放在上臂前面的中部，对抗被检查者在肘关节处屈曲，前臂完全旋后，能够感受到肱二头肌的收缩（注意：确保给予阻力的辅助手在前臂远端而非被检查者的手）。一旦感受到了，继续触诊到其远端肌腱，然后尽可能向近端触诊，在被检查者交替收缩和放松时垂直弹拨触诊其肌纤维。近端肌腱能够在腋窝、胸大肌和三角肌前部的深层被触诊到。短头在喙突能够被完全触诊到。长头的盂上结节附着点通常不能被触到（注意：为了区分短头和喙肱肌，肱二头肌短头的收缩可以在肘关节处屈曲，而喙肱肌不能）。为了区分肱二头肌外侧边界和喙肱肌，让被检查者轻轻地屈曲前臂交替旋后和旋前。当前臂完全旋后时，肱二头肌的收缩更容易被感受到。

3.肱肌：被检查者取坐位，治疗师坐在被检查者旁边，面对被检查者。被检查者在肘关节处屈曲，前臂完全旋前，能够感受到肱肌的收缩，如果给予阻力，只

轻轻地对抗被检查者前臂屈曲。一旦感受到之后，继续在上臂前外侧触诊肱肌，向近端朝着三角肌结节，向远端尽可能远。当被检查者屈曲前臂时在肱二头肌的深部触诊肱肌，前臂完全旋前，轻轻对抗阻力。为了区分肱肌和肱二头肌的边界在上臂前外侧，嘱被检查者在交替完全旋前和旋后位屈曲前臂。肱肌在前臂完全旋前时更容易被触诊，肱二头肌在前臂完全旋后时更容易被触诊。为了区分肱肌和肱三头肌的边界，嘱被检查者从中等到强力对抗阻力交替屈曲和伸直前臂，在前臂屈曲时感受肱二头肌的收缩，在前臂伸展时感受肱三头肌的收缩。

4.喙肱肌：被检查者取坐位，上臂外展至90°，在盂肱关节处外旋上臂，在肘关节处屈曲至约90°。治疗师取坐位或站在被检查者的前面。触诊手位于上臂内侧近端1/2处，在盂肱关节处抗阻水平屈曲，能够感觉到喙肱肌的收缩。一旦感受到其收缩，从近端附着点向远端附着点垂直触诊肌纤维。注意：为了区分喙肱肌和肱二头肌短头，使用前臂在肘关节处屈曲，肱二头肌短头收缩时肘关节屈曲，喙肱肌不能。

5.肱三头肌：被检查者取坐位，上臂放松，垂直下垂，前臂的后面放在自己或治疗师的大腿上，治疗师坐在被检查者的前面或旁边，触诊手放在上臂的后面，嘱被检查者在肘关节处伸直前臂，让被检查者的前臂对抗大腿面，能够感受到肱三头肌的收缩。一旦感受到，触诊鹰嘴附着点，然后在被检查者交替收缩和放松该肌肉时尽可能向近端垂直弹拨触诊肌纤维。沿着长头在三角肌和小圆肌的深部到达肩胛附着点很困难，但在三角肌充分放松时可以很容易办到。为了区分肱三头肌和肱肌的边界，让被检查者抵抗中等到强力的阻力交替屈曲和伸展前臂，前臂伸展时感到肱三头肌收缩，前臂屈曲时感受到肱肌的收缩。

复习题

1.三角肌的附着点是什么?

2.肘肌的附着点是什么?

3.列出喙肱肌的运动功能。

4.列出肱三头肌的运动功能。

5.在触诊三角肌时,哪种关节活动可以导致整个三角肌收缩?

6.描述整个肱二头肌的触诊体位。

7.为了区分肱肌和更加表浅的肌肉组织,什么样的触诊体位更加有利?

8.在触诊肱桡肌时,什么样的方法可以保证肱桡肌收缩?

9.在触诊喙肱肌时,什么毗邻结构需要被显现?

10.在肩胛骨触诊肱三头肌近端时,需要辅助什么样的体位和关节活动?

11.在哪两个解剖结构之间触诊时肘肌收缩?

12.说出两个针对三角肌的扳机点的常见误判。

13.肱三头肌的扳机点可能导致哪个神经受累?

14.描述整个肱三头肌的牵伸。

15.描述左侧三角肌所有部分的牵伸。

16.解释触诊肱肌和肱二头肌的不同方法。

17.在触诊肱三头肌时,描述如何区分长头和中间头、外侧头。

案例学习

被检查者是一名 32 岁女性,主诉"右前臂疼痛"来诊。被检查者是右利手,有积极的生活方式,是一名全职汽车技工,日常进行瑜伽和规律的运动,并且是一名业余足球守门员。

在过去一周的工作中,她从事了大量的汽车修理重复劳动,包括长时间使用工具拧紧和松开螺丝。从星期三开始,她开始感到右侧前臂近端后面酸痛,并且放射到肘部,在疼痛评分中约为 3/10。第 2 天疼痛加重,在当天晚上的足球比赛中,她发力掷球时疼痛从酸痛演变成了锐痛,当时疼痛评分为 8/10。比赛后,她进行了冰敷并喝光了一整杯红酒,以缓解疼痛。

体格检查和触诊显示主诉区域触痛和肿胀。

1.被检查者的什么活动导致了最初的损伤,为何又进一步恶化?

2.采取何种方式来评估该被检查者受累的肌肉和关节?

3.如何治疗这名被检查者?

(吴亚文 译　伊文超 于大海 校)

过程5　前臂肌肉的触诊

本章目标　　　阅读完本章,学生或治疗师应该能够完成以下内容:

1. 描述肌肉附着点。
2. 描述肌肉运动功能。
3. 描述触诊初始体位。
4. 描述并解释每一步触诊步骤的目的。
5. 触诊每块肌肉。
6. 描述"触诊要点"。
7. 描述其他触诊体位。
8. 描述常见位置的扳机点。
9. 描述扳机点牵涉区域。
10. 描述常见导致扳机点或使其长期存在的因素。
11. 描述扳机点引起的常见症状。
12. 描述治疗师辅助或自我牵伸技术。

右前臂肌肉的前侧观、后侧观和外侧观如图 14-1 至图 14-3 所示。

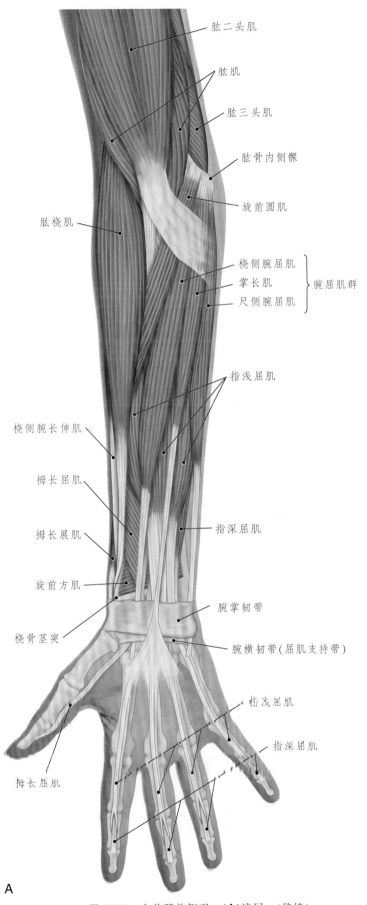

肱二头肌

肱肌

肱三头肌

肱骨内侧髁

旋前圆肌

肱桡肌

桡侧腕屈肌

掌长肌　　腕屈肌群

尺侧腕屈肌

指浅屈肌

桡侧腕长伸肌

拇长屈肌

指深屈肌

拇长展肌

旋前方肌

腕掌韧带

桡骨茎突

腕横韧带(屈肌支持带)

指浅屈肌

指深屈肌

拇长屈肌

A

图 14-1　右前臂前侧观。(A)浅层。(待续)

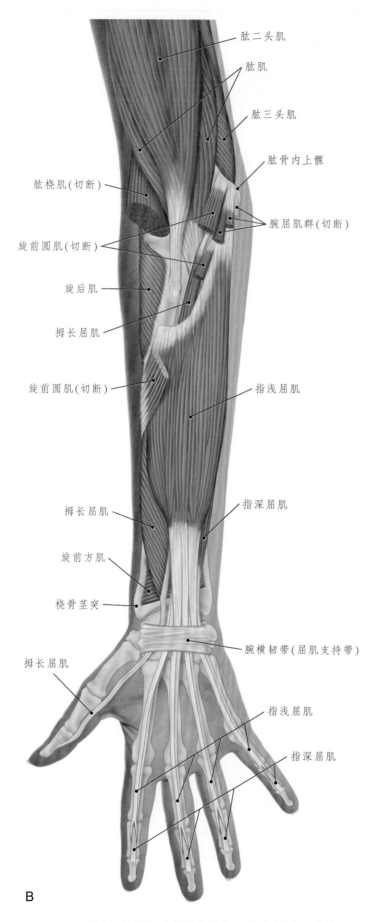

肱二头肌

肱肌

肱三头肌

肱骨内上髁

肱桡肌(切断)

腕屈肌群(切断)

旋前圆肌(切断)

旋后肌

拇长屈肌

旋前圆肌(切断)

指浅屈肌

拇长屈肌

指深屈肌

旋前方肌

桡骨茎突

腕横韧带(屈肌支持带)

拇长屈肌

指浅屈肌

指深屈肌

B

图 14-1(续)　右前臂前侧观。(B)中间层。(待续)

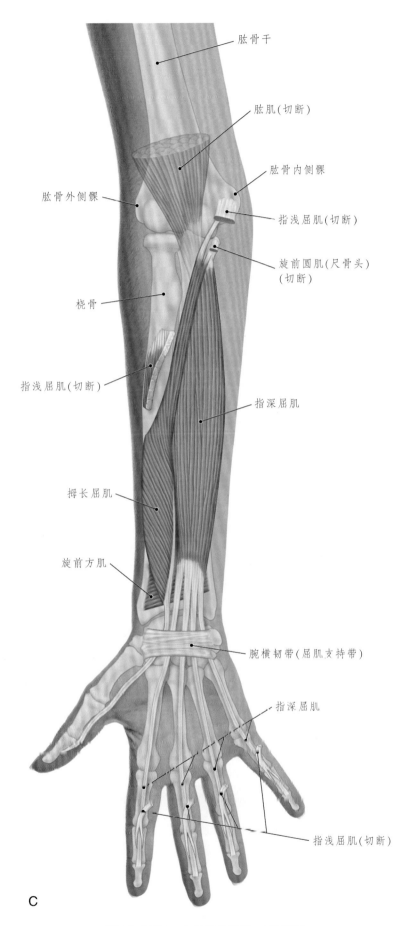

肱骨干

肱肌(切断)

肱骨内侧髁

指浅屈肌(切断)

旋前圆肌(尺骨头)
(切断)

肱骨外侧髁

桡骨

指浅屈肌(切断)

指深屈肌

拇长屈肌

旋前方肌

腕横韧带(屈肌支持带)

指深屈肌

指浅屈肌(切断)

C

图 14-1(续) 右前臂前侧观。(C)深层。

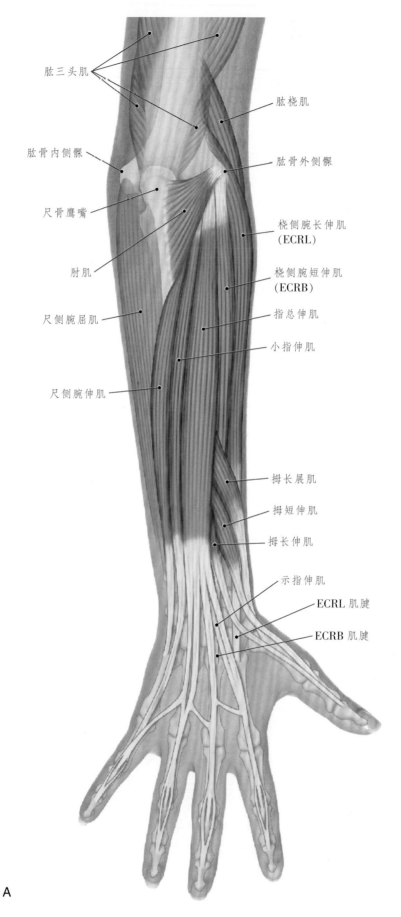

肱三头肌

肱桡肌

肱骨内侧髁

肱骨外侧髁

尺骨鹰嘴

桡侧腕长伸肌
(ECRL)

肘肌

桡侧腕短伸肌
(ECRB)

尺侧腕屈肌

指总伸肌

小指伸肌

尺侧腕伸肌

拇长展肌

拇短伸肌

拇长伸肌

示指伸肌

ECRL 肌腱

ECRB 肌腱

A

图 14-2　右前臂后侧观。(A)浅层。(待续)

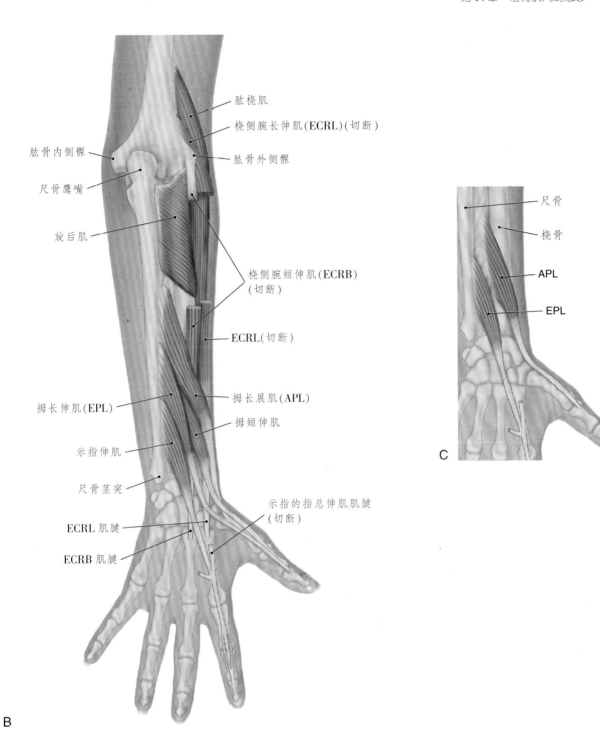

肱桡肌

桡侧腕长伸肌(ECRL)(切断)

肱骨内侧髁

肱骨外侧髁

尺骨鹰嘴

旋后肌

桡侧腕短伸肌(ECRB)
(切断)

ECRL(切断)

拇长展肌(APL)

拇长伸肌(EPL)

拇短伸肌

示指伸肌

尺骨茎突

ECRL 肌腱

示指的指总伸肌肌腱
(切断)

ECRB 肌腱

尺骨

桡骨

APL

EPL

B

C

图 14-2(续)　右前臂后侧观。(B)深层。(C)内深层肌肉近观。

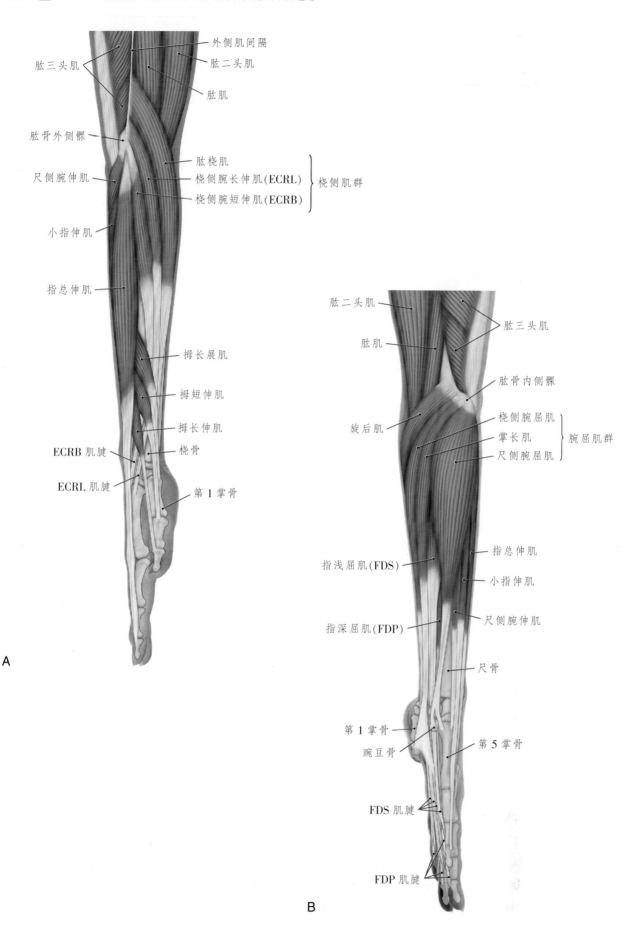

图 14-3 （A)右前臂外侧观。(B)右前臂内侧观。

肱桡肌(图 14-4)——坐位

☑ 附着点
- □ 起自肱骨外髁上嵴近端 2/3 处

  至
- □ 桡骨茎突

☑ 运动功能
- □ 经肘关节使前臂屈曲
- □ 经桡尺关节将处于旋后位的前臂旋转至完全旋前和完全旋后中间位
- □ 经桡尺关节将处于旋前位的前臂旋转至完全旋前和完全旋后中间位

初始体位(图 14-5)
- ■ 被检查者取坐位,肘关节屈曲,手臂放松置于大腿上,前臂旋转至完全旋前和完全旋后中间位
- ■ 治疗师坐在被检查者体侧,面向被检查者
- ■ 触诊手置于被检查者前臂近端前外侧
- ■ 辅助手放于被检查者前臂远端前侧,靠近腕关节处

触诊步骤
1. 施以中等阻力对抗被检查者屈曲前臂,并触摸肱桡肌收缩(图 14-6)。
2. 垂直方向用力轻弹肌纤维,沿附着点依次触诊。
3. 一旦将肱桡肌定位,嘱被检查者放松,检查肌肉基础张力。

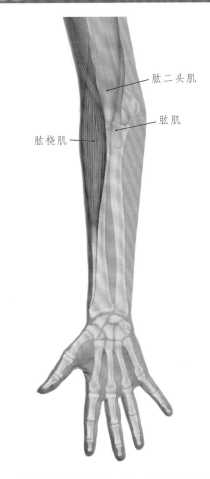

图 14-4 右侧肱桡肌前侧观。肱二头肌与肱肌被阴影化。

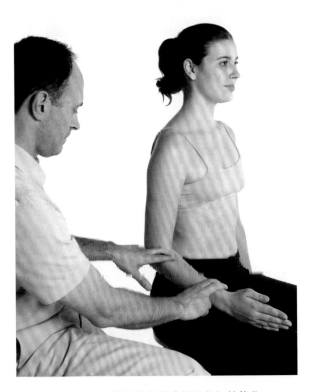

图 14-5 坐位触诊右侧肱桡肌的初始体位。

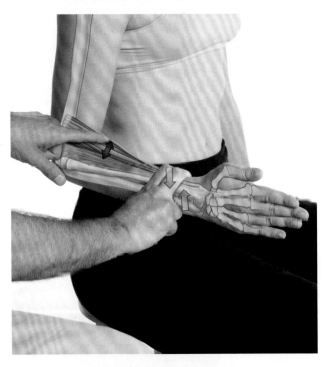

图 14-6 触诊右侧肱桡肌时需让被检查者屈曲肘关节,前臂处于完全旋前和完全旋后中间位,此时屈曲肘关节对抗阻力。注意:桡侧腕长伸肌被阴影化。

肱桡肌——坐位(续)

触诊笔记

1.肱桡肌走行路线多位于浅层，但在前臂远端会有拇长展肌和拇短伸肌穿行其上。

2.肘关节屈曲的三块主要肌肉是肱二头肌、肱肌和肱桡肌。当前臂进行屈曲的抗阻运动时可触摸到，不同之处在于前臂的位置。若要触诊肱二头肌，前臂应处于完全旋后位；若要触诊肱肌，前臂应处于完全旋前位；若要触诊肱桡肌，前臂应处

于完全旋前和旋后中间位(图14-7)。

3.记忆肱桡肌触诊姿势的要点在于将上肢的摆放位置想象成搭便车的手势：前臂屈曲，且置于完全旋前和旋后的中间位。但拇指需要放松，否则会使拇长展肌和拇短伸肌收缩，增加触诊肱桡肌远端的难度。

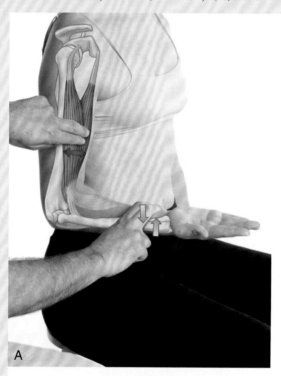

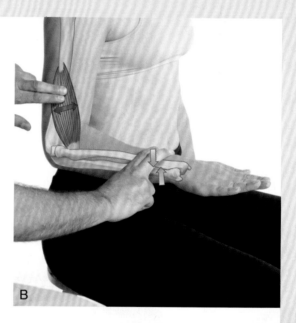

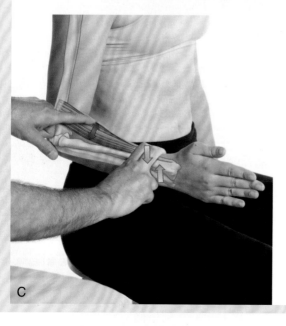

图14-7　触诊三个主要屈肘肌时需屈曲肘关节并对抗阻力。三块肌肉的触诊区别在于桡尺关节处的旋转度数。(A)触诊肱二头肌时前臂位于完全旋后位。(B)触诊肱肌时前臂位于完全旋前位。(C)触诊肱桡肌时前臂位于完全旋前和旋后的中间位。

肱桡肌——坐位(续)

扳机点

1.肱桡肌上扳机点(图 14-8)的产生多源于肌肉的急性或慢性过度使用(如在前臂处于完全旋前和旋后的中间位时搬运物品、使用铁锹挖掘、大量地握手动作)。

2.肱桡肌上的扳机点可能会造成肘关节屈曲力量减弱,同时限制前臂伸展过程中做旋前动作。

3.肱桡肌上扳机点引起的症状需要和其他肌肉上扳机点引起的症状区分开,这些肌肉包括旋后肌、桡侧腕长伸肌和短肌、指伸肌、锁骨下肌、斜角肌、冈上肌、喙肱肌、肱肌、肱三头肌和第一骨间背侧肌。

4.肱桡肌上的扳机点通常会被误诊为肱骨外上髁炎、C5 或 C6 神经压迫及狭窄性腱鞘炎。

5.相关的扳机点通常出现在桡侧腕长伸肌和短肌、指伸肌、指短伸肌、旋后肌和肱三头肌上。

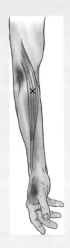

图 14-8　肱桡肌常见扳机点及其影响区域外侧观图示。

肱桡肌的牵伸(图 14-9)

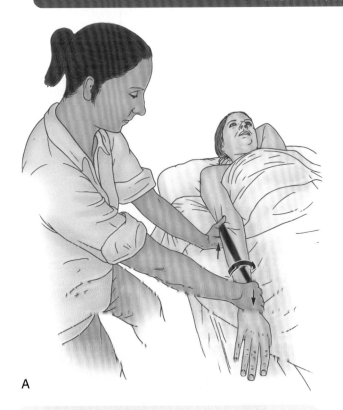

A

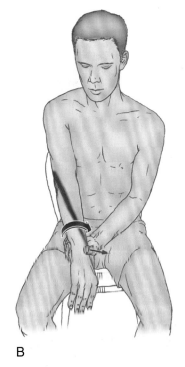

B

图 14-9　右侧肱桡肌的牵伸。被检查者前臂完全伸直和旋前。(A)治疗师辅助牵伸。注意治疗师用另一只手固定被检查者的手臂。(B)自我牵伸。

触诊要点

前臂处于完全旋前和旋后的中间位置(搭便车的手势)。

旋前圆肌(图 14-10)——坐位

☑ 附着点

☐ 肱骨内上髁(经屈肌总腱),肱骨内侧髁上嵴和尺
   骨喙突
   至
☐ 桡骨外侧中 1/3 处

☑ 运动功能

☐ 经桡尺关节使前臂旋前
☐ 经肘关节使前臂屈曲

初始体位(图 14-11)

■ 被检查者取坐位,肘关节屈曲,手臂放松置于大腿
  上,前臂旋转至完全旋前和完全旋后中间位
■ 治疗师面向被检查者而坐
■ 触诊手置于被检查者前臂前侧近端
■ 辅助手置于被检查者前臂前侧远端,靠近腕关节

触诊步骤

1. 用中等强度阻力对抗被检查者经桡尺关节旋前前
   臂,感受旋前圆肌的收缩(图 14-12)。
2. 垂直方向用力轻弹肌纤维,沿一附着点至另一附
   着点。确定触诊到全部肌腹。
3. 一旦将旋前圆肌定位,嘱被检查者放松,检查肌肉
   基础张力。

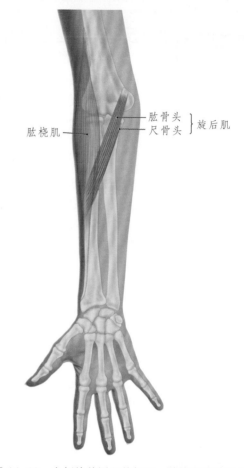

肱桡肌 ——
肱骨头 ┐
尺骨头 ┘ 旋后肌

图 14-10　右侧旋前圆肌前侧观。肱桡肌被阴影化。

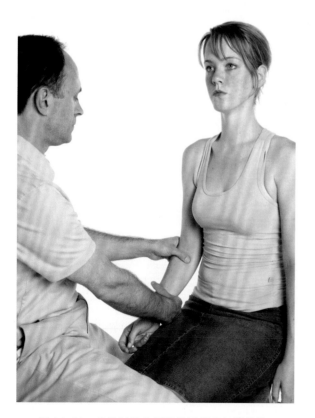

图 14-11　坐位触诊右侧旋前圆肌的初始体位。

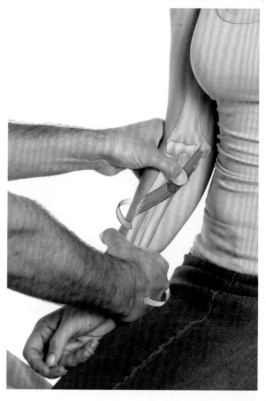

图 14-12　被检查者对抗阻力经桡尺关节旋前前臂时触诊右
侧旋前圆肌。

旋前圆肌——坐位(续)

触诊笔记

1.当被检查者对抗阻力旋前时,治疗师辅助手的力量需温和但稳定,否则只抓住皮肤而前臂的骨头可以移动。这会导致对抗前臂旋前失败,同时令被检查者感觉很不舒服。

2.旋前圆肌的肌腹位于浅层,应该很容易被触诊到。

3.旋前圆肌远端末端走行于肱桡肌深层,触诊有难度。要触诊旋前圆肌在桡骨上的止点需要被动屈曲被检查者的肘关节,使肱桡肌放松,然后将肱桡肌向外侧推,用力触摸深处,即可感受到旋前圆肌在桡骨上的止点(图 14-13)。

4.如果被检查者从解剖位即进行旋前动作的抗阻运动,大部分旋前圆肌都是可以被触诊到的。然而,在此位置下,肱桡肌也可能被激活产生旋前动作,这会阻碍我们触诊到旋前圆肌远端止点。为了更好地触诊到此点,需将前臂置于完全旋前和旋后中间位,以放松肱桡肌。

5.旋前圆肌也可以通过被检查者进行屈肘的抗阻运动而触诊到。但这样会导致前臂所有屈肘肌的收缩,很难做到将旋前圆肌从相邻肌肉中分辨出来。

6.很难识别旋前圆肌的桡骨端和尺骨端。

7.正中神经走行于旋前圆肌桡骨端和尺骨端之间,因此触诊时需谨慎。

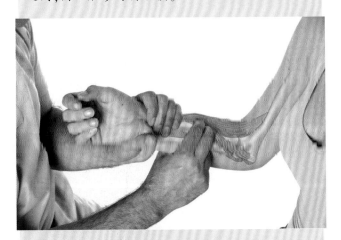

图 14-13　近距离展示将放松的肱桡肌推开,以触诊右侧旋前圆肌桡骨上止点(见触诊笔记第3条)。

其他触诊体位——仰卧位

旋前圆肌的触诊也可以在被检查者仰卧位进行。触诊步骤与坐位相同。

扳机点

1.旋前圆肌上扳机点(图 14-14)的产生多源于肌肉的急性或慢性过度使用(如使用螺丝刀、网球中不良的正手击球)。

2.旋前圆肌上的扳机点可能会压迫正中神经。

3.旋前圆肌上扳机点引起的症状需和其他肌肉上扳机点引起的症状区分开来,这些肌肉包括桡侧腕屈肌、肱肌、肩胛下肌、冈上肌、冈下肌、锁骨下肌、斜角肌和拇指收肌。

4.旋前圆肌上的扳机点常被误诊为肱骨内上髁炎、胸廓出口综合征、腕管综合征或腕关节功能障碍。

5.相关联的扳机点常出现在肱二头肌、肱肌和旋前方肌上。

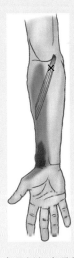

图 14-14　旋前圆肌常见扳机点及影响区域前侧观图示。

旋前圆肌——坐位(续)

旋前圆肌的牵伸(图 14-15)

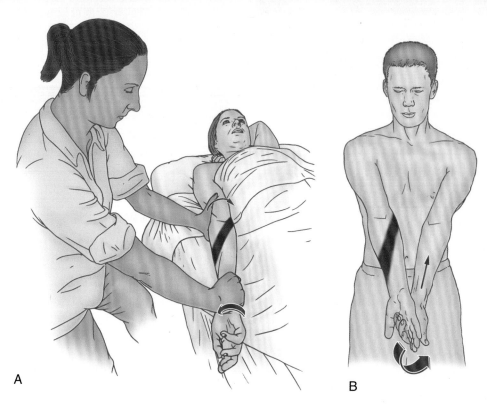

图 14-15 右侧旋前圆肌的牵伸。被检查者前臂完全伸展并旋后。(**A**)治疗师辅助牵伸。注意治疗师用另一只手固定被检查者的手臂。(**B**)自我牵伸。

触诊要点

　　前臂的抗阻动作需从完全旋前和旋后的中间位开始。

腕屈肌群(图 14-16)——坐位

腕屈肌群包括桡侧腕屈肌、掌长肌和尺侧腕屈肌。

☑ 附着点

□ 近端附着点

　　□ 三块肌肉都经屈肌总腱连接于肱骨内上髁

　　□ 尺侧腕屈肌也连接于尺骨近端 2/3 处

□ 远端附着点

　　□ 桡侧腕屈肌连接至手桡侧前部第二、第三掌
　　　骨处

　　□ 掌长肌连接至手掌掌腱膜处

　　□ 尺侧腕屈肌连接至手尺侧前部第五掌骨、豌豆
　　　骨和钩状骨处

☑ 运动功能

□ 三块肌肉都可使腕关节屈曲

□ 桡侧腕屈肌也可使腕关节桡侧偏

□ 尺侧腕屈肌也可使腕关节尺侧偏

初始体位(图 14-17)

■ 被检查者手臂放松,前臂屈曲并完全旋后,置于大
　腿上

■ 治疗师坐于一侧,面向被检查者

■ 治疗师触诊手置于前臂前侧远端(在观察到远端
　肌腱之后)

■ 治疗师辅助手置于被检查者手掌上,接近手指部位

触诊步骤

1. 被检查者在抗阻情况下屈曲腕关节,观察三条屈
　肌远端肌腱的出现(在施加阻力时请确定没有接
　触到被检查者的手指, 因为这样会引起指屈肌的
　激活,使触诊腕屈肌群变得困难)(图 14-18)。

2. 如果未观察到三块腕屈肌,可以在垂直方向用力
　轻弹肌纤维的方法触诊到。

3. 沿肌肉纤维走向轻触桡侧腕屈肌,至近端肱骨内
　上髁。同样方法触诊另外两块腕屈肌。

4. 一旦将腕屈肌定位,嘱被检查者放松,检查肌肉基
　础张力。

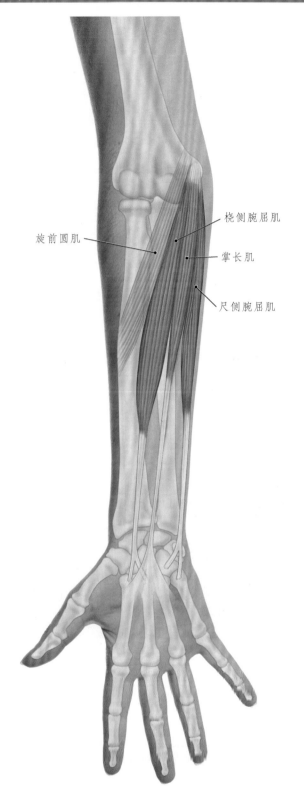

旋前圆肌

桡侧腕屈肌

掌长肌

尺侧腕屈肌

图 14-16　右侧腕屈肌群前侧观。旋前圆肌被阴影化。

腕屈肌群——坐位(续)

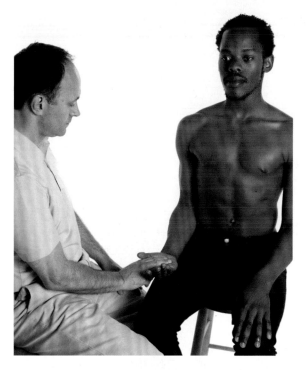

图 14-17　坐位触诊右侧腕屈肌群的初始体位。

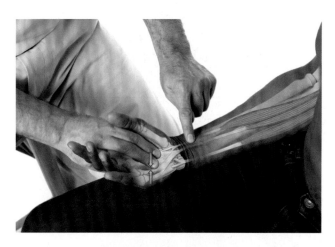

图 14-18　对抗阻力屈腕可激活三块屈腕肌肉。远端肌腱通常可见,如图所示,正在触诊桡侧腕屈肌。

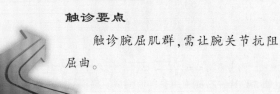

触诊要点

　　触诊腕屈肌群,需让腕关节抗阻屈曲。

触诊笔记

　　1.掌长肌通常难以被触诊到(单侧或双侧)。

　　2.在腕关节附近,桡侧腕屈肌肌腱较尺侧腕屈肌肌腱距离掌长肌肌腱更近。

　　3.屈曲腕关节会激活所有腕屈肌,考虑到腕屈肌群在近端的肌腹会融合在一起,需要使用不同的动作来单独激活每个肌肉。对抗腕关节桡侧偏可激活桡侧腕屈肌(图 14-19A),对抗腕关节尺侧偏可激活尺侧腕屈肌(见图 14-19B)。掌长肌在腕关节桡侧偏和尺侧偏时会处于放松状态(如果被检查者从解剖学体位开始)。

　　4.要求被检查者将手握成杯状通常可观察到掌长肌(见图 14-19C)。

　　5.特别需要注意当治疗师施加阻力时不要跨过指关节,因为这样做会激活手指屈肌(指浅屈肌、指深屈肌和拇长屈肌)。这将增加区分浅层腕屈肌和深层指屈肌的难度。

　　6.另外一个激活并触诊尺侧腕屈肌的方法是要求被检查者做经掌指关节小指外展的动作。这一动作需要尺侧腕屈肌收缩,以固定豌豆骨(图 14-20)。

腕屈肌群——坐位(续)

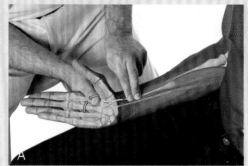

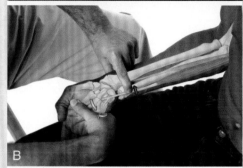

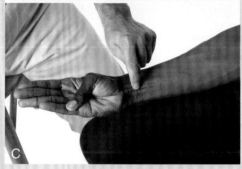

图 14-19　触诊右侧腕屈肌群。(A)触诊桡侧腕屈肌。被检查者对抗阻力情况下将手桡侧偏。掌长肌被阴影化。(B)触诊尺侧腕屈肌。被检查者对抗阻力情况下将手尺侧偏(掌长肌被阴影化)。(C)被检查者将手握成杯状,激活掌长肌。

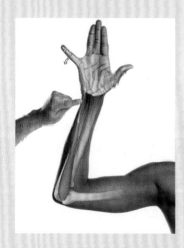

图 14-20　外展小指时尺侧腕屈肌需固定豌豆骨而被激活。

其他触诊体位　　仰卧位

腕屈肌群同样可在仰卧位被触诊。其步骤与坐位一致。

扳机点

　　1.腕屈肌群上扳机点(图 14-21)的产生多由肌肉的急性或慢性过度使用(如抓物、绘画、打网球)、前臂/腕关节/手的外伤,或由胸小肌(桡侧腕屈肌和尺侧腕屈肌)、肱三头肌(掌长肌)、背阔肌和后上锯肌(尺侧腕屈肌)上的扳机点引起。

　　2.掌长肌上的扳机点通常会产生尖锐的针刺样牵涉痛,这和其他扳机点典型的更深层疼痛有所不同。在抓握物体时(如园艺和电动工具),此处的扳机点会造成手掌处的压痛。尺侧腕屈肌上的扳机点可能会压迫尺神经。

　　3.腕屈肌上的扳机点牵涉痛模式需和其他肌肉上的扳机点牵涉痛模式有所区别,这些肌肉包括其他的腕屈肌、旋前圆肌、锁骨下肌、肩胛下肌、冈下肌、背阔肌、肱肌和拇指对掌肌。

　　4.腕屈肌群上的扳机点通常会被误诊为肱骨内上髁炎、颈椎间盘病变、胸廓出口综合征、腕管综合征、腕关节功能障碍(桡侧腕屈肌和尺侧腕屈肌)或尺神经压迫(尺侧腕屈肌)。

　　5.相关联的扳机点通常出现在其他腕屈肌、指浅屈肌和指深屈肌上。

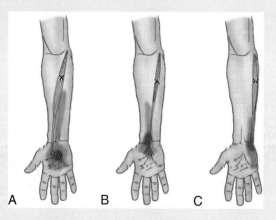

图 14-21　腕屈肌群常见扳机点及影响区域。(A)桡侧腕屈肌。(B)掌长肌。(C)尺侧腕屈肌。

腕屈肌群——坐位(续)

腕屈肌群的牵伸(图 14-22)

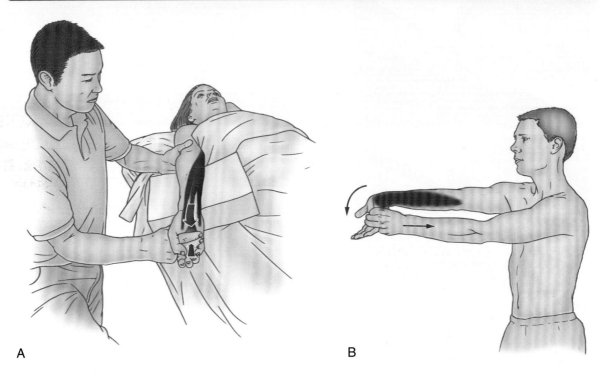

A **B**

图 14-22 右侧腕屈肌群的牵伸。手部经腕关节、前臂经肘关节完全伸展。注意手指不要伸直。此姿势下若腕关节尺侧偏则可以着重牵伸桡侧腕屈肌(但尺侧腕屈肌会处于放松状态)。此姿势下若腕关节桡侧偏则可以着重牵伸尺侧腕屈肌(但桡侧腕屈肌会处于放松状态)。(**A**)治疗师辅助牵伸。注意治疗师的另一只手用于固定被检查者的手臂,同时在肘下放一垫子可以帮助维持前臂经肘关节的伸展。(**B**)自我牵伸。

指浅屈肌和指深屈肌(图 14-23)——坐位

指浅屈肌

☑ 附着点
- □ 肱骨内侧髁(经屈肌总腱)和尺骨冠突,以及桡骨干近端 1/2 处前侧
  至
- □ 2~5 指中间指骨前侧表面

☑ 运动功能
- □ 在掌指关节和近端指间关节处屈曲 2~5 指
- □ 在腕关节处屈曲手腕
- □ 在肘关节处屈曲前臂

指深屈肌

☑ 附着点
- □ 尺骨近端 1/2 处前侧表面(和前臂骨间膜)
  至
- □ 2~5 指远端指骨前侧表面

☑ 运动功能
- □ 在掌指关节、近端指间关节和远端指间关节处屈曲 2~5 指
- □ 在腕关节处屈曲手腕

初始体位(图 14-24)
- ■ 被检查者取坐位,手臂放松。前臂经肘关节屈曲且处于完全旋后位,放松并置于大腿上
- ■ 治疗师坐于一旁,面向被检查者
- ■ 触诊开始时将触诊手置于前臂近端内侧 (肱骨内上髁稍前侧远端)

触诊步骤
1. 触诊指浅屈肌时,要求被检查者经掌指关节屈曲 2~5 指近端指骨,感受肌肉的收缩(图 14-25A)。如果辅助手施加阻力,确保阻力仅施加在近端指骨上 (如不要跨过指间关节接触到中端或远端指骨)。
2. 触诊指浅屈肌时,沿垂直方向轻弹肌纤维,从近端肱骨内侧附着点至远端腕关节前侧肌腱。
3. 触诊指深屈肌时,触诊位置较之前更靠内侧和后侧一些,与尺骨干相对。嘱被检查者经指间关节屈曲 2~5 指的远端指骨,感受指深屈肌的收缩(见图 14-25B)。
4. 触诊指深屈肌时,沿肌纤维的弹拨需尽可能地抵至远端。
5. 一旦定位指浅屈肌和指深屈肌,嘱被检查者放松手臂,检查基础张力。

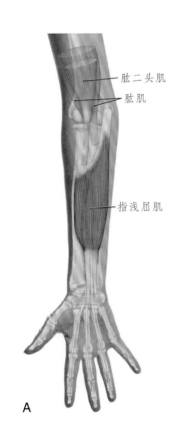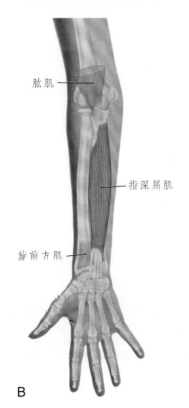

图 14-23　指浅屈肌和指深屈肌前侧观。(A)指浅屈肌前侧观。肱二头肌和肱肌远端被阴影化。(B)指深屈肌前侧观。旋前方肌和肱肌远端被阴影化。

指浅屈肌和指深屈肌——坐位(续)

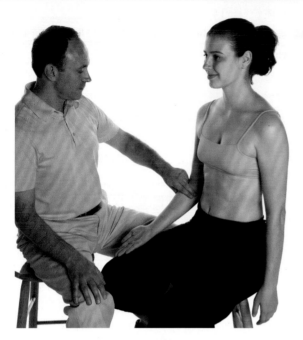

图14-24　坐位触诊右侧指浅屈肌的初始体位。

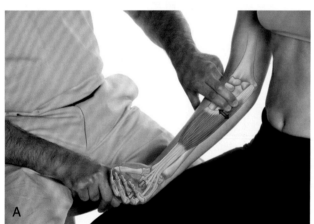

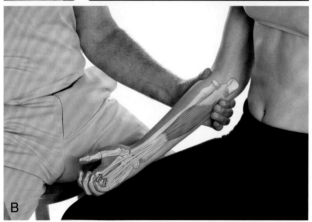

图14-25　触诊指浅屈肌和指深屈肌。(A)触诊右侧指浅屈肌,从肱骨内上髁前下处开始。(B)触诊右侧指深屈肌,开始时与尺骨干相对。注意被检查者对抗阻力时手指的不同屈曲形式。

 触诊笔记

1.多数被检查者可以做到在触诊指浅屈肌时经掌指关节单独屈曲手指的掌指关节,但通常很难做到在触诊指深屈肌时单独屈曲远端指间关节。尽管如此,只要近端指间关节多少有屈曲活动,通常仍有可能识别到指深屈肌的收缩。

2.若要触诊指深屈肌,可以以尺骨干的内侧缘作为参照。一旦找到,往前侧稍移即是指深屈肌(将会先触诊到尺侧腕屈肌的尺骨端,但此处的尺侧腕屈肌很薄,不会影响到触诊指深屈肌)。

3.指浅屈肌和指深屈肌在远端将会形成不同的肌腱,单个手指的单独屈曲可触诊不同的肌腱。例如,嘱被检查者只屈曲示指,然后感受肌腱收紧和肌腹收缩。这一方法可以触诊指浅屈肌和指深屈肌。

其他触诊体位——仰卧位

这两条指屈肌同样可以在被检查者仰卧位时进行触诊。触诊步骤参考坐位。

触诊要点

触诊指浅屈肌时,屈曲掌指关节。

屈曲远端指间关节,在尺骨干上触诊指深屈肌。

指浅屈肌和指深屈肌——坐位(续)

扳机点

1.指浅屈肌和指深屈肌上的扳机点(图 14-26)多源于急性或慢性肌肉过度使用（如重复或用力地抓握方向盘、网球拍、高尔夫球杆、园艺或工作用具）。

2.指浅屈肌和指深屈肌上的扳机点可能会引起尖锐的牵涉痛,疼痛范围不仅包含手指前侧,也会越过指尖,压迫正中神经和(或)尺神经,引起幻觉痛,限制手指和腕部的伸展。

3.指浅屈肌和指深屈肌上的扳机点引起的牵涉痛模式需与其他肌肉上扳机点引起的牵涉痛模式做出区分,这些肌肉包括肱三头肌、锁骨下肌、胸小肌、背阔肌和第一背侧骨间肌。

4.指浅屈肌和指深屈肌上的扳机点常被误诊为颈椎间盘病变、胸廓出口综合征、腕管综合征、旋前圆肌综合征、掌指关节和指间关节功能障碍或关节炎。

5.相关的扳机点通常出现在桡侧腕屈肌、尺侧腕屈肌、胸小肌和斜角肌上。

6.注意:指浅屈肌和指深屈肌上的扳机点未做区分。

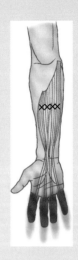

图 14-26　指浅屈肌和指深屈肌上常见扳机点和相关牵涉区前侧观。

指浅屈肌和指深屈肌的牵伸(图 14-27)

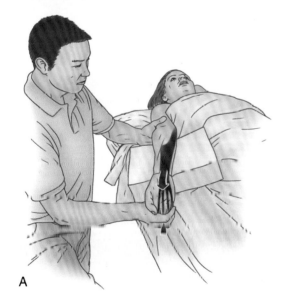

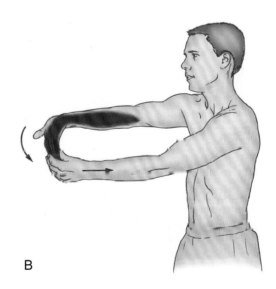

A

B

图 14-27　右侧指浅屈肌和指深屈肌的牵伸。在前臂和手腕完全伸展的情况下,使手指经掌指关节和指间关节完全伸展。(A)治疗师辅助牵伸。注意:治疗师需固定被检查者的手臂且在手臂下放置软垫,以帮助前臂经肘关节完全伸展。(B)自我牵伸。

拇长屈肌(图 14-28)——坐位

☑ 附着点

□ 桡骨远端和前臂骨间膜前侧面，尺骨喙突和肱骨
  内上髁
  至
□ 拇指远端指骨底前侧面

☑ 运动功能

□ 在腕掌关节、掌指关节和指间关节处屈曲拇指
□ 在腕关节处屈曲手腕
□ 在肘关节处屈曲前臂

初始体位(图 14-29)

■ 被检查者取坐位，手臂放松。前臂在肘关节处屈曲
  且处于完全旋后位，放松并置于大腿上
■ 治疗师坐于一旁，面向被检查者
■ 触诊手指置于前臂前侧远端(靠近桡侧腕屈肌肌腱)

触诊步骤

1. 嘱被检查者拇指远端指间关节屈曲，在腕关节附
   近感受拇长屈肌的收缩(图 14-30)。
2. 让被检查者继续屈曲拇指指间关节，使拇长屈肌
   交替收缩和放松，尽可能触诊至近端。这块肌肉很
   深，通常沿垂直方向轻弹肌纤维并没有帮助。
3. 一旦定位拇长屈肌，嘱被检查者放松以检查基础
   张力。

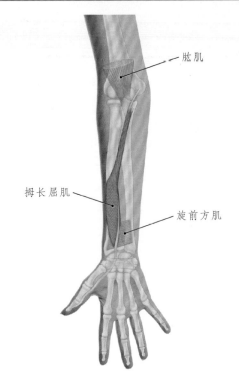

图 14-28　右侧拇长屈肌前侧观。旋前方肌和肱肌远端被阴影化。

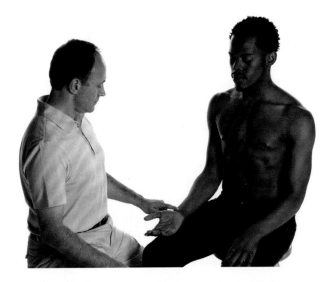

图 14-29　坐位触诊右侧拇长屈肌的初始体位。

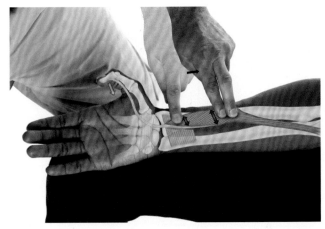

图 14-30　在指间关节处屈曲拇指，以触诊右侧拇长屈肌肌腹。旋前方肌被阴影化。

拇长屈肌——坐位(续)

触诊笔记

1.拇长屈肌在尺骨近端和肱骨上的附着点经常很难触诊到,在这一类人群中,肌肉在前臂大约止于前臂中部。此外,即便能触摸到,拇长屈肌在肱骨和尺骨上的附着点也会很小,比较难触诊。

2.即使拇长屈肌很深,通常也没有必要在被检查者屈曲指间关节时施加太多的压力触诊。

3.拇长屈肌和桡动脉距离很近,如果触诊时感受到脉搏就移开一点。

4.触诊拇长屈肌最好的方法就是要求被检查者单独屈曲拇指的指间关节。如果被检查者同时屈曲了拇指的掌指关节和(或)腕掌关节,其他肌肉就会被激活,这会减少拇长屈肌的收缩。而且,这些肌肉位于大鱼际隆起处,它们的收缩会增加触诊和区分拇长屈肌远端肌腱的难度。

触诊要点

想象用拇指打打火机。

其他触诊体位——仰卧位

拇长屈肌也可在被检查者仰卧位触诊。触诊步骤参考坐位。

扳机点

1.拇长屈肌上的扳机点(图 14-31)多由肌肉急性或慢性过度使用而引起(如重复或用力抓握方向盘、网球拍、高尔夫球杆、园艺或工作工具)。

2.拇长屈肌上的扳机点可能会引起尖锐的牵涉痛,疼痛范围不仅包含拇指前侧,也会越过指尖,引起幻觉痛,限制手指和腕部的伸展。

3.拇长屈肌上扳机点引起的牵涉痛模式需与其他肌肉相区分。这些肌肉包括拇指对掌肌、拇指内收肌、肱肌和锁骨下肌。

4.拇长屈肌上的扳机点通常会被误诊为肱骨内上髁炎、腕管综合征、胸廓出口综合征、颈椎间盘病变或拇指关节炎。

5.相关的扳机点通常会出现在指浅屈肌和指深屈肌上。

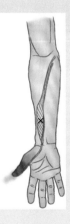

图 14-31　拇长屈肌常见扳机点和牵涉区域前侧观。

拇长屈肌——坐位(续)

拇长屈肌的牵伸(图 14-32)

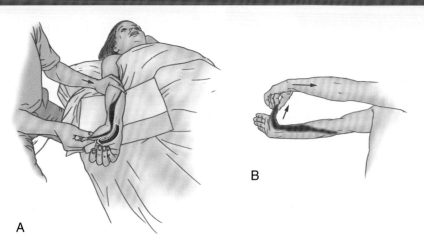

图 14-32 右侧拇长屈肌的牵伸。在手掌完全伸展、前臂完全伸展并旋后的情况下,牵伸拇指至伸展位。(A)治疗师辅助牵伸。注意:治疗师需固定被检查者的手臂且在手臂下垫一垫子,帮助肘关节完全伸展。(B)自我牵伸。

 绕行方法

旋前方肌

　　旋前方肌(图 14-33A)位置深,很难被触诊和识别。它起自尺骨前侧远端,终于桡骨前侧远端,作用是使前臂在桡尺关节处旋前。被检查者抗阻旋前前臂时,用力按压在前臂远端前侧的桡侧以触诊,确保阻力施加在被检查者的前臂而不是手上(图 14-33B)。如果顺利感觉到旋前方肌,沿肌肉触诊至它尺骨上的附着点。注意:腕关节前部有

正中神经、尺神经、桡动脉和尺动脉经过,因此需练习如何在此位置深处触诊。

扳机点

　　1.旋前方肌上扳机点形成的原因与旋前圆肌相同。

　　2.旋前方肌上的扳机点与旋前圆肌上的扳机点相关联。

　　3.旋前方肌上扳机点的牵涉模式尚未构建出。

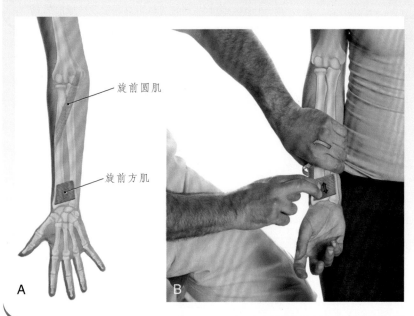

图 14-33 (A)右侧旋前方肌前侧观。旋前圆肌被阴影化。(B)被检查者前臂抗阻旋前,触诊旋前方肌。

桡侧肌群(图 14-34)——坐位

桡侧肌群包括肱桡肌、桡侧腕长伸肌(ECRL)和桡侧腕短伸肌(ECRB)。肱桡肌已经在本章前面讲到,这里我们讨论另外两块肌肉的触诊。

☑ 附着点

桡侧腕长伸肌

□ 肱骨外侧髁上嵴远端 1/3 处

至

□ 第二掌骨后面桡侧基底部

桡侧腕短伸肌

□ 肱骨外上髁(经伸肌总腱)

至

□ 第三掌骨后面桡侧基底部

☑ 运动功能

两条腕伸肌都可以

□ 在腕关节使手桡侧偏

□ 在腕关节使手伸展

□ 在肘关节使前臂屈曲

初始体位(图 14-35)

■ 被检查者取坐位,手臂放松。前臂屈曲,且处于完全旋前和旋后的中间位,置于大腿上

■ 治疗师坐于被检查者一旁,面向被检查者

■ 触诊手压紧桡侧肌群

触诊步骤

1. 桡侧肌群通常可以和其他前臂肌肉组织区分开来。将桡侧肌群用拇指和示指(或示指和中指)夹紧,轻轻地将肌肉组织从前臂上拉起(见图 14-35)。

2. 移动触诊手指至桡侧腕长伸肌和桡侧腕短伸肌(肱桡肌后侧),要求被检查者将手掌在腕关节处桡侧偏,感受两块肌肉的收缩(图 14-36A)。如果需要,可以用辅助手施加阻力。

3. 纵向轻弹肌肉,沿肌纤维走向触诊桡侧腕伸肌至远端附着点。

4. 一旦将桡侧腕长伸肌和桡侧腕短伸肌定位,嘱被检查者放松,检查基础张力。

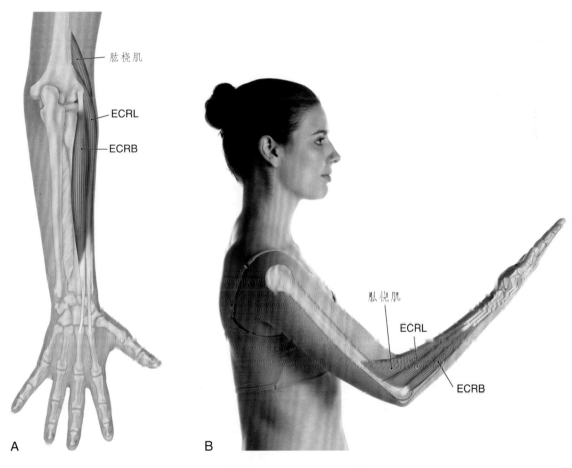

图 14-34 右桡侧肌群。(A)后面观。(B)侧面观。

桡侧肌群——坐位(续)

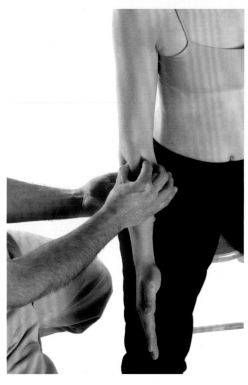

图 14-35　治疗师用拇指和示指夹紧右桡侧肌群。

触诊要点

　　将桡侧肌群从前臂"夹"起来。

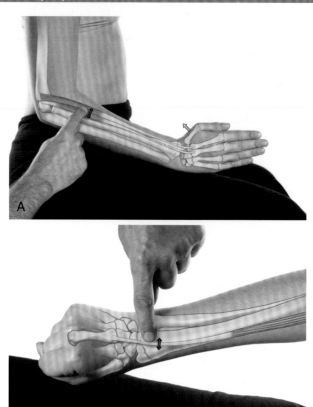

图 14-36　触诊右桡侧腕长伸肌和桡侧腕短伸肌。(A)被检查者在腕关节处桡侧偏手掌时触诊桡侧腕长伸肌和桡侧腕短伸肌。(B)被检查者手握拳,在腕关节处屈曲手部,此动作激活桡侧腕短伸肌稳定腕关节,此时可触诊到桡侧腕短伸肌的远端肌腱(见触诊笔记第 5 条)。

触诊笔记

　　1.在桡侧肌群的三块肌肉中,肱桡肌位于最前侧,桡侧腕短伸肌位于最后侧,桡侧腕长伸肌居中。

　　2.紧邻着桡侧肌群(如桡侧腕短伸肌)的是指伸肌。

　　3.要区分桡侧腕短伸肌和指伸肌的界限,可要求被检查者轮流在腕关节处做手掌桡侧偏动作和在指间关节及掌指关节处做手指伸展动作。手掌桡侧偏可以使桡侧腕短伸肌收缩,伸直手指可以使指伸肌收缩。

　　4.要区分桡侧腕长伸肌和肱桡肌的界限,可

要求被检查者轮流在腕关节处做手掌桡侧偏动作和在肘关节处做前臂屈曲动作。手掌桡侧偏可以使桡侧腕长伸肌收缩,前臂屈曲可以使肱桡肌收缩。

　　5.要分辨两块桡侧腕伸肌有一些挑战。一个方法是定位。另一个办法是要求被检查者轻度到中等程度屈曲手指(如握拳)。由于手指屈肌的拉力,这个动作可以激活桡侧腕短伸肌来稳定腕关节,桡侧腕长伸肌并不会被激活。手指屈曲通常可以使桡侧腕短伸肌远端肌腱更易触诊,同时也可以目视到肌腱收紧(见图 14-36B)。

桡侧肌群——坐位(续)

其他触诊体位——仰卧位

桡侧腕伸肌也可在被检查者仰卧位进行触诊。触诊步骤参考坐位。

扳机点

1.桡侧腕长伸肌和桡侧腕短伸肌上的扳机点(图14-37)通常是由肌肉急性或慢性过度使用(如手用力或重复抓握、打网球时单手反手击球)引起或维持,或者是继发于斜角肌或冈上肌上的扳机点。

2.桡侧腕伸肌上的扳机点可能会引起抓握无力或疼痛(如握手时),限制手腕在腕关节处桡侧偏和压迫桡神经(仅桡侧腕短伸肌)。

3.桡侧腕伸肌上扳机点的牵涉模式需与其他肌肉上的扳机点区分开来。这些肌肉包括肱桡肌、指伸肌、示指伸肌、旋后肌、肱三头肌、锁骨下肌、斜角肌、冈上肌、冈下肌、肩胛下肌、喙肱肌、肱肌、背阔肌、拇收肌和第一背侧骨间肌。

4.桡侧腕伸肌上的扳机点经常会被误诊为肱骨外上髁炎、C7或C8神经受压、腕管综合征、腕关

节功能障碍或关节炎,以及屈指肌腱狭窄性腱鞘炎。

5.相关的扳机点多出现在肱桡肌、指伸肌、旋后肌、斜角肌和冈上肌上。

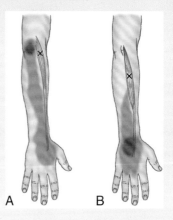

图14-37 图示为桡侧腕长伸肌和腕短伸肌常见扳机点及牵涉区域后侧观。(A)桡侧腕长伸肌。(B)桡侧腕短伸肌。

桡侧肌群的牵伸(图14-38)

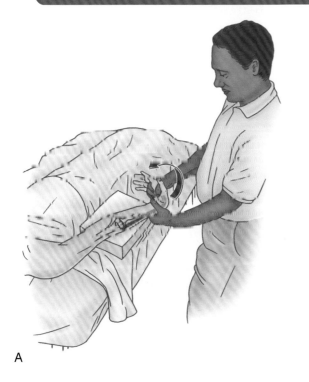

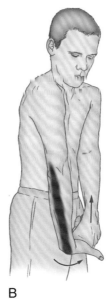

图14-38 桡侧腕长伸肌和腕短伸肌的牵伸。被检查者手腕屈曲并尺侧偏。(A)治疗师辅助牵伸。注意:治疗师需固定被检查者手臂且在手臂下垫一垫子,帮助被检查者前臂在肘关节处完全伸展。(B)自我牵伸。注意:见图14-9,肱桡肌的牵伸。

A

B

指伸肌和小指伸肌(图 14-39)——坐位

☑附着点

指伸肌

☐ 肱骨外上髁(经伸肌总腱)

  至

☐ 2~5 指指骨中远端后侧面

小指伸肌

☐ 肱骨外上髁(经伸肌总腱)

  至

☐ 小指指骨中远端后侧面(通过指伸肌在小指上的远端肌腱相连接)

☑运动功能

指伸肌

☐ 在掌指关节和指间关节处伸展 2~5 指

☐ 在腕关节处伸展手腕

☐ 在肘关节处伸展前臂

小指伸肌

☐ 在掌指关节和指间关节处伸展小指

☐ 在腕关节处伸展手腕

☐ 在肘关节处伸展前臂

初始体位(图 14-40)

■ 被检查者取坐位,手臂放松,前臂在肘关节处屈曲并处在尺桡关节处完全旋前位,置于大腿上

■ 治疗师面向被检查者坐

■ 触诊手指置于前臂近端后侧中间位

■ 辅助手置于被检查者手指后侧(如需施加阻力)

触诊步骤

1. 嘱被检查者在掌指关节和指间关节处完全伸展 2~5 指,感受指伸肌和小指伸肌的收缩(图 14-41)。如果需要,可以用辅助手在被检查者手指处施加阻力(确保被检查者没有在腕关节处伸展腕关节,否则会使前臂后侧的所有肌肉都收缩)。

2. 垂直方向用力轻弹肌肉并沿两条肌肉纤维至远端附着点。

3. 指伸肌的远端肌腱经常在手掌后侧可见。如果看不到,通常使用垂直轻弹可触诊到。

4. 一旦定位指伸肌和小指伸肌,要求被检查者放松手臂,检查基础肌张力。

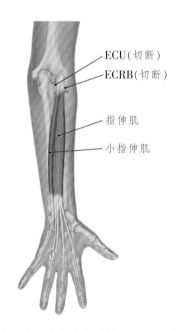

ECU(切断)

ECRB(切断)

指伸肌

小指伸肌

图 14-39　右指伸肌和小指伸肌后侧观。尺侧腕伸肌和桡侧腕短伸肌近端止点被切断并被阴影化。

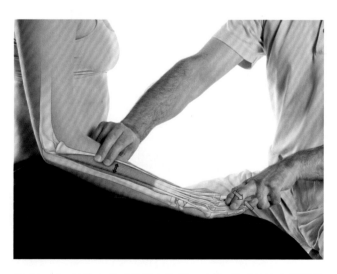

图 14-40　坐位触诊右侧指伸肌和小指伸肌的初始体位。

图 14-41　被检查者对抗阻力伸展 2~5 指,此时触诊右侧指伸肌和小指伸肌。

指伸肌和小指伸肌——坐位(续)

触诊笔记

1.嘱被检查者每次只伸展一个手指,这样就可以分别触诊每一条指伸肌的肌腱和肌腹。

2.可以让被检查者将手在腕关节处桡侧偏来区分指伸肌和桡侧腕短伸肌,这个动作会使桡侧腕短伸肌收缩而不会激活指伸肌。也可以让被检查者伸展手指,这个动作会使指伸肌收缩而不会激活桡侧腕短伸肌。

3.可以让被检查者将手在腕关节处尺侧偏来区分小指伸肌和尺侧腕伸肌,这个动作会使尺侧腕伸肌收缩但不会激活小指伸肌。也可以让被检查者伸直小指,这个动作会使小指伸肌收缩而不会激活尺侧腕伸肌。

4.区分指伸肌的小指分支和小指伸肌(如定位两者的界限)相当困难,因为两条肌肉距离很近,而且产生的动作也一致(伸展小指)。

其他触诊体位——仰卧位

指伸肌和小指伸肌也可在被检查者仰卧位进行触诊。触诊步骤参考坐位。

触诊要点

伸展手指,然后在前臂后侧中间触诊。

1.指伸肌和小指伸肌上的扳机点(图 14-42)多由肌肉急性或慢性过度使用(如手指重复活动,如打字或弹钢琴)、长期保持肌肉在伸长状态(如睡觉时保持手指屈曲)或斜角肌上的扳机点而形成。

2.指伸肌和小指伸肌上的扳机点可能会产生手指的僵硬(如减少屈曲角度)。

3.指伸肌和小指伸肌上扳机点的牵涉模式需与其他肌肉上的扳机点相区别,这些肌肉包括示指伸肌、背侧骨间肌、斜角肌、锁骨下肌、背阔肌、喙肱肌和肱三头肌。

4.指伸肌和小指伸肌上的扳机点经常会被误诊为是肱骨外上髁炎、手指关节炎、C7 或 C6 神经压迫或腕关节功能障碍。

5.相关的扳机点经常出现在桡侧腕长/短伸肌、旋后肌、肱桡肌和尺侧腕伸肌上。

6.注意:指伸肌或小指伸肌上的扳机点通常会在其控制的手和指背侧产生牵涉痛。扳机点最常出现在中指和无名指上。

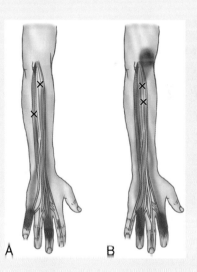

图 14-42　指伸肌和小指伸肌上扳机点及牵涉区后侧观。(A)小指伸肌上的扳机点牵涉小指,指伸肌上的扳机点牵涉中指。(B)指伸肌上的扳机点牵涉示指和无名指。

指伸肌和小指伸肌——坐位(续)

指伸肌和小指伸肌的牵伸(图14-43)

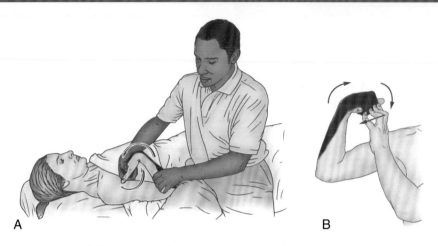

图14-43 右侧指伸肌和小指伸肌的牵伸。被检查者前臂和手腕处于完全屈曲位,在掌指关节和指间关节处屈曲手指。(A)治疗师辅助牵伸。治疗师一只手用来屈曲被检查者的手掌和手指,另一只手用来屈曲前臂。(B)自我牵伸。

尺侧腕伸肌(图14-44)——坐位

☑ **附着点**

□ 肱骨外上髁(经伸肌总腱)和尺骨后侧中1/3处
至
□ 手掌后尺侧第五掌骨基底处

☑ **运动功能**

□ 在腕关节处使手腕伸展
□ 在腕关节处使手腕尺侧偏
□ 在肘关节处使前臂伸展

初始体位(图14-45)

■ 被检查者取坐位,手臂放松,在肘关节处屈曲前臂,并处于完全旋前位,置于大腿上
■ 治疗师坐位,面向被检查者
■ 触诊手指放于尺骨正后方
■ 辅助手放于被检查者手尺侧,手指的近端(如果要施加阻力)

触诊步骤

1. 嘱被检查者的手在腕关节处尺侧偏,感受尺侧腕伸肌的收缩(图14-46)。如果需要,可用辅助手施加阻力。

2. 被检查者交替收缩和放松尺侧腕伸肌,以近端肱骨外上髁和远端第五掌骨为方向纵向用力轻弹肌纤维。

3. 一旦定位尺侧腕伸肌,嘱被检查者放松,检查肌肉基础张力。

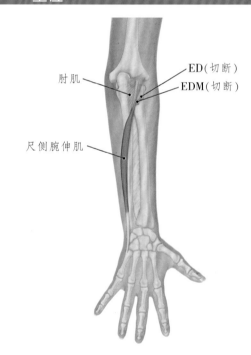

图14-44 右尺侧腕伸肌后侧观。肘肌被阴影化。指伸肌和小指伸肌近端肌腱被切断并被阴影化。

尺侧腕伸肌——坐位(续)

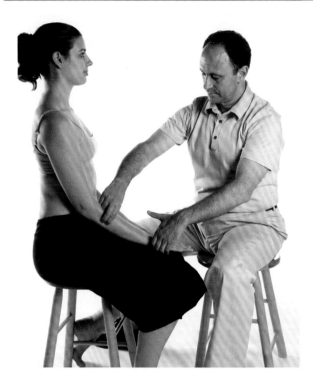

图 14-45　坐位触诊右尺侧腕伸肌的初始体位。

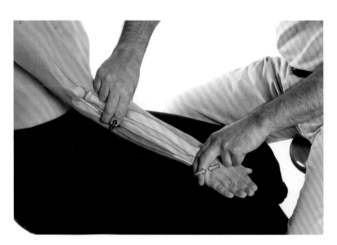

图 14-46　被检查者对抗阻力将手在腕关节处尺侧偏,此时在尺骨干正后方触诊右尺侧腕伸肌。

触诊笔记

　　1.尺侧腕伸肌走行于前臂后部的尺侧,与尺骨干相邻。

　　2.当让被检查者左手在腕关节处尺侧偏时,确保被检查者手指处于屈曲位。如果手指伸展会激活指伸肌和小指伸肌,会使辨别尺侧腕伸肌变得困难。

　　3.可通过让被检查者伸展小指来区分尺侧腕伸肌和小指伸肌。这个动作会使小指伸肌收缩而不会激活尺侧腕伸肌。或者让被检查者的手在腕关节处尺侧偏,这个动作会使尺侧腕伸肌收缩而不激活小指伸肌。

其他触诊体位——仰卧位

　　尺侧腕伸肌也可在被检查者仰卧位进行触诊。步骤参考坐位。

触诊要点

　　触诊需在尺骨干正后方。

尺侧腕伸肌——坐位(续)

扳机点

1.尺侧腕伸肌上的扳机点(图 14-47)多由肌肉的急性或慢性过度使用(如打字时手掌处于尺侧偏位置)、直接外伤以及斜角肌或后上锯肌上的扳机点引起或维持。

2.尺侧腕伸肌上的扳机点牵涉模式需与其他肌肉上的扳机点有所区分,这些肌肉包括桡侧腕短伸肌、指伸肌、旋后肌、斜角肌、肩胛下肌和喙肱肌。

3.尺侧腕伸肌上的扳机点经常会被误诊为腕关节功能障碍或关节炎、腕管综合征或 C7、C8 神经压迫。

4.相关的扳机点多出现在指伸肌、小指伸肌、斜角肌和后上锯肌。

5.注意:尺侧腕伸肌与使手腕桡侧偏的肌肉(桡侧腕长/短伸肌)不同,不需要经常为了支撑手掌而抵抗重力,所以通常不会产生扳机点。

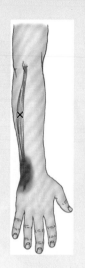

图 14-47 尺侧腕伸肌常见扳机点和相关牵涉区后侧观。

尺侧腕伸肌的牵伸(图 14-48)

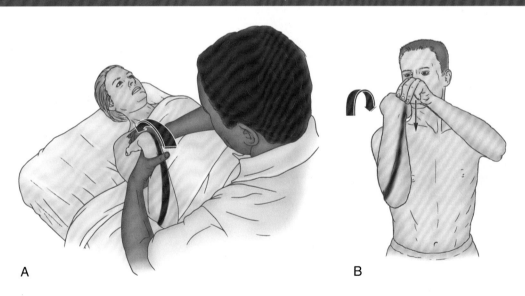

A

B

图 14-48 右尺侧腕伸肌的牵伸。前臂完全屈曲,手腕屈曲并桡侧偏。(A)治疗师辅助牵伸。治疗师用一只手在被检查者腕关节处屈曲被检查者手部,另一只手在肘关节处屈曲被检查者前臂。(B)自我牵伸。

旋后肌(图 14-49)——坐位

☑ 附着点

☐ 肱骨外上髁和尺骨旋后肌嵴

  至

☐ 桡骨近端 1/3 处(后侧、外侧和前侧)

☑ 运动功能

☐ 在桡尺关节处使前臂旋后

初始体位(图 14-50)

■ 被检查者取坐位,手臂放松。前臂在肘关节处屈曲并处于完全旋前和旋后中间位置,置于大腿上

■ 治疗师坐位,面向被检查者

■ 触诊手指将桡侧肌群从前臂上抓起

■ 辅助手置于被检查者前臂远端,靠近腕关节处

触诊步骤

1. 将桡侧肌群抓起并与前臂其他肌肉组织分开通常是可以做到的。用拇指、示指和中指将桡侧肌群抓住,轻轻地将它们从前臂拉起来。

2. 轻柔且牢固地从桡侧腕短伸肌和指伸肌中向下,去往旋后肌的桡骨附着点,嘱被检查者对抗阻力将手臂后旋,感受旋后肌的收缩(图 14-51)。

3. 继续朝近端触诊旋后肌(经浅层的肌肉组织),在被检查者重复收缩和放松旋后肌时,感受肌肉的收缩。

4. 一旦将旋后肌定位,嘱被检查者放松肌肉,检查基础张力。

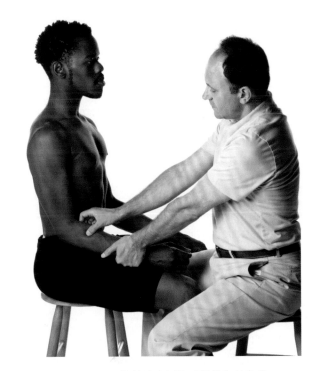

图 14-50 坐位触诊右侧旋后肌的初始体位。

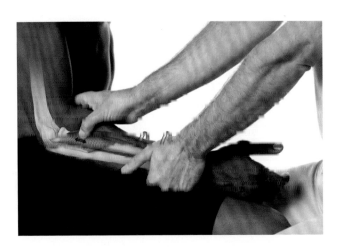

图 14-51 在桡侧肌群和指伸肌之间,紧贴桡骨触诊右侧旋后肌。

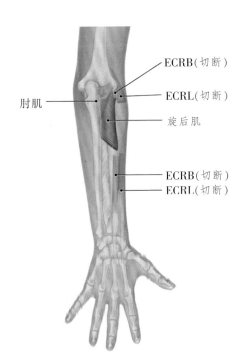

图 14-49 右侧旋后肌后侧观。肘肌被阴影化。桡侧腕长/短伸肌被切断并被阴影化。

ECRB(切断)
ECRL(切断)
肘肌
旋后肌
ECRB(切断)
ECRL(切断)

旋后肌——坐位(续)

触诊笔记

1.当被检查者抗阻力旋后前臂时,治疗师的辅助手需温柔但牢固地握住被检查者的手臂,否则只握住被检查者的皮肤,被检查者的前臂骨头依然可以活动。这是失败的阻力施加方式,被检查者也会感到不舒服。

2.旋后肌同样可以在肱桡肌的前/内侧被触诊。将被检查者肘关节屈曲至20°~30°,使肱桡肌放松。向外侧推肱桡肌,然后朝桡骨头和桡骨干方向深处用力,会触诊到旋后肌(图14-52)。

3.桡神经深支穿过旋后肌,在按压旋后肌时需注意这点。

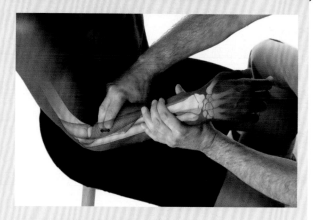

图14-52　触诊右侧旋后肌时,将肱桡肌向外侧推,然后朝肱骨方向按压(见触诊笔记第2条)。

扳机点

1.旋后肌上的扳机点(图14-53)多由肌肉急性或慢性过度使用(如使用螺丝刀、旋转拧紧的门把手、用不良方式反手击打网球)引起或维持。

2.旋后肌上的扳机点可能会压迫桡神经深支,旋后肌上的扳机点是引起肱骨外上髁疼痛最常见的扳机点。

3.旋后肌上扳机点的牵涉模式需与其他肌肉扳机点相区分,这些肌肉包括桡侧腕长伸肌、肱桡肌、指伸肌、肱二头肌、肱肌、肱三头肌、冈上肌、冈

下肌、锁骨下肌、斜角肌、拇收肌和第一背侧骨间肌。

4.旋后肌上的扳机点通常会被误诊为肱骨外上髁炎、C5/C6神经压迫或指屈肌腱狭窄性腱鞘炎。

5.相关联的扳机点经常出现在桡侧腕长/短伸肌、指伸肌、小指伸肌、肱三头肌、肘肌、肱桡肌、肱二头肌、肱肌和掌长肌上。

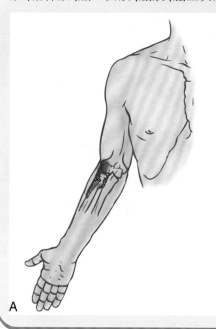
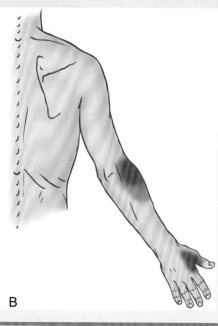

A　　　　B

图14-53　(A)旋后肌常见扳机点及牵涉区域前侧观。(B)后侧扳机点牵涉区图示。

旋后肌——坐位(续)

其他触诊体位——仰卧位

触诊旋后肌也可以在被检查者仰卧位时进行。触诊步骤参考坐位。

触诊要点

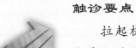

拉起桡侧肌群,往深处去,正对桡骨找到旋后肌。

旋后肌的牵伸(图 14-54)

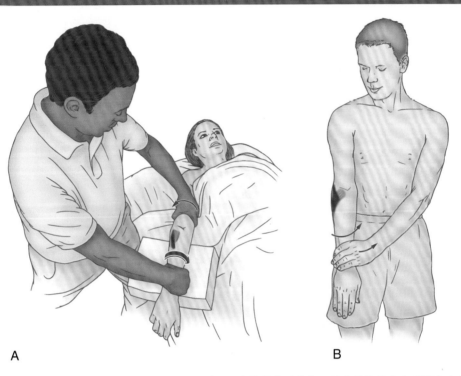

A　　　　　　　　　　　　　B

图 14-54　右侧旋后肌的牵伸。被检查者前臂完全旋前。注意:很容易将前臂在桡尺关节处的旋前和手臂在肩关节处的内旋相混淆,确保做的是前臂旋前。(A)治疗师辅助牵伸。治疗师另一只手做内旋动作,以固定被检查者的手臂。(B)自我牵伸。

远端深层四肌肉群(图 14-55)——坐位

远端深层四肌肉群由拇长展肌、拇短伸肌、拇长伸肌和示指伸肌组成。

☑ 附着点

拇长展肌

□ 桡骨后侧中 1/3 处,前臂骨间膜和尺骨
至
□ 拇指掌骨基底部

拇短伸肌

□ 桡骨后侧远端 1/3 处和前臂骨间膜
至
□ 拇指近端指骨基底部

拇长伸肌

□ 尺骨后侧中 1/3 处和前臂骨间膜
至
□ 拇指远端指骨基底部

示指伸肌

□ 尺骨后侧远端 1/3 处和前臂骨间膜
至
□ 示指中间及远端指骨后侧表面(经指伸肌远端尺侧肌腱与示指相接)

☑ 运动功能

拇长展肌

□ 在腕掌关节处使拇指外展
□ 在腕掌关节处使拇指伸展
□ 在腕关节处使手掌桡侧偏

拇短伸肌

□ 在腕掌关节处使拇指外展
□ 在腕掌关节和掌指关节处使拇指伸展
□ 在腕关节处使手掌桡侧偏

拇长伸肌

□ 在腕掌关节、掌指关节和指间关节处使拇指伸展
□ 在腕关节处使手掌桡侧偏

示指伸肌

□ 在掌指关节和指间关节处使示指伸展
□ 在腕关节处使手腕伸展

初始体位(图 14-56)

■ 被检查者取坐位,手臂放松。前臂在肘关节处屈曲并在尺桡关节处处于完全旋前位,放于大腿上。被检查者拇指主动伸展(注意:拇指在腕掌关节处的伸展是冠状面上的活动,远离手掌)

■ 治疗师坐位,面向被检查者

■ 触诊手放于被检查者手腕后部桡侧端 (在观察到肌腱后)

触诊步骤

1.首先想象下被定义为"解剖学鼻烟盒"的拇长展肌、拇短伸肌和拇长伸肌的远端肌腱(见触诊笔记第 1 条),可以让被检查者在腕掌关节处主动伸展拇指来做到(见图 14-56)。注意拇长展肌和拇短伸肌非常靠近,可能表现为同一个肌腱(见触诊笔记第 2 条)。

2.一旦定位远端肌腱,朝近端附着点轻弹肌纤维进行每条肌肉的触诊,此时被检查者通过交替屈伸拇指产生肌肉的收缩和放松动作(图 14-57)。

3.若想触诊示指伸肌,需先定位其远端肌腱。可让被检查者在掌指关节和指间关节处伸展示指(图 14-58)。

4.被检查者通过交替屈伸示指来产生肌肉的收缩和放松动作,此时轻弹肌纤维向近端进行触诊。

5.一旦将肌肉定位,要求被检查者放松,检查肌肉的基础张力。

远端深层四肌肉群——坐位(续)

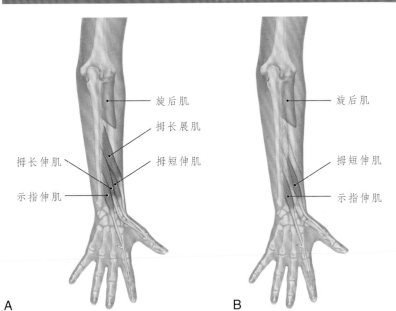

A　　　B

图 14-55　右侧远端深层四肌肉群后侧观。(A)全部四条肌肉。旋后肌被阴影化。(B)全部四条肌肉。拇长展肌和拇长伸肌被阴影化。

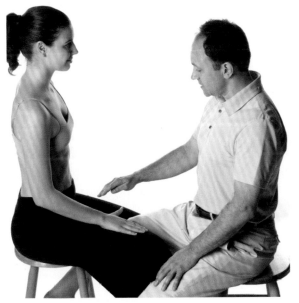

图 14-56　坐位触诊右侧远端深层四肌肉群的初始体位。开始触诊前，嘱被检查者伸屈拇指，想象"解剖学鼻烟窝"的肌腱(见触诊笔记第1条)。

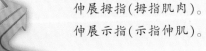

触诊要点

伸展拇指(拇指肌肉)。

伸展示指(示指伸肌)。

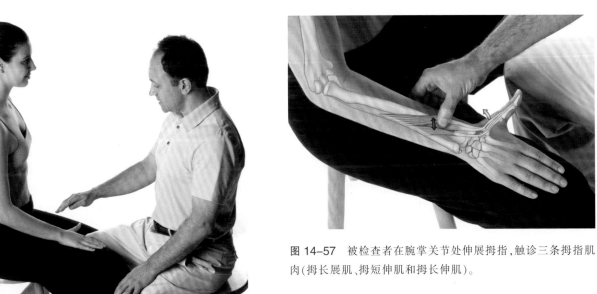

图 14-57　被检查者在腕掌关节处伸展拇指,触诊三条拇指肌肉(拇长展肌、拇短伸肌和拇长伸肌)。

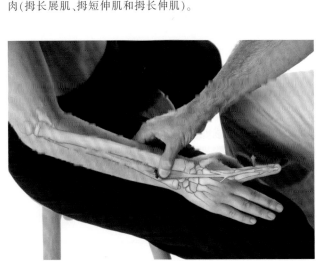

图 14-58　被检查者在掌指关节处伸展示指,触诊右示指伸肌。

远端深层四肌肉群——坐位(续)

触诊笔记

1."解剖学鼻烟盒"是用来形容三条拇指肌肉围成的形状。拇长展肌和拇短伸肌组成了"解剖学鼻烟盒"的桡侧边;拇长伸肌组成了"解剖学鼻烟盒"的尺侧边。

2.拇长展肌和拇短伸肌的远端肌腱距离相当近,经常会表现为一条肌腱。如果这样的话,两条肌腱可以用手指甲轻轻地分离开。两条肌腱在浅层汇入肱桡肌远端。

3.拇指伸展时在腕掌关节处做少量的拇指外展可以使拇指的三条肌肉更容易被看到并触诊。

4.尽管远端深层四肌肉群很深,也很容易经浅层肌肉被触诊。

5.从指伸肌示指端中分辨出示指伸肌很困难。两者的肌腹位置不同,因此肌纤维走向不同,这也许是区分两条肌肉的最好方法。示指伸肌在前臂远端走行更偏横向,经桡骨到达尺骨上的附着点;而指伸肌在前臂的走行更偏纵向,向近端走行至肱骨外上髁。在手背侧,示指伸肌的远端肌腱位于指伸肌示指端远端肌腱的尺侧。

其他触诊体位——仰卧位

远端深层四肌肉群也可在被检查者仰卧位进行。触诊步骤参考坐位。

扳机点

1.远端深层四肌肉群上的扳机点(图14-59)多源于肌肉的急性或慢性过度使用(如拇指或示指的重复活动,如使用乐器或打字)。

2.远端深层四肌肉群上的扳机点可能会在使用示指或拇指进行精细活动时产生不舒服或活动困难的感觉。

3.示指伸肌上扳机点产生的牵涉模式需要与其他肌肉上扳机点进行区分,这些肌肉包括桡侧腕长/短伸肌、尺侧腕伸肌、指伸肌、喙肱肌、肱肌、旋前肌、斜角肌、锁骨下肌和背侧第一骨间肌。

4.远端深层四肌肉群上的扳机点经常会被误诊为腕关节功能障碍或指屈肌腱狭窄性腱鞘炎。

5.相关联的扳机点经常出现在指伸肌和小指伸肌。

6.注意:拇长展肌、拇短伸肌和拇长伸肌上的扳机点牵涉模式尚未建立。当检查这些肌肉上的扳机点时,主要找肌腹上的中心扳机点。

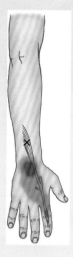

图14-59 示指伸肌常见扳机点及牵涉区域后侧观。

远端深层四肌肉群——坐位(续)

远端深层四肌肉群的牵伸(图 14-60)

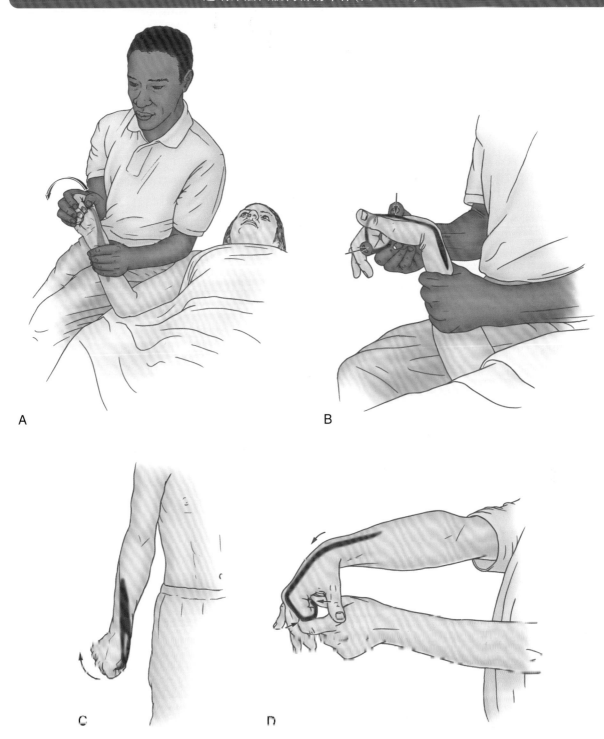

图 14-60　右侧远端深层四肌肉群的牵伸。牵伸拇指肌肉时,被检查者拇指屈曲、内收(且在其他手指下握成杯状),手腕尺侧偏。牵伸示指伸肌时,被检查者示指在掌指关节和指间关节处屈曲,手腕屈曲。(A,B)分别是治疗师辅助牵伸拇指的三块肌肉和示指伸肌。注意治疗师的另一只手固定被检查者前臂。(C,D)分别是自我牵伸拇指的三块肌肉和示指伸肌。

前臂肌肉

下面的快速触诊回顾是本章的简略肌群触诊准则。阅读此准则有助于快速高效地掌握本章的肌群触诊准则。

在前臂所有肌肉的触诊中，被检查者都是坐位，上臂自然放松，前臂肘关节屈曲90°，放于大腿上。治疗师坐于被检查者一侧或坐于被检查者的正前方。

1.肱桡肌：被检查者取坐位，手臂放松，前臂处于完全旋前和旋后中间位置，放于自己的大腿上。被检查者对抗阻力屈曲肘关节，首先找到肱桡肌，然后在近端前外侧进行触诊。一旦感受到，要求被检查者交替收缩和放松肌肉，同时纵向用力轻弹肌纤维，触诊至近端和远端附着点。注意：肱桡肌除了远端小部分在拇长展肌和拇短伸肌深层外走行都很表浅，容易触及。

2.旋前圆肌：被检查者取坐位，手臂放松，前臂处于完全旋前和旋后中间位置，放于自己的大腿上。被检查者对抗阻力使前臂旋前，在前臂近端前侧感受肌肉的收缩。一旦感受到，嘱被检查者交替收缩和放松肌肉，同时纵向用力轻弹肌纤维，触诊至近端附着点-肱骨内上髁和远端桡骨附着点。注意：除了远端桡骨附着点在肱桡肌深处外，旋前圆肌整条肌肉走行都很表浅。若要触诊旋前圆肌远端桡骨附着点，可以经肱桡肌进行触诊，抑或将肱桡肌夹起，推开，直接在桡骨附着点上触诊。

3.腕屈肌群（桡侧腕屈肌、掌长肌和尺侧腕屈肌）：被检查者取坐位，手臂放松；前臂屈曲，完全旋后，放于大腿上。被检查者抵抗阻力屈曲手腕，找到三条腕屈肌的肌腱，中间的是掌长肌，桡侧腕屈肌位于掌长肌稍桡侧，尺侧腕屈肌位于较远处的手腕尺侧。每次触诊一块肌肉，一旦触摸到肌腱，嘱被检查者交替进行肌肉收缩和放松活动，同时轻弹肌纤维向近端肱骨外上髁附着点进行触诊。注意：三块肌肉的肌腹在近端合并到一起，所以要区分三块肌肉的话，可以让被检查者做桡侧偏以收缩桡侧腕屈肌，让被检查者做尺侧偏以收缩尺侧腕屈肌。掌长肌在两条肌肉的中间位置，在手腕做桡侧偏和尺侧偏时会保持在放松状态。

4.指浅屈肌和指深屈肌：被检查者取坐位，手臂放松。前臂屈曲，处于完全旋后位，放于大腿上。让被检查者在掌指关节处屈曲2~5指的近端指骨，在前臂近端前内侧（尺侧腕屈肌肱骨处肌腹后侧）感受指浅屈肌的收缩（如果施加阻力，确保阻力仅在近端指骨上）。一旦感受到，让被检查者交替进行肌肉的收缩和放松活动，同时轻弹肌纤维触诊至近端肱骨内上髁和尽可能的远端。指深屈肌的触诊位置在前臂近端更靠近内后侧，正对尺骨干。被检查者在指间关节处屈曲2~5指，感受肌肉的收缩。一旦感受到，让被检查者交替收缩和放松肌肉，同时轻弹肌纤维，尽可能远地触诊至肌肉的近端和远端。

5.拇长屈肌：被检查者取坐位，手臂放松，前臂屈曲，处于完全旋后位，放于大腿上。将触诊手指放于前臂远端前侧（紧靠桡侧腕屈肌肌腱桡侧）。被检查者在指间关节处屈曲拇指远端指骨，感受拇长屈肌的收缩。一旦触诊到，让被检查者交替收缩和放松肌肉，继续触诊至肌肉近端。注意：轻弹肌纤维通常没有帮助。

6.旋前方肌：旋前方肌位置深，很难被触诊。被检查者抵抗阻力做前臂的旋前动作，用稳固的压力施加在前臂远端前部的桡侧进行触诊。为了抑制其他更浅层腕屈肌和指屈肌肌腱的紧张和干扰，在施加阻力对抗前臂旋前时确保阻力仅施加在前臂。如果阻力施加在手上，这些更浅层的肌肉和它们的肌腱会收缩并变紧张。如果成功感受到旋前方肌，顺着肌肉一直触诊到它的尺骨附着点。

7.桡侧肌群（肱桡肌、桡侧腕长伸肌和桡侧腕短伸肌）：被检查者取坐位，手臂放松，前臂屈曲，并处于完全旋前和旋后的中间位置，放于大腿上。用拇指和示指/中指将桡侧肌群从前臂提起，将其同前臂其他肌肉组织分离开。肱桡肌在最前侧，桡侧腕短伸肌在最后侧，桡侧腕长伸肌在两者之间。被检查者桡侧偏手腕（可施加阻力），触诊桡侧腕长/短伸肌的收缩。一旦感觉到，让被检查者交替做肌肉收缩和放松动作，同时纵向用力轻弹肌纤维触诊至两块肌肉的远端附着点。注意：如果被检查者的手部在中间位握拳或轻微伸展腕关节，则桡侧腕短伸肌的远端肌腱可以被触诊到，且通常肉眼可见。

8.指伸肌和小指伸肌：被检查者取坐位，手臂放松；前臂屈曲，完全旋前，放于大腿上。被检查者在掌

前臂肌肉（续）

指关节和指间关节处完全伸展 2~5 指，在前臂后侧中间位置感受指伸肌和小指伸肌的收缩。一旦感觉到肌肉收缩，让被检查者交替进行肌肉的收缩和放松动作，同时继续沿肌肉纵向用力轻弹肌纤维，触诊至近端肱骨外上髁和尽可能的远端。小指伸肌在收缩肌肉的最尺侧（界定指伸肌和小指伸肌的边界相当困难）。注意：指伸肌的肌腱通常在手背可见。如果看不到，通常可以通过纵向用力轻弹而被触诊到。

9.尺侧腕伸肌：被检查者取坐位，手臂放松，前臂屈曲，完全旋前，放于大腿上。被检查者尺侧偏手腕（可施加阻力），在尺骨干正后方感受尺侧腕伸肌的收缩。一旦感觉到肌肉的收缩，让被检查者交替做肌肉收缩和放松动作，同时纵向用力轻弹肌纤维，继续触诊至近端肱骨外上髁和远端第五掌骨处。

10.旋后肌：被检查者取坐位，手臂放松，前臂屈曲，处于完全旋前和旋后的中间位置，放于大腿上。用拇指和示指/中指将桡侧肌群从前臂提起，将其同前臂其他肌肉组织分离开。被检查者对抗阻力做前臂的旋后动作，此时轻柔但牢固地朝桡骨方向用力，穿过桡侧腕短伸肌和指伸肌之间，感受旋后肌的收缩。一旦感受到肌肉收缩，让被检查者交替做肌肉收缩和放松，继续朝近端附着点触诊旋后肌（穿过最浅层的肌肉组织）。

11.远端深层四肌肉群（拇长展肌、拇短伸肌、拇长伸肌、示指伸肌）：被检查者取坐位，手臂放松，前臂屈曲，完全旋前，放于大腿上。首先让被检查者在掌指关节处伸展大拇指，在手腕后部的桡侧观察拇长展肌、拇短伸肌和拇长伸肌（以上三块肌肉的远端肌腱组成解剖学鼻烟盒）的远端肌腱（注意：拇长展肌和拇短伸肌肌腱相邻，可能会表现为一条肌腱）。被检查者通过在掌指关节处屈伸拇指使肌肉收缩和放松，同时纵向用力轻弹肌纤维，依次触诊每块肌肉，朝每块肌肉的附着点，尽可能地向近端和远端进行触诊。触诊示指伸肌时，首先让被检查者在掌指关节和指间关节处伸直示指，以观察其肌腱位置。然后被检查者交替收缩和放松肌肉，同时纵向用力轻弹肌纤维，朝近端和远端触诊肌肉。注意：可通过肌肉纤维的走行来区分示指伸肌和指伸肌。示指伸肌在前臂远端走行更偏横向，穿过前臂远端到达它在尺骨远端的近端附着点，而指伸肌在前臂的走行更偏纵向，向近端走行至它在肱骨外上髁上的近端附着点。在手背侧，示指伸肌的远端肌腱位于指伸肌示指端远端肌腱的尺侧。

复习题

1.列出旋前圆肌的附着点。

2.列出桡侧腕短伸肌的附着点。

3.肱桡肌可以产生哪些运动功能?

4.拇长屈肌可以产生哪些运动功能?

5.触诊肱桡肌的要点在于前臂需摆放在完全旋前和旋后的中间位置,那么这个标志性位置会带来哪些触诊上的困难?

6.触诊旋前圆肌近端时,会压紧哪个敏感结构?

7.还有哪些方法可以在不引起腕关节屈曲的情况下激活尺侧腕屈肌?

8.触诊过程中治疗师可以利用哪些动作来区分指浅屈肌和指深屈肌?

9.触诊旋后肌时,辅助手需要适当抓握,其重要性是什么?

10.组成"解剖学鼻烟盒"的是哪三块肌肉?各位于哪一边?

11.治疗师利用哪些方法可以从尺侧腕伸肌中区分出小指伸肌?

12.哪块肌肉上的扳机点有可能压迫正中神经?

13.哪块肌肉上的扳机点有可能压迫桡神经?

14.描述指浅屈肌和指深屈肌的牵伸动作。

15.描述指伸肌和小指伸肌的牵伸动作。

16.牵伸腕屈肌群时,需要注意哪些姿势问题?

17.桡侧肌群从前到后的排列顺序是什么?治疗师如何明确界定桡侧肌群的后侧缘?

案例学习

被检查者是一名58岁男性,因"右前臂远端、手腕和手部疼痛及僵硬数年"来诊。休息时疼痛评分为2/10,工作时疼痛评分为6~8/10。被检查者的工作内容包括常规的搬起超过50磅的重物、重复使用切削工具将初级成品从精密模具上取下来以及经常性攀爬梯子。被检查者的疼痛持续数年,近日偶有手部无力感。被检查者自述曾于外院就诊,医师检查后发现其右侧肘关节和双侧腕关节处有符合其年龄和活动的关节炎改变。

检查提示被检查者的肘关节和腕关节活动度正常,疼痛仅在腕部对抗阻力活动时出现。抓握活动也可诱发疼痛。

1.接诊此被检查者时你还会问他哪些问题?

2.你认为该被检查者哪些肌肉会存在紧张的情况,为什么?

3.对于这名被检查者的治疗计划和建议是什么?

(杨京辉 译 伊文超 郑泽 校)

过程6 手部固有肌的触诊

本章目标

阅读完本章,学生或治疗师应该能够完成以下内容:
1. 描述肌肉附着点。
2. 描述肌肉运动功能。
3. 描述触诊初始体位。
4. 描述并解释每一步触诊步骤的目的。
5. 触诊每块肌肉。
6. 描述"触诊要点"。
7. 描述肌肉替代触诊体位。
8. 描述常见位置的扳机点。
9. 描述扳机点牵涉区域。
10. 描述常见导致扳机点或使其长期存在的因素。
11. 描述扳机点引起的常见症状。
12. 描述治疗师辅助或自我牵伸技术。

手部肌肉前面观与后面观如图 15-1 和图 15-2 所示。

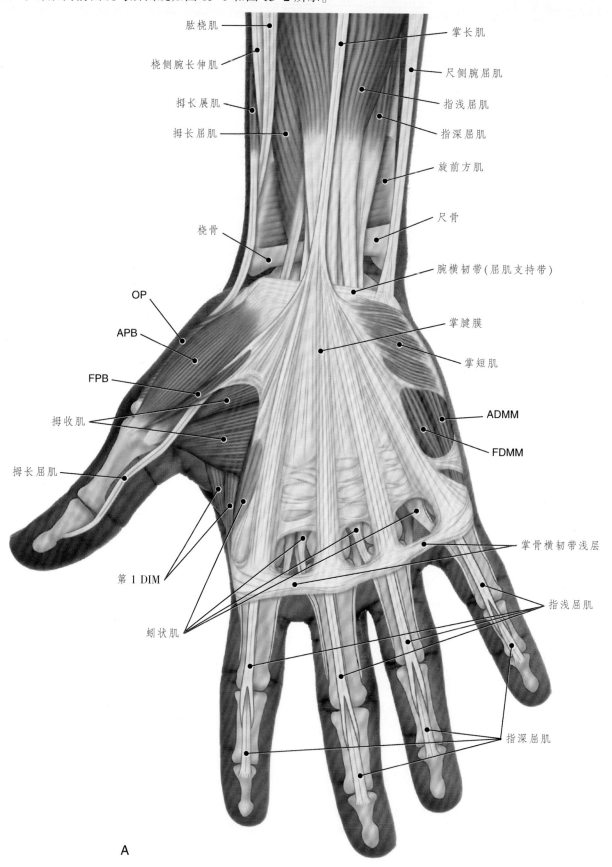

肱桡肌

桡侧腕长伸肌

拇长展肌

拇长屈肌

桡骨

OP

APB

FPB

拇收肌

拇长屈肌

第 1 DIM

蚓状肌

掌长肌

尺侧腕屈肌

指浅屈肌

指深屈肌

旋前方肌

尺骨

腕横韧带(屈肌支持带)

掌腱膜

掌短肌

ADMM

FDMM

掌骨横韧带浅层

指浅屈肌

指深屈肌

A

图 15-1 手部肌肉的前面(掌侧)观。**(A)** 手掌带有掌腱膜的浅层。ADMM,小指展肌;APB,拇短展肌;DIM,背侧骨间肌;FDMM,小指屈肌;FPB,拇短屈肌;ODM,小指对掌肌;OP,拇对掌肌;PI,掌侧骨间肌。(待续)

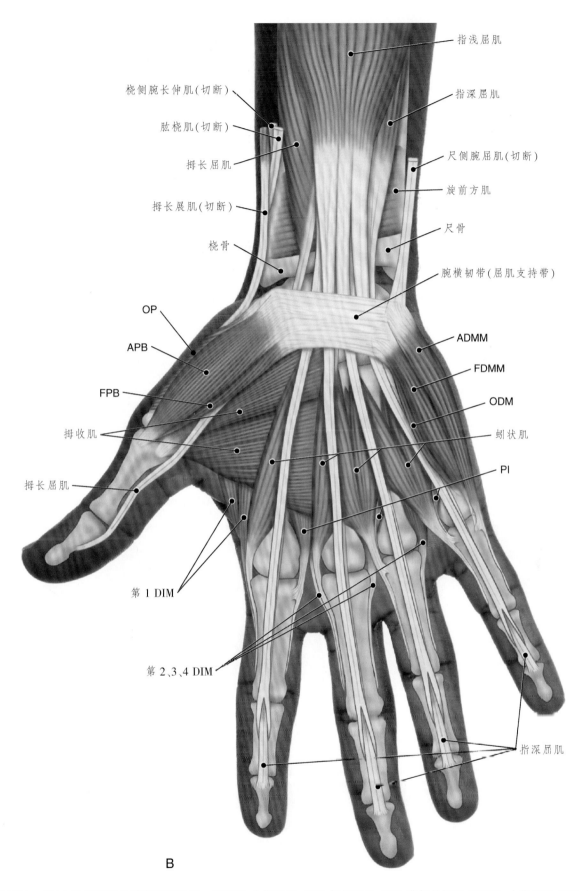

指浅屈肌

桡侧腕长伸肌(切断)

肱桡肌(切断)

拇长屈肌

指深屈肌

尺侧腕屈肌(切断)

旋前方肌

拇长展肌(切断)

尺骨

桡骨

腕横韧带(屈肌支持带)

OP

APB

ADMM

FDMM

FPB

ODM

拇收肌

蚓状肌

PI

拇长屈肌

第 1 DIM

第 2、3、4 DIM

指深屈肌

B

图 15-1(续)　(B)去除掌腱膜的手掌肌群浅层。ADMM,小指展肌;APB,拇短展肌;DIM,背侧骨间肌;FDMM,小指屈肌;FPB,拇短屈肌;ODM,小指对掌肌;OP,拇对掌肌;PI,掌侧骨间肌。(待续)

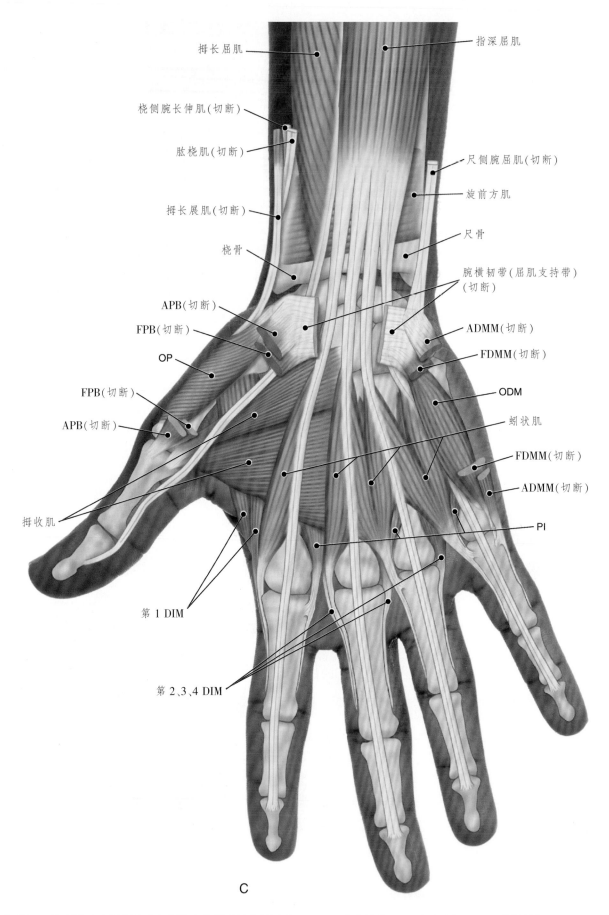

拇长屈肌

指深屈肌

桡侧腕长伸肌(切断)

肱桡肌(切断)

尺侧腕屈肌(切断)

旋前方肌

拇长展肌(切断)

桡骨

尺骨

腕横韧带(屈肌支持带)(切断)

APB(切断)

FPB(切断)

ADMM(切断)

FDMM(切断)

OP

FPB(切断)

ODM

蚓状肌

APB(切断)

FDMM(切断)

ADMM(切断)

拇收肌

PI

第 1 DIM

第 2、3、4 DIM

C

图 15-1(续)　(C)部分大鱼际肌和小鱼际肌肉切断后的中间层观。ADMM,小指展肌;APB,拇短展肌;DIM,背侧骨间肌;FDMM,小指屈肌;FPB,拇短屈肌;ODM,小指对掌肌;OP,拇对掌肌;PI,掌侧骨间肌。(待续)

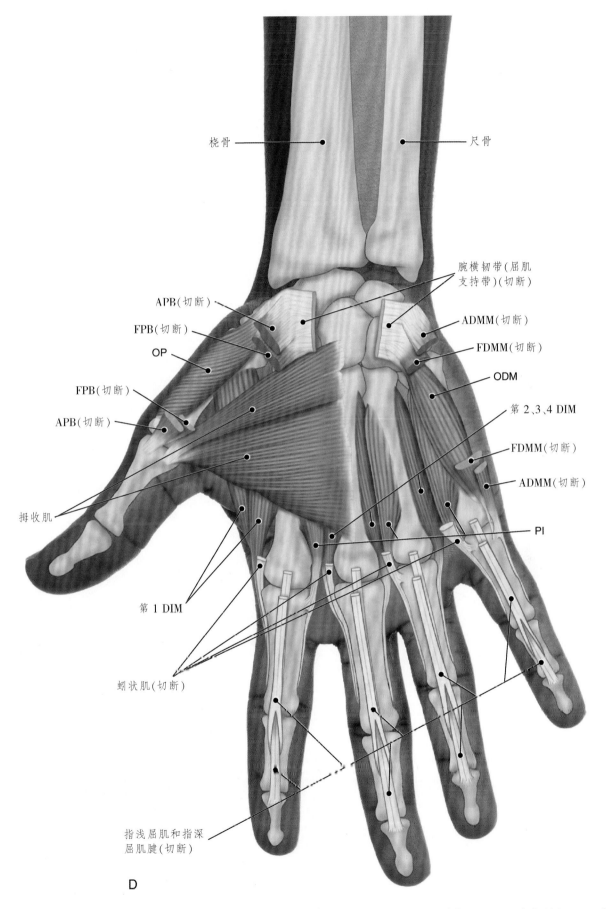

图 15-1(续)　(D)蚓状肌的深层观,屈指肌肌腱和所有前臂肌肉均被切断和(或)去除。ADMM,小指展肌;APB,拇短展肌;DIM,背侧骨间肌;FDMM,小指屈肌;FPB,拇短屈肌;ODM,小指对掌肌;OP,拇对掌肌;PI,掌侧骨间肌。(待续)

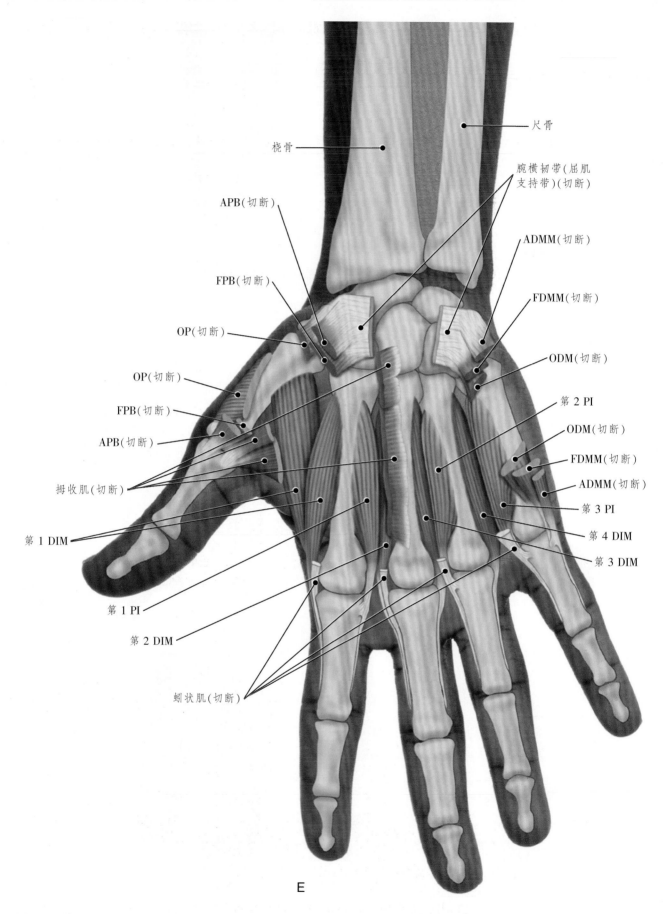

E

图 15-1(续) (E)掌侧肌肉的最深层观。ADMM,小指展肌;APB,拇短展肌;DIM,背侧骨间肌;FDMM,小指屈肌;FPB,拇短屈肌;ODM,小指对掌肌;OP,拇对掌肌;PI,掌侧骨间肌。

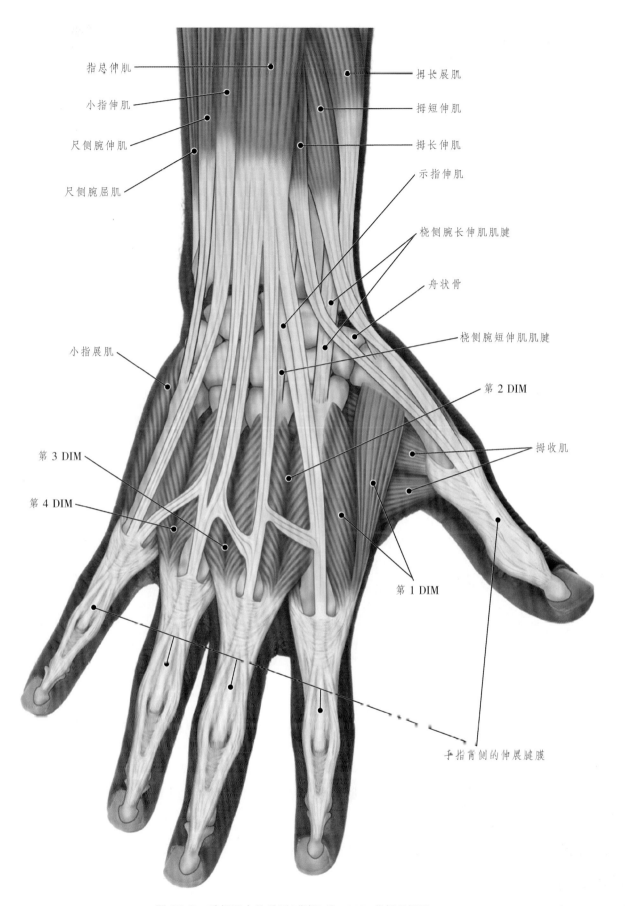

指总伸肌

小指伸肌

尺侧腕伸肌

尺侧腕屈肌

拇长展肌

拇短伸肌

拇长伸肌

示指伸肌

桡侧腕长伸肌肌腱

舟状骨

桡侧腕短伸肌肌腱

第 2 DIM

拇收肌

小指展肌

第 3 DIM

第 4 DIM

第 1 DIM

手指背侧的伸展腱膜

图 15-2　手部肌肉的后面(背侧)观。DIM,背侧骨间肌。

大鱼际肌群——坐位

大鱼际肌群(图 15-3)包括拇短展肌(APB)、拇短屈肌(FPB)和拇对掌肌(OP)。

拇短展肌(APB)

☑ **附着点**

☐ 舟骨嵴、大多角骨嵴和屈肌支持带

 至

☐ 拇指近节指骨基底部外侧(和手指背侧扩展部)

☑ **运动功能**

☐ 在腕掌关节处外展拇指

☐ 在腕掌关节处伸展拇指

☐ 在掌指关节处屈曲拇指

☐ 在指间关节处伸展拇指

拇短屈肌(FPB)

☑ **附着点**

☐ 大多角骨掌侧和屈肌支持带

 至

☐ 拇指近节指骨基底部外侧

☑ **运动功能**

☐ 在腕掌关节处屈曲拇指

☐ 在腕掌关节处外展拇指

☐ 在掌指关节处屈曲拇指

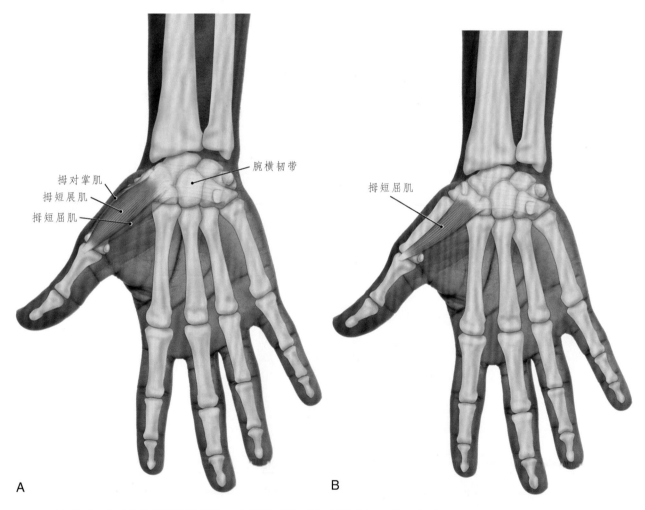

拇对掌肌
拇短展肌
拇短屈肌

腕横韧带

拇短屈肌

A

B

图 15-3　右手大鱼际肌的前面观。(A)拇短展肌。拇短屈肌和拇对掌肌被覆盖。(B)拇短屈肌。(待续)

大鱼际肌群——坐位(续)

拇对掌肌(OP)

☑ 附着点

☐ 大多角骨粗隆和屈肌支持带

　　　至

☐ (拇指)第一掌骨体前表面和外侧缘

☑ 运动功能

☐ 在腕掌关节处使拇指对掌(屈曲、内旋和外展)

初始体位(图 15-4)

■ 被检查者取坐位

■ 治疗师取坐位,面向被检查者

■ 触诊手放在被检查者大鱼际隆起处外侧

■ 辅助手放在被检查者拇指近节指骨前侧面

触诊步骤

1. 拇短展肌:触诊大鱼际隆起处外侧缘,让拇指在腕掌(鞍状)关节处对抗轻度至中度阻力外展,并感受拇短展肌收缩。捏住拇指和示指之间的肌肉有助于触诊(图 15-5A)。

2. 一旦感受到肌肉收缩,继续触诊拇短展肌近端和远端的附着点,并尝试辨别拇短屈肌和拇短展肌的内侧缘。

3. 拇短屈肌:将触诊的手指放于大鱼际隆起处最内侧,让拇指在腕掌(鞍状)关节处对抗轻度至中度阻力屈曲,并感受拇短屈肌收缩(图 15-5B)。

4. 一旦在大鱼际隆起内侧缘感受到拇短屈肌的收缩,嘱被检查者在对抗轻度阻力收缩后放松,此时可尝试触诊深层的拇短展肌。

5. 拇对掌肌:在触诊拇对掌肌时,屈曲触诊手指放在拇指掌骨体上(图 15-5C)。嘱被检查者用拇指在小指指腹施加轻度阻力即拇指对掌,并感受拇对掌肌的收缩。

6. 一旦在掌骨上感受到拇对掌肌的收缩,可尝试触诊此肌肉位于大鱼际深层的其他部分。由于收缩时很难辨别拇对掌肌和其余的大鱼际肌,为了更有效地触诊,常常在大鱼际肌群放松时,直接触诊拇对掌肌上的紧张点来触诊拇对掌肌。

7. 一旦确定了大鱼际肌的位置,嘱被检查者放松并检查肌肉的基础张力。

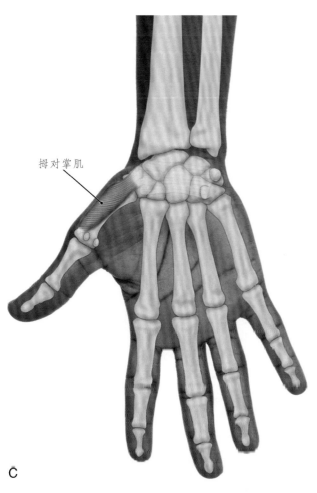

拇对掌肌

C

图 15-3(续)　(C)拇对掌肌。

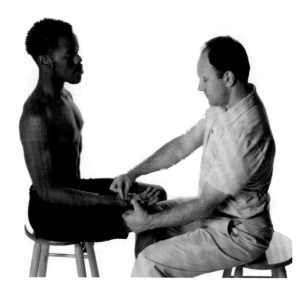

图 15-4　坐位下触诊右侧大鱼际肌群的初始体位。

大鱼际肌群——坐位(续)

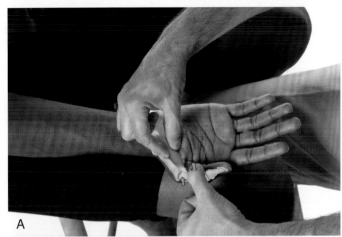

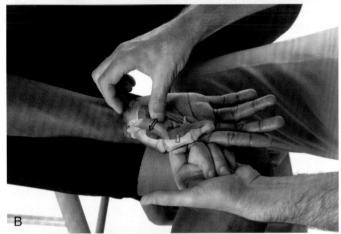

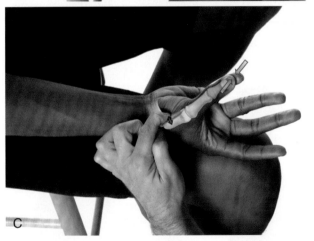

图 15-5　右侧大鱼际肌群的触诊。(A)拇短展肌的触诊：被检查者在腕掌关节处对抗阻力外展拇指。(B)拇短屈肌的触诊：被检查者在腕掌关节处对抗阻力屈曲拇指。(C)拇对掌肌的触诊：屈曲手指放在拇指掌骨体上，被检查者在腕掌关节处对抗拇指向小指靠拢。

触诊要点

　　拇短展肌：触诊大鱼际隆起处外侧缘。

　　拇短屈肌：触诊大鱼际隆起处最内侧。

　　拇对掌肌：治疗师屈曲手指放在拇指掌骨体上。

大鱼际肌群——坐位(续)

触诊笔记

1.拇指在鞍状关节处的动作在不同的方向上是不一样的。屈曲和伸展发生在冠状面上,外展和内收发生在矢状面上(与手掌的掌面垂直)。此外,对掌是由屈曲、外展和内旋组合在一起的动作。清楚地知道这些动作才能让被检查者完成正确的关节活动、诱发正确的肌肉收缩,以便触诊。

2.拇短展肌在大鱼际浅层,很容易触诊。

3.拇短屈肌比较表浅,只有很少一部分位于大鱼际隆起处内侧缘,其余大部分组织都位于拇短展肌深层。

4.拇对掌肌附着于拇指掌骨体上,只有很少一部分位于大鱼际隆起处外侧缘,比较表浅,其余部分位于大鱼际深层,较难触诊和辨别。

5.虽然拇短展肌很表浅且容易触诊,但有时仍然很难与拇短屈肌的内侧缘区分开来。因为拇短展肌和拇短屈肌在腕掌关节处同时具有外展和屈曲拇指的作用,所以无论是外展还是屈曲,当充分对抗阻力时,两块肌肉都会参与收缩。而拇短展肌外展时优先收缩,拇短屈肌屈曲时优先收缩。因此,为了更好地触诊和辨别这两块肌肉的边界,最好只给予轻度至中度阻力,否则两块肌肉都会产生收缩。

6.因为拇对掌肌位于大鱼际最深处,且对掌动作同时包含拇指鞍状关节的外展和屈曲,所以拇对掌肌是最难触诊和辨别的大鱼际肌。因此,当拇对掌肌参与收缩时,更表浅的拇短展肌和拇短屈肌也会参与收缩。

扳机点

1.大鱼际肌的扳机点(图 15-6)常源于急性或慢性的肌肉劳损(长时间钳捏,如写字)或外伤(如跌倒时伸手撑地)。

2.大鱼际肌的扳机点会在使用拇指时产生酸痛(尤其是当以钳捏的方式去握物体时)、无力和拇指的精细功能障碍。

3.拇对掌肌扳机点的牵涉痛模式须与拇内收肌、桡侧腕屈肌、旋前圆肌、肱肌、肩胛下肌、锁骨下肌和斜角肌扳机点的牵涉痛模式区别开来。

4.大鱼际肌的扳机点常被误诊为腕管综合征、桡骨茎突狭窄性腱鞘炎、颈椎间盘综合征或者第一腕掌关节关节炎。

5.相关的扳机点常存在于拇内收肌、第一背侧骨间肌、拇短展肌和拇短屈肌。

6.注意:拇短展肌和拇短屈肌的扳机点牵涉痛模式尚未确定,它们可能与拇对掌肌的牵涉痛模式类似。当评估这些肌肉的扳机点时,一开始可以先寻找位于肌腹中央的中心扳机点。

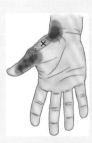

图 15-6 前面观示拇对掌肌常见的扳机点和牵涉区域。

大鱼际肌群——坐位(续)

大鱼际肌群的牵伸(图 15-7)

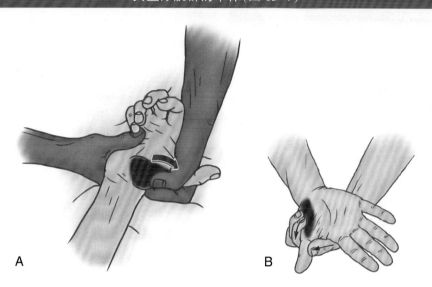

A   B

图 15-7　牵伸右侧大鱼际肌。被检查者于腕掌关节和掌指关节处伸展、内收拇指。(A)治疗师辅助牵伸。治疗师注意用另外一只手固定被检查者的手。(B)自我牵伸。

其他触诊体位——仰卧位或俯卧位

　　大鱼际肌群也可以简单地在仰卧位和俯卧位进行触诊,参照坐位下的触诊顺序即可。

小鱼际肌群——坐位

小鱼际肌群(图 15-8)包括小指外展肌(ADMM)、小指屈肌(FDMM)和小指对掌肌(ODM)。

小指外展肌(ADMM)

☑ **附着点**

☐ 豌豆骨和尺侧腕屈肌肌腱
　　至
☐ 小指近节指骨基底部内侧(和手指背侧扩展部)

☑ **运动功能**

☐ 在掌指关节和腕掌关节处外展小指
☐ 在近端和远端指间关节处伸展小指

小指屈肌(FDMM)

☑ **附着点**

☐ 钩骨钩和屈肌支持带
　　至
☐ 小指近节指骨基底部前内侧

☑ **运动功能**

☐ 在掌指关节和腕掌关节处屈曲小指

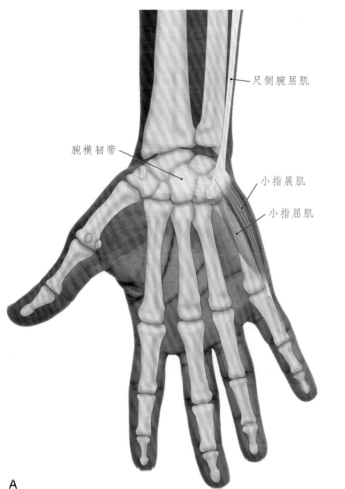

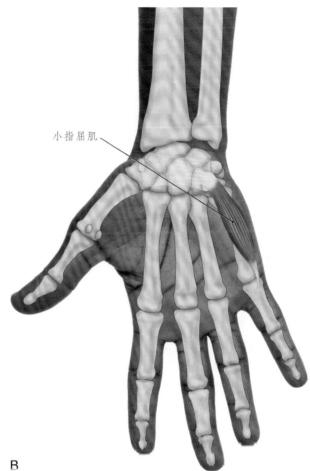

图 15-8　右小鱼际肌群的前面观。(**A**)小指外展肌。小指屈肌被隐藏。(**B**)小指屈肌。(待续)

小鱼际肌群——坐位(续)

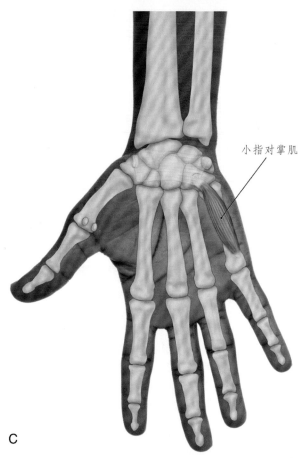

小指对掌肌

C

图 15-8(续)　(C)小指对掌肌。

小指对掌肌(ODM)

☑附着点

□ 钩骨钩和屈肌支持带

至

□ 第五掌骨体前表面和内侧缘

☑运动功能

□ 在腕掌关节处使小指对掌(屈曲、内收、外旋)

初始体位(图 15-9)

■ 被检查者取坐位

■ 治疗师取坐位,面向被检查者

■ 触诊手放在被检查者小鱼际隆起处内侧

■ 辅助手放在被检查者小指近节指骨内侧面

触诊步骤

1. 小指外展肌:触诊小鱼际隆起处内侧缘,被检查者的小指在掌指关节处对抗阻力外展并感受小指外展肌收缩(图 15-10A)。

2. 一旦感受到肌肉收缩,向远端触诊近节指骨基底部内侧缘,向近端触诊豌豆骨,并尝试辨别小指屈肌和小指外展肌的外侧缘。

3. 小指屈肌:触诊小鱼际隆起处外侧,嘱被检查者在掌指关节处屈曲小指(但要保持指间关节伸直),感受小指屈肌收缩。如果需要,可通过固定于小指近节指骨前侧的手施加轻度阻力来诱发屈曲(图 15-10B)。

4. 一旦感受到肌肉收缩,向远端触诊近节指骨基底部的前内侧缘,向近端触诊钩骨钩。如果之前没有完成,尝试辨别小指屈肌和小指外展肌的边界。

5. 小指对掌肌:定位钩骨钩,当被检查者对抗拇指阻力做小指对掌动作时,立即触诊其远端小鱼际隆起处最外侧缘小指外展肌的收缩(图 15-10C)。

6. 一旦感受到肌肉收缩,尽可能向远端深入触诊小鱼际的其他肌肉。

7. 小指对掌肌最远端的附着点可通过蜷曲手指在第五掌骨体前方触及(注意:此方法与在第一掌骨处触诊拇对掌肌类似)(图 15-10D)。

8. 一旦确定了小鱼际肌的位置,嘱被检查者放松并检查肌肉的基础张力。

小鱼际肌群——坐位(续)

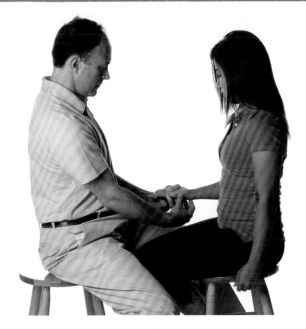

触诊要点

　　小指外展肌:触诊小鱼际隆起处内侧缘。

　　小指屈肌:仅在掌指关节处屈曲小指。

　　小指对掌肌:找到钩骨钩并立即触诊其远端小鱼际隆起处外侧缘。

图 15-9 坐位下触诊右侧小鱼际肌的初始体位。

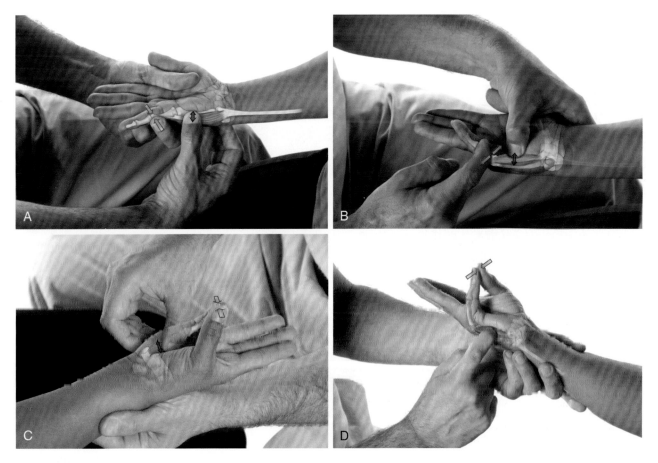

图 15-10　触诊右侧小鱼际肌群。**(A)**在被检查者对抗阻力外展小指时,于小鱼际隆起处内侧缘触诊小指外展肌。**(B)**在被检查者对抗阻力屈曲小指近节指骨时,于小鱼际隆起处外侧缘触诊小指屈肌。**(C)**在被检查者对抗阻力做小指对掌动作时,于小鱼际隆起处远端外侧缘触诊小指对掌肌。**(D)**在被检查者对抗阻力做小指对掌动作时,于掌骨处触诊小指对掌肌。

小鱼际肌群——坐位(续)

触诊笔记

1.小指外展肌全位于小鱼际浅层，易于触诊。

2.大部分的小指屈肌位于小鱼际隆起处外侧缘，其最内侧缘位于小指外展肌深部。

3.大部分的小指对掌肌位于其他小鱼际肌深层，然而其最外侧缘位于小鱼际隆起处外侧浅层。

4.有时候很难辨别小指外展肌和小指屈肌的边界。当触诊小指外展肌时，确保被检查者没有同时屈曲小指；当触诊小指屈肌时，确保被检查者没有同时外展小指。

5.当触诊小指屈肌时，被检查者只能在掌指关节处移动近节指骨。如果指间关节产生了活动，意味着前臂的指屈肌(指浅屈肌和指深屈肌)有参与活动的趋势。因此，对指骨近端施加适当阻力也很重要。

6.同样重要的是，当触诊小指屈肌时，只须对抗轻度至中度阻力屈曲，否则指屈肌就会参与活动。

7.找到小指对掌肌旁指屈肌肌腱的位置，确保能够区分这些组织结构。

8.小指指屈肌的肌腱位于小指屈肌和小指对掌肌肌腹的侧面。嘱被检查者只在指间关节处屈曲小指的中节和远节指骨来感受指屈肌肌腱的收缩。这个动作只会让指屈肌参与，而无小指屈肌参与。

9.因为屈曲小指是小指对掌动作的一部分，所以触诊时区分小指屈肌和深层的小指对掌肌很困难。由于这个原因，当小指对掌动作已经完成时，小指屈肌已经收缩，故很难感受到更深层的小指对掌肌的收缩。

扳机点

1.小鱼际肌的扳机点常源于急性或者慢性的肌肉劳损(长时间钳捏，如写字)，或者外伤(如跌倒时伸手撑地)。

2.小鱼际肌的扳机点可导致小指无力、小指精细功能障碍或者因小指对掌肌导致的尺神经卡压，从而引起手固有肌无力。

3.小指外展肌扳机点的牵涉痛模式(图15-11)必须和第一背侧骨间肌、背阔肌和肱三头肌扳机点的牵涉痛模式区别开来。

4.小鱼际肌的扳机点常被误诊为手指的骨关节炎、颈椎间盘综合征和胸廓出口综合征。

5.相关的扳机点常存在于其他小鱼际肌和背侧骨间肌。

6.注意：小指屈肌和小指外展肌的扳机点牵涉痛模式尚未确定，它们可能与小指对掌肌的牵涉痛模式类似。当评估这些肌肉的扳机点时，一开始可以先寻找位于肌腹中央的中心扳机点。

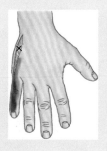

图15-11　后面观示小指外展肌常见的扳机点及其牵涉区域。

其他触诊体位——仰卧位或俯卧位

小鱼际肌群也可以简单地在仰卧位和俯卧位进行触诊，参照坐位下的触诊顺序即可。

小鱼际肌群——坐位(续)

小鱼际肌群的牵伸(图 15-12)

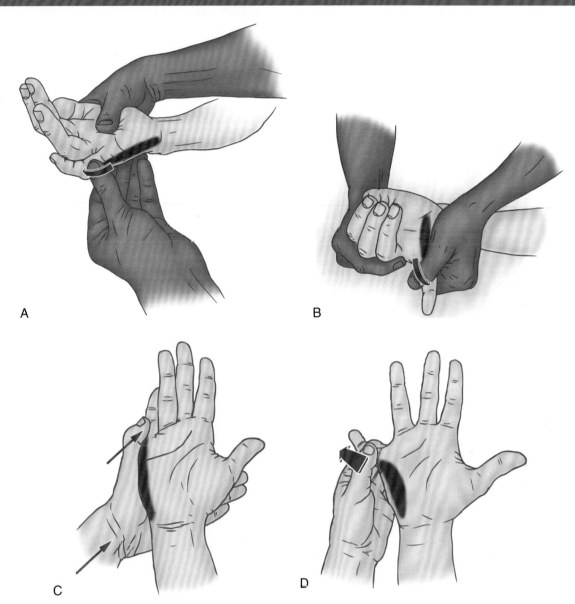

图 15-12　牵伸右侧小鱼际肌。在牵伸小指外展肌时,被检查者的小指应处于伸展位和内收位。在牵伸小指屈肌和小指对掌肌时,被检查者的小指与其掌指关节应处于伸展位和内收位。治疗师辅助牵伸小指外展肌(A)、小指屈肌和小指对掌肌(B)。治疗师注意用另外一只手固定被检查者的手。自我牵伸小指外展肌(C)、小指屈肌和小指对掌肌(D)。

小鱼际肌群——坐位(续)

绕行方法

掌短肌

掌短肌位于手掌近端内侧缘的皮层，位于小鱼际隆起处(图 15-13A)。这块肌肉非常薄，且很难与邻近的软组织区分开来。已知这块肌肉收缩时会使掌侧皮肤皱起，嘱被检查者将手掌聚拢成杯状来感受这块肌肉的收缩（这个动作可能也会导致掌长肌的收缩)(图 15-13B)。注意:确保小指没有活动或者尽可能少地活动，否则治疗师会感受到小鱼际肌的收缩。

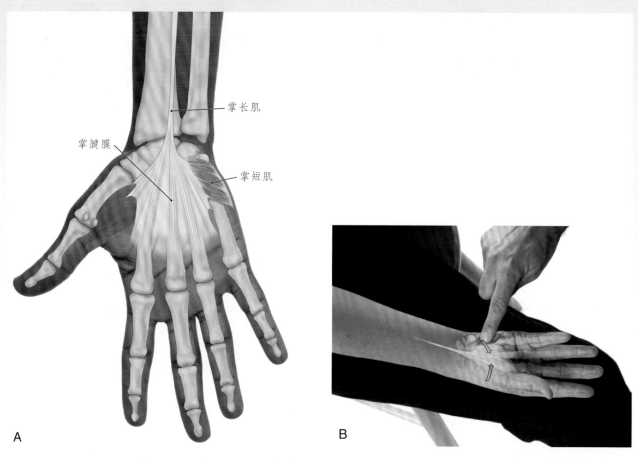

掌长肌

掌腱膜

掌短肌

A

B

图 15-13　掌短肌。(A)右侧掌短肌的前面观。(B)右侧掌短肌的触诊。

拇内收肌(图 15-14)——坐位

☑ 附着点

□ 头状骨、第三掌骨体及基底部前侧和第二掌骨基底部前侧

至

□ 拇指近节指骨基底部前内侧(和手指背侧扩展部)

☑ 运动功能

□ 在腕掌关节处内收拇指

□ 在腕掌关节处屈曲拇指

□ 在指间关节处伸展拇指

初始体位(图 15-15)

■ 被检查者取坐位

■ 治疗师取坐位,面向被检查者

■ 触诊手放在被检查者手部虎口的前表面

■ 辅助手放在被检查者拇指近节指骨后表面

触诊步骤

1. 触诊手部虎口前方时,嘱被检查者在腕掌(鞍状)关节处对抗阻力内收拇指,感受拇内收肌的收缩(图 15-16)。

2. 一旦感受到肌肉收缩,从拇指近节指骨向第三掌骨和头状骨触诊整块拇内收肌。

3. 一旦确定了拇内收肌的位置,嘱被检查者放松并检查肌肉的基础张力。

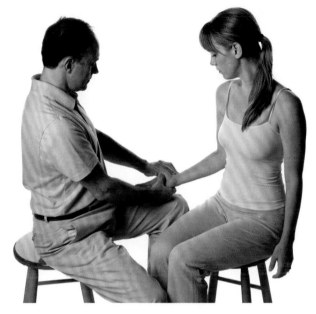

图 15-15　坐位下触诊拇内收肌的初始体位。

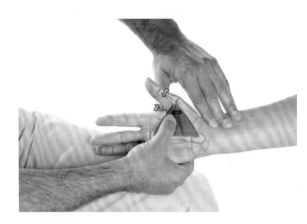

图 15-16　在被检查者对抗阻力内收拇指时触诊右侧拇内收肌。

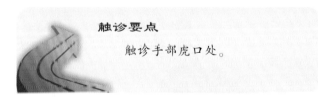

触诊要点

触诊手部虎口处。

其他触诊体位——仰卧位或俯卧位

手部的拇内收肌也可以简单地在仰卧位和俯卧位进行触诊,参照坐位下的触诊顺序即可。

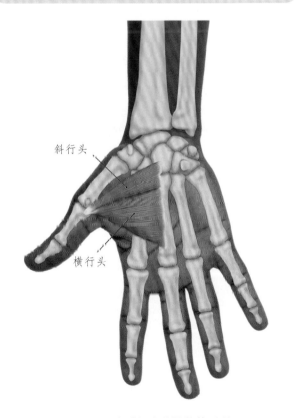

斜行头

横行头

图 15-14　右手拇内收肌的前面观。

拇内收肌——坐位(续)

触诊笔记

1.拇指在鞍状关节处内收的动作发生在矢状面，是一个向掌面移动的动作。

2.在虎口处触诊拇内收肌时，注意其他位于虎口处的肌肉(图 15-1)。第一背侧骨间肌位于虎口内且附着于第一和第二掌骨上。拇短屈肌也位于虎口内，靠近第一掌骨；第一蚓状肌位于虎口

内，靠近第二掌骨。这些肌肉中，只有拇短屈肌可以移动拇指，且会在被检查者移动拇指时参与活动。为确保触诊时拇短屈肌没有参与收缩，被检查者只须做单纯的拇指内收即可(即不能同时屈曲拇指)。

扳机点

1.拇内收肌的扳机点(图 15-17)常源于急性或慢性的肌肉劳损(长时间钳捏，如写字)或外伤(如跌倒时伸手撑地)。

2.拇内收肌的扳机点可造成虎口处的疼痛、用拇指时的酸胀（尤其当用钳捏的方式握物体时）、无力和拇指精细活动协调障碍。

3.拇内收肌扳机点的牵涉痛模式须与拇对掌肌、旋后肌、桡侧腕长伸肌、肱桡肌、肱肌、斜角肌、旋前圆肌和锁骨下肌扳机点的牵涉痛模式区别开来。

4.拇内收肌的扳机点常被误诊为桡骨茎突狭窄性腱鞘炎、腕管综合征、颈椎间盘综合征、胸廓出口综合征，以及第一腕掌关节、掌指关节功能障

碍或关节炎。

5.相关的扳机点常存在于拇对掌肌、第一背侧骨间肌、拇短展肌或者拇短屈肌。

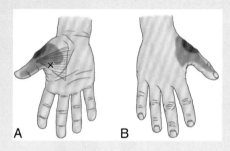

图 15-17　(A)前面观示拇内收肌常见的扳机点和牵涉区域。(B)后面观示牵涉区域的其余区域。

拇内收肌的牵伸(图 15-18)

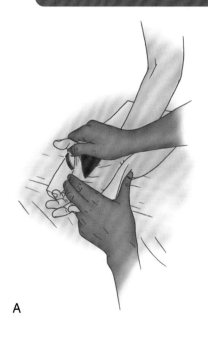

A

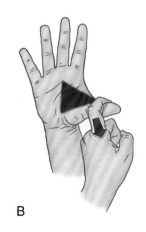

B

图 15-18　牵伸右侧拇内收肌。被检查者拇指处于外展位和伸展位。(A)治疗师辅助牵伸。治疗师注意用另外一只手固定被检查者的手。(B)自我牵伸。

手蚓状肌——坐位

手蚓状肌(图 15-19)共有 4 块,从外向内分别为第一到第四蚓状肌。

☑ 附着点

☐ 指屈肌的远端肌腱

　至

☐ 指伸肌远端肌腱(手指背侧伸展部)

☐ 在近端,每块蚓状肌附着于指深屈肌的一条或多余肌腱上,向远端附着于手指外侧的掌骨间

☐ 在远端,每块蚓状肌附着于手指指伸肌(手指背侧伸展部)的远端肌腱上

☐ 总的来说,蚓状肌附着于第 2~5 指

☑ 运动功能

☐ 在第二至第五掌指关节处屈曲手指

☐ 在第二至第五近端和远端指间关节处伸展手指

初始体位(图 15-20)

■ 被检查者取坐位

■ 治疗师取坐位,面向被检查者

■ 触诊手指放在被检查者手的第二掌骨体前外侧

■ 当被给予阻力时,辅助手放在被触诊蚓状肌所在手指的近节指骨前侧(图 15-20 不可见)

触诊步骤

1. 第一蚓状肌:触诊第二掌骨体前外侧面,嘱被检查者在掌指关节处屈曲示指并保持指间关节完全伸直,感受第一蚓状肌的收缩(图 15-21A)。

2. 一旦确定了第一蚓状肌的位置,便可随着被检查者交替地收缩和放松肌肉,按照步骤 1 沿着第一蚓状肌分别向近端和远端从一个附着点触诊到另一个附着点。

3. 第二蚓状肌:按照第一蚓状肌的触诊步骤进行。触诊第三掌骨体前外侧面,嘱被检查者在掌指关节处屈曲示指(保持指间关节完全伸直),感受第二蚓状肌的收缩(图 15-21B)。一旦确定了位置,从一个附着点触诊到另一个附着点。

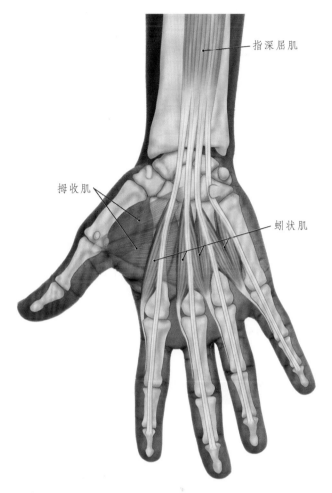

图 15-19　右手蚓状肌的前面观。拇内收肌已被阴影化。

4. 第三和第四蚓状肌:触诊第三和第四蚓状肌与触诊第一和第二蚓状肌类似。唯一的区别是由于这些蚓状肌的广泛的近端附着点,触诊时须将手指更靠近邻近掌骨的中间位置。触诊第三蚓状肌时,触诊第三和第四掌骨间;触诊第四蚓状肌时,触诊第四和第五掌骨间。

5. 一旦确定了蚓状肌的位置,嘱被检查者放松并检查肌肉的基础张力。

手蚓状肌——坐位(续)

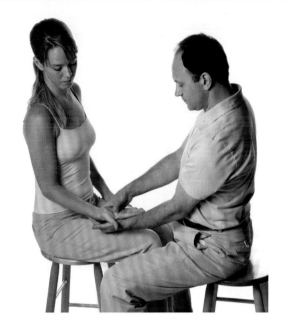

图 15-20 坐位下触诊蚓状肌的初始体位。

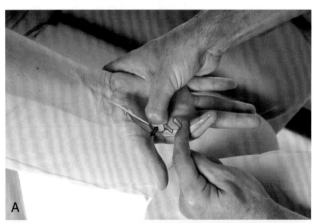

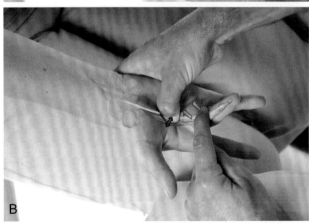

图 15-21 右手蚓状肌群的触诊。(A)于示指掌骨桡侧触诊第一蚓状肌。(B)于中指掌骨桡侧触诊第二蚓状肌。

触诊笔记

1.蚓状肌实际上位于手部非常表浅的位置(大部分会深入掌筋膜层),而且很容易触诊。

2.为使蚓状肌参与收缩,当手指的近节指骨在掌指关节屈曲时,要确保中间和远节指骨在指间关节处保持完全伸直,否则指屈肌(指浅屈肌和指深屈肌)会参与活动,导致更难触诊和区分蚓状肌。

3.为了确保触诊的是蚓状肌,而非指浅屈肌和指深屈肌的肌腱,嘱被检查者在近端和远端指间关节处屈曲手指。如果触诊的组织在完成这个动作时参与活动,提示触诊到一根或者两根指屈肌的肌腱(指浅屈肌和指深屈肌);如果触诊的组织没有参与活动,提示触诊的是手指的蚓状肌。

4.由于背侧骨间肌和掌侧骨间肌能够屈曲掌指关节和伸展指间关节,被检查者在做动作时不能在掌指关节处内收和外展手指就变得很重要。否则,手指的骨间肌会参与活动,导致很难触诊和区分蚓状肌。

5.大概最难触诊和区分的就是第四蚓状肌,因为它紧靠小指屈肌,小指屈肌在小指屈曲掌指关节时会参与收缩。

其他触诊体位——仰卧位或俯卧位

蚓状肌也可以简单地在仰卧位和俯卧位进行触诊,参照坐位下的触诊顺序即可。

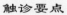

触诊要点

屈曲掌指关节,保持指间关节伸展。

手蚓状肌——坐位(续)

扳机点

1.蚓状肌的扳机点(图 15-22)常源于急性或慢性的肌肉劳损[打字、长时间地钳捏(如写字)]或手指的生物力学改变(常由关节改变所致)。

2.蚓状肌的扳机点一般会沿其附着点导致手指桡侧缘的疼痛、无力或者手指精细功能障碍。

3.蚓状肌扳机点的牵涉痛模式须与掌侧或背侧骨间肌、指伸肌、小指伸肌、指浅屈肌和指深屈肌、胸小肌、斜角肌、背阔肌、锁骨下肌和肱三头肌扳机点的牵涉痛模式区别开来。

4.蚓状肌的扳机点常被误诊为手指的骨性关节炎、颈椎间盘综合征、胸廓出口综合征或者腕管综合征。

5.相关的扳机点常存在于掌侧和背侧骨间肌、拇指的大鱼际肌。

6.注意:蚓状肌扳机点的牵涉痛模式尚不能与掌侧和背侧骨间肌区分开来。

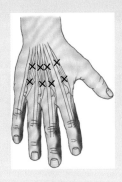

图 15-22　后(背)面观示蚓状肌常见的扳机点和牵涉区域。注意这些扳机点位置局限,应向前方触诊。

蚓状肌的牵伸(图 15-23)

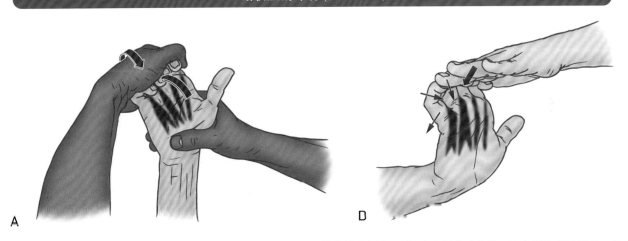

A　　　　　　　　　　　　　　　　　　　B

图 15-23　牵伸右手蚓状肌。被检查者的掌指关节被动伸展、指间关节被动屈曲。(A)治疗师辅助牵伸。治疗师注意用另外一只手固定被检查者的手。(B)自我牵伸。

掌侧骨间肌——坐位

掌侧骨间肌(PI)共有 3 块,从外向内分别为第一到第三掌侧骨间肌(图 15-24)。

☑ 附着点

□ 第二、第四和第五掌骨前面的"中指侧"

至

□ 第 2、第 4 和第 5 指近节指骨基底部近中指侧(和手指背侧扩展部)

☑ 运动功能

□ 在掌指关节处内收第 2、第 4 和第 5 指

□ 在掌指关节处屈曲第 2、第 4 和第 5 指

□ 在近端和远端指间关节处伸展第 2、第 4 和第 5 指

初始体位(图 15-25)

■ 被检查者取坐位,于示指和中指之间放置一支铅笔或者荧光笔

■ 治疗师取坐位,面向被检查者

■ 触诊手置于被检查者手的掌面上第二和第三掌骨间

触诊步骤

1.第一掌侧骨间肌:触诊掌侧第二和第三掌骨间,嘱被检查者夹紧示指和中指间的荧光笔,感受第一掌侧骨间肌的收缩(图 15-26A)。

2.一旦感受到了第一掌侧骨间肌的收缩,尝试随着被检查者交替地收缩和放松肌肉,按照步骤1沿着第一掌侧骨间肌分别向近端和远端从一个附着点触诊到另一个附着点。

3.第二掌侧骨间肌:按照第一掌侧骨间肌的触诊步骤进行。当被检查者夹紧环指和中指间的荧光笔时,在掌侧第三和第四掌骨间触诊第四掌骨,感受第二掌侧骨间肌的收缩。一旦确定了位置,就从一个附着点触诊到另一个附着点(图 15-26B)。

4.第三掌侧骨间肌:按照第一掌侧骨间肌的触诊步骤,当被检查者夹紧小指和环指间的荧光笔时,在

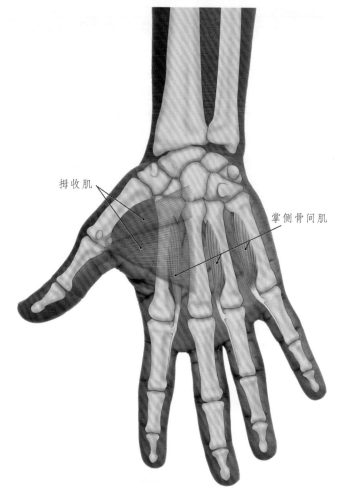

图 15-24 右侧掌侧骨间肌的前面观。拇内收肌已被阴影化。

掌侧第四和第五掌骨间触诊第五掌骨,感受第三掌侧骨间肌的收缩。一旦确定了位置,从一个附着点触诊到另一个附着点(图 15-26C)。

5.一旦确定了掌侧骨间肌的位置,嘱被检查者放松并检查肌肉的基础张力。

掌侧骨间肌——坐位(续)

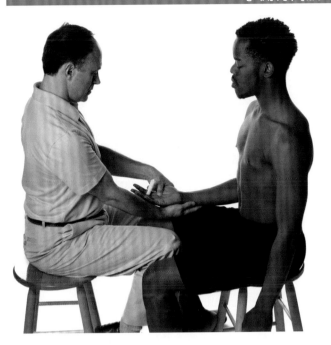

图 15-25　坐位下触诊掌侧骨间肌的初始体位。

触诊要点

　　在两指间夹一支铅笔或荧光笔。

触诊笔记

　　1. 示指、环指和小指的内收是指在冠状面向中指方向移动的动作。

　　2. 掌侧骨间肌位于手掌深层，但很容易触诊和区分。

　　3. 当用示指和中指夹紧铅笔或荧光笔时，需要内收示指，因此是第一掌侧骨间肌参与收缩。同样的，夹紧铅笔或者荧光笔可以使其他两块掌侧骨间肌参与收缩。

　　4. 为了区分掌侧骨间肌，被检查者在内收手指时，不能于掌指关节或指间关节处屈曲手指，否则蚓状肌和(或)指屈肌(指浅屈肌和指深屈肌)会参与活动，使得触诊和区分掌侧骨间肌更加困难。

　　5. 由于指屈肌会参与手指内收动作，触诊一块掌侧骨间肌时须仔细与附近指屈肌到达该手指的肌腱区分开来。嘱被检查者在掌指关节伸直的情况下屈曲指间关节，以确定所触诊的是否为一块指屈肌的肌腱。如果触诊的组织出现紧张，提示其是一块指屈肌。

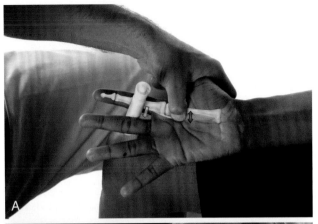

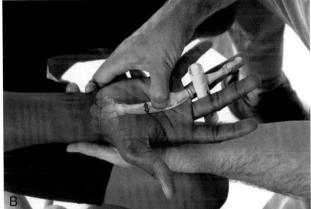

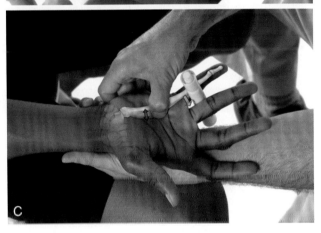

图 15-20　右侧掌侧骨间肌的触诊。(A)当被检查者对抗阻力内收示指时，触诊第一掌侧骨间肌(提供一支荧光笔)。(B)当被检查者对抗阻力内收环指时，触诊第二掌侧骨间肌。(C)当被检查者对抗阻力内收小指时，触诊第三掌侧骨间肌。

掌侧骨间肌——坐位(续)

其他触诊体位——仰卧位或俯卧位

掌侧骨间肌也可以简单地在仰卧位和俯卧位进行触诊,参照坐位下的触诊顺序即可。

扳机点

1.掌侧骨间肌的扳机点(图 15-27)常源于急性或慢性的肌肉劳损(长时间节律性抓握,如握网球拍或者工具,或者钳捏,如写字)或手指的生物力学改变(常由关节改变所致)。

2.掌侧骨间肌的扳机点一般会沿其附着点产生疼痛,也会导致无力、相关受累手指精细功能障碍、正中神经或尺神经卡压或者掌指关节处手指的外展活动受限。

3.掌侧骨间肌扳机点的牵涉痛模式须与蚓状肌、指伸肌、小指伸肌、指浅屈肌和指深屈肌、斜角肌、胸小肌、锁骨下肌、背阔肌和肱三头肌扳机点的牵涉痛模式区别开来。

4.掌侧骨间肌的扳机点常被误诊为手指的骨性关节炎或手指关节功能障碍、颈椎间盘综合征、胸廓出口综合征或者腕管综合征。

5.相关的扳机点常存在于背侧骨间肌、蚓状肌、大鱼际肌和拇内收肌。

6.注意:掌侧骨间肌扳机点的牵涉痛模式尚不能与蚓状肌(和背侧骨间肌)区分开来。

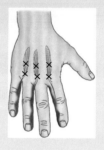

图 15-27　后面观示掌侧骨间肌常见的扳机点和牵涉区域。注意:这些扳机点位置局限,应向前方触诊。

掌侧骨间肌的牵伸(图 15-28)

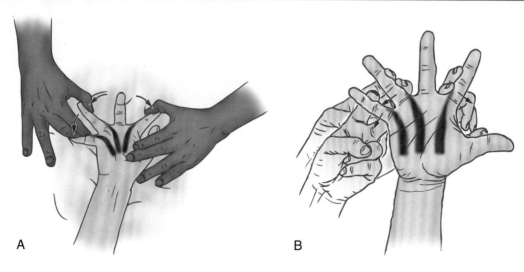

A   B

图 15-28　牵伸右侧掌侧骨间肌。被检查者的示指、环指和小指被动外展,远离中指。(A)治疗师辅助牵伸。注意将被检查者的手固定在桌子上。(B)自我牵伸。

背侧骨间肌——坐位

背侧骨间肌(DIM)(图15-29)共有4块,从外向内分别为第一到第四掌侧骨间肌。

☑ 附着点

☐ 在近端,背侧骨间肌附着于相邻的两块掌骨上,包括第一到第五掌骨

☐ 在远端,每一块肌肉都附着于手指近节指骨一侧(远离中指中心的那一侧)和手指指伸肌的肌腱上(和手指背侧扩展部)

☑ 运动功能

☐ 在掌指关节处外展第2~4指

☐ 在掌指关节处屈曲第2~4指

☐ 在近端和远端指间关节处伸展第2~4指

初始体位(图15-30)

■ 被检查者取坐位

■ 治疗师取坐位,面向被检查者

■ 触诊手放在被检查者手背第四和第五掌骨间

■ 辅助手放在第四指近节指骨内侧缘

触诊步骤

1. 第四背侧骨间肌:触诊手背第四和第五掌骨间,嘱被检查者对抗阻力外展环指,感受第四背侧骨间肌的收缩(图15-31A)。

2. 一旦感受到了肌肉的收缩,尝试随着被检查者交替地收缩和放松肌肉,按照步骤1沿着第四背侧骨间肌分别向近端和远端从一个附着点触诊到另一个附着点。

3. 第三背侧骨间肌:当被检查者的中指对抗阻力做尺侧外展动作时,按照同样的触诊步骤触诊第三和第四掌骨间,感受第三背侧骨间肌的收缩(图15-31B)。一旦确定了位置,可随着被检查者交替地收缩和放松肌肉,从一个附着点触诊到另一个附着点。

4. 第二掌背侧骨间肌:当被检查者的中指对抗阻力做桡侧外展动作时,按照同样的触诊步骤触诊第二和第三掌骨间,感受第一背侧骨间肌的收缩(图15-31C)。一旦确定了位置,可随着被检查者交替

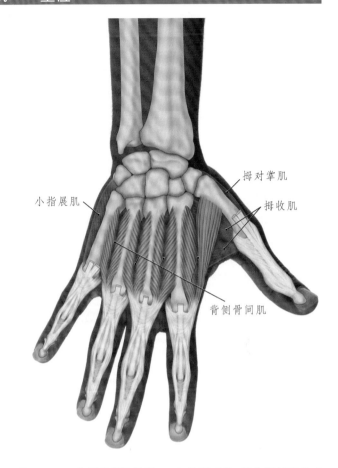

图 15-29 右侧背侧骨间肌(DIM)的后面观。拇收肌(OP)和小指展肌(ADMM)被阴影化。

地收缩和放松肌肉,从一个附着点触诊到另一个附着点。

5. 第一掌背侧骨间肌:触诊手背虎口处,尤其当阻力在第二掌骨上,被检查者对抗阻力外展示指时,感受第一背侧骨间肌的收缩。如果需要,可以增加阻力(图15-31D)。一旦确定了位置,可随着被检查者交替地收缩和放松肌肉,从一个附着点触诊到另一个附着点。

6. 一旦确定了掌侧骨间肌的位置,嘱被检查者放松并检查肌肉基础张力。

背侧骨间肌——坐位

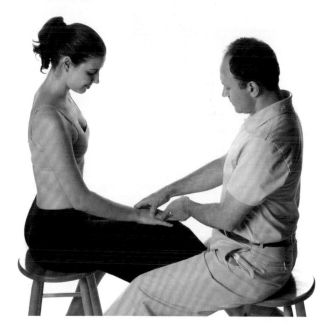

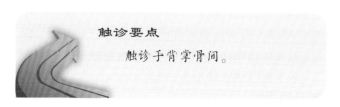

触诊要点

触诊手背掌骨间。

图 15-30　坐位下触诊背侧骨间肌的初始体位。

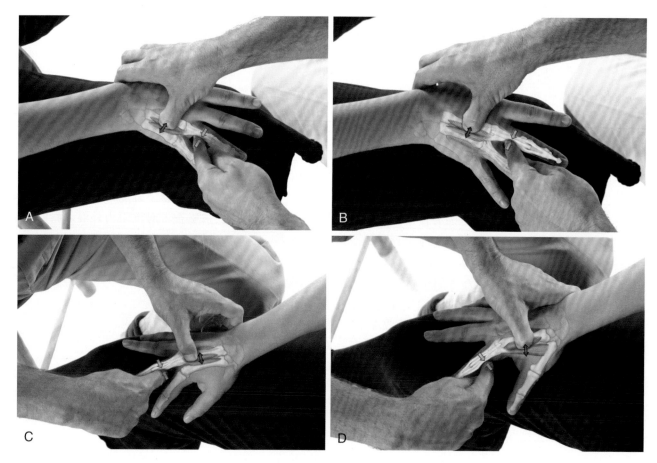

图 15-31　右侧背侧骨间肌的触诊。**(A)** 当被检查者对抗阻力外展环指时,触诊第四背侧骨间肌。**(B)** 当被检查者对抗阻力尺侧外展中指时,触诊第三掌侧骨间肌。**(C)** 当被检查者对抗阻力桡侧外展中指时,触诊第二掌侧骨间肌。**(D)** 当被检查者对抗阻力外展示指时,触诊第一背侧骨间肌。

背侧骨间肌——坐位(续)

触诊笔记

1.在解剖位,手指的外展是指手指在冠状面远离中指中间线(通过中指指尖中点、垂直地面的假想线)的动作。

2.中指向两个方向外展,尺侧外展是向内侧移动(向尺侧方向),桡侧外展是向外侧活动(向桡侧方向)。

3.很多人难以分离手指的外展动作。

4.背侧骨间肌是浅层肌肉且易在手背掌骨间触诊到,唯一比它们更表浅的骨骼肌肉组织是手指的伸肌(指伸肌、小指伸肌和示指伸肌)肌腱。为了确定这些肌肉没有因为收缩而出现肌腱紧张(会使触诊和区分背侧骨间肌更加困难),确保被检查者在外展手指时,没有同时做手指的伸展动作。

其他触诊体位——仰卧位或俯卧位

背侧骨间肌也可以简单地在仰卧位或俯卧位进行触诊,参照坐位下的触诊顺序即可。

扳机点

1.背侧骨间肌的扳机点(图 15-32)常源于急性或慢性的肌肉劳损[打字、长时间地钳捏(如写字)]或手指的生物力学改变(常由关节改变所致)。

2.背侧骨间肌的扳机点一般会沿其附着点导致疼痛、无力、手指精细功能障碍、正中神经或尺神经卡压。

3.背侧骨间肌扳机点的牵涉痛模式须与蚓状肌、拇内收肌、肱桡肌、旋后肌、斜角肌、指伸肌、指浅屈肌和指深屈肌、喙肱肌、肱肌、肱二头肌、锁骨下肌、胸小肌和背阔肌扳机点的牵涉痛模式区别开来。

4.背侧骨间肌的扳机点常被误诊为手指的骨性关节炎或手指关节功能障碍、颈椎间盘综合征、胸廓出口综合征或者腕管综合征。

5.相关的扳机点常存在于掌侧骨间肌、蚓状肌、大鱼际肌和拇内收肌。

6.注意:背侧骨间肌扳机点的牵涉痛模式尚不能与蚓状肌(和掌侧骨间肌)区分开来。

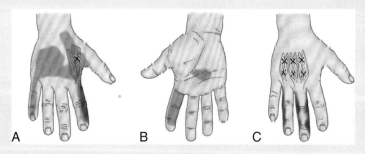

图 15-32　常见背侧骨间肌的扳机点和牵涉区域。(A)第一背侧骨间肌的扳机点及其牵涉区域。(B)剩余的第一背侧骨间肌的扳机点和牵涉区域。(C)第二、第三和第四背侧骨间肌的扳机点和牵涉区域。

背侧骨间肌——坐位(续)

背侧骨间肌的牵伸(图 15-33)

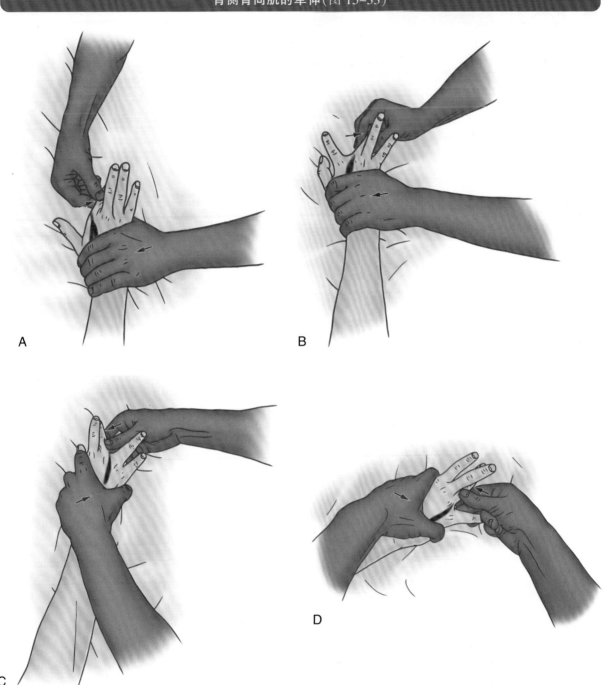

图 15-33 牵伸右侧四块背侧骨间肌。第一背侧骨间肌通过向中指方向内收示指来牵伸。第二背侧骨间肌通过向环指方向尺侧外展中指来牵伸。第三背侧骨间肌通过向示指方向桡侧外展中指来牵伸。第四背侧骨间肌通过向中指方向内收环指来牵伸。(A~D)治疗师依次辅助牵伸第一、第二、第三和第四背侧骨间肌。治疗师注意用另外一只手去固定被牵伸者的手。(待续)

背侧骨间肌——坐位(续)

背侧骨间肌的牵伸

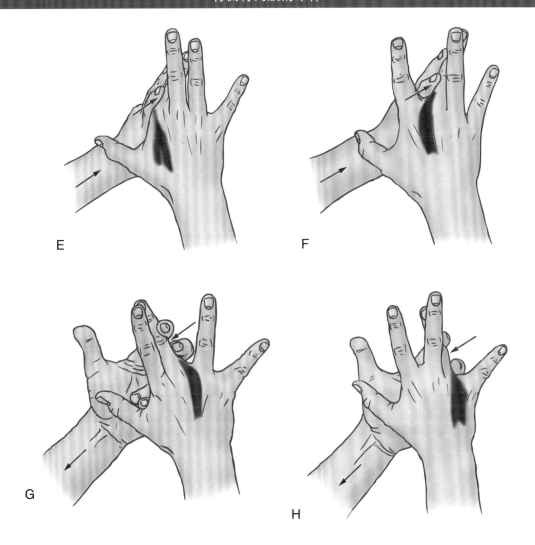

图 15-33(续)　(E~H)第一、第二、第三和第四背侧骨间肌的自我牵伸。

手固有肌

接下来的快速触诊回顾是本章肌肉触诊方案的概括。如果你仔细阅读并理解目前为止呈现的每个方案，快速触诊回顾部分会让你快速和有效地串联本章中所有肌肉的触诊方案。

所有手固有肌的触诊都是在被检查者取坐位并且治疗师面向被检查者取坐位的姿势下完成的。

大鱼际肌群

1.拇短展肌：触诊大鱼际隆起处外侧缘，当被检查者在腕掌关节处对抗轻度阻力外展拇指时，感受拇短展肌收缩。从舟骨突和大多角骨突向拇指近节指骨基底部外侧缘触诊。

2.拇短屈肌：现在将触诊手移动到大鱼际隆起处内侧缘，被检查者在掌指关节处对抗轻度阻力屈曲拇指时，感受拇短屈肌收缩。尽量从一个附着点触诊到另一个附着点（从大多角骨的掌侧面到拇指近节指骨基底部外侧缘），包括位于拇短展肌更深层的部分。

3.拇对掌肌：现在将触诊手移动到拇指掌骨体上。在被检查者对抗小指指腹轻度阻力对掌时，蜷曲触诊手，在掌骨体外侧缘从后向前触诊，感受拇对掌肌的收缩。一旦感受到收缩，尝试触诊大鱼际其余两块肌肉深层的拇对掌肌组织。由于很难感受和区分拇对掌肌和其余两块肌肉的收缩，建议在大鱼际肌放松时触诊这块肌肉。

小鱼际肌群

4.小指外展肌：触诊小鱼际隆起处内侧缘，在被检查者在掌指关节对抗阻力外展小指时，感受小指外展肌的收缩。从豌豆骨向小指近节指骨基底部内侧缘触诊。

5.小指屈肌：现在触诊小鱼际隆起处的外侧缘，当被检查者在掌指关节屈曲小指（指间关节伸展）时，感受小指屈肌的收缩。如果必要，可增加阻力。从钩骨

钩向小指近节指骨基底部前内侧触诊。

6.小指对掌肌：定位钩骨钩，在小指对抗拇指对掌时，立即向远端触诊小鱼际隆起处最外侧缘，感受小指对掌肌的收缩。一旦感觉到收缩，尽可能向小鱼际其余肌肉的深层触诊。注意：小指对掌肌的远端附着点可通过在第五掌骨体前表面蜷曲触诊手来触诊。

7.掌短肌的绕行：当被检查者将手掌聚拢成杯状来使手掌皮肤皱起时，可轻轻地在小鱼际近端隆起处触诊。这块肌肉很难触诊和区分。

掌中间肌

8.拇内收肌：当被检查者对抗阻力内收拇指时，在虎口前侧触诊拇内收肌，并感受拇内收肌的收缩。一旦感受到收缩，从拇指近节指骨向第三掌骨和头状骨触诊。

9.蚓状肌：对于第一和第二蚓状肌，依次触诊示指和中指掌骨的前外侧缘。对于第三和第四蚓状肌，在环指外侧掌骨和小指之间触诊。嘱被检查者在掌指关节处屈曲手指，同时保持指间关节伸展，感受肌肉收缩。一旦感受到收缩，随着被检查者交替地收缩和放松肌肉，分别触诊每块肌肉，从一个附着点触诊到另一个附着点。

10.掌侧骨间肌：对于第一、第二和第三掌侧骨间肌，在被检查者在掌指关节处夹紧铅笔或者荧光笔内收时，依次触诊第二、第四和第五掌骨靠近中指的一侧。一旦感受到每块肌肉的收缩，随着被检查者交替地收缩和放松肌肉，从一个附着点触诊到另一个附着点。

11.背侧骨间肌：当被检查者在掌指关节处外展手指时，在手背远离中指中心的掌骨（第二、第三和第四掌骨）间触诊。一旦感受到了背侧骨间肌的收缩，从一个附着点触诊到另一个附着点。

复习题

1. 列出拇对掌肌的附着点。

2. 列出小指屈肌的附着点。

3. 蚓状肌可完成什么动作？

4. 背侧骨间肌可完成什么动作？

5. 当触诊小指屈肌时，阻力应施加于何处？为什么？

6. 为什么掌短肌难以触诊？有没有什么方法可以帮助更好地触诊？

7. 没有任何屈曲的拇指内收是哪块肌肉精确触诊的必要条件？

8. 当尝试触诊蚓状肌时，治疗师必须给予手指动作什么重要的限制？

9. 在示指和中指间放置一支铅笔或荧光笔，嘱被检查者夹紧是让哪块肌肉参与收缩的方法？

10. 中指与背侧骨间肌有何种重要的关系？

11. 小指对掌肌的扳机点会使什么神经受累？

12. 掌内肌的扳机点最常由哪一个因素引起？

13. 牵伸蚓状肌的体位是什么？

14. 完全牵伸右侧背侧骨间肌的必要步骤是什么？

15. 阐述治疗师触诊大鱼际肌隆起处肌群的难点。

16. 利用逻辑推理和一般解剖学知识，我们如何知道哪根手指有掌侧骨间肌附着，哪根手指有背侧骨间肌附着？

案例学习

被检查者是一名 38 岁的半职业自行车选手，因"左手无力、抽搐伴不灵活影响工作"就诊。磁共振（MRI）平扫未发现局部损伤迹象。一周前，被检查者完成了为期 10 天、里程 400 英里（1 英里≈1.61km）的骑行，手部不适症状在骑行的第三天出现。

体格检查：左手第 4 和第 5 指的感觉减退，其余手指感觉正常，左手小指外展肌、小指屈肌和所有的掌侧骨间肌存在扳机点。

1. 基于上述信息，你对被检查者症状原因的评估有哪些？

2. 你的治疗计划是什么（包括治疗和被检查者自我护理）？

（谢华 何凤翔 杨宇粤 校）

过程 7　躯干肌肉的触诊

本章目标

阅读完本章,学生或治疗师应该能够完成以下内容:
1. 描述肌肉附着点。
2. 描述肌肉运动功能。
3. 描述触诊初始体位。
4. 描述并解释每一步触诊步骤的目的。
5. 触诊每块肌肉。
6. 描述"触诊要点"。
7. 描述肌肉替代触诊体位。
8. 描述常见位置的扳机点。
9. 描述扳机点牵涉区域。
10. 描述常见导致扳机点或使其长期存在的因素。
11. 描述扳机点引起的常见症状。
12. 描述治疗师辅助或自我牵伸技术。

躯干肌肉的后面观、前面观和侧面观如图 16-1 至图 16-3 所示。

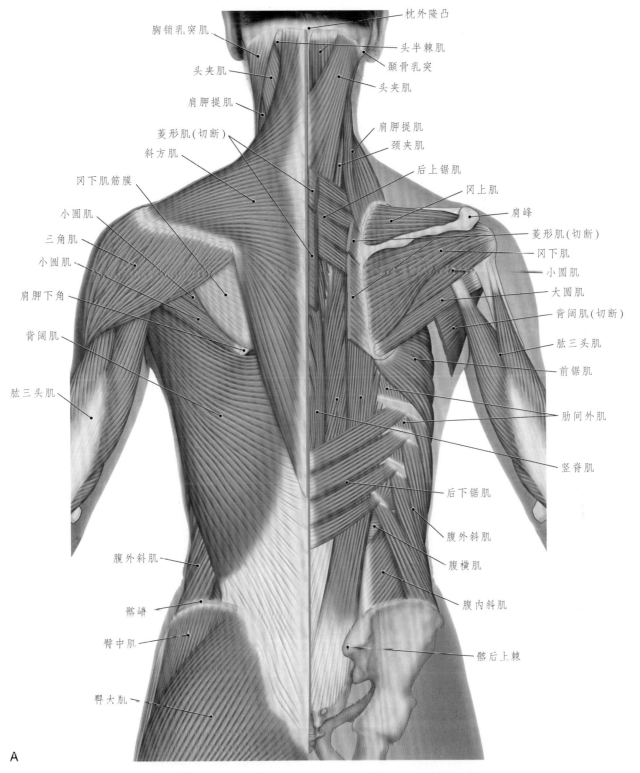

胸锁乳突肌

头夹肌

肩胛提肌

菱形肌(切断)

斜方肌

冈下肌筋膜

小圆肌

三角肌

小圆肌

肩胛下角

背阔肌

肱三头肌

腹外斜肌

髂嵴

臀中肌

臀大肌

枕外隆凸

头半棘肌

颞骨乳突

头夹肌

肩胛提肌

颈夹肌

后上锯肌

冈上肌

肩峰

菱形肌(切断)

冈下肌

小圆肌

大圆肌

背阔肌(切断)

肱三头肌

前锯肌

肋间外肌

竖脊肌

后下锯肌

腹外斜肌

腹横肌

腹内斜肌

髂后上棘

A

图 16-1　躯干肌肉的后面观。(A)左侧浅层,右侧深层。(待续)

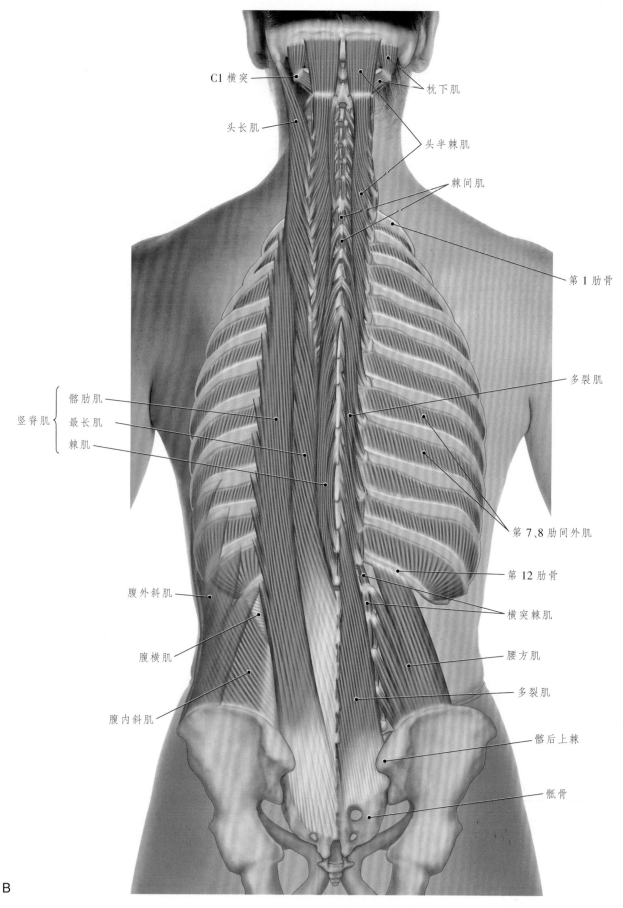

C1 横突

头长肌

竖脊肌 {
髂肋肌
最长肌
棘肌

腹外斜肌

腹横肌

腹内斜肌

枕下肌

头半棘肌

棘间肌

第 1 肋骨

多裂肌

第 7、8 肋间外肌

第 12 肋骨

横突棘肌

腰方肌

多裂肌

髂后上棘

骶骨

B

图 16-1(续)　(B)两侧较深层观,右侧比左侧深。

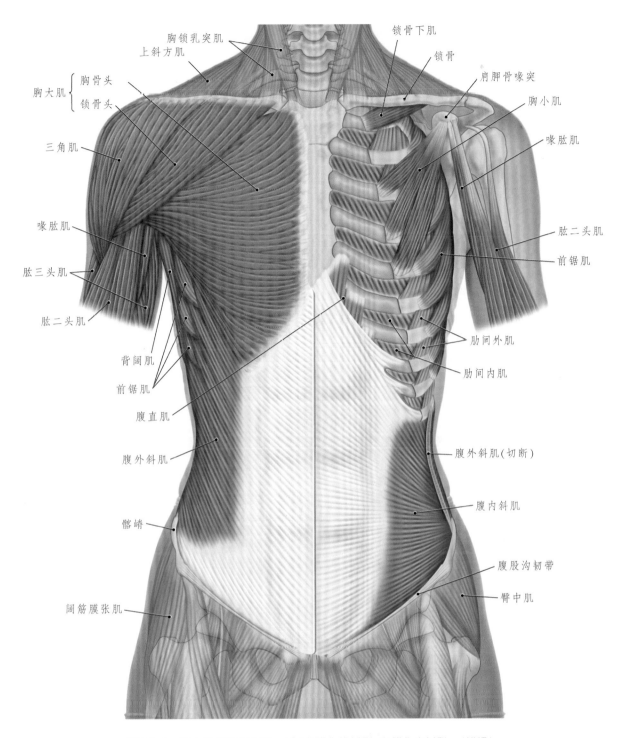

锁骨下肌
胸锁乳突肌
上斜方肌
锁骨
肩胛骨喙突
胸大肌 { 胸骨头 锁骨头 }
胸小肌
三角肌
喙肱肌
喙肱肌
肱二头肌
肱三头肌
前锯肌
肱二头肌
肋间外肌
背阔肌
肋间内肌
前锯肌
腹直肌
腹外斜肌(切断)
腹外斜肌
腹内斜肌
髂嵴
腹股沟韧带
臀中肌
阔筋膜张肌

A

图 16-2 肌干肌肉的前面观。(A)右侧为浅层观,右侧为中层观。(待续)

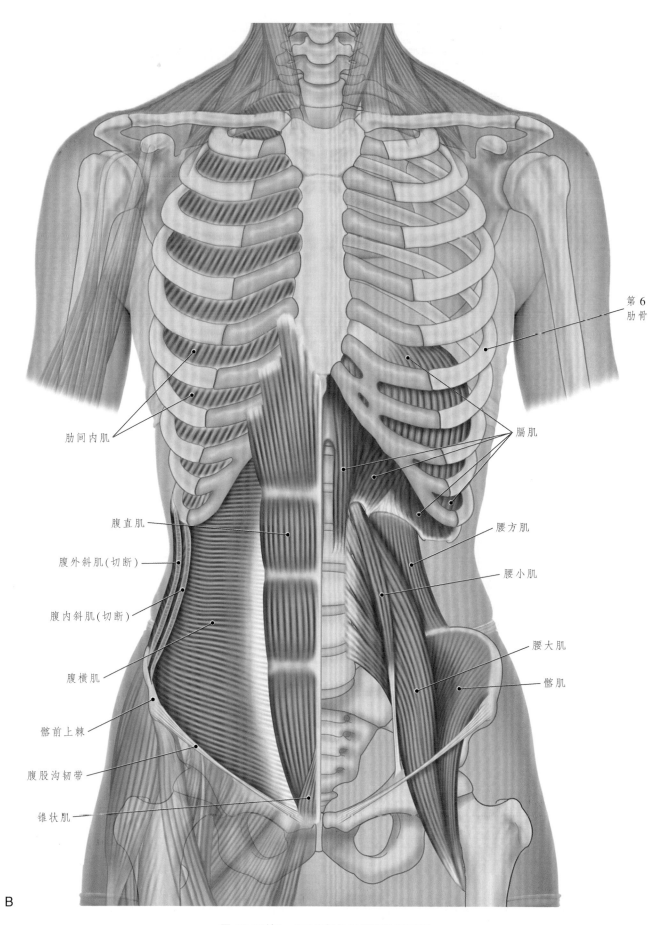

第 6
肋骨

肋间内肌

膈肌

腹直肌

腹外斜肌(切断)

腹内斜肌(切断)

腹横肌

髂前上棘

腹股沟韧带

锥状肌

腰方肌

腰小肌

腰大肌

髂肌

B

图 16-2(续)　(B)左侧为后腹壁的深层观。

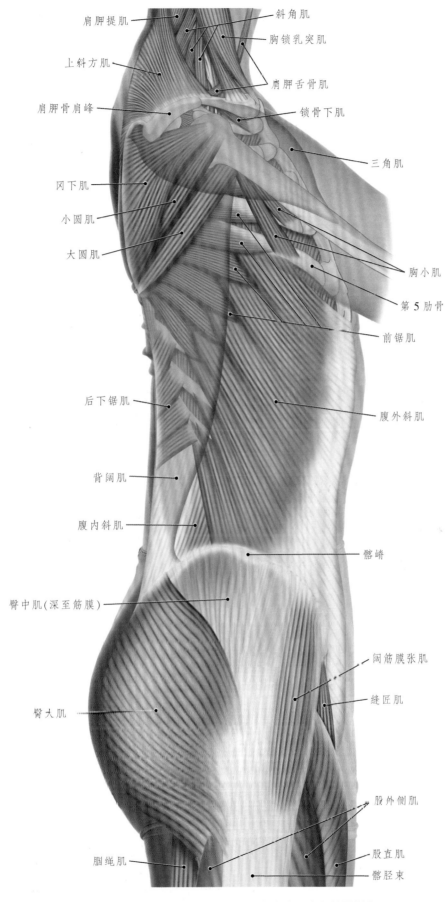

肩胛提肌

斜角肌

胸锁乳突肌

上斜方肌

肩胛舌骨肌

肩胛骨肩峰

锁骨下肌

三角肌

冈下肌

小圆肌

大圆肌

胸小肌

第 5 肋骨

前锯肌

后下锯肌

腹外斜肌

背阔肌

腹内斜肌

髂嵴

臀中肌(深至筋膜)

阔筋膜张肌

缝匠肌

臀大肌

股外侧肌

腘绳肌

股直肌

髂胫束

图 16-3　躯干的侧面观。背阔肌和三角肌被阴影化。

背阔肌(图16-4)——俯卧位

☑ **附着点**

☐ T7–L5棘突、骶骨后方和髂峭的后侧(全部经过胸腰筋膜)

至

☐ 倒数第三、四肋骨和肩胛下角

至

☐ 肱二头肌沟的内侧缘

☑ **运动功能**

☐ 在盂肱关节伸展手臂

☐ 在盂肱关节内收手臂

☐ 在盂肱关节内旋手臂

☐ 在腰骶关节前倾骨盆

☐ 经过其在肩胛骨的附着点,在肩胛胸壁关节处下沉肩胛骨(肩带)

初始体位(图16-5)

■ 被检查者取俯卧位,手臂放松置于两侧

■ 治疗师坐在被检查者一旁

■ 触诊手置于腋后壁

■ 辅助手置于被检查者手臂的后方(靠近肘关节处)

触诊步骤

1.嘱被检查者在盂肱关节处伸展手臂,并且在腋后壁处感受背阔肌的收缩(图16-6A)。

2.当被检查者交替收缩放松背阔肌时,向背阔肌的下止点方向触诊。

3.再次从腋后壁开始,同时垂直弹拨,触诊远端肌腱一直沿着肱骨进入腋窝(图16-6B)。

4.一旦确定了背阔肌的位置,嘱被检查者放松,触诊评估背阔肌的肌张力。

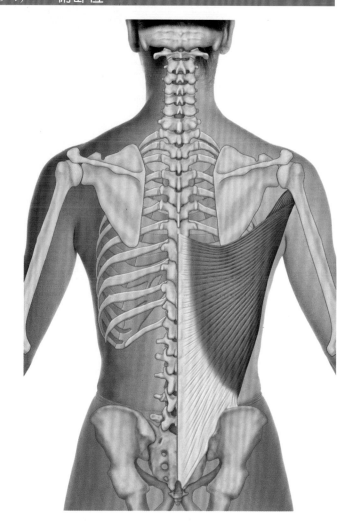

图16-4 右背阔肌的后面观。

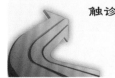

触诊要点

触诊腋后襞的组织。

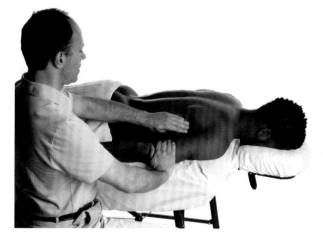

图16-5 仰卧位触诊右背阔肌的初始体位。

背阔肌——俯卧位(续)

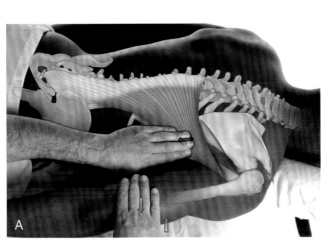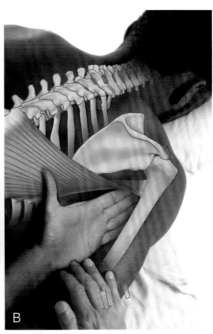

图 16-6 被检查者伸展手臂对抗阻力,触诊右背阔肌。(A)在腋后襞触诊背阔肌。(B)在肱二头肌沟的内侧缘触诊背阔肌的肱骨止点。

触诊笔记

1.腋后襞包括背阔肌和大圆肌。如果被检查者移动手臂远离体侧,用触诊手指轻轻抓住腋后襞,这时正好能够抓住背阔肌和大圆肌(图 16-7)。

2.即使背阔肌远端肌腱在腋内,沿着肱骨依然容易找到。肱骨的背阔肌腱在大圆肌腱的前方(图 16-6B)。

3.在腋后臂内,大圆肌位于背阔肌的内侧,大圆肌附着于肱二头肌沟内侧缘,并且同样在盂肱关节上产生3个动作。要在腋后襞内区别这两块肌肉很有难度,触诊大圆肌能感觉到其圆形轮廓,靠近肩胛骨,在背阔肌的内侧。大圆肌的触诊见过程1。

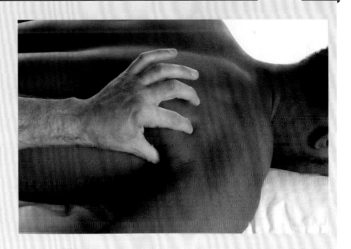

图 16-7 握捏腋后襞,以触诊背阔肌和大圆肌。

背阔肌——俯卧位(续)

其他触诊体位——站立位

　　在被检查者取站立位时,背阔肌能够轻松地被触诊到(图 16-8)。被检查者取站立位,手臂放在治疗师肩膀上,治疗师面对被检查者站立。嘱被检查者将手臂从治疗师肩膀处往盂肱关节方向后伸和内收,同时感受背阔肌的收缩。在这个体位下,治疗师可以很容易地沿背阔肌触诊至其肱骨附着点。

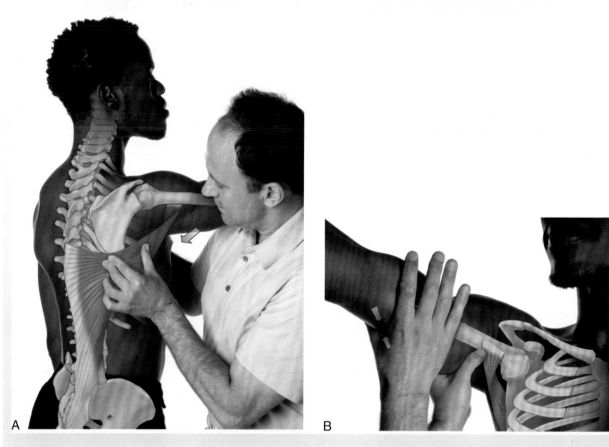

图 16-8　站立位触诊右背阔肌。(A)初始体位,被检查者将手臂远端(肘关节近端)放在治疗师的肩膀上。(B)当被检查者对抗阻力伸展和内收手臂时,可触诊到背阔肌的肱骨止点。

背阔肌——俯卧位(续)

扳机点

1.背阔肌的扳机点(图 16-9)通常由急性或慢性肌肉劳损所致(例如,划船、手向下推身体移动、任何需要用力从上向下拉手臂的活动),单手或双手吊挂过度牵伸肌肉、压迫肌肉(例如,穿戴较紧的胸衣)导致肌肉易激惹和缺血,同时下后锯肌存在扳机点。

2.背阔肌的扳机点在肌肉收缩或休息时都会产生持续的疼痛。由于扳机点受压与背阔肌连接的椎体间关节功能紊乱,使得睡眠时背阔肌受累侧不能受压。

3.背阔肌的扳机点牵涉痛模式必须与斜角肌、冈下肌、肩胛下肌、胸椎段的竖脊肌/横突棘肌、前锯肌、下后锯肌、腹直肌、菱形肌、下斜方肌、大圆肌、三角肌和胸小肌的扳机点牵涉痛模式区别开。

4.背阔肌扳机点经常会由于颈椎间盘综合征、胸廓出口综合征(造成尺神经压迫)、肩胛上神经卡压或肱二头肌腱炎造成不正确的评估。

5.相关联的扳机点通常发生在大圆肌、三头肌长头腱、下斜方肌、胸段的竖脊肌、尺侧腕屈肌和下后锯肌。

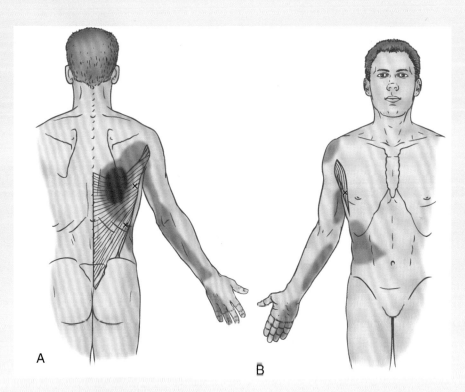

A B

图 16-9 (A)背阔肌常见扳机点和相应的牵涉区域的后面观。(B)背阔肌其他常见扳机点和牵涉区域的前面观。

背阔肌——俯卧位(续)

背阔肌的牵伸(图 16-10)

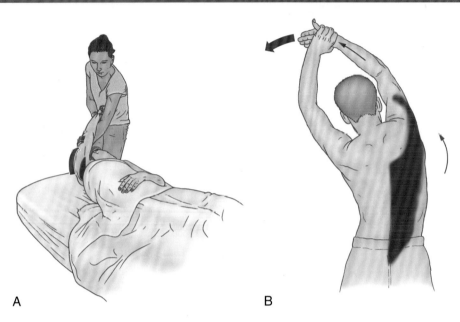

A   B

图 16-10 牵伸右背阔肌，被检查者手臂屈曲、外旋且水平屈曲跨过身体。(A)治疗师辅助牵伸。(B)自我牵伸。请注意被检查者躯干仍向左侧屈曲。图 10-43 是另一种背阔肌自我牵伸方式。

↻ 绕行方法

下后锯肌

下后锯肌(图 16-11)是一束薄的呼吸肌，起于 T11-L2 棘突至第 9-12 肋骨，它的作用是压低第 9-12 肋骨。它位于背阔肌深部并且和背阔肌纤维的方向大致相同，因此难以触诊和区分。有些患有慢性阻塞性肺疾病(COPD)的被检查者的这块肌肉可能肥大，导致易于被触诊。如果尝试触诊，须将触诊手指放在肌肉的外侧(竖脊肌的外侧)，嘱被检查者呼气，垂直轻弹它的肌纤维时，感觉它的收缩。

扳机点

1.下后锯肌的扳机点通常由肌肉的急性或慢性的劳损(如哮喘、支气管炎和肺气肿等慢性阻塞性呼吸疾病)或创伤(如背部拉伤)所致。

2.下后锯肌的扳机点往往会造成后下胸廓的疼痛和 T11-L2 的关节紊乱。

3.下后锯肌的牵涉痛模式须与肋间肌、背阔肌和腹直肌的牵涉痛模式相区别。

4.当存在肾区痛或与下后锯肌相关联的关节紊乱时，下后锯肌扳机点的评估将变得不准确。

5.相关联的扳机点通常发生在躯干的背阔肌和竖脊肌或横突棘肌。

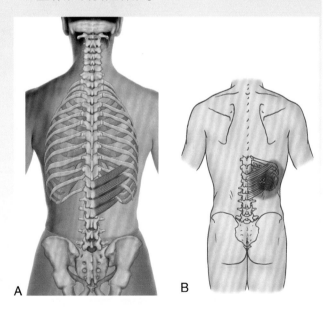

A   B

图 16-11 右下后锯肌。(A)右下后锯肌的后面观。(B)右下后锯肌常见扳机点和相应牵涉区域的后面观。

背阔肌——俯卧位(续)

绕行方法

斜方肌和菱形肌

斜方肌和菱形肌在肩带的触诊过程中被触诊过(参见第 10 章 过程 1)。然而,它们同样能够在躯干肌肉触诊的过程中被触诊到。

要想触诊斜方肌,嘱被检查者取俯卧位,外展手臂使盂肱关节呈 90°,伸肘,沿脊柱方向捏肩胛骨,使肩胛骨在肩胛胸壁关节上轻度后缩。在被检查者外展手臂时通过治疗师的辅助手给予轻微阻力(图 16-12)。

要想触诊菱形肌,嘱被检查者取俯卧位,手置于腰背部。然后让其抬手离开腰背部,感受菱形肌的收缩(图 16-13)。

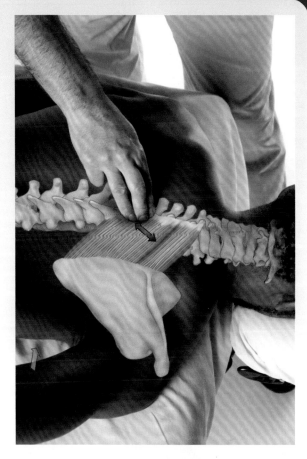

图 16-13　俯卧位触诊菱形肌。

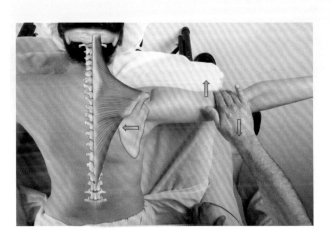

图 16-12　俯卧位触诊斜方肌。

竖脊肌(图 16-14)——俯卧位

✔ 附着点
☐ 平行于脊柱两侧,附着于骨盆、脊柱、胸廓和头部

✔ 运动功能
☐ 在脊柱关节伸展躯干、颈部、头部
☐ 在脊柱关节侧屈躯干、颈部、头部
☐ 在脊柱关节向同侧旋转躯干、颈部、头部
☐ 在腰骶关节前倾骨盆
☐ 在腰骶关节上提骨盆

初始体位(图 16-15)

■ 被检查者取俯卧位
■ 治疗师站在被检查者身侧
■ 触诊手放在腰椎旁侧

触诊步骤

1. 嘱被检查者伸展头部、颈部、躯干,在腰部区域感受竖脊肌的收缩(图 16-16)。
2. 在骨盆位置触诊下附着点,然后垂直扣弹肌纤维,尽可能往上直到上附着点。
3. 一旦定位竖脊肌,嘱被检查者放松,然后触诊评估肌张力。

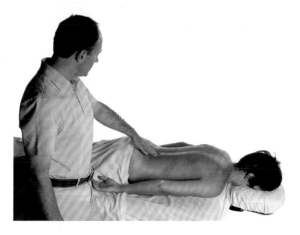

图 16-15　俯卧位触诊右侧竖脊肌的初始体位。

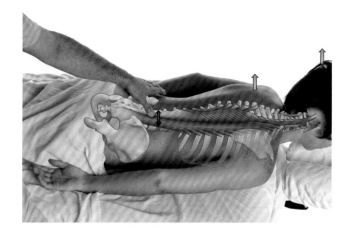

图 16-16　被检查者伸展头部、颈部和躯干时触诊右侧竖脊肌。

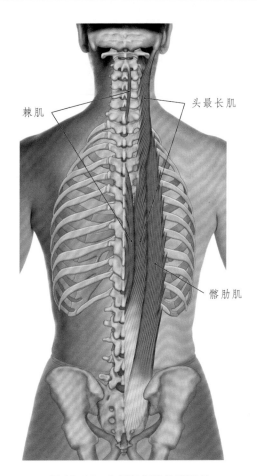

图 16-14　右侧竖脊肌的后面观。

竖脊肌——俯卧位(续)

触诊笔记

1.尽管竖脊肌位置不表浅,但其厚度和体积大,很容易被触诊到。

2.竖脊肌在腰段是最易被触诊到的。

3.在胸椎段,竖脊肌向外发散。它的大部分纤维在肩胛内侧区域椎板沟的外侧处容易被触诊到。然而,它的一部分纤维在外侧很远的地方以至于在肩胛的深部被定位到。为了能直接触及这些纤维,嘱被检查者的前臂/手臂悬在检查床外,使肩胛骨置于前伸位。

4.锁骨(颈部)区域几乎没有竖脊肌组织。唯一在颈部可以感觉到竖脊肌存在的是头最长肌,它附着在颞骨乳突的外侧。要将头最长肌和邻近的肌肉组织区别开来很困难。

5.当触诊竖脊肌时,需要牢记它的肌纤维是垂直方向的。

6.竖脊肌由 3 组肌肉构成:髂肋肌、最长肌和棘肌。要区分髂肋肌和最长肌的边缘可能比较困难,区分最长肌和棘肌的边缘会更困难。

扳机点

1.竖脊肌的扳机点(图 16-17)通常是由急性或慢性的肌肉劳损[例如,长久弯腰或前倾保持站立姿势,提举物体,特别在脊柱弯曲和(或)旋转时]、长久制动(例如,长时间开车)、脊柱侧弯(通常由下肢长短差异和骨盆不对称所致)、久坐、坐姿不良或在后裤袋放置钱包导致。

2.竖脊肌的扳机点往往使躯干脊柱关节的活动受限[特别是屈曲和(或)向对侧屈受限],增加腰椎前凸或减少胸椎后凸。

3.竖脊肌扳机点的牵涉痛模式必须与前锯肌、后上下锯肌、腹直肌、菱形肌、肩胛提肌、斜角肌、冈下肌、背阔肌、腰方肌、腰大肌、臀大肌、臀中肌、臀小肌、肋间肌、梨状肌的牵涉痛模式相区别。

4.竖脊肌的扳机点通常会被误认为脊柱关节紊乱、骨性关节炎、椎间盘病变、小关节综合征、胸痛、肺或腹腔脏器病变、骶髂关节紊乱或坐骨神经痛。

5.相关联的扳机点通常位于背阔肌、腰方肌、腰大肌、横突棘肌、后上锯肌和下后锯肌。

6.注意:①扳机点在任何节段水平都会发生;②扳机点通常位于最长肌和髂肋肌;竖脊肌的扳机点模式和牵涉区域尚未完全被识别;③胸段的竖脊肌扳机点的牵涉区域通常同时向上和向下放射,然而腰段的竖脊肌扳机点的牵涉痛通常向下放射(通常至臀部);④一般来说,竖脊肌的扳机点牵涉痛更多向侧方放射,并且相比横突棘肌,扳机点模式大多模糊;⑤竖脊肌扳机点的牵涉痛也可以放射至上胸段和腹壁,通常在同一节段水平。

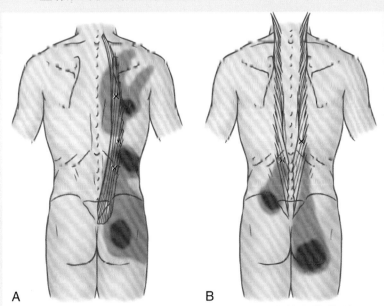

A　　　　　　　B

图 16-17　竖脊肌(髂肋肌和最长肌)的扳机点。(A)髂肋肌常见扳机点和牵涉区域后面观。(B)最长肌常见扳机点和牵涉区域后面观。

竖脊肌——俯卧位(续)

竖脊肌的牵伸(图 16-18)

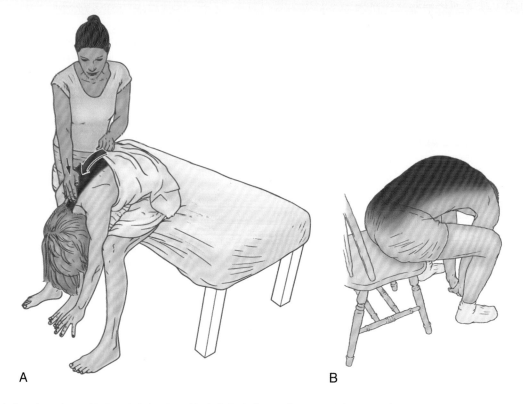

A   B

图 16-18 牵伸双侧竖脊肌。被检查者的躯干和颈部在脊椎关节上屈曲。通过增加向对侧侧屈,一侧的牵伸得到强化。(A)治疗师辅助牵伸。注意治疗师的另一只手抓住被检查者的衣服褶皱。(B)自我牵伸。注意:无论是治疗师辅助牵伸还是自我牵伸,当恢复到坐位时,被检查者最好将双前臂放置于大腿上,利用躯干后伸将自己推回到端坐位。

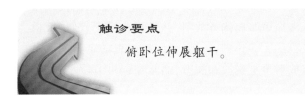

触诊要点

俯卧位伸展躯干。

横突棘肌(图 16-19)——俯卧位

☑ 附着点

- □ 附着于骨盆、脊柱和头部
- □ 通常,每个单独的横突棘肌附着点始于横突下至
- □ 棘突上

☑ 运动功能

- □ 在脊柱关节伸展躯干、颈部和头部
- □ 在脊柱关节侧屈躯干、颈部和头部
- □ 在脊柱关节向对侧旋转躯干和颈部
- □ 在腰骶关节前倾骨盆
- □ 在腰骶关节上提骨盆

初始体位(图 16-20)

- ■ 被检查者取俯卧位
- ■ 治疗师站立于被检查者旁
- ■ 触诊手指放置于腰椎棘突旁侧椎板沟内

触诊步骤

1. 触诊手指放置于腰椎椎板沟上,嘱被检查者轻度伸展脊柱关节,向身体对侧旋转躯干。感受腰椎横突棘肌的收缩,特别是多裂肌(图 16-21)。
2. 一旦定位,垂直于肌纤维方向进行弹触,同时感受竖脊肌深部的多裂肌。
3. 沿着脊柱向上重复触诊程序。
4. 为了触诊颈段半棘肌,被检查者取俯卧位,手置于腰部(触诊记录 1)。将触诊手指置于颈椎椎板沟上,嘱被检查者轻度伸展头部和颈部,感受上斜方肌深部的半棘肌的收缩(图 16-22)。
5. 一旦定位,沿着半棘肌向上至头部附着端,同时垂直于肌纤维方向弹触。
6. 一旦确定横突棘肌的位置,嘱被检查者放松,触诊评估肌张力。

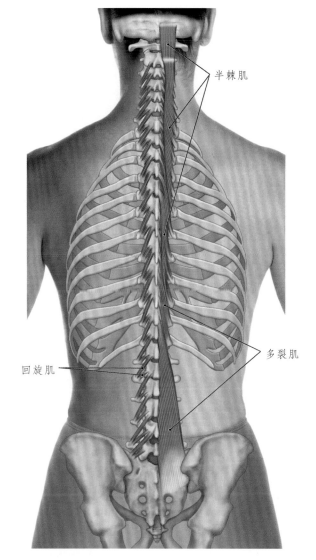

图 16-19　横突棘肌的后面观。右半部分是半棘肌和多裂肌,左半部分是旋转肌。

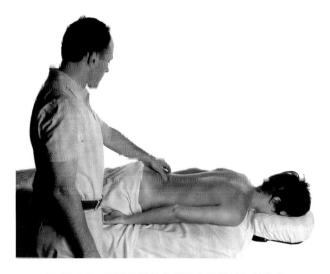

图 16 20　俯卧位触诊右侧横突棘肌的初始体位。

横突棘肌——俯卧位(续)

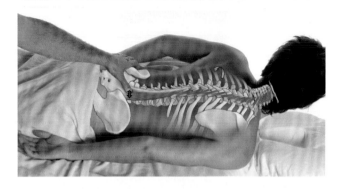

图 16-21 被检查者伸展并向对侧旋转躯干时触诊右侧腰段多裂肌。

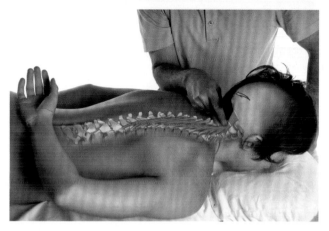

图 16-22 被检查者伸展头部和颈部时触诊右侧半棘肌。

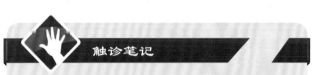

触诊笔记

1.横突棘肌由 3 个子肌构成:半棘肌、多裂肌和回旋肌。每个子肌又由相似的独立小肌肉构成。回旋肌附着于一节椎体之上的一或两个节段。多裂肌附着于一节椎体之上的三或四个节段。半棘肌附着于一节椎体之上的五个节段或更多。

2.横突棘肌位于椎板沟的深部。尽管它在下腰段(多裂肌是腰椎段最大的肌肉)和颈部(半棘肌是下颈段最大的肌肉)非常庞大,也很难将其与更表浅和毗邻的肌肉组织相区别。

3.在脊柱上,椎板沟位于横突外和棘突内侧。横突棘肌位于椎板沟内(颈半棘肌除外,它位于椎板沟外侧)。

4.为了触诊躯干的横突棘肌,当被检查者伸展躯干时,表浅的竖脊肌会同时收缩,与横突棘肌的区分将变得更加困难。嘱被检查者向对侧旋转尤为重要,因为不仅容易触及横突棘肌,也可以交互抑制竖脊肌。

5.触诊颈段半棘肌时,嘱被检查者将手置于腰部,因为这样可以交互抑制和放松更表浅的上斜方肌(将手置于下腰并要求在盂肱关节伸展和内收手臂,这也要求在肩胛胸壁关节处下旋肩胛骨;肩胛骨下旋交互抑制了肩胛骨上旋;上斜方肌正是肩胛骨上旋的肌肉)。

6.很多人认为多裂肌是两种最重要的核心/腰骶稳定肌之一(另一个是腹横肌)。

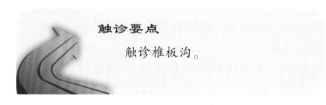

触诊要点

触诊椎板沟。

其他触诊体位——仰卧位

颈半棘肌同样能够在被检查者取仰卧位时被触诊(参见过程 2"头半棘肌触诊")。

横突棘肌——俯卧位(续)

扳机点

1.横突棘肌的扳机点(图 16-23)通常由急性或慢性劳损(例如,长久弓腰或前倾站立;提举重物,尤其是在脊柱前屈或旋转时)、长久制动(例如,长时间开车)、久坐、不良的坐姿、脊柱侧弯(通常由下肢长短不均等或骨盆不对称导致)或将钱包置于裤后口袋所致。

2.横突棘肌扳机点往往产生深部的疼痛,限制了躯干脊柱关节的活动度(特别是限制了超过解剖位的屈伸、对侧侧屈和同侧旋转),增加腰椎前凸或减少胸椎后凸。

3.横突棘肌的牵涉痛模式必须与以下肌群的扳机点模式相区别:竖脊肌、腹直肌、腰方肌、腰大肌、臀大肌、臀中肌、梨状肌和盆底肌。

4.横突棘肌的扳机点通常会被误认为脊柱关节紊乱、骨关节炎、椎间盘病变、小关节综合征、心绞痛、肺或腹腔脏器病变、骶髂关节紊乱或坐骨神经痛。

5.相关联的扳机点通常位于腰大肌和竖脊肌。

6.注意:①扳机点能够发生在任何节段;②半棘肌扳机点牵涉痛模式一般类似于竖脊肌的最长肌扳机点(图 16-17B);③一般来说,回旋肌的扳机点牵涉痛更偏内侧(通常位于脊柱上和脊柱稍偏外)并且比多裂肌扳机点更为局限;④腰椎区域的横突棘肌扳机点同样可以放射至腹壁,通常处于同一节段水平。

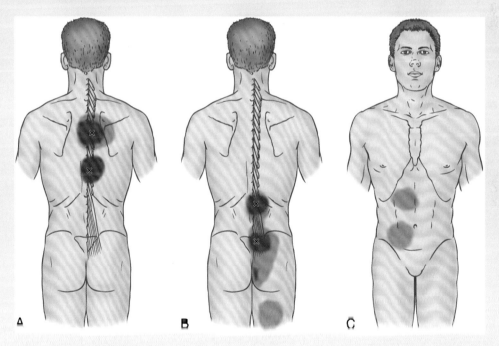

图 16-23　横突棘肌(多裂肌和回旋肌)的扳机点。(A)胸段横突棘肌扳机点和相应牵涉区域后面观。(B)腰段横突棘肌扳机点和相应牵涉区域后面观。(C)其余腰段扳机点和牵涉区域。

横突棘肌——俯卧位(续)

横突棘肌的牵伸(图 16-24)

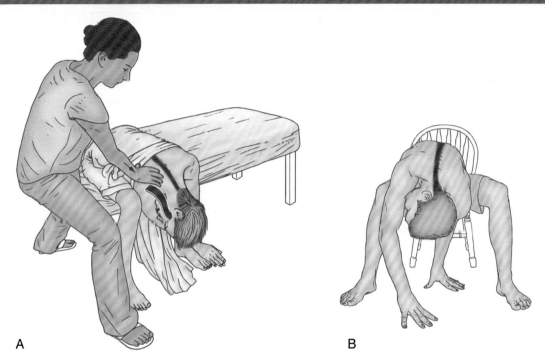

A   B

图 16-24　牵伸右侧横突棘肌。被检查者屈曲颈部和躯干的同时向同侧旋转脊柱。该牵伸方法对横突棘肌的多裂肌和回旋肌非常有效。注意：半棘肌同样能被牵伸到(图 16-18)。(A)治疗师辅助牵伸。注意：治疗师的另一只手牢固地抓住被检查者的衣服褶皱。(B)自我牵伸。注意：无论治疗师辅助牵伸，还是自我牵伸，当恢复到坐位时，被检查者最好将双前臂放置在大腿上，通过脊柱后伸将自己推回到端坐位。

腰方肌（图 16-25）——俯卧位

☑ **附着点**

☐ 第 12 肋骨内下缘和 L1-L4 横突

至

☐ 髂嵴后内侧缘

☑ **运动功能**

☐ 被检查者在腰骶关节处上提骨盆

☐ 被检查者在腰骶关节前倾骨盆

☐ 被检查者在脊柱关节伸展躯干

☐ 被检查者在脊柱关节侧屈躯干

☐ 被检查者在肋椎关节下降第 12 肋骨

初始体位（图 16-26）

■ 被检查者取俯卧位

■ 治疗师站在被检查者身旁

■ 触诊手置于腰段竖脊肌侧缘旁

■ 辅助手有时直接放在触诊手之上做支撑（未显示）

触诊步骤

1. 首先定位竖脊肌外侧缘（嘱被检查者将头部和躯干抬离检查床）；然后将触诊手指放在竖脊肌外侧缘的外侧。

2. 直接触诊，触诊竖脊肌的深部，感受腰方肌内侧的压力。

3. 为了触及腰方肌并确定能触及它，嘱被检查者在腰骶关节上抬一侧骨盆（注意：这个动作包括了沿检查床的平面向头部的方向移动骨盆；即骨盆无须腾空抬起，离开床面）感受腰方肌的收缩（图 16-27）。

4. 一旦定位，触诊方向是朝第 12 肋骨方向向内向上，朝髂嵴方向向内向下，以及朝腰椎横突方向直接向内。

5. 一旦明确腰方肌的位置，嘱被检查者放松，然后触诊并评估基础肌张力。

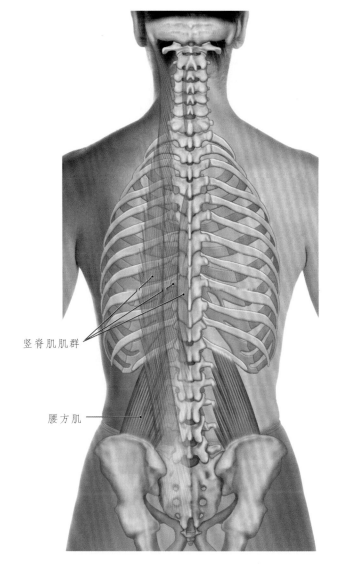

竖脊肌肌群

腰方肌

图 16-25 右腰方肌的后面观，图中同样显示了左腰方肌和被阴影化的左竖脊肌。

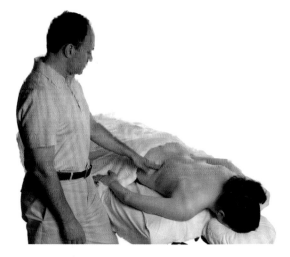

图 16-26 俯卧位触诊右腰方肌的初始体位。

腰方肌——俯卧位(续)

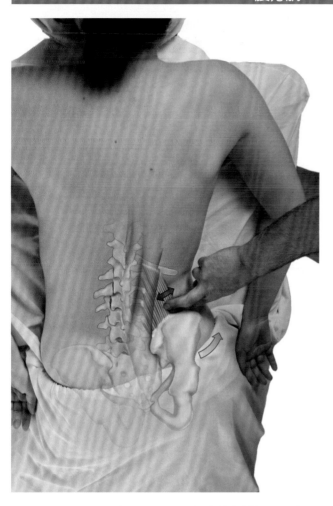

图 16-27　当被检查者上提右侧骨盆时触诊右腰方肌。右侧竖脊肌群被阴影化。

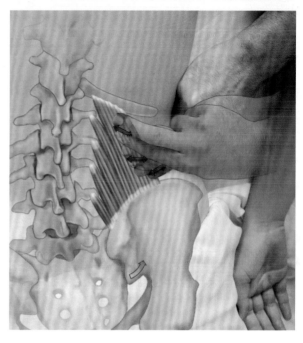

图 16-28　一旦腰方肌被定位，从指向肋骨、横突、髂嵴附着点的 3 个方向开始触诊。

其他触诊体位——仰卧位(图 16-29)

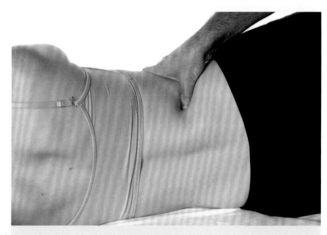

图 16-29　被检查者取侧卧位时腰方肌很容易触诊到。当取俯卧位触诊时，确保触诊的手指首先定位到竖脊肌外侧的肌肉组织。在侧卧位下，向检查床方向向下用力，直到触及肌腹和腰方肌的附着点。

 触诊笔记

1. 腰方肌不能通过竖脊肌组织被触诊，因为竖脊肌很厚。为了成功触诊腰方肌，必须触及竖脊肌外侧，然后向内侧方向下压触诊。

2. 图 16-28 中的被检查者的竖脊肌外侧有很多腰方肌组织能被触及。然而腰方肌暴露于竖脊肌外侧的数量因人而异。一些被检查者的竖脊肌比较宽，腰方肌比较狭窄，导致竖脊肌外侧能被触及的腰方肌组织非常少。

3. 不论何时向下深压触诊肌肉，一定要坚实有力且缓慢下压！嘱被检查者深呼吸，然后再呼气慢慢下压。这个过程将会重复 2~3 次，每一次都下压稍深一些，直到触及腰方肌。

4. 肋骨和髂嵴的腰方肌附着点通常是最容易被触诊的；横突的附着点通常很难被触诊。

腰方肌——俯卧位(续)

扳机点

1.腰方肌的扳机点(图 16-30)通常由肌肉的急性或慢性的劳损(例如,反复的抬举重物或弯腰屈曲)、牵伸肌肉时突然施加负荷[例如,当弯腰屈曲,特别是合并侧屈和(或)向两侧旋转]、胸腰椎关节紊乱、下肢的长度不对称或者裤后袋放置钱包所导致。

2.腰方肌的扳机点往往产生较深的下腰痛,偶尔是尖锐的刺痛(休息时也能感觉到疼痛,而且当坐着或站立时更痛),难以入睡,因为牵涉到大转子,所以很难在床上翻身或从床上坐起来,咳嗽或打喷嚏时疼痛剧烈,脊柱屈曲和向对侧屈曲时疼痛减轻,同侧上提骨盆和脊柱侧弯时,腰方肌凸向对侧。疼痛也可能放射到腹股沟,甚至到达男性阴囊和睾丸。

3.腰方肌扳机点的牵涉痛模式必须与以下肌肉扳机点的牵涉模式相鉴别,躯干的竖脊肌、横突棘肌、髂腰肌、臀大/中/小肌、梨状肌和其他深部的髋关节外旋肌、阔筋膜张肌。

4.腰方肌的扳机点通常会被误认为骶髂关节紊乱、腰椎间盘综合征、坐骨神经痛或大转子滑囊炎。

5.相关的扳机点通常发生在对侧的腰方肌和同侧的竖脊肌或躯干的横突棘肌、臀小肌、臀中肌、臀大肌、髂腰肌、梨状肌和其他深部的髋外旋肌和腹内斜肌。

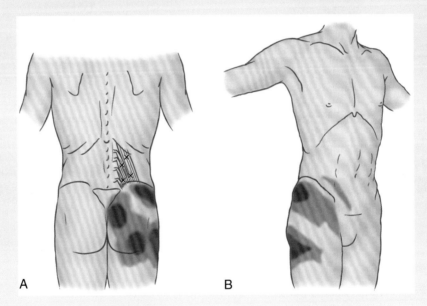

图 10-30 (A)腰方肌的常见扳机点和相应牵涉区域后面观。(B)其余牵涉区域的前外侧观。

腰方肌——俯卧位(续)

腰方肌的牵伸(图 16-31)

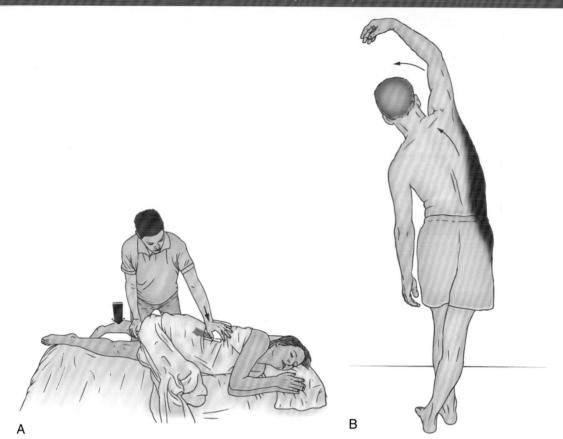

图 16-31　牵伸右侧腰方肌。(A)治疗师辅助牵伸。治疗师接触到被检查者大腿外侧远端(并非小腿)。请注意被检查者的胸廓由治疗师的左手固定，使用垫子可以更为舒适。(B)自我牵伸。被检查者将左足置于右足前，向左侧屈曲躯干，同时将手臂上举过头顶并弯向左侧。图 17-18 为另一种腰方肌的牵伸方法。

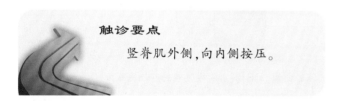

触诊要点

竖脊肌外侧，向内侧按压。

棘间肌(图 16-32)——坐位

☑ **附着点**

□ 从一个棘突

　　至

□ 此棘突的正上方(在腰椎和颈椎区域)

☑ **运动功能**

□ 在脊柱关节伸展颈部和躯干

初始体位(图 16-33)

■ 被检查者取坐位

■ 治疗师坐在被检查者后方

■ 触诊手指放在腰椎的两个棘突之间(图 16-33 显示治疗师用两个触诊手指接触被检查者,图 16-34 显示两个节段的棘间肌被触诊)

■ 辅助手放在被检查者的上躯干

触诊步骤

1. 触诊手指放在腰椎的两个相邻棘突间,嘱被检查者轻度向前屈曲,同时在两个棘突间感受棘间肌。

2. 嘱被检查者从这种屈曲体位后伸回到直立解剖位,并且感受棘间肌的收缩,如果需要收缩更多的棘间肌,治疗师的辅助手可以给予被检查者躯干阻力,使其后伸(图 16-34)。

3. 对于其他的棘间肌,这个过程能被反复应用。

4. 一旦明确棘间肌的位置,嘱被检查者放松,同时触诊评估棘间肌的肌张力。

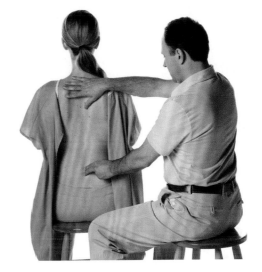

图 16-33　坐位触诊棘间肌的初始体位。

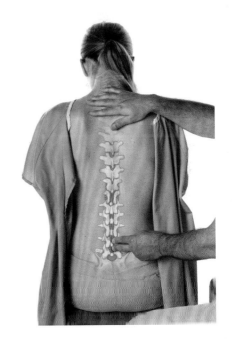

图 16-34　当被检查者从轻度屈曲到后伸躯干至解剖位时触诊棘间肌。

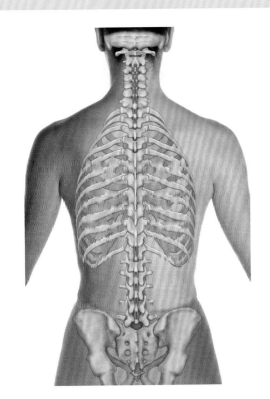

图 16-32　左右两侧棘间肌的后面观。

棘间肌——坐位(续)

触诊笔记

1.请注意棘间肌通常只在腰椎和颈椎区域被定位。更特殊的是,它通常被定位在 C2-T2 之间、T11-T12 之间、L1-L5 之间。然而也因人而异,在上胸段和下胸段也可以被定位。

2.屈曲腰椎,打开棘突间隙,使得棘间肌容易被触及。然而,如果被检查者屈曲太多,这些区域的浅表软组织会被拉紧,从而限制棘间肌的触及。

3.由于腰段和颈段前凸的弧度存在,棘间肌很难被触诊和鉴别,但腰段的棘间肌比颈段容易触诊。

其他触诊体位——仰卧位

棘间肌也可以在被检查者取俯卧位时被触诊。在被检查者腹部放置一个滚筒可以帮助打开腰椎棘突间隙。

扳机点

注意:棘间肌的扳机点模式和扳机点牵涉区域没有被一一区分和标记出来。

棘间肌的牵伸(图 16-35)

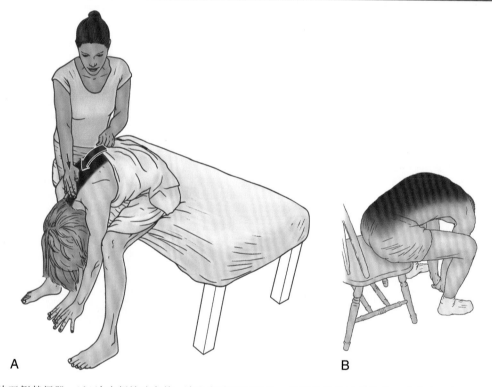

A　　　　　　　　　　　　　　　　　B

图 16-35　牵伸双侧棘间肌。(A)治疗师辅助牵伸。请注意治疗师的另一只手牢固地抓住被检查者的衣服褶皱。(B)自我牵伸。注意:无论治疗师辅助牵伸还是自我牵伸,当恢复到坐位时,被检者最好将双前臂放置在大腿上,利用自身力量将自己推回到端坐位。

棘间肌——坐位(续)

 绕行方法

横突间肌和肋提肌(图16-36)

横突间肌位于颈椎和腰椎相邻的横突之间,可支撑侧屈躯干和颈部。这些肌肉很小很深,使得触诊它们并与毗邻的软组织进行区分变得几乎不可能。

肋提肌位于脊柱胸段的C7-T11横突和第1-12肋骨之间。它们的作用是上提肋骨。肋提肌同样很小很深,使得它们的触诊和鉴别十分困难。如果想尝试触诊它们,应嘱被检查者取俯卧位,将触诊手指置于竖脊肌组织和肋骨角之间,同时让被检查者做缓慢的深呼吸,尝试在被检查者吸气时感受它们的收缩。

注意:横突间肌和肋提肌的扳机点和牵涉区域没有被区分和标示出来。

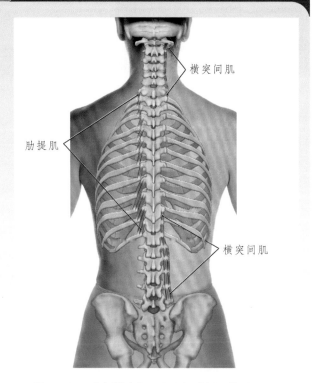

图16-36 右侧横突间肌和左侧肋提肌的后面观。

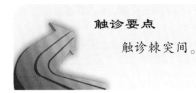 **触诊要点**

触诊棘突间。

肋间内肌和肋间外肌 (图 16-37)——侧卧位

✔ **附着点**

☐ 从一个肋骨

至

☐ 上一肋 (包含一个节段的肋间隙)

✔ **运动功能**

☐ 肋间内肌可在胸肋关节和肋脊关节处上提和下沉肋骨帮肋呼吸 (上肋间内肌通常更有助于上提肋骨吸气；下肋间内肌通常更有助于下沉肋骨呼气)

☐ 肋间内肌和肋间外肌均在脊柱关节侧屈躯干

☐ 肋间外肌在脊柱关节上向对侧旋转躯干

☐ 肋间内肌在脊柱关节上向同侧旋转躯干

初始体位 (图 16-38)

■ 被检查者取侧卧位

■ 治疗师站在被检查者后面

■ 触诊手指放置于躯干侧 (图 16-38 和图 16-39, 两个节段的肋间内肌的触诊)的一节肋间内肌 (两肋骨之间)。

触诊步骤

1. 为了定位一节肋间隙, 先感受躯干侧肋骨的坚硬质地, 然后在肋间隙内放入触诊手指(图 16-39)。

2. 一旦被定位, 尽可能向上和向下充分触诊肋间隙。

3. 一旦明确肋间内肌的位置, 保证被检查者轻轻呼吸达到放松, 同时触诊评估它们的肌张力。

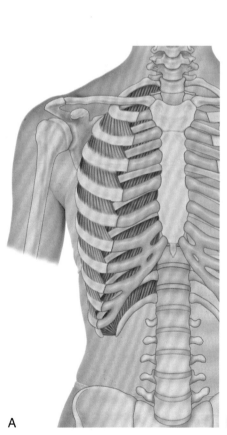
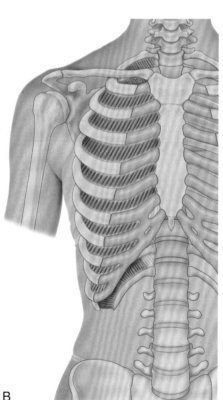
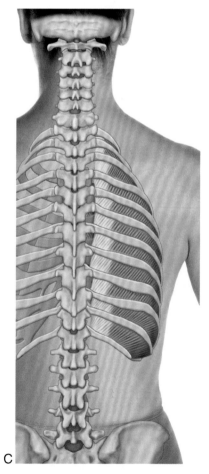

A   B   C

图 16-37　右侧肋间肌。(A)右肋间外肌的前面观。(B,C)右肋间内肌的前面观和后面观。

肋间内肌和肋间外肌——侧卧位(续)

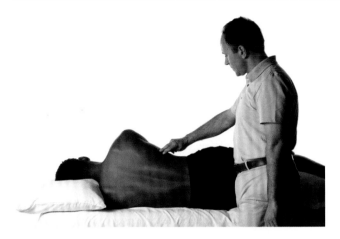

图 16-38　侧卧位触诊右肋间外肌和肋间内肌的初始体位。

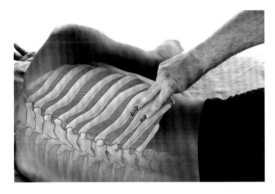

图 16-39　躯干侧肋骨间触诊右肋间内肌。

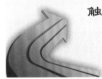

触诊要点

首先定位肋间隙。

触诊笔记

1.如果嘱被检者尽深呼气,那么肋骨彼此分离,肋间隙增加,可以更好地触及肋间肌。

2.区分肋间外肌及其下方的肋间内肌非常困难。

3.躯干的所有肌肉(肋下肌和肋横肌除外)均位于肋间肌的浅部,使得它们的触诊很困难。有些情况下,这些表浅的肌肉非常薄且松弛,容易触诊到较深的肋间肌。但是在有些案例中,这些浅表的肌肉又硬又厚或者很紧,使得区分下方的肋间肌变得困难。

4.只有肋间内肌位于肋软骨间隙之间。肋间外肌的纤维位于脊柱更后方。

其他触诊体位——仰卧位

由于肋间肌位于躯干的前、后、外侧,因此它们也可以在被检查者取俯卧位或仰卧位时被触诊。

扳机点

1.肋间肌的扳机点(图 16-40)常常是由急性或慢性的肌肉劳损(例如,要求长久用力呼吸的过度锻炼、慢性咳嗽、呃逆或躯干旋转)、创伤(身体创伤或胸部手术)、肋骨骨折或关节紊乱、带状疱疹、心肺问题伴胸廓塌陷造成的。

2.肋间肌的扳机点往往产生局部疼痛,局部疼痛从扳机点开始向前扩散。如果疼痛严重也可以从相邻的肋间隙向前扩散,减少了躯干的对侧屈曲和两侧旋转的活动度,减少了疼痛和受限的手臂活动度(由于肌筋膜牵拉胸廓)。当深吸气、咳嗽、打喷嚏时导致疼痛,造成扳机点上产生压力。

3.肋间肌扳机点牵涉痛模式必须与胸大肌、胸小肌、前锯肌、下后锯肌、锁骨下肌、竖脊肌、横突棘肌、腹直肌、腹外斜肌、肩胛提肌、斜角肌、菱形肌和背阔肌的扳机点牵涉痛模式相鉴别。

4.肋间肌的扳机点经常被误认为是关节紊乱、肋骨软骨病、心肌梗死(或其他胸内病变)或带状疱疹。

5.相关联的扳机点通常位于其他附属呼吸肌和胸大肌上。

6.注意:①一般来说,肋间内肌和肋间外肌的牵涉痛模式并无区别;②肋间肌的扳机点往往位于前外侧或后外侧(或者位于肋软骨之间偏前处)。

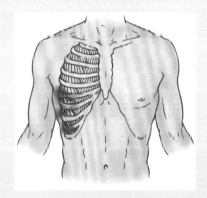

图 16-40　肋间肌常见扳机点和相应牵涉区域的前面观。

肋间内肌和肋间外肌——侧卧位(续)

肋间肌的牵伸(图 16-41)

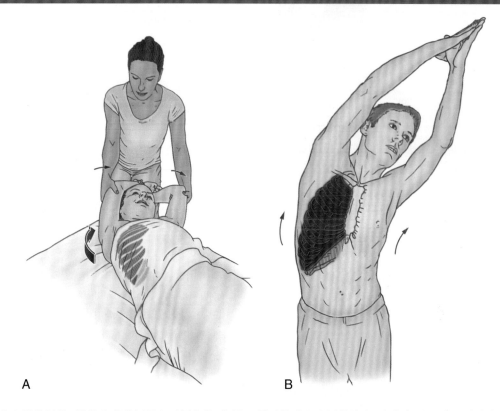

A

B

图 16-41　牵伸右侧肋间肌。被检查者的躯干向对侧弯曲(左侧)。尽可能独立地屈曲胸段,这非常重要。(A)治疗师辅助牵伸。(B) 自我牵伸。

绕行方法

肋下肌和胸横肌

　　肋下肌和胸横肌位于胸廓深部,触诊及与毗邻组织相鉴别很困难。

　　肋下肌(图 16-42A)起于第 10-12 肋骨,止于第 8-10 肋骨；它们的作用是下降第 8-10 肋骨。在第 8-12 肋骨下间隙触诊到竖脊肌外缘外侧,可触诊肋下肌。

　　胸横肌(图 16-42B)起于胸骨内侧面、剑突和邻近的肋软骨,至第 2-6 肋软骨内侧面。它的作用是下降第 2-6 肋骨。为触诊胸横肌,在胸骨外侧缘触诊胸骨剑突的外侧和第 2-6 肋骨间隙前内侧。

　　注意：肋下肌和胸横肌的扳机点模式和牵涉区域并未标识和区分。

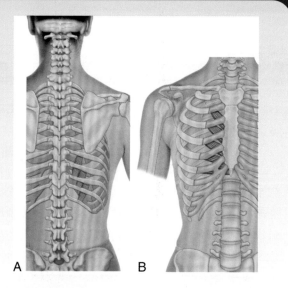

A　　　　　B

图 16-42　胸廓深层的肋下肌和胸横肌,与毗邻的肌肉组织的鉴别和触诊非常困难。

肋间内肌和肋间外肌——侧卧位(续)

绕行方法

胸前区的其他肌肉(图 16-43 至图 16-45)

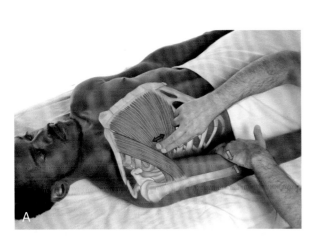
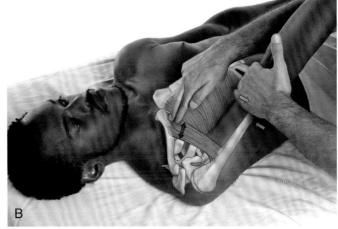

图 16-43 触诊右侧胸大肌。(A)当被检查者手臂内收对抗阻力时触诊胸骨肋骨部。(B)当被检查者手臂屈曲内收对抗阻力时触诊锁骨头。

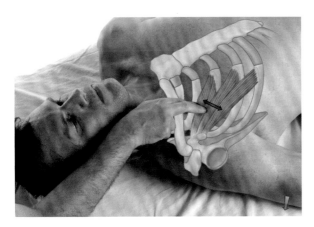
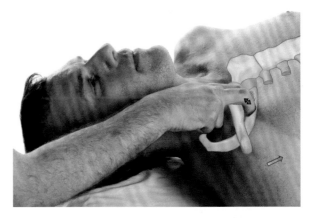

图 16-44 触诊胸小肌。被检查者取仰卧位,手置于腰下(此图未显示)。当被检查者手和前臂下压床面时可感受到胸小肌的收缩。

图 16-45 触诊右锁骨下肌。嘱被检查者在胸锁关节处下沉锁骨(例如,下沉肩带的肩胛骨和锁骨)感受锁骨下肌的收缩。

腹直肌(图16-46)——仰卧位

☑ 附着点

□ 耻骨联合

　　至

□ 胸骨剑突和第5-7肋软骨

☑ 运动功能

□ 在脊柱关节屈曲躯干

□ 在脊柱关节侧屈躯干

□ 在腰骶关节后倾骨盆

初始体位(图16-47)

■ 被检查者取仰卧位,膝关节下放置一滚筒

■ 治疗师站在被检查者一侧

■ 触诊手放置在腹部中线

触诊步骤

1. 嘱被检查者在脊柱关节轻度屈曲(轻微向前蜷曲躯干),同时感受腹直肌的收缩(图16-48)。

2. 当腹直肌收缩时,横跨肌纤维侧面(垂直)弹触来定位它的内外侧缘。

3. 横跨肌纤维垂直弹触时,先连续触诊至上附着点,然后再触诊至下附着点。

4. 一旦明确腹直肌的位置,嘱被检查者放松,触诊并评估肌张力。

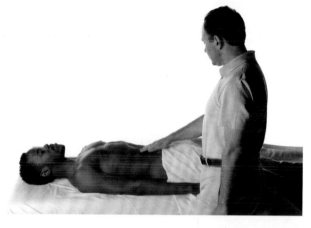

图16-47　仰卧位触诊腹直肌的初始体位。

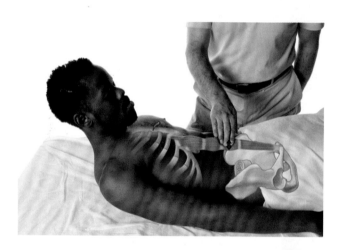

图16-48　当被检查者对抗阻重力屈曲躯干时触诊右腹直肌。触诊必须垂直于肌纤维。

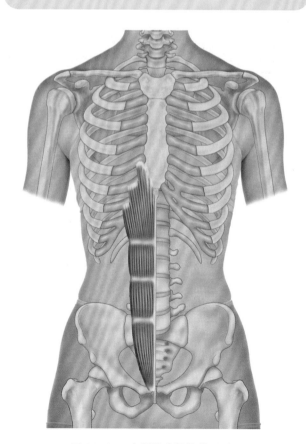

图16-46　右侧腹直肌的前面观。

腹直肌——仰卧位(续)

 触诊笔记

1.腹直肌是表浅肌肉,在体格发育优秀的个体上可以用肉眼看到。腹直肌可被3~4条横行的肌腱划分成多个肌腹,由于这个原因,腹直肌通常被称为6块肌,或许4块肌(或8块分布于两侧)的说法更为合适。

2.经验不足的治疗师经常畏惧触诊耻骨的下止点,因为他们担心越过耻骨意外碰触到被检查者的生殖器官。为了提高耻骨触诊的可靠性,轻轻按压腹部使腹直肌放松,感受到腹壁的柔软触感。使用这种方法,当耻骨(即腹直肌的下附着点)被触及时,耻骨较硬的触感很容易与腹壁的柔软触感相区别。做这个触诊动作时使用手掌的尺侧以45°角的方向朝下按压被检查者,可以有效定位到耻骨。

3.在腹壁的前正中线,腹直肌是唯一表浅的肌肉。其他三组腹前壁的肌肉位于腹直肌的外侧。

扳机点

1.腹直肌的扳机点(图16-49)通常是由急性或慢性肌肉劳损(如过度锻炼仰卧起坐、上厕所便秘拉伤、慢性咳嗽、长时间用力腹部呼吸)、直接创伤(身体创伤或手术切口)、内脏疾病(如消化道疾病)或精神压力(腹壁紧张导致的防卫)所致。

2.腹直肌的扳机点可能产生疼痛,这种疼痛可能位于心脏下方 (如果是左上方的扳机点),弥漫性腹部不适感和内脏症状,如胃灼热、消化不良、腹部绞痛、恶心甚至呕吐。它们也许还会卡压一节脊神经的前支,导致下腹部和骨盆疼痛。

3.腹直肌的扳机点牵涉痛模式必须与以下肌肉的扳机点牵涉痛模式相鉴别:竖脊肌、横突棘肌、腹外斜肌和腹内斜肌、腹横肌、肋间肌、胸大肌和下后锯肌。

4.腹直肌的扳机点通常会被误认为是内脏疾病[消化道溃疡、食管裂孔疝、阑尾炎、憩室炎、尿路疾病、胆囊炎和妇科疾病(如月经不调)]或骶髂关节和腰椎关节紊乱。

5.相关联的扳机点通常位于腹前壁的其他肌肉(对侧的腹直肌、同侧和对侧的腹横肌、同侧和对侧的腹内外斜肌)和髋内收肌。

6.注意:腹直肌的疼痛会放射到躯干背部,通常跨越身体中线,因此同侧和背部同侧都会感觉到疼痛。

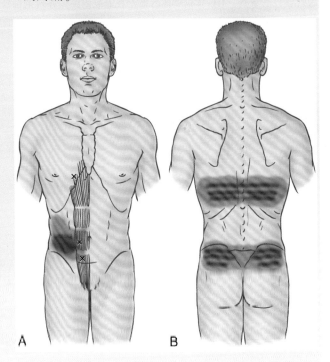

图16-49 (A)腹直肌常见扳机点和牵涉区域的前面观。(B)其余牵涉区域的后面观。请注意后面的牵涉区域可向两侧跨过躯干中线。

腹直肌——仰卧位(续)

腹直肌的牵伸(图 16-50)

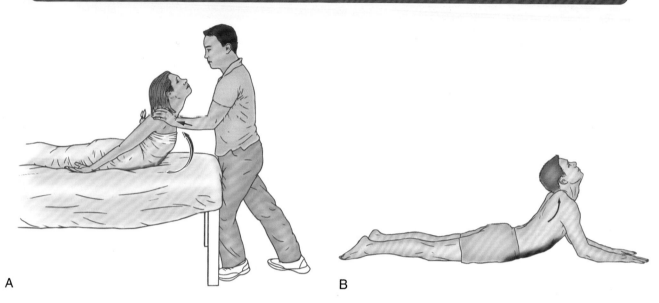

A

B

图 16-50　牵伸两侧的腹直肌,躯干伸展,向对侧侧屈可以加强一侧的腹直肌牵伸。(A)治疗师辅助牵伸。注意被检查者背后的衣服褶要打结系紧。(B)自我牵伸。被检查者取俯卧位并借助前臂帮助自己后伸躯干。

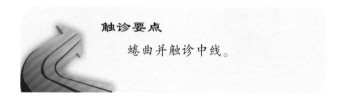

触诊要点
　　蜷曲并触诊中线。

腹外斜肌和腹内斜肌——仰卧位

腹外斜肌

☑ 附着点

☐ 腹部腱膜、耻骨、腹股沟韧带和髂嵴前部

至

☐ 下八肋(图 16-51A)

☑ 运动功能

☐ 在脊柱关节屈曲躯干

☐ 在脊柱关节侧屈躯干

☐ 在脊柱关节向对侧旋转躯干

☐ 在腰骶关节后倾骨盆

☐ 在腰骶关节上提骨盆

☐ 在腰骶关节向同侧旋转骨盆

☐ 压缩腹部内容物

腹内斜肌

☑ 附着点

☐ 腹股沟韧带、髂嵴和胸腰筋膜

至

☐ 下三肋和腹部腱膜(图 16-51B)

☑ 运动功能

☐ 在脊柱关节屈曲躯干

☐ 在脊柱关节侧屈躯干

☐ 在脊柱关节向同侧旋转躯干

☐ 在腰骶关节后倾骨盆

☐ 在腰骶关节上提骨盆

☐ 在腰骶关节向对侧旋转骨盆

☐ 压缩腹部内容物

初始体位(图 16-52)

■ 被检查者取仰卧位,膝关节下放置一个小滚筒

■ 治疗师站在被检查者旁

■ 触诊手放在前外侧的腹壁上

触诊步骤

1.触诊手放在髂嵴和低节段肋骨之间的前外侧腹壁上(确保治疗师位于腹直肌的外侧),嘱被检查者向身体对侧旋转躯干(对侧旋转),然后感受腹外斜肌的收缩(图 16-53A)。

2.通过垂直弹触,尝试感受对角线方向的腹外斜肌纤维。

3.朝前上方附着点连续触诊腹外斜肌。

4.在腹内斜肌上重复同样的步骤,嘱被检查者在脊柱关节屈曲并向同侧旋转躯干(图 16-53B)。

5.一旦明确腹外斜肌和腹内斜肌的位置,嘱被检查者放松肌肉,并触诊评估肌张力。

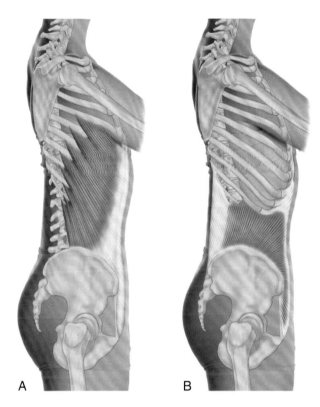

图 16-51　右侧腹斜肌。(A)右腹外斜肌的侧面观。(B)右侧腹内斜肌的侧面观。

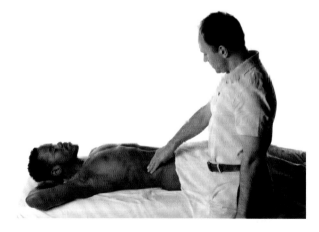

图 16-52　仰卧位触诊右侧腹内/外斜肌的初始体位。

腹外斜肌和腹内斜肌——仰卧位(续)

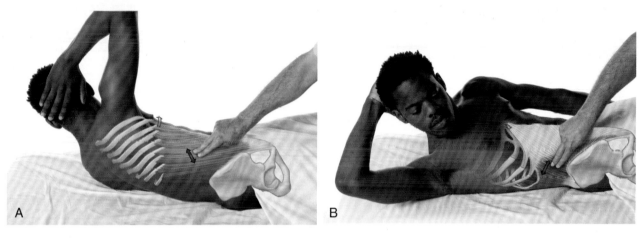

图 16-53　触诊腹内/外斜肌。(A)当被检查者的躯干屈曲并向对侧旋转对抗阻力时触诊右腹外斜肌。(B)当被检查者的躯干屈曲并向同侧旋转对抗阻力时触诊右腹内斜肌。

触诊笔记

1.当被检查者向对侧(单独腹外斜肌)和同侧旋转(单独腹内斜肌),尝试嘱其尽可能减少屈曲,否则同侧腹内外斜肌将同时收缩。

2.腹外斜肌的肌纤维方向与衣服口袋的方向相似。

3.感受每一组腹部斜肌的肌纤维方向,区分同侧的腹外斜肌和腹内斜肌可能比较困难。

4.严格地讲,腹股沟韧带并非腹外斜肌的附着点,而是腹外斜肌腱膜的一部分。

其他触诊体位——仰卧位

考虑到腹部斜肌也位于躯干外侧,且连接到胸腰筋膜后方(附着在脊柱内),被检查者取侧卧位甚至取俯卧位时仍可被触及。

触诊要点

屈曲并且向对侧旋转是为了触诊腹外斜肌。

屈曲并且向同侧旋转是为了触诊腹内斜肌。

腹外斜肌和腹内斜肌——仰卧位(续)

扳机点

1.腹部斜肌的扳机点(图 16-54)通常是由急性或慢性肌肉劳损(例如,过度锻炼仰卧起坐、上厕所便秘导致拉伤、慢性咳嗽、长时间用力腹部呼吸、长时间旋转躯干)、直接创伤(身体创伤或手术切口)、内脏疾病(如消化系统疾病)或精神压力(造成腹部紧张的防卫动作)所致。

2.腹斜肌的扳机点往往产生胸部(特别是更表浅的扳机点)、腹部、骨盆和腹股沟(特别是更下方的扳机点)疼痛;并且伴内脏症状,如胃灼热、消化不良、腹绞痛、恶心甚至呕吐。

3.腹部斜肌的扳机点牵涉痛模式必须与以下肌肉的扳机点牵涉痛模式相区别:腹直肌、腹横肌、肋间肌和胸大肌。

4.腹内斜肌的扳机点通常被误认为是多种内脏疾病[消化道溃疡、食管裂孔疝、阑尾炎、盆腔疾病、尿路疾病、胆囊炎和妇科疾病(如月经不调)]。

5.相关联的扳机点通常发生在腹壁前的其他肌肉(对侧腹斜肌、同侧和对侧腹横肌、腹直肌),以及髋内收肌。

6.注意:①大部分腹外斜肌和腹内斜肌相互毗邻,一浅一深,它们的牵涉痛模式尚未被相互区分,因此它们被放在一起讨论(唯一的区别在于腹外斜肌上半部分的扳机点并不覆盖于腹内斜肌之上);②腹斜肌的扳机点通常跨越身体中线,在身体两侧都能被感受到。

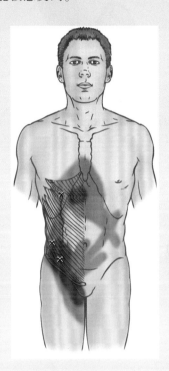

图 16-54　右侧腹内/外斜肌常见扳机点和相应牵涉区域的前面观。上方是腹外斜肌的扳机点,下方是腹内/外斜肌的扳机点。请注意,牵涉区域可以向身体两侧跨越中线。

腹外斜肌和腹内斜肌——仰卧位(续)

腹斜肌的牵伸(图 16-55)

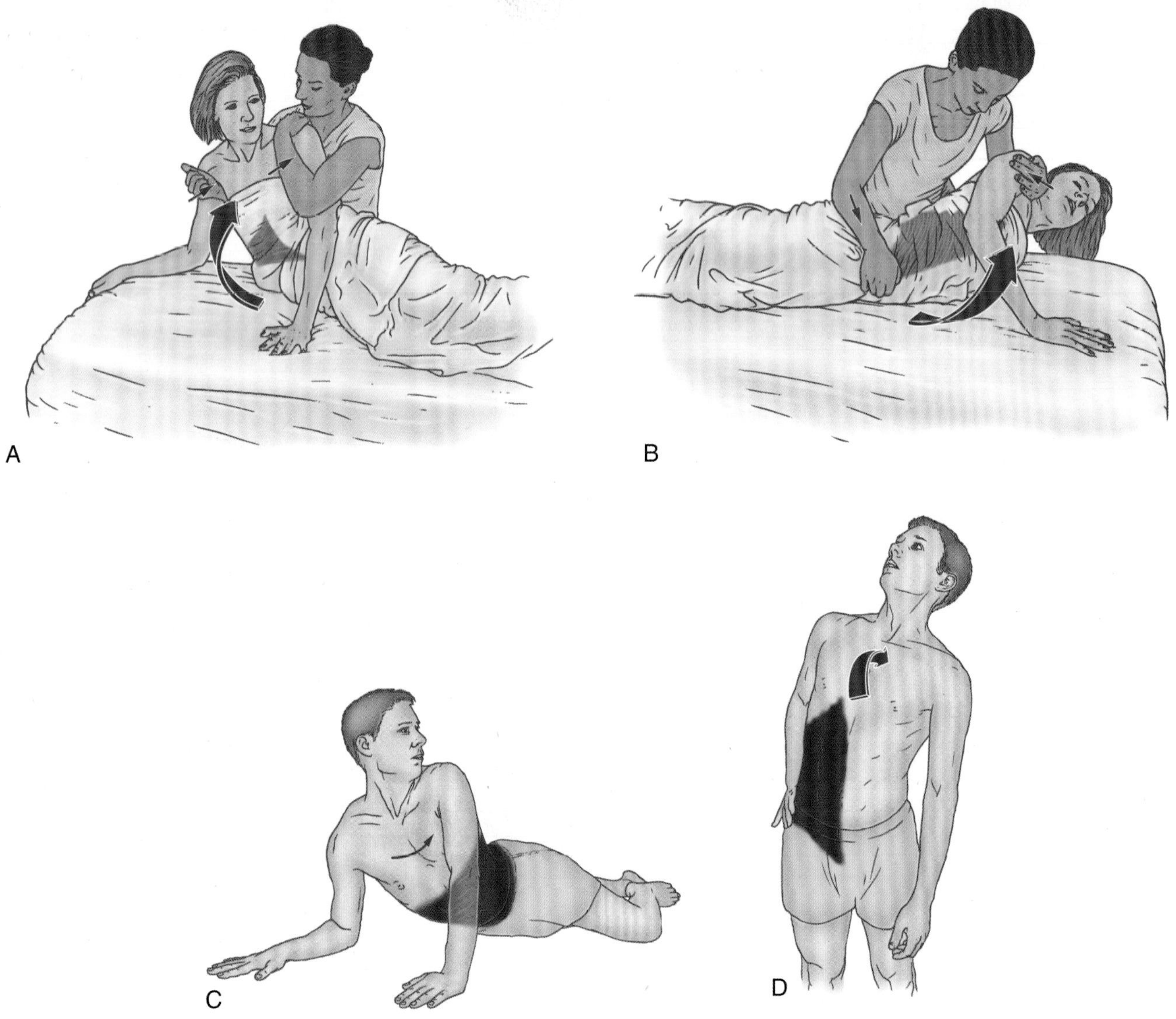

A

B

C

D

图 16-55　牵伸右侧腹斜肌。牵伸右腹内斜肌，被检查者的躯干伸展、左侧屈、向左侧(对侧)旋转。牵伸右腹外斜肌，被检查者的躯干伸展、左侧屈、向右侧(同侧)旋转。(A,B)治疗师辅助牵伸腹内斜肌和腹外斜肌。(C,D)自我牵伸腹内斜肌和腹外斜肌。

腹外斜肌和腹内斜肌——仰卧位(续)

绕行方法

腹横肌(图 16-56)

　　腹横肌起止点从腹股沟韧带、髂嵴、胸腰筋膜和第 7-12 肋软骨至腹部腱膜。它的作用类似于束腹带,压缩腹部内容物。它被许多人看作两块重要的核心/稳定腰椎的肌肉之一（另外一块是多裂肌）。触诊被检查者的前腹壁,同时嘱被检查者用力呼气以压缩腹部内容物,感受腹横肌的收缩。腹横肌位于腹内斜肌和腹外斜肌的深部,要区分这些肌肉非常困难,因为压缩腹部内容物时它们都会收缩。

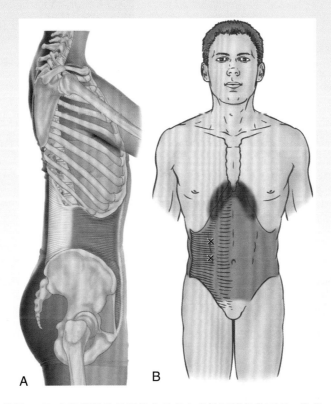

A　　　　　　B

图 16-56　腹横肌。**(A)** 右腹横肌。**(B)** 右腹横肌常见扳机点及相应牵涉区域的前面观。注意:牵涉区域可以向身体两侧跨越中心。

膈肌(图16-57)——仰卧位

☑ 附着点

□ 下六肋的内侧面、胸骨剑突、L1-L3 的前表面
至

□ 膈肌的中央腱(穹顶状,位于肌肉的中心)

☑ 运动功能

□ 增加胸廓空腔容量,吸气时肺扩张

初始体位(图16-58)

■ 被检查者取仰卧位,放松髋关节,膝关节下放置一个滚筒

■ 治疗师坐在被检查者旁

■ 触诊手指屈曲放置在胸廓前下缘的下方

触诊步骤

1. 触诊手指蜷曲放在胸廓前下边缘的周围,嘱被检查者深吸气然后缓慢呼出。当被检查者呼气时,手指蜷曲放在胸廓下(向下然后向深部),在胸廓的内侧面感受膈肌(图16-59)。

2. 在胸廓两边尽可能朝更前和更后的方向重复此步骤。

3. 膈肌评估只能在完全放松时进行,即呼气相末时。

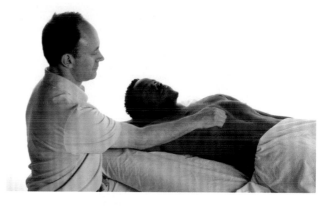

图16-58 仰卧位触诊膈肌的初始体位。

触诊要点

　　治疗师将蜷曲的手指放在胸廓周边缘。

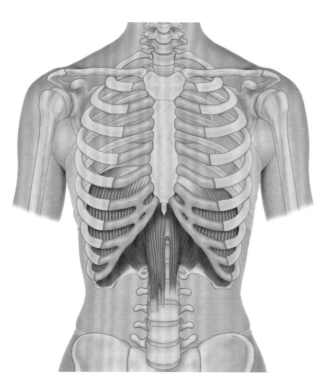

图16-57 膈肌的前面观。

膈肌——仰卧位(续)

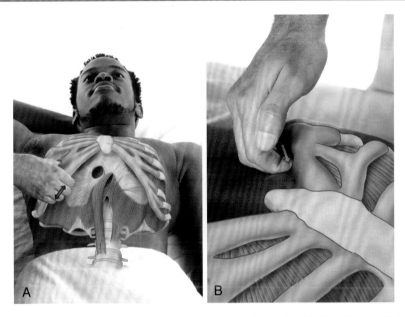

图 16-59 触诊膈肌。(A)当被检查者缓缓呼气时触诊膈肌右侧。(B)在胸廓缘弯曲手指触诊膈肌,这种方式可以使指腹面向肌肉。

  触诊笔记

1. 通过在被检查者的膝关节下放置一个滚筒,大腿在髋关节处被动屈曲,让骨盆被动后倾,松弛前腹壁,使得膈肌更好地被触及。

2. 与任何深层的肌肉触诊一样,轻柔但坚实缓慢地按压是非常重要的。

3. 成功地触诊膈肌需要放松和弛缓的腹壁。这样做的目的是因为腹壁弛缓,膈肌容易在前方被触诊。通过后腹壁触诊膈肌非常困难。

其他触诊体位——仰卧位(图 16-60)

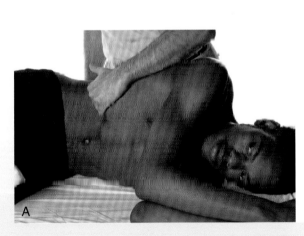
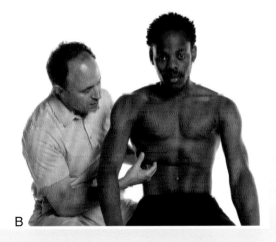

图 16-60 被检查者取侧卧位或坐位时,膈肌依然可以触诊到。如果被检查者取侧卧位,躯干屈曲并且大腿在髋关节处被动屈曲。这样做是为了让腹壁放松和弛缓,以更好地触及膈肌。举似的,如果被检查者取坐位,躯干轻度屈曲,使前腹壁松弛,能够更好地触及膈肌。

膈肌——仰卧位(续)

扳机点

1.膈肌的扳机点(图 16-61)通常是由肌肉的急性或慢性劳损所致(例如,剧烈运动导致的过度用力呼吸、慢性呃逆或慢性咳嗽)。

2.膈肌的扳机点往往会在精疲力竭时产生(特别是在深呼气时)胸廓前外侧疼痛,经常被描述为侧方针刺感或呼吸急促。

3.膈肌的扳机点牵涉痛模式必须与以下肌肉的扳机点牵涉痛模式相区别:腹外斜肌、锁骨下肌和胸小肌。

4.膈肌的扳机点通常被误认为是消化道溃疡、胆囊疾病、胃食管反流病或食管裂孔疝。

5.相关联的扳机点通常位于肋间肌、腹直肌和腹内外斜肌。

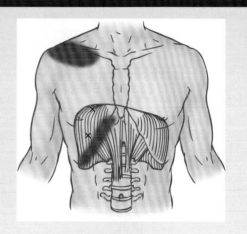

图 16-61　膈肌常见扳机点和相应牵涉区域的前面观。

膈肌的牵伸(图 16-62)

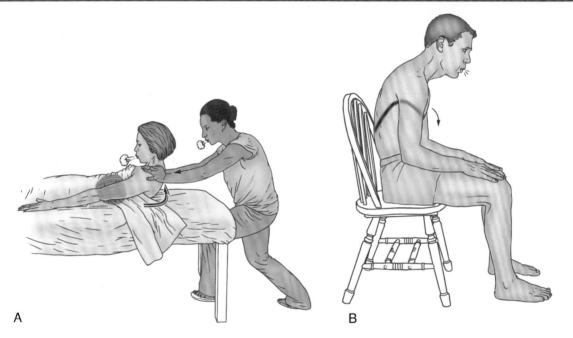

图 16-62　牵伸膈肌。当被检查者用力呼气时屈曲躯干,尽可能排出肺内更多的气体。(A)治疗师辅助牵伸。注意:为了促进被检查者呼吸,治疗师可以伴随被检查者一起呼吸。(B)自我牵伸。

髂腰肌(图 16-63)——坐位

☑ **附着点**

☐ T12-L5(腰大肌)的椎体前外侧(椎体、关节盘和横突)和髂骨的内侧面(髂肌)

至

☐ 股骨小转子

☑ **运动功能**

☐ 腰大肌在脊柱关节屈曲躯干(下腰椎)
☐ 腰大肌在脊柱关节伸展躯干(上腰椎)
☐ 腰大肌在脊柱关节侧屈躯干
☐ 腰大肌在脊柱关节向对侧旋转躯干
☐ 腰大肌和髂肌都是在髋关节屈曲大腿
☐ 腰大肌和髂肌都是在髋关节外旋大腿
☐ 腰大肌和髂肌都是在髋关节前倾骨盆

初始体位(图 16-64)

■ 被检查者取坐位微屈躯干
■ 治疗师坐在被检查者旁边偏前一些
■ 触诊手放置于被检查者腹壁的前外侧,大约在肚脐和髂前上棘的中部,确保接触位置在腹直肌外侧缘之外
■ 辅助手的手指放在触诊手指之上,以增加触诊手指的力度和稳定性(图 16-64 中未显示)

触诊步骤

1. 嘱被检查者放松并深呼吸,当被检查者呼气,缓慢(但坚实)地朝脊柱方向下压腰大肌腹(角度向后向内)。在到达脊柱上的腰大肌腹前,可能需要重复这个步骤 2~3 次。

2. 为确保触及腰大肌,嘱被检查者微微抬起足部离开地面,在髋关节上屈曲大腿,感受腰大肌的收缩(图 16-65)。

3. 跨越肌纤维垂直弹触,感受肌肉的宽度。

4. 继续触诊腰大肌,向上探寻脊椎的附着点,向下尽可能至盆腔。

5. 为了触诊髂肌,治疗师在髂嵴周缘弯曲手指,指腹方向朝着髂骨的内侧面,感受髂肌(图 16-66)。为了抵达髂肌,嘱被检查者微微抬起足部离开地面,从而在髋关节上屈曲大腿。

6. 一旦明确髂腰肌的位置,嘱被检查者放松,触诊并评估它的肌张力。

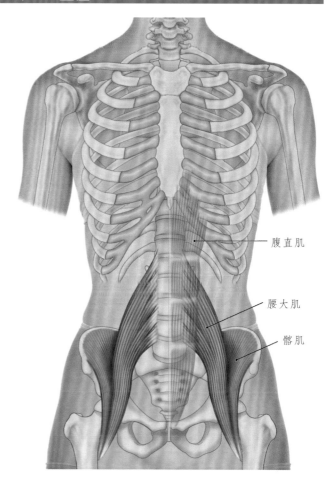

图 16-63 右髂腰肌的前面观。图中同样显示了左髂腰肌,左腹直肌被阴影化。

腹直肌
腰大肌
髂肌

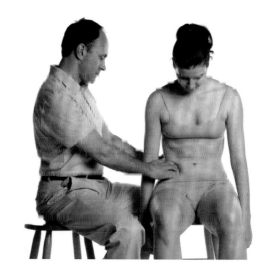

图 16-64 坐位触诊右侧髂腰肌的初始体位。

髂腰肌——坐位(续)

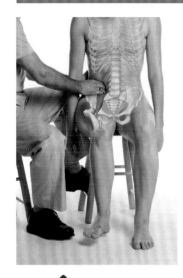

图 16-65　当被检查者将足部轻抬离开地面,大腿在髋关节处轻度屈曲时触诊右侧腰大肌。

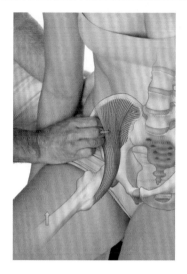

图 16-66　在髂嵴缘弯曲手指触诊右髂肌,这样做是为了让指腹面向肌肉。

触诊笔记

1.髂腰肌由腰大肌和髂肌组成。

2.被检查者的躯干初始时处于轻度屈曲,前腹壁的肌肉放松,使得区分髂肌和腰肌变得容易。

3.在开始触诊前,先让被检查者演示其如何抬脚离开地面(在髋关节处屈曲大腿),在触诊腹部时就不会浪费时间,并且为触诊做好了准备。

4.只有离髂嵴最近的髂肌纤维才能够被触及,其余太深而不能被触及。

5.当向腹部深入触诊腰大肌肌腹时,要小心大血管(主动脉和髂动脉)位于附近。如果感觉到手指下有搏动,从动脉上移开触诊手指。

6.被检查者取仰卧位时,触诊髂腰肌远端的肌腹和肌腱是最容易的。

7.由于此区域内股神经、动脉、静脉位于髂腰肌和耻骨肌上方,在大腿前侧近端触诊髂腰肌要非常小心(图 16-2)。如果手指下感觉到搏动,可以轻柔地拨开动脉,亦可以从动脉上移开触诊手指。同样,如果按压到股神经,同时被检查者感觉到大腿内侧的放射状疼痛,应将触诊手指从神经上移开。

8.被检查者取仰卧位时,腰大肌的腹壁端肌腹亦能被触及。在这个体位下,在被检查者的膝关节下放置滚筒让骨盆后倾,这样可以使前腹壁松弛。被检查者取侧卧位或 3/4 侧卧位(介于侧卧位和仰卧位之间),也能够触诊腰大肌。采用这个体位的优势在于腹部脂肪倒向一边,远离治疗师的触诊手指。

其他触诊体位——仰卧位或侧卧位(图 16-67)

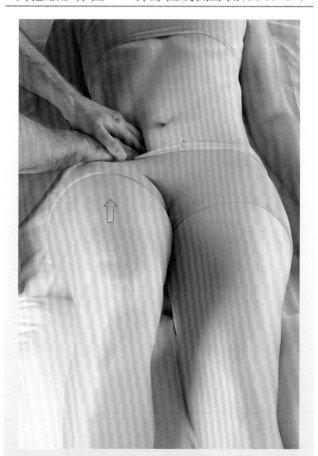

图 16-67　被检查者取仰卧位或侧卧位时,腰大肌依然可以被触诊。仰卧触诊的不足在于当被检查者在髋关节屈曲大腿时,为了稳定骨盆,腹壁的肌肉同样会收缩,这会干扰更深部的腰大肌触诊的感觉。取侧卧位触诊时多少也会存在同样的干扰。

髂腰肌——坐位(续)

 续行方法

髂腰肌远端肌腹和肌腱

被检查者取仰卧位,首先定位缝匠肌(通过让被检查者侧向旋转和髋关节屈曲大腿),然后在缝匠肌内侧触诊髂腰肌远端肌腹/肌腱。治疗师为了确认定位,须嘱被检查者通过轻度的仰卧起坐来屈曲躯干,并且感受腰大肌肌腹和肌腱的张力,腰大肌位于髂腰肌的偏内侧。大腿前没有躯干的主动屈曲肌。然而,在被检查者仰卧起坐时必须给予轻度至中度的力量,因为强力的腹部仰卧起坐可

能会引起其他屈髋肌的收缩来稳定骨盆、防止其发生后倾(屈髋肌用于骨盆前倾)(图 16-68A)。被动屈曲被检查者的大腿,同时通过让被检查者先轻度地仰卧起坐再放松(图 16-68B)来交替收缩和放松腰大肌,沿肌腹/肌腱触诊,直到触及远端小转子。远端肌腹/肌腱触诊,只有在肌肉收缩时才是坚硬的,然而,无论有无肌肉收缩,小转子的触感都是坚硬的。注意:要感知此区域股神经、动脉和静脉的存在(见触诊笔记第7条)。

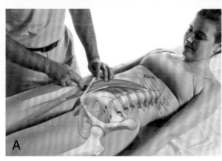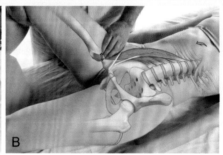

图 16-68 当被检查者在脊柱关节对抗阻力屈曲躯干时,在大腿近端触诊腰大肌远端的肌腹和肌腱。(A)在腹股沟韧带远方立即触诊远端肌腹,缝匠肌被阴影化。(B)在小转子处触诊远端肌腱和股骨上的止点。

扳机点

1.髂腰肌的扳机点(图 16-69)通常是由肌肉的急性和慢性劳损(例如,过度的仰卧起坐训练、过度跑步或过度踢球)、长久的肌肉缩短(如屈髋坐位、胎状卧位、腰椎前凸曲度过大)、下肢长度不对称或者裤后口袋携带钱包所致。

2.髂腰肌的扳机点往往伸髋关节后伸减少或沿腰椎产生轴向的疼痛,该疼痛站立时加重,躺下时缓解(疼痛通常也会在髋关节被动屈曲时减轻)。腰大肌的扳机点可能会卡压股神经或生殖股神经,因为它们从腹腔穿出进入骨盆(造成可能的大腿内的感觉改变)。

3.髂腰肌扳机点牵涉痛模式必须与以下肌肉的扳机点牵涉痛模式相区别:躯干的腰方肌、竖脊肌或横突棘肌、梨状肌、臀中肌和臀大肌、缝匠肌、耻骨肌、长收肌、短收肌和腹直肌。

4.髂腰肌的扳机点通常被误认为是下胸廓、腰椎或骶髂关节紊乱、阑尾炎。

5.相关联的扳机点通常位于躯干的竖脊肌和横突棘肌、腰方肌、腹直肌、臀肌、腘绳肌、阔筋膜张肌、股直肌、耻骨肌和对侧髂腰肌。

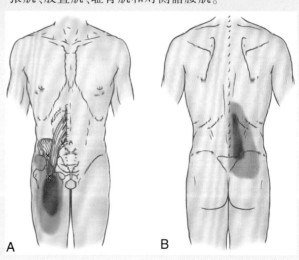

图 16-69 (A)髂腰肌常见的扳机点及相应牵涉区域的前面观。(B)其余牵涉区域的后面观。

髂腰肌——坐位(续)

髂腰肌的牵伸(图 16-70)

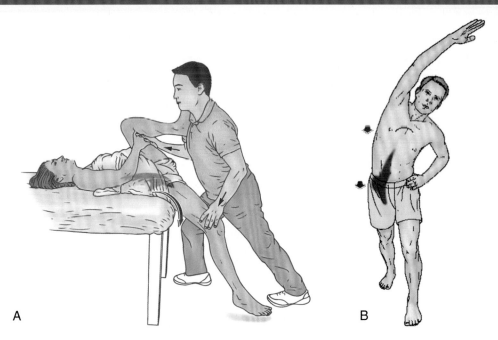

图 16-70　牵伸右髂腰肌。被检查者的大腿伸展。(A)治疗师辅助牵伸。注意:治疗师握住被检查者屈曲的左侧大腿来稳定骨盆。(B)自我牵伸。被检查者利用骨盆和躯干做前弓步,右髋关节产生一个后伸力。注意:无论是治疗师辅助还是自我牵伸,将被检查者的躯干向对侧屈曲(图 16-70A 未显示),可以加强腰大肌的牵伸。

髂腰肌——坐位(续)

绕行方法

腰小肌

腰小肌(图 16-71)是一块小肌肉,附着点从 T12 和 L1 椎体前外侧至耻骨。它在脊柱关节屈曲躯干,在腰骶关节后倾骨盆。

考虑到腰大肌也完成这些动作并且腰小肌直接位于腰大肌肌腹上,区分腰小肌和腰大肌是非常困难的。此外,屈曲躯干很可能触及更表浅的腹部斜肌,会干扰腰小肌的触诊。倘若想尝试触诊腰

小肌,首先要定位腰大肌,感觉一小束肌肉位于前方,然后将这两块肌肉彼此分开。在腰大肌上感受其中一束肌肉组织,在髋关节弯曲大腿时这束肌肉并不收缩。

用牵伸腹直肌的方法可以同样牵伸腰小肌(图 16-50)。腰小肌的扳机点和牵涉区域并未在图上标出,也没有与腰大肌肌腹的扳机点相分离。注意:腰小肌通常无扳机点。

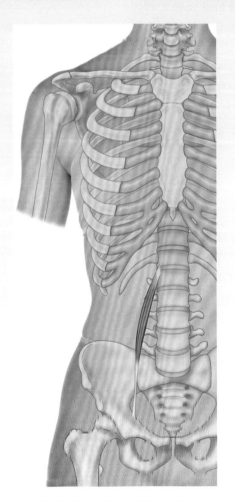

图 16-71 右腰小肌的前面观。

触诊要点

腰大肌:呈一定角度稳定、缓慢地朝脊柱方向按压。

髂肌:在髂嵴周缘蜷曲手指。

躯干肌肉

接下来的快速触诊回顾是本章肌肉触诊方案的概括。如果你仔细阅读并理解目前为止呈现的每个方案,快速触诊回顾部分会让你快速和有效地串联本章中所有肌肉的触诊方案。

被检查者取俯卧位

1.背阔肌:被检查者取俯卧位,手臂在身体两侧放松,置于检查床上,治疗师坐或站在被检查者身旁。当被检查者对抗阻力后伸手臂,在腋后壁处感受背阔肌的收缩。一旦感觉到,当被检查者交替收缩和放松肌肉时,朝脊柱和骨盆方向继续触诊背阔肌附着点。然后触诊腋窝的肱骨附着点,当被检查者交替收缩和放松肌肉,同时垂直弹触肌肉。注意:辨别背阔肌和大圆肌可能存在困难。在肱骨的附着点,背阔肌比大圆肌的附着点位置更靠前,因此更容易被直接触诊和感觉到。

2.竖脊肌:被检查者取俯卧位,治疗师站在被检查者身旁。当被检查者在脊柱关节轻度抬起躯干后伸躯干、颈部和头部时,在腰椎脊柱旁感受竖脊肌的收缩。一旦感受到,横向跨越触诊竖脊肌来确定它的宽度。触诊竖脊肌至它的下附着点,然后尽可能向上触诊,当被检查者交替收缩放松肌肉时,垂直弹触肌纤维。注意:触诊和区分颈部的竖脊肌组织比较困难。

3.横突棘肌:被检查者取俯卧位,治疗师站在被检查者一旁。当被检查者在脊柱关节轻度后伸和对侧旋转躯干时,在腰椎椎板沟内感受横突棘肌组织的收缩(注意:在这个节段主要由多裂肌收缩)。一旦定位,尝试在肌纤维方向垂直弹触,感受竖脊肌深处的多裂肌。沿脊柱向上重复此步骤。为在颈椎区域触诊半棘肌(主要是颈半棘肌和头半棘肌),嘱被检查者取俯卧位并将手稍置于后背,将触诊手指放置于颈椎的椎板沟上,此时让被检查者在脊柱关节轻度后伸颈部,感受上斜方肌深部的半棘肌收缩。一旦定位,沿着半棘肌向上至头部的附着点,同时随着被检查者交替收缩放松肌肉,在肌纤维方向垂直弹触。

4.腰方肌:被检查者取俯卧位,治疗师站在被检查者身旁。在腰椎区域定位竖脊肌的外侧缘。一旦定位,立即触诊它的外侧。缓慢但坚实地触诊组织,压力朝腰方肌的前内方向。为了触及腰方肌并确保正在此肌之上,嘱被检查者在腰骶关节处上提骨盆(注意:骨盆上提包括沿着检查床的平面朝头部方向移动骨盆)。一旦感受到,向上向内触诊腰方肌直到第12肋骨,向下向内直到髂嵴,当被检查者交替收缩和放松肌肉时,直接朝横突向内触诊。

被检查者取坐位

5.棘间肌:被检查者取坐位,躯干在脊柱关节处轻微弯曲;治疗师站或坐在被检查者后面,将触诊手指放在腰椎两个相邻椎体的棘突间隙,感受棘间肌位置。然后嘱被检查者后伸背部至解剖位,感受棘间肌的收缩。如果想感受更明显,可以给予阻力,在其他棘间肌重复此步骤。注意:必须屈曲椎体,让棘间肌可以被触及。然而,如果椎体屈曲过度,所有椎体间的软组织被拉紧,这样也无法进入棘突间隙触诊。

被检查者取侧卧位

6.肋间外肌和肋间内肌:被检查者取侧卧位,治疗师站在被检查者后面,肋间肌位于躯干侧面相邻上下两肋间。然而,通常最容易在侧方被触诊,因此先定位肋间肌。触诊手指放置在躯干侧面的肋间隙,感受肋间肌肉组织。一旦感受到,尽量向前向后充分触诊此节段的肋间肌组织。在其他肋间肌上重复此步骤。

被检查者取仰卧位,膝关节下放置小滚筒

7.腹直肌:被检查者取仰卧位,膝关节下放置小滚筒,治疗师站在被检查者身旁,将手指置于前腹部,即中线旁,随着被检查者在脊柱关节轻微屈曲躯干,感受腹直肌的收缩。一旦感受到,跨越腹直肌弹触以确定它的宽度。然后,随着被检查者交替收缩放松肌肉,垂直于肌纤维弹触,持续触诊它的上下附着点。注意:当腹直肌放松时,最容易定位它的下附着点。

8.腹壁前外侧肌(腹外斜肌、腹内斜肌和腹横肌):被检查者取仰卧位,膝关节下放置小滚筒;治疗师站在被检查者一旁。将触诊手放在腹壁前外侧(腹直肌的外侧),随着被检查者在脊柱关节轻度屈曲和向对

躯干肌肉（续）

侧旋转躯干感受腹外斜肌的收缩。一旦感受到肌肉的收缩，试着垂直弹触肌纤维来感受腹外斜肌的肌纤维方向，然后朝上下起止点持续触诊腹外斜肌。在腹内斜肌上重复此步骤，嘱被检查者改为在脊柱关节轻度屈曲和向同侧旋转躯干，感受与腹内斜肌相垂直的肌纤维方向。如成功定位，垂直弹触腹内斜肌肌纤维，从起点向止点触诊。如果要触诊比腹斜肌更深的腹横肌，嘱被检查者压缩腹部内容物（但是记住这同样能受腹内外斜肌的影响）。注意：辨识前腹壁肌肉是非常困难的，因为在脊柱关节屈曲躯干，收缩腹内外斜肌的同时，所有腹壁前外侧肌肉都将收缩并压缩腹内容物。

9.膈肌：被检查者取仰卧位，膝关节下放置小滚筒，治疗师坐或站在被检查者一旁。首先蜷曲触诊手指，将指腹朝肌肉方向放置在被检查者前胸廓的下缘。然后，嘱被检查者深吸气并缓慢呼出。随着被检查者呼气，触及并感受膈肌。在胸廓两边重复此步骤，尽可能充分向前和向后触诊。

被检查者取坐位

10.髂腰肌（腰大肌和髂肌）：被检查者取坐位，躯干微屈，治疗师坐在被检查者斜对角前。触诊手指放置在被检查者的前外侧腹壁，在脐和髂前上棘之间一半的位置（确保在腹直肌外侧缘外侧触诊）。嘱被检查者缓慢深吸一口气，随着被检查者缓慢呼出气体，坚实且缓慢地将触诊手指朝脊柱方向下压（如有可能，重复此步骤 1~2 次，直到触及腰大肌）。一旦认为已经触及腰大肌，嘱被检查者轻微抬足离开地面，在髋关节稍屈曲大腿来确认触诊到位。一旦感知到腰大肌，跨越肌纤维垂直弹触来感觉它的宽度。然后，当被检查者交替收缩放松时，跨越并弹触肌肉，尽可能向上下附着点持续触诊。要触诊髂肌，在髂嵴内缘蜷曲触诊手指，方向为髂骨内侧朝向髂肌，随着被检查者再次将足部稍抬离地面感受它的收缩。一旦感觉到，尽可能触诊髂肌。

11.腰小肌：要触诊腰小肌，首先定位腰大肌肌腹，感觉到有一束肌肉位于髂腰肌肌腹之前。当在髋关节屈曲大腿（如将足抬离地面）时，腰小肌并不收缩。

复习题

1. 列出膈肌的起止点。

2. 列出棘间肌的起止点。

3. 腹内斜肌产生的作用是什么？

4. 竖脊肌产生的作用是什么？

5. 当触诊背阔肌时，什么肌肉比较难以触及？其原因什么？是否存在有帮助的信息能进行一次明确的触诊？

6. 描述胸椎段竖脊肌的触诊和特殊的便于触诊的体位摆放。

7. 在横突棘肌中，什么肌肉位于椎板沟以外？

8. 在腰方肌触诊中存在什么样的困难？

9. 当触诊腹直肌的下附着点，采取哪些步骤更便于治疗师触诊？

10. 应在呼吸的哪个时期评估膈肌？

11. 当触诊腰大肌和髂肌时，治疗师必须注意哪些敏感的组织？

12. 骶髂关节紊乱、腰椎间盘突出症、坐骨神经痛、结节滑囊炎通常在哪些肌肉的扳机点评估中被误诊？

13. 什么肌肉的扳机点会卡压脊神经前支，导致下腹部和盆腔痛？

14. 描述牵伸左侧横突棘肌的体位。

15. 描述牵伸腹内外斜肌，具体到每块肌肉的哪一侧被牵伸。

16. 解释一个关于下后锯肌扳机点形成的常见场景。

17. 触诊腹部肌肉组织时，被动地在髋关节处屈曲大腿，这么做的合理性是什么？

案例学习

被检查者是一名 56 岁女性，主诉背部下方疼痛复发，疼痛扩散至下肋骨，为此前来寻求手术按摩治疗。患者同时存在腹股沟和大腿上部内侧区域的间断性疼痛。这例患者无特殊现病史，最近也没有受伤。但是主诉有下呼吸道感染，目前处于恢复阶段。患者不吸烟，每天行走数英里，生活方式比较健康。

患者的疼痛大约始于 5 天前，疼痛程度从 3/10 增加到 7/10。患者旋转躯干，日常工作中提携重物（患者自我估计超过 7kg），咳嗽和卧床改变体位时，症状均会加重。热水淋浴和非甾体消炎药只能短时间轻微缓解疼痛。

1. 描述检查类型和任何你可能对这名患者做出的评估。

2. 你怀疑本案例可能涉及什么肌肉和肌群，为什么？

3. 你可能执行或推荐何种类型的治疗？

（陈煜 译　伊文超 刘强 校）

第 17 章

过程 8 骨盆周围肌肉的触诊

概述

本章描述骨盆肌肉的触诊过程。从臀部肌群开始,然后到梨状肌、股方肌,以及其他深层的髋关节外旋肌。除了臀中肌触诊在侧卧位下进行,本章所罗列的其余肌肉的触诊均在俯卧位下进行。同样,替代的触诊姿势也会在本章中提及。这一区域每一块肌肉都会被逐一介绍到,也会说明绕行触诊到此区域的其他一些肌肉。本章还会对肌肉(包括臀小肌)扳机点方面的知识及牵伸技术做一些讲解。牵伸技术包括治疗师辅助牵伸和被检查者自我牵伸。本章最后部分是高级的快速触诊回顾,对本章提及所有肌肉的连续触诊做一个总结。

本章大纲

臀大肌——俯卧位

臀中肌——侧卧位

　绕行至臀小肌

梨状肌——俯卧位

股方肌——俯卧位

　绕行至其他深层外旋肌肉

快速触诊过程:骨盆肌肉

本章目标

阅读完本章,学生或治疗师应该能够完成以下内容:

1. 描述肌肉附着点。
2. 描述肌肉运动功能。
3. 描述触诊初始体位。
4. 描述并解释每一步触诊步骤的目的。
5. 触诊每块肌肉。
6. 描述"触诊要点"。
7. 描述肌肉替代触诊体位。
8. 描述常见位置的扳机点。
9. 描述扳机点牵涉区域。
10. 描述常见导致扳机点或使其长期存在的最常见因素。
11. 描述扳机点引起的常见症状。
12. 描述治疗师辅助或自我牵伸技术。

骨盆肌肉的后面观和右侧观，以及右侧骨盆肌肉的内侧观如图 17-1 至图 17-3 所示。女性盆底肌肉的上面观和下面观如图 17-4 和图 17-5 所示。

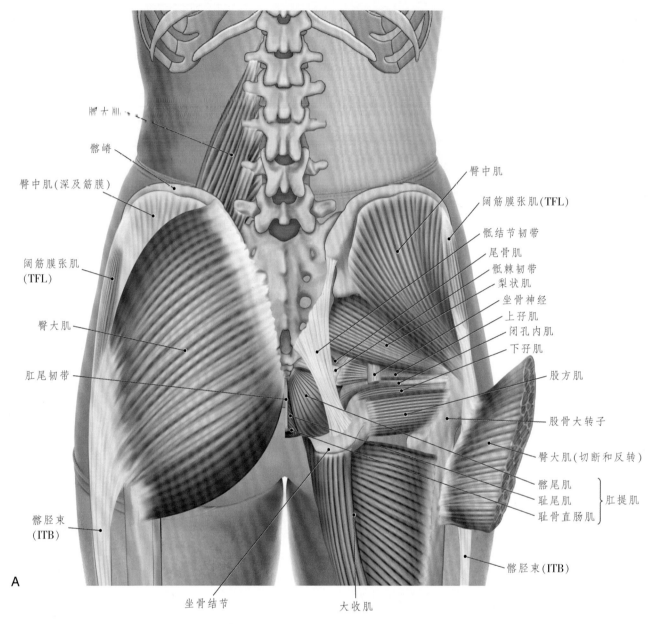

图 17-1　骨盆肌肉的后面观。(A)左侧为浅层观，右侧为中层观。(待续)

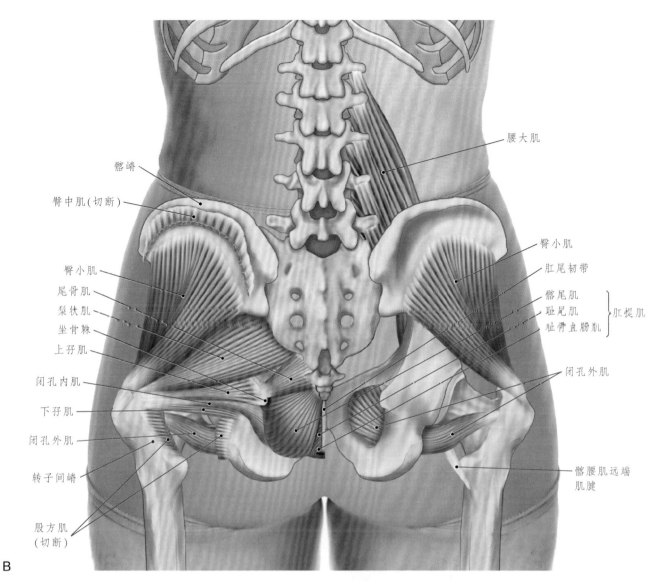

图 17-1(续)　(B)深层观。

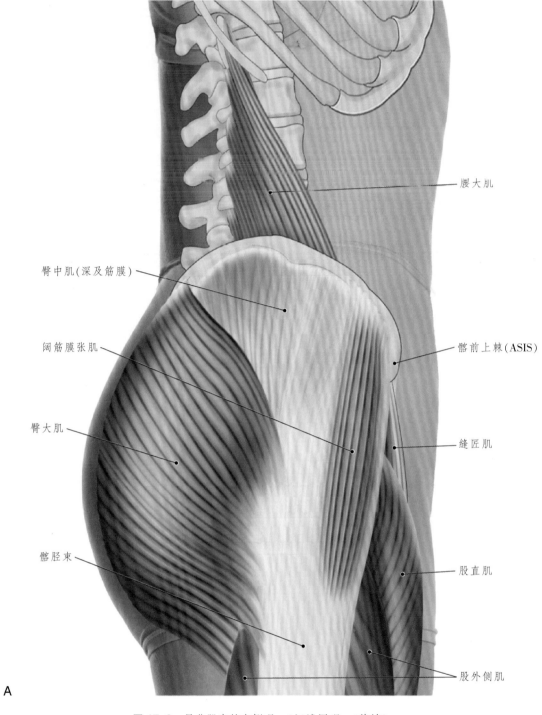

腰大肌

臀中肌(深及筋膜)

髂前上棘(ASIS)

阔筋膜张肌

臀大肌

缝匠肌

髂胫束

股直肌

股外侧肌

A

图 17-2 骨盆肌肉的右侧观。(A)浅层观。(待续)

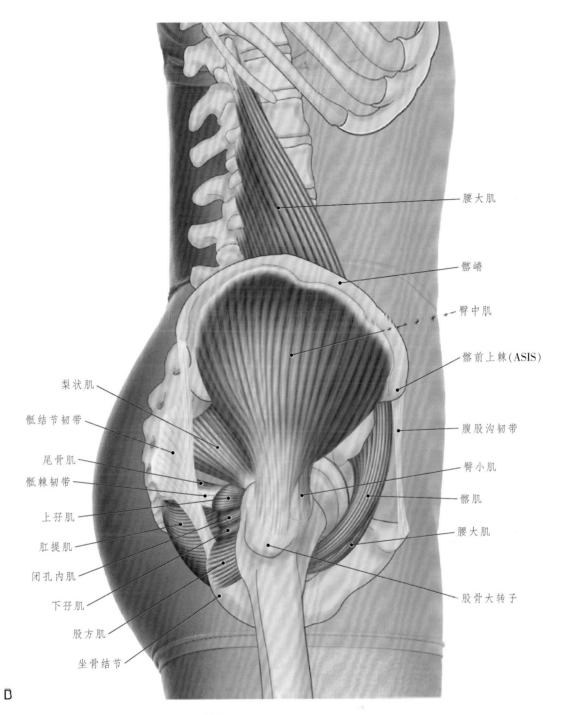

腰大肌

髂嵴

臀中肌

髂前上棘(ASIS)

腹股沟韧带

臀小肌

髂肌

腰大肌

股骨大转子

梨状肌

骶结节韧带

尾骨肌

骶棘韧带

上孖肌

肛提肌

闭孔内肌

下孖肌

股方肌

坐骨结节

D

图 17-21(续) [B]中层观。

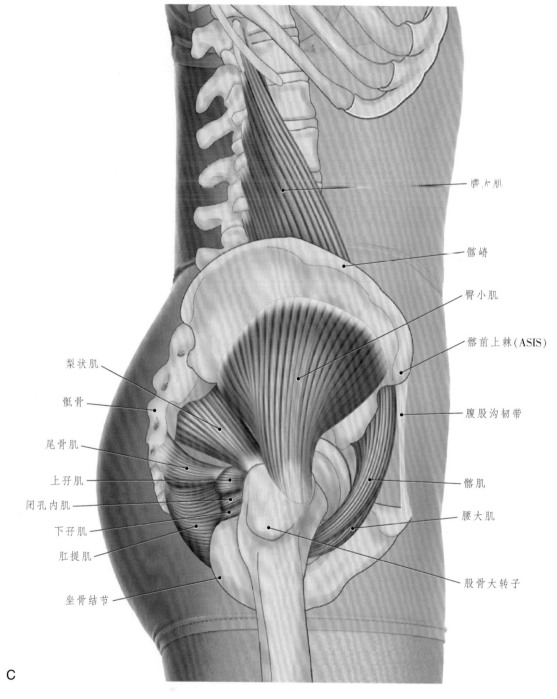

腰大肌

髂嵴

臀小肌

髂前上棘（ASIS）

腹股沟韧带

髂肌

腰大肌

股骨大转子

梨状肌

骶骨

尾骨肌

上孖肌

闭孔内肌

下孖肌

肛提肌

坐骨结节

C

图 17-2(续)　(C)深层观。

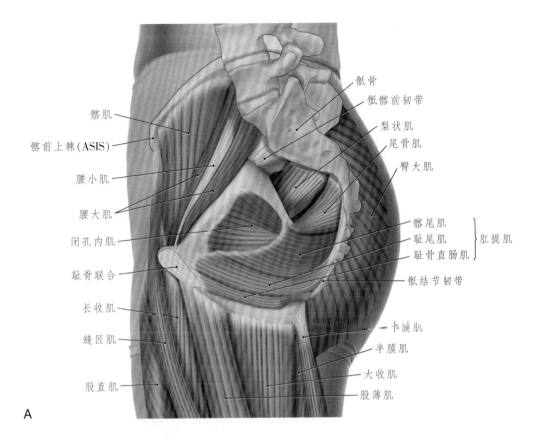

髂肌
髂前上棘(ASIS)
腰小肌
腰大肌
闭孔内肌
耻骨联合
长收肌
缝匠肌
股直肌

骶骨
骶髂前韧带
梨状肌
尾骨肌
臀大肌
髂尾肌
耻尾肌   肛提肌
耻骨直肠肌
骶结节韧带
半腱肌
半膜肌
大收肌
股薄肌

A

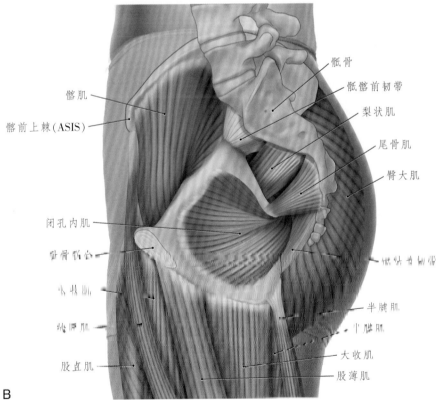

髂肌
髂前上棘(ASIS)
闭孔内肌
耻骨联合
长收肌
缝匠肌
股直肌

骶骨
骶髂前韧带
梨状肌
尾骨肌
臀大肌
骶结节韧带
半膜肌
半腱肌
大收肌
股薄肌

B

图 17-3　右侧骨盆肌肉的内侧观。(A)浅层观。(B)深层观。

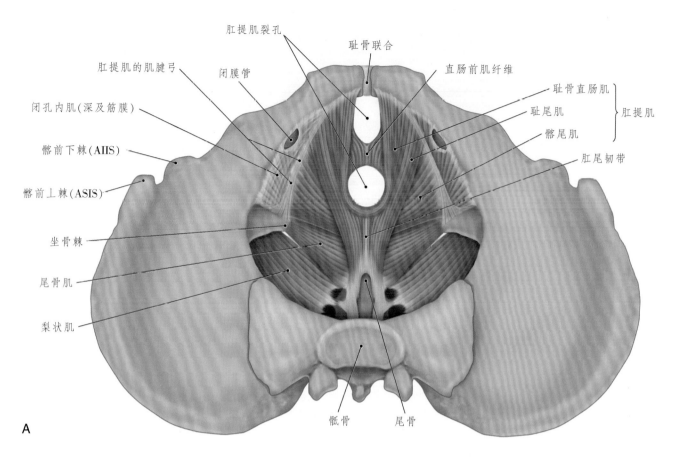

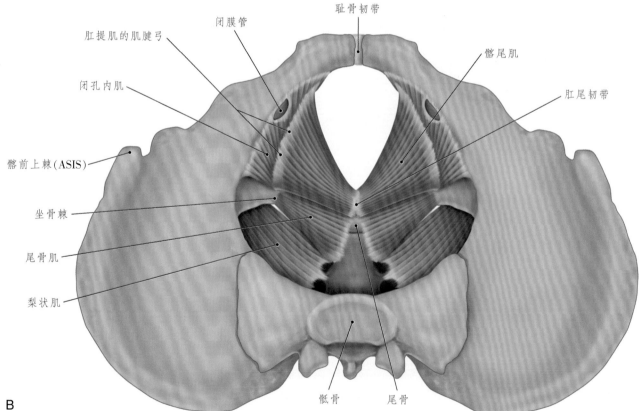

图 17-4　女性骨盆：盆底肌肉的上面观。(A)浅层观。(B)深层观。

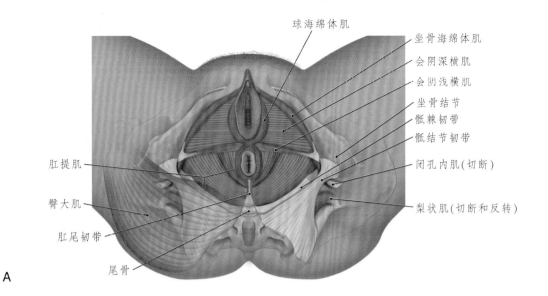

A

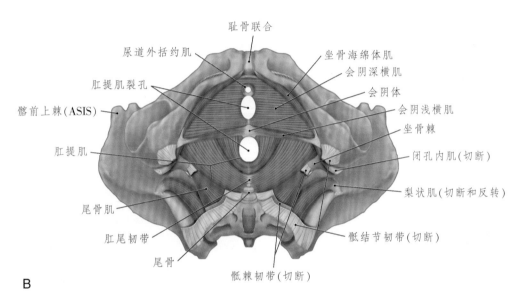

B

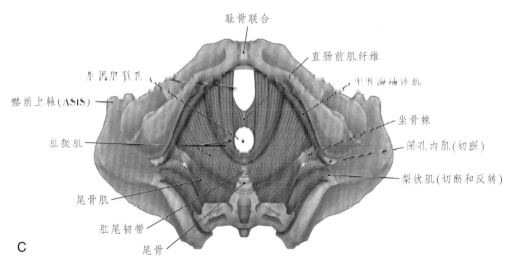

C

图 17-5　女性骨盆：盆底肌肉的下面观。(A)浅层观。(B)中层观。(C)深层观。

臀大肌(图 17-6)——俯卧位

☑ 附着点

☐ 髂骨后嵴、骶骨后外侧和尾骨
　至
☐ 股骨臀肌粗隆和髂胫束

☑ 运动功能

☐ 在髋关节处伸展大腿
☐ 在髋关节处外旋大腿
☐ 上部肌肉纤维在髋关节处外展大腿
☐ 下部肌肉纤维在髋关节处内收大腿
☐ 在髋关节处后倾骨盆

初始体位(图 17-7)

■ 被检查者取俯卧位
■ 治疗师站在被检查者的一侧
■ 治疗师将触诊手放在骶骨外侧
■ 如需要阻力,治疗师可以将辅助手放在远端大腿的背侧

触诊步骤

1. 嘱被检查者在髋关节处伸展和外旋大腿,治疗师感受臀大肌的收缩(图 17-8)。
2. 当肌肉收缩时,垂直弹触纤维可以辨别肌肉的边界。
3. 通过垂直弹触纤维,继续沿着臀大肌外侧和下方(远侧)去触诊其远端的肌肉附着点。
4. 如果有必要,嘱被检查者伸展大腿时施加阻力增强臀大肌的收缩。
5. 一旦明确臀大肌的位置,可以让被检查者放松,通过触诊来评估基线张力。

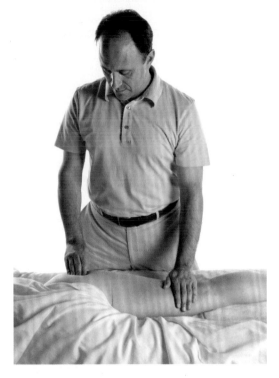

图 17-7　俯卧位触诊右侧臀大肌的初始体位。

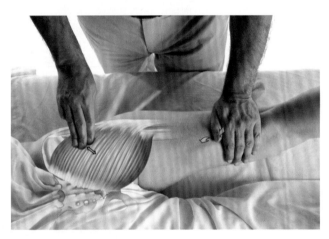

图 17-8　被检查者在髋关节伸展和外旋大腿对抗阻力时触诊右臀大肌。

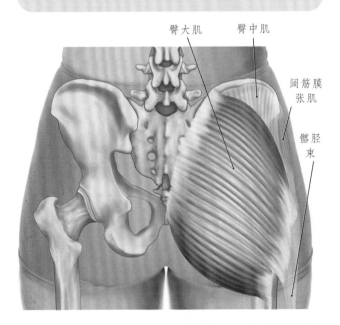

图 17-6　右侧臀大肌的后面观。阔筋膜张肌和髂胫束被阴影化。

臀大肌——俯卧位(续)

触诊笔记

1.臀大肌较为表浅,易触及。

2.臀大肌是臀部后部的主要肌肉,且未覆盖整个臀部。臀外上部的表浅区是臀中肌。当沿着臀大肌从骶骨向远端附着点触诊时,要确保沿向外向下方向(远端)触诊。

替代触诊体位——侧卧位(图 17-9)

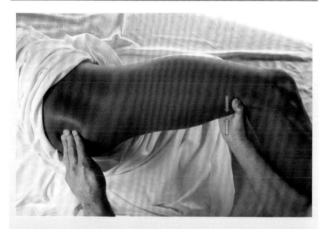

图 17-9 被检查者取侧卧位时也可触及臀大肌。嘱被检查者在髋关节后伸及外旋,可触诊远离床面一侧的臀大肌。被检查者取侧卧位时,髋关节后伸不对抗阻力,因此后伸大腿时,须用辅助手施加阻力来触诊臀大肌。

扳机点

1.臀大肌的扳机点(图 17-10)通常由急性或慢性过度使用(强离心性收缩,如身体前倾状态下走上坡路;或向心性收缩,如自由泳)、长时间维持肌肉牵伸状态(如髋关节屈曲位睡眠)、长时间坐位(后侧口袋装有厚皮夹)、外伤、注射及跖骨痛症所致。连接骶骨和骨盆深部上方的肌纤维的扳机点常合并骶髂关节紊乱。

2.臀大肌的扳机点可能引起被检查者坐立不安和疼痛,并出现髋关节屈曲受限,影响日常活动如坐立位、睡眠、弯腰等。

3.臀大肌扳机点牵涉痛模式须与臀中肌、臀小肌、梨状肌、阔筋膜张肌、股外侧肌、半腱肌、半膜肌、腰方肌和盆底肌的扳机点牵涉痛模式区别。

4.臀大肌的扳机点通常与骶髂关节紊乱、腰椎小关节综合征、股骨大转子滑囊炎、尾骨痛或椎间盘突出压迫神经等相混淆。

5.臀大肌相关联的扳机点常发生在臀中肌、臀小肌、腘绳肌、竖脊肌、股直肌和髂腰肌。

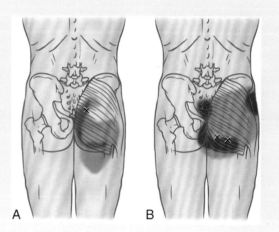

图 17-10 臀大肌常见扳机点及相应牵涉区域的后面观

臀大肌——俯卧位(续)

臀大肌的牵伸(图 17-11)

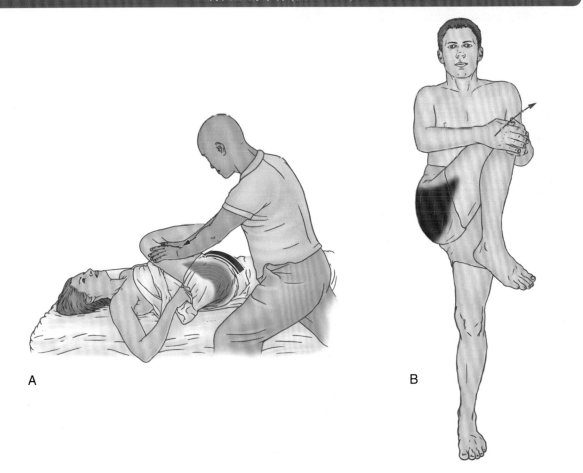

图 17-11　若被检查者屈髋屈膝过程中诉腹股沟处有挤压感,可沿腹股沟韧带放置一条卷起的小毛巾。(A)治疗师辅助牵伸。治疗师的手置于被检查者的大腿远端后侧部位。注意:被检查者用手抱腿保持牵伸的姿势。(B)自我牵伸。

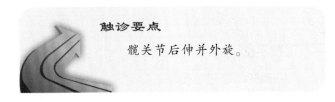

触诊要点

髋关节后伸并外旋。

臀中肌 (图 17-12)——侧卧位

☑ **附着点**

☐ 髂骨外侧面 (起于髂嵴正下方)

至

☐ 股骨大转子外侧

☑ **运动功能**

后束

☐ 在髋关节处外展大腿

☐ 在髋关节处伸展大腿

☐ 在髋关节处外旋大腿

☐ 在髋关节处后倾骨盆

☐ 在髋关节处下压骨盆

中束

☐ 在髋关节处外展大腿

☐ 在髋关节处下压骨盆

前束

☐ 在髋关节处外展大腿

☐ 在髋关节处屈曲大腿

☐ 在髋关节处内旋大腿

☐ 在髋关节处前倾骨盆

☐ 在髋关节处下压骨盆

初始体位 (图 17-13)

■ 被检查者取侧卧位

■ 治疗师站在被检查者身后

■ 触诊手置于髂嵴和股骨大转子之间

■ 辅助手置于大腿远端的外侧面

触诊步骤

1. 从髂嵴中点向远端触诊,嘱被检查者外展髋关节,感受臀中肌中束的收缩 (图 17-14)。如有必要,可用辅助手在被检查者外展大腿时施加阻力。

2. 垂直弹拨肌纤维,朝向远端股骨大转子方向触诊臀中肌的中束肌纤维。

3. 为触诊前束,嘱被检查者在髋关节屈曲并内旋大腿,将触诊手置于被检查者髂前上棘远端及后侧,感受臀中肌前束肌纤维的收缩 (图 17-15A,见触诊笔记第 1 条)。如有必要可施加阻力。

4. 为触诊后束,嘱被检查者在髋关节后伸并外旋大腿,将触诊手置于臀中肌的后上部位,感受臀中肌后束肌纤维的收缩 (图 17-15B,见触诊笔记第 1 条)。如有必要可施加阻力。

5. 一旦明确臀中肌的位置,嘱被检查者放松,触诊评估臀中肌的基础肌张力。

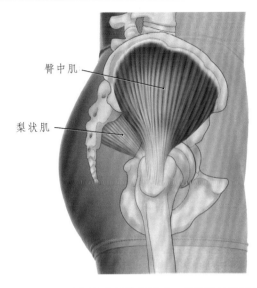

图 17-12 右侧臀中肌的外侧观。梨状肌被阴影化。

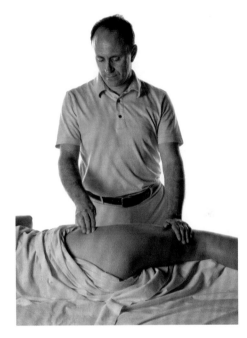

图 17-13 侧卧位触诊右侧臀中肌的初始体位。注意:治疗师通常站立于被检查者身后,但为了不遮挡读者视野,此图显示治疗师站立于被检查者身前。

臀中肌——侧卧位(续)

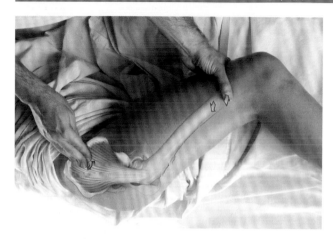

图 17-14　当被检查者尝试在髋关节外展大腿对抗阻力时，可在右侧髂嵴中心的远端触诊到臀中肌的中束肌纤维。

触诊笔记

1.臀中肌的中束浅表且易触及，臀中肌前束、后束在臀大肌深部，前束与阔筋膜张肌相邻，后束与梨状肌相邻，因此很难与这两块肌肉区分。

2.步行过程中，当一侧下肢抬离地面，由另一侧下肢承重时，可感受到支撑腿的臀中肌的收缩。此时，臀中肌使同侧骨盆下降，对侧骨盆上升，防止对侧骨盆向不承重的一侧倾斜。

触诊要点

嘱被检查者外展大腿，在髂嵴中点远端触诊。

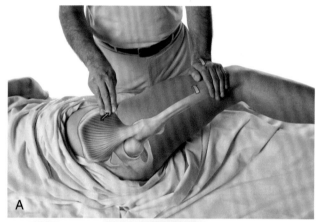

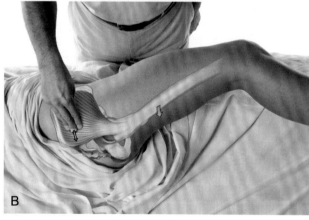

图 17-15　侧卧位触诊右侧臀中肌的前束和后束。(A)被检查者在髋关节外展、内旋大腿时触诊臀中肌前束。(B)被检查者在髋关节外展、外旋大腿时触诊臀中肌后束。

其他触诊体位——站立位(图 17-16)

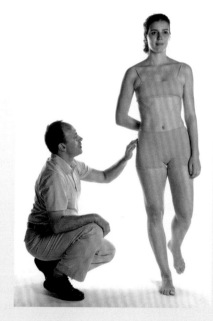

图 17-16　被检查者取站立位时易于触诊臀中肌中束。触诊髂嵴中点远端，嘱被检查者缓慢步行或双脚左右移动重心，能够感受到负重侧臀中肌的收缩。

臀中肌——侧卧位(续)

扳机点

　　1.臀中肌的扳机点(17-17)通常由以下原因导致:急性或慢性过度使用(如走路或跑步过多、在柔软的沙滩上行走、长期单侧下肢负重站立)、长期制动、骶髂关节紊乱、直接创伤、注射和跖骨痛等。

　　2.患侧卧或步行时臀中肌的扳机点疼痛,限制髋关节外展,导致髋关节疼痛,并出现避痛步态、坐骨神经样牵涉痛及骨盆姿势性下降(常伴有脊柱侧凸)。

　　3.臀中肌扳机点的牵涉痛模式须与臀大肌、臀小肌和梨状肌的扳机点的牵涉痛模式相鉴别。

　　4.臀中肌扳机点常与下背痛、骶髂关节紊乱、腰椎关节突关节综合征或股骨大转子滑囊炎相混淆。

　　5.臀中肌相关联的扳机点常发生于臀大肌、臀小肌、梨状肌、阔筋膜张肌及腰方肌。

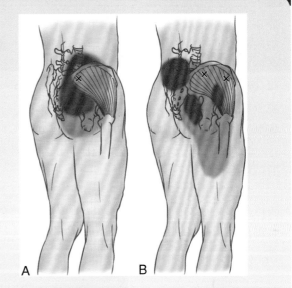

图 17-17　臀中肌常见扳机点及相应牵涉区域的后外侧观。

臀中肌的牵伸(图 17-18)

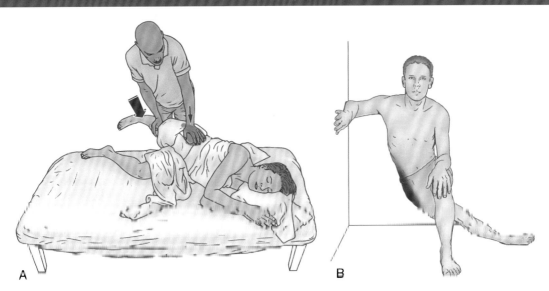

图 17-18　牵伸右侧臀中肌和臀小肌,被检查者的髋关节处于内收状态。(A)治疗师辅助牵伸。右手置于被检查者大腿远端外侧(非小腿部位),注意治疗师左手下压固定被检查者的骨盆,放置软垫更舒适。(B)自我牵伸。被检查者的左腿置于右腿前方,右侧大腿在髋关节内收。图 16-31 显示了臀中肌的另一种牵伸方法。

臀中肌——侧卧位(续)

绕行方法

臀小肌

　　臀小肌(图 17-19)位于臀中肌深部,起于髂骨外侧,止于股骨大转子。与臀中肌控制同样的动作,因此很难与臀中肌区分。注意:臀中肌前束主要负责髋关节内旋。

扳机点

　　1.臀小肌的扳机点通常由造成臀中肌扳机点的动作导致。

　　2.臀小肌扳机点通常会产生与臀中肌扳机点同样的症状。但是,与臀中肌和臀大肌相比,臀小肌扳机点的牵涉痛向远端延伸,可至踝关节处,且疼痛较为严重和持久。

　　3.臀小肌扳机点的牵涉痛模式必须与臀大肌、臀中肌、梨状肌、腘绳肌、阔筋膜张肌、腓肠肌、比目鱼肌、腓骨长肌和腓骨短肌、腘肌、胫前肌的扳机点的牵涉痛模式相鉴别。

　　4.臀小肌的扳机点常被错误地评估为 L5 或 S1 的神经压迫或股骨大转子滑囊炎。

　　5.臀小肌相关联的扳机点常发生在臀中肌、梨状肌、股外侧肌、腓骨长肌、臀大肌、阔筋膜张肌和腰方肌。

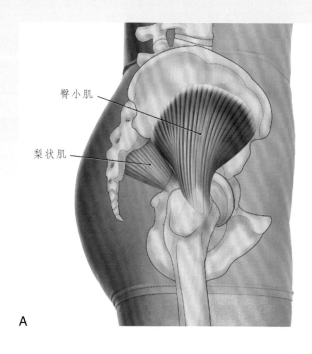

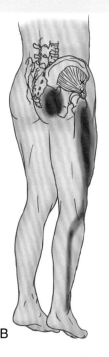

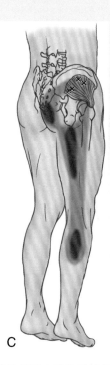

图 17-19　臀小肌示意图。(A)臀小肌的右侧面观,梨状肌被阴影化。(B,C)常见的臀小肌扳机点及其相应牵涉区域的后外侧观。

梨状肌(图 17-20)——俯卧位

☑附着点
☐ 骶骨前面
  至
☐ 股骨大转子

☑运动功能
☐ 在髋关节外旋大腿
☐ 在髋关节屈曲大腿至≥60°，梨状肌可使大腿在髋关节内旋
☐ 在髋关节屈曲大腿至90°时，梨状肌可使大腿在髋关节水平外展

初始体位(图 17-21)
■ 被检查者取俯卧位，膝关节屈曲90°
■ 治疗师站于被检查者身体一侧
■ 触诊手置于骶骨外侧，髂后上棘和骶骨顶点的连线之间
■ 辅助手置于小腿远端内侧，即踝关节近端

触诊步骤
1.首先找到髂后上棘和骶骨顶点之间的骶骨外侧，在此位置的外侧下压，即为梨状肌。
2.被检查者在髋关节外旋大腿时给予阻力，感受梨状肌的收缩(图 17-22)。注意：被检查者髋关节外旋指被检查者的足朝向身体中线(对侧)向内移动。
3.嘱被检查者做梨状肌交替收缩(对抗阻力)和放松时，在侧方沿股骨大转子上部继续触诊梨状肌时垂直弹拨肌纤维。
4.一旦明确梨状肌的位置，嘱被检查者放松，评估梨状肌的肌张力。

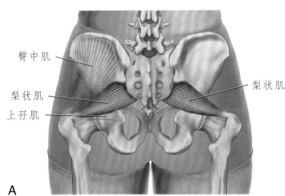
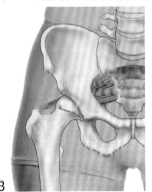

图 17-20 梨状肌示意图。(A)后面观。图示两侧的梨状肌。左侧的臀中肌和上孖肌被阴影化。(B)右侧梨状肌的前面观，显示在骶骨前面梨状肌的附着点。

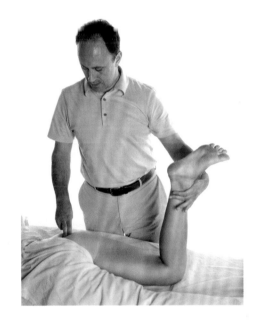

图 17-21 俯卧位触诊右侧梨状肌的初始体位。

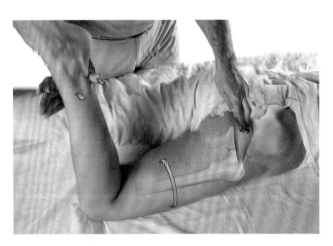

图 17-22 触诊右侧梨状肌，在被检查者试图在髋关节外旋大腿时给予轻至中等的阻力。

梨状肌——俯卧位(续)

触诊笔记

1.开始触诊前,定位骶骨中线,寻找股骨大转子,然后从骶骨中线到大转子能有效定位梨状肌。

2.被检查者在髋关节外旋大腿施加阻力时,避免肌肉强烈收缩,浅层臀大肌也可能收缩,干扰深层梨状肌的触诊。

3.辨别梨状肌与臀中肌上部、上孖肌下部的界线比较困难,因为这些肌肉同样参与髋关节外旋。当被检查者收缩梨状肌时,这些肌肉也可能收缩。

4.坐骨神经常经由前骨盆梨状肌和上孖肌之间进入臀部。坐骨神经从梨状肌腹穿过的比例为10%~20%。存在以上情况时,触诊梨状肌时须留意坐骨神经近端。

5.梨状肌与骶骨的连接可在前骶骨处触及,可戴手套经直肠触诊梨状肌,但这可能违背伦理。

6.如果在髋关节屈曲大腿接近60°或>60°,梨状肌由髋外旋肌变为髋内旋肌。这个动作可能改变梨状肌牵伸模式(图17-23)。

触诊要点

找到骶骨外侧缘中点,从该处画一条线至大转子。

梨状肌的牵伸

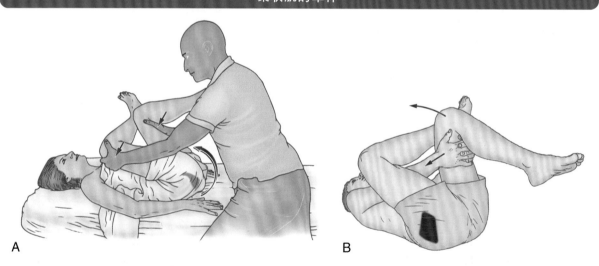

图17-23　用"数字4"牵伸法牵伸右侧梨状肌。被检查者在髋关节屈曲且外旋大腿,确保骨盆紧贴治疗床非常关键。注意:因为髋关节屈曲,梨状肌易由外旋牵伸成内旋。(A)治疗师辅助牵伸。(B)自我牵伸。图17-29显示了梨状肌的另一种牵伸方法。

梨状肌——俯卧位(续)

扳机点

1.梨状肌扳机点(图 17-24)常由急性或慢性肌肉过度使用、长时间肌肉持续收缩(如开车时一只脚放在油门上,侧睡时上方的大腿屈曲、内收)、骶髂关节扭伤、髋关节炎、跖骨痛、长短腿及足的过度内翻所致。

2.梨状肌扳机点可能会限制在髋关节内旋大腿,引起骶髂关节功能紊乱,在坐位时产生烦躁不安和不适感等,在髋关节外旋大腿导致足外翻。

3.梨状肌扳机点的牵涉痛模式须与臀大肌、臀中肌、臀小肌、腰方肌、盆底肌的扳机点牵涉痛模式相鉴别。

4.梨状肌的扳机点常与骶髂关节功能紊乱、梨状肌卡压综合征(压迫到坐骨神经)、椎间盘突出压迫 L5-S1 脊神经或者小关节面紊乱综合征等相混淆。

5.相关联的扳机点通常发生在臀小肌、上下孖肌、闭孔内肌、尾骨肌和肛提肌。

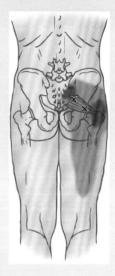

图 17-24 常见梨状肌扳机点及相应牵涉区域的后面观。

○ 绕行方法

尾骨肌和肛提肌

尾骨肌和肛提肌(图 17-25)是盆底肌肉,常认为不能被治疗师触及。然而,当活动被检查者后骨盆区域时,则能触诊这些肌肉。事实上,尾骨肌位于梨状肌的下方,与骶骨(尾骨)相连,肛提肌位于尾骨肌下方。

触诊时,先定位梨状肌,然后直接向下,环绕骶骨外侧,穿过尾骨肌(深及骶结节韧带和骶棘韧带)。为触及肛提肌,即直接触诊于骶尾骨外侧的尾骨肌下方。肛提肌表浅,常位于皮下结缔组织深层,被脂肪覆盖。当肌肉放松时,口窝位即可触诊这些肌肉。如果想利用尾骨肌和肛提肌来明确定位,可让被检查者做凯格尔运动(嘱被检查者直接收紧盆底肌群,类似憋尿)。

定位这些肌肉时,注意保护被检查者的隐私。最好从身体对侧触诊和活动肛提肌,从内侧到外侧远离中线触诊。

尾骨肌和肛提肌非常重要,它们与骶尾骨相连,以稳定骶髂关节。作为盆底肌群的一部分,它们也与多裂肌和腹横肌一起参与保持盆腹腔的完整性和腰椎的核心稳定。

扳机点

尾骨肌和肛提肌的扳机点通常会牵涉到骶尾区域。对于女性被检查者,肛提肌也可能会牵涉到阴道。

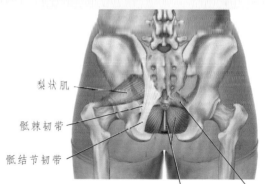

梨状肌
骶棘韧带
骶结节韧带
肛提肌   尾骨肌

图 17-25 尾骨肌和肛提肌的后面观。

股方肌(图 17-26)——俯卧位

☑ 附着点

☐ 坐骨结节外侧缘

至

☐ 股骨转子间嵴

☑ 运动功能

☐ 在髋关节外旋大腿

初始体位(图 17-27)

■ 被检查者取俯卧位,膝关节屈曲 90°

■ 治疗师站在被检查者一侧

■ 触诊手放在坐骨结节外侧缘的外侧

■ 辅助手放在小腿远端内侧面,即踝关节近端

触诊步骤

1. 开始先找到坐骨结节外侧缘。通常先找到坐骨结节下缘,然后再触诊到外侧缘。一旦定位,把触诊手放在坐骨结节外侧缘的外侧。

2. 施加轻柔到中等的力量,抵抗被检查者在髋关节外旋大腿,感受股方肌的收缩(图 17-28)。注意:髋关节外旋指被检查者的足向内侧移动至身体中线(和对侧)。

3. 当被检查者股方肌交替收缩(对抗阻力)和放松时,通过垂直弹拨肌纤维,沿外侧到转子间嵴持续触诊股方肌。

4. 一旦明确股方肌的位置,嘱被检查者放松,然后通过触诊来评估肌张力。

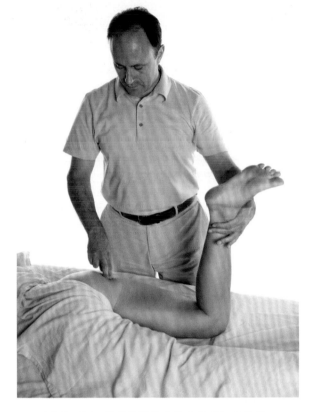

图 17-27 俯卧位触诊右股方肌的初始体位。

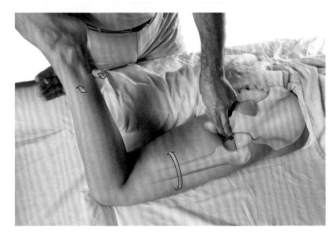

图 17-28 被检查者在对抗轻度到中度的阻力下在髋关节外旋大腿触诊股方肌。

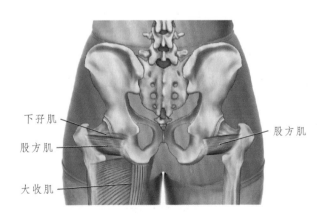

图 17-26 双侧股方肌的后面观。下孖肌和大收肌在左侧被阴影化。

下孖肌
股方肌
大收肌
股方肌

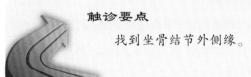

触诊要点

找到坐骨结节外侧缘。

股方肌——俯卧位(续)

触诊笔记

1.当在髋关节外旋大腿施加阻力时,嘱被检查者避免肌肉强烈收缩,导致更表层的臀大肌(同时也是外旋肌)同时收缩,干扰深层股方肌的触诊。

2.6 个髋关节的"深层外旋肌"中,梨状肌最为人熟知,而股方肌通常最大。

3.当髋关节屈曲 90°时,股方肌可在髋关节水平外展大腿。

4.触诊股方肌的时候要小心,因为坐骨神经直接在上方穿过。

股方肌的牵伸(图 17-29)

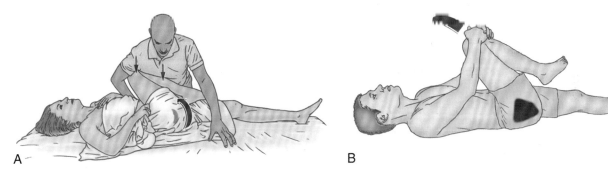

图 17-29 牵伸右侧的股方肌,被检查者的大腿屈曲水平跨越身体靠向对侧肩膀。将被检查者的骨盆固定于治疗床非常关键。(A)治疗师辅助牵拉。治疗师的腋窝顶住被检查者的膝盖以下。(B)自我牵伸。注意:如果牵伸时被检查者诉腹股沟处有挤压痛感,可沿着腹股沟韧带放一个小的毛巾卷。图 17-23 显示另一种牵拉方法。

扳机点

注意:股方肌扳机点、扳机点牵涉痛及其他深层的外旋肌扳机点牵涉痛模式(见绕行至其他深层外旋肌)尚不能和梨状肌的扳机点牵涉痛模式相辨别。此外,导致股方肌和其他深层外旋肌扳机点的因素很有可能和梨状肌一样。

股方肌——俯卧位(续)

绕行方法

其他深层外旋肌肉(图 17-30)

髋关节的其余 6 块深层外旋肌(梨状肌、上孖肌、闭孔内肌、下孖肌、闭孔外肌、股方肌),最上方是梨状肌,最下方是股方肌。这些肌肉都很小且难以辨别,最好以肌群形式触诊。要想触诊这些深层外旋肌,可沿梨状肌向下触诊,或找到股方肌再向上触诊。使用与触诊梨状肌和股方肌相同的步骤,即在被检查者在髋关节外旋大腿时依次施以轻度到中度的阻力。注意:由于闭孔内肌比其余的肌肉深,通常最难触诊。

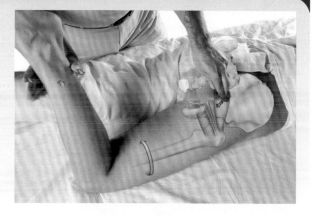

图 17-30 为触诊深层外旋肌,先定位梨状肌再向下依次进行。触诊时在被检查者在髋关节外旋大腿时施以轻度到中度的阻力。

骨盆肌肉

接下来的快速触诊回顾是本章肌肉触诊方案的概括。如果你仔细阅读并理解目前为止呈现的每个方案,快速触诊回顾部分会让你快速和有效地串联本章中所有肌肉的触诊方法。

被检查者取俯卧位

1.臀大肌:治疗师站在被检查者一侧,触诊手放在骶骨一侧,当被检查者在髋关节伸展及外旋大腿(如果需要,可以增加阻力)时,一旦感受到收缩,被检查者交替收缩和放松肌肉,垂直弹拨肌纤维,持续触摸臀大肌到其远端附着处。

被检查者取侧卧位

2.臀中肌:被检查者取侧卧位,治疗师站在被检查者后面,触诊手放在远端到髂嵴中点。当在髋关节外展大腿时感受臀中肌中束收缩(如需要可施以阻力)。若感受到收缩,被检查者交替收缩和放松肌肉,垂直弹拨肌纤维,继续在股骨大转子触摸远端中间纤维。前束和后束位于其他肌肉的深层,更难触诊和辨别。为触诊前束,触诊手放在髂前上棘的远端下面,嘱被检查者在髋关节屈曲和内旋大腿,感受深及阔筋膜张肌的臀中肌的前束收缩。如果感受到前束收缩,尝试触诊其他深及阔筋膜张肌的其他前束。触诊后束,触诊手放在臀大肌后上,嘱被检查者在髋关节伸展和外旋大腿,感受臀大肌深层的臀中肌后束收缩。一旦感受到,尝试触诊其他臀大肌深层的后束。注意:臀小肌完全位于臀中肌的深层,并且和臀中肌支配相同的

动作。因此,尽管它可以被触及,但很难与臀中肌进行区分。

3.梨状肌:被检查者取俯卧位,在膝关节 90°屈曲腿部。治疗师站在被检查者一侧。触诊手放在骶骨外侧,髂后上棘中点和骶骨顶端,当被检查者在髋关节外旋大腿对抗轻度到中度的阻力时,感受梨状肌的收缩。注意:处于这个体位外旋大腿时,被检查者的脚向身体中线移动。一旦感受到肌肉收缩,被检查者交替收缩和放松肌肉,垂直弹拨肌纤维,持续触摸梨状肌到股骨大转子的连接处。注意:辨别梨状肌和臀中肌上缘,以及梨状肌和上孖肌下缘比较困难。

4.股方肌:被检查者取俯卧位,在膝关节 90°屈曲腿部。治疗师站在被检查者一侧,触诊手放在坐骨结节外侧缘的外侧,当被检查者在髋关节外旋大腿抵抗轻度到中度的阻力时,感受股方肌的收缩。注意:处于此体位外旋大腿时,被检查者的足部向人体中线(和对侧)移动。一旦感受到,被检查者交替地收缩和放松肌肉,垂直弹拨肌纤维,持续地触诊股方肌向股骨的连接处。

5.绕行:其他深层外旋肌(上孖肌、闭孔内肌、下孖肌、闭孔外肌)。被检查者取俯卧位,在膝关节 90°屈曲腿部,治疗师站在被检查者一侧。这些位于梨状肌和股方肌之间的深层外旋肌又小又深,但常被触诊。然而,辨别它们非常困难(闭孔外肌比其他的肌肉更深,通常最难触诊)。在梨状肌和股方肌之间触诊这些肌肉,遵循相同的触诊原则,即被检查者在髋关节外旋时大腿施加轻度到中度的阻力。

复习题

1.列出臀小肌的附着点。

2.列出股方肌的附着点。

3.臀大肌的运动功能是什么?

4.梨状肌的运动功能是什么?

5.重力作用改变了什么? 如果有,从被检查者取仰卧位触诊臀大肌到取侧卧位触诊臀大肌是否有变化?

6.为什么完全触及臀中肌比较困难?

7.什么因素使臀中肌和臀小肌在触诊时难以被辨别?

8.触诊梨状肌的第一步是什么?

9.为什么在触诊股方肌的时候须谨慎小心?

10.用什么方法可以触诊到梨状肌与骶骨前面的连接处?

11.在梨状肌的边缘,鉴别哪两块肌肉比较困难?

12.哪块臀肌的扳机点牵涉区域可以延伸至踝关节?

13.哪块肌肉的扳机点是在走上坡及弯腰时产生疼痛?

14.描述臀大肌的牵伸方法,包括上部和下部纤维。

15.如何减轻牵伸相关肌肉如臀大肌或者股方肌时出现的腹股沟区域刺痛?

16.行走的时候,在负重侧骨盆下降的原因是什么?

17. 在髋关节外旋大腿和足弓之间的关系是什么?

案例学习

被检查者为一名48岁男性,第一次来到治疗师办公室,他过去的治疗经历有限,仅在少年时期因肩伤接受物理治疗。他现在希望把按摩作为"中年危机"生活中的常规治疗。

既往史:被检查者在16岁时发生左冈上肌撕裂,25岁时行左侧腹股沟疝修复,32岁时发生右桡骨骨折。他是休闲垒球队的一员且每周参加武术课程。被检查者作为客户经理,工作压力很大,有高血压病史,药物控制血压尚可。一年前,因事业和健康原因辞职,现在他作为一名远程驾驶员,正在实现自己去更多国家的愿望。

被检查者主诉下背痛,伴有间歇性右腿放射痛,偶有侧踝痛。数周前症状逐渐加重,清晨疼痛最轻(2/10),但工作或运动时(6~8/10)加重,止痛药无效。他的调度员和武术指导都建议他接受按摩治疗。

1.在这个疼痛模式中可能牵涉哪些肌肉?

2.被检查者正在做或可以做的事情会是否会加重或减轻这个状况? 如果有,是什么?

3.评估被检查者时,还须考虑哪些其他因素?

(刘强 译 伊文超 刘强 校)

第 18 章

过程 9 大腿肌肉的触诊

概述

　　本章描述大腿肌肉的触诊过程。从大腿后群的腘绳肌开始,然后到大腿前侧肌群(包括股四头肌),最后是大腿内侧的内收肌群。除了腘绳肌触诊在俯卧位下进行,其余肌肉的触诊均在仰卧位下进行,右侧大腿平放在治疗床上,小腿悬于床外,左侧髋关节与膝关节屈曲,脚置于治疗床上(以触诊右侧肢体为例)。这种姿势可固定骨盆和腰椎,使右下肢舒适地悬在床沿。具体触诊姿势参见下图(然而本章罗列的一些肌肉的触诊,被检查者也需要双腿悬于床沿,这么做不是为了改变读者对触诊的认识,需要注意的是,长时间将双腿同时悬于床沿会感觉非常不适)。尽管被检查者在治疗时很少采取该姿势,但这个姿势有利于触诊大腿肌群,因为这个姿势可以使目标肌肉收缩来帮助治疗师定位。如有必要,可将整个下肢平放在治疗床上进行触诊,本章也会介绍其他姿势。本章还会对大腿每块肌肉的扳机点方面的知识及牵伸技术做一些讲解。牵伸技术包括治疗师辅助牵伸和被检查者自我牵伸。本章最后部分是高级的快速触诊回顾,对本章提及所有肌肉的连续触诊做一个总结。

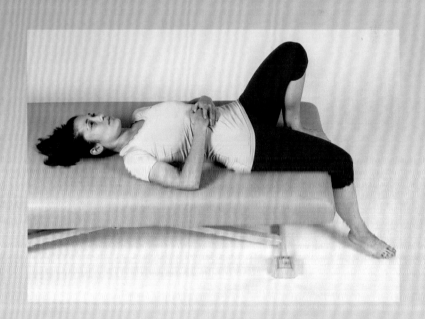

432

本章目标

阅读完本章,学生或治疗师应该能够完成以下内容:

1. 描述肌肉附着点。
2. 描述肌肉运动功能。
3. 描述触诊初始体位。
4. 描述并解释每一步触诊步骤的目的。
5. 触诊每块肌肉。
6. 描述"触诊要点"。
7. 描述肌肉替代触诊体位。
8. 描述常见位置的扳机点。
9. 描述扳机点的牵涉区域。
10. 描述常见导致扳机点或使其长期存在的因素。
11. 描述扳机点引起的常见症状。
12. 描述治疗师辅助或自我牵伸技术。

骨盆和大腿肌肉的后面观、前面观,右侧骨盆和大腿的内侧观和外侧观如图 18-1 至图 18-4 所示。

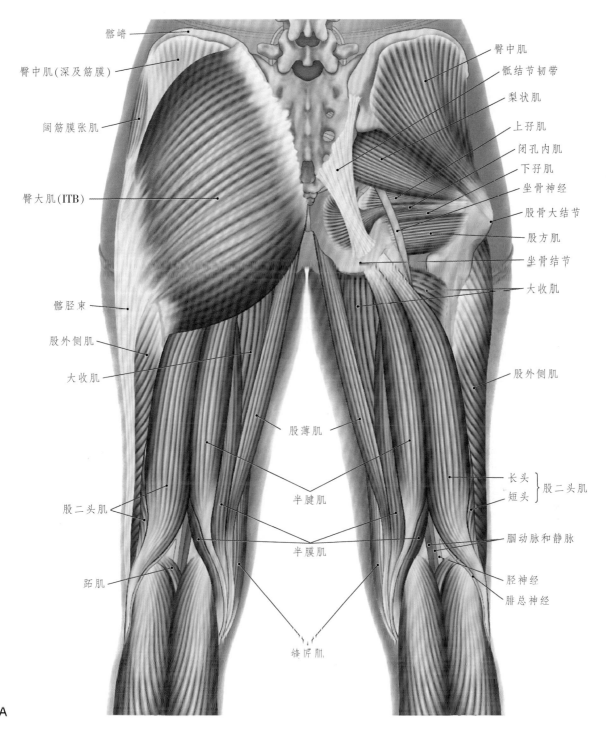

A

图 18-1　骨盆和大腿肌肉的后面观。(A)左侧是浅层观,右侧是中层观。(待续)

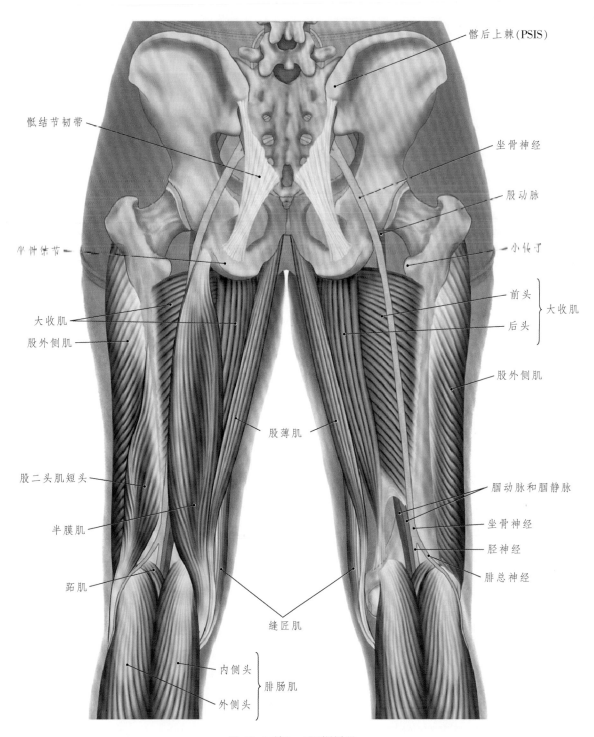

髂后上棘(PSIS)

骶结节韧带

坐骨神经

股动脉

坐骨结节

小转子

前头 }

后头 } 大收肌

大收肌

股外侧肌

股外侧肌

股薄肌

股二头肌短头

腘动脉和腘静脉

半膜肌

坐骨神经

胫神经

腓总神经

跖肌

缝匠肌

内侧头 }

腓肠肌

外侧头

B

图 18-1(续)　(B)深层观。

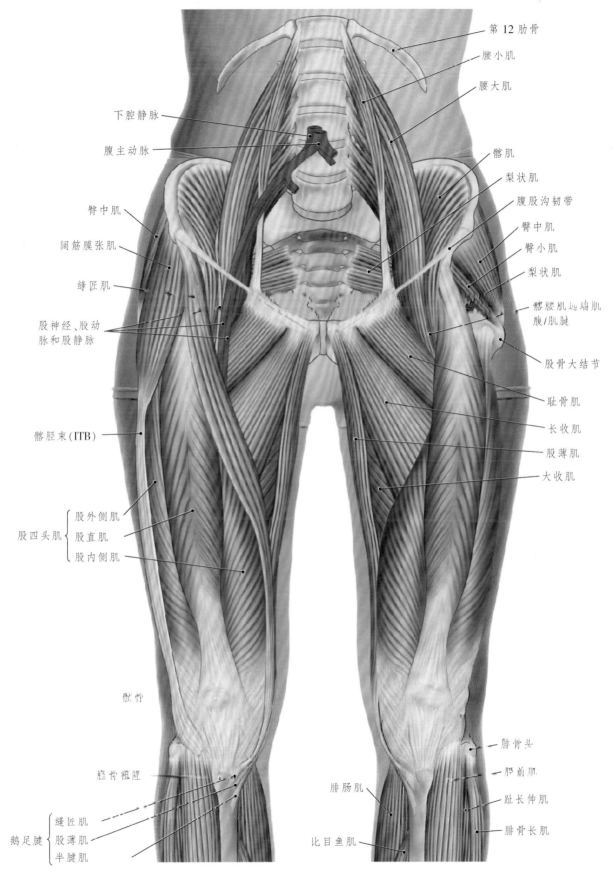

第 12 肋骨

腰小肌

腰大肌

下腔静脉

腹主动脉

髂肌

梨状肌

腹股沟韧带

臀中肌

臀中肌

臀小肌

阔筋膜张肌

梨状肌

缝匠肌

髂腰肌远端肌腹/肌腱

股神经、股动脉和股静脉

股骨大结节

耻骨肌

髂胫束(ITB)

长收肌

股薄肌

大收肌

股四头肌 { 股外侧肌 股直肌 股内侧肌

腓骨头

胫骨粗隆

胫前肌

趾长伸肌

腓肠肌

腓骨长肌

鹅足腱 { 缝匠肌 股薄肌 半腱肌

比目鱼肌

A

图 18-2 大腿的前面观。(A)右侧为浅层观，左侧为中层观。(待续)

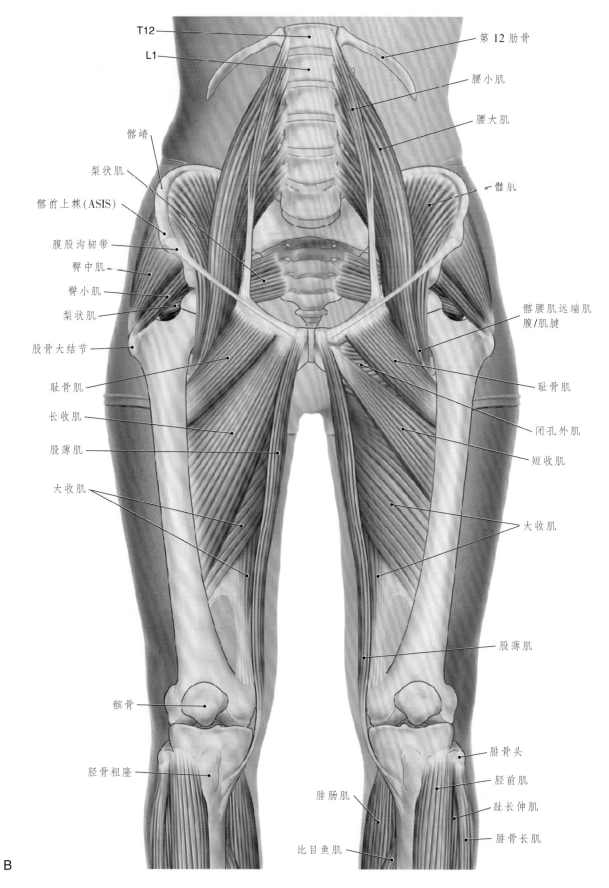

图 18-2(续)　(B)深层观。

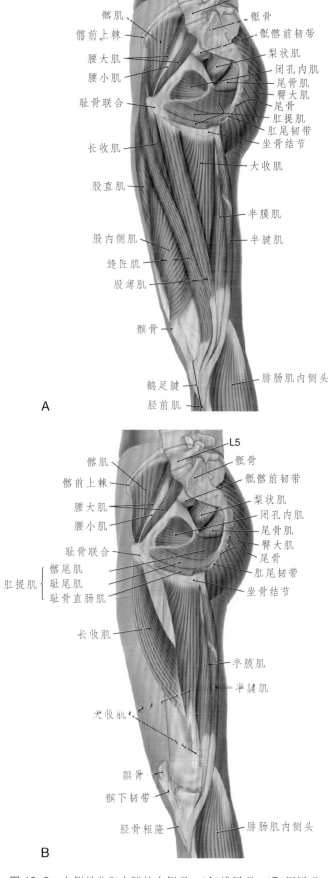

髂肌
髂前上棘
腰大肌
腰小肌
耻骨联合
长收肌
股直肌
股内侧肌
缝匠肌
股薄肌
髌骨
鹅足腱
胫前肌

L5
骶骨
骶髂前韧带
梨状肌
闭孔内肌
尾骨肌
臀大肌
尾骨
肛提肌
肛尾韧带
坐骨结节
大收肌
半膜肌
半腱肌
腓肠肌内侧头

A

髂肌
髂前上棘
腰大肌
腰小肌
耻骨联合
肛提肌 { 髂尾肌
耻尾肌
耻骨直肠肌
长收肌
大收肌
髌骨
髌下韧带
胫骨粗隆

L5
骶骨
骶髂前韧带
梨状肌
闭孔内肌
尾骨肌
臀大肌
尾骨
肛尾韧带
坐骨结节
半膜肌
半腱肌
腓肠肌内侧头

B

图 18-3　右侧骨盆和大腿的内侧观。(A)浅层观。(B)深层观。

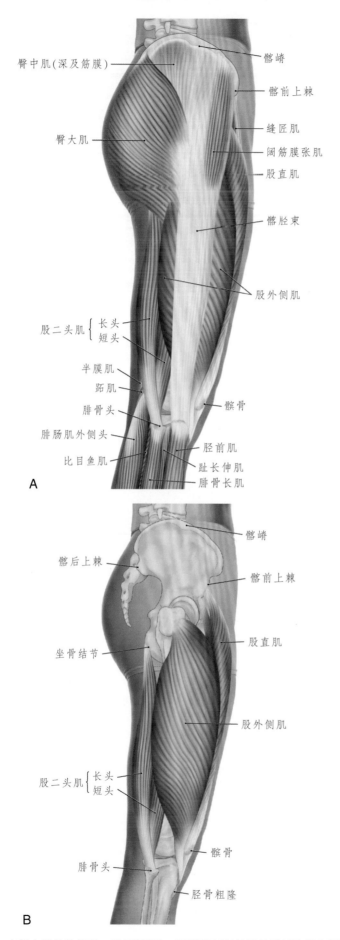

图 18-4 右侧大腿的外侧观。(A)浅层观。(B)深层观(仅显示股四头肌和腘绳肌的股二头肌)。

腘绳肌（图 18-5）——俯卧位

外侧腘绳肌：股二头肌、长头和短头
内侧腘绳肌：半腱肌和半膜肌

☑ 附着点

股二头肌
☐ 坐骨结节（长头）和股骨粗隆（短头）
　　至
☐ 腓骨小头和胫骨外侧髁

半腱肌
☐ 坐骨结节
　　至
☐ 胫骨前内侧近端

半膜肌
☐ 坐骨结节
　　全
☐ 胫骨内侧髁后表面

☑ 运功功能

所有三块腘绳肌：
☐ 在膝关节屈曲小腿
☐ 在髋关节伸展大腿
☐ 在膝关节后倾骨盆

外侧腘绳肌
☐ 在膝关节外旋小腿

内侧腘绳肌
☐ 在膝关节内旋小腿

注意：股二头肌短头没有跨过髋关节，因此它不能在髋关节活动。

初始体位（图 18-6）
■ 被检查者取俯卧位，在膝关节屈曲部分小腿
■ 治疗师站在被检查者一侧
■ 触诊手放在坐骨结节远端
■ 辅助手放在小腿远端，即踝关节近端

触诊步骤
1 触诊坐骨结节远端，嘱被检查者对抗阻力在膝关节屈曲小腿，感受腘绳肌的收缩。
2. 轻轻地垂直按压肌肉，沿股二头肌延伸至腓骨小头，重复这个步骤，从坐骨结节沿内侧腘绳肌延伸至胫骨内侧附着点（图 18-7）。
3. 一旦明确腘绳肌的位置，嘱被检查者放松，触诊并评估肌肉的基础张力。

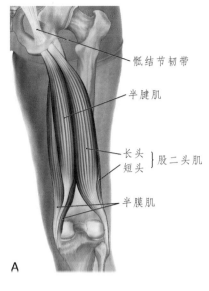

A

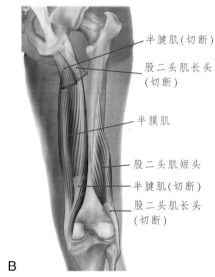

B

图 18-5　右侧腘绳肌的后面观。（A）三块腘绳肌的浅层观。（B）深层观。半腱肌近端和远端肌腱及股二头肌长头被切断和阴影化。

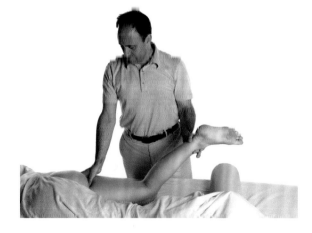

图 18-6　俯卧位触诊右侧腘绳肌的初始体位。

腘绳肌——俯卧位(续)

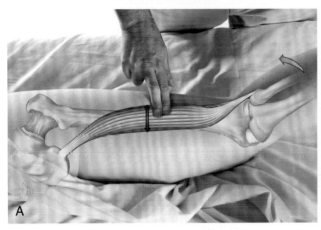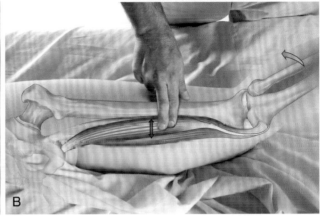

图 18-7 被检查者对抗阻力在膝关节屈曲小腿时触诊右大腿的浅表腘绳肌。(A)触诊外侧的股二头肌长头。(B)触诊内侧的半腱肌。

 触诊笔记

1.在远端，腘绳肌内外侧肌腱相距很远且易区分，而在近端，肌腹彼此相邻，难以区分。在膝关节处旋转小腿是个很好的辨别方法。内侧腘绳肌可内旋小腿，外侧腘绳肌可以外旋小腿。只有膝关节屈曲时才能旋转，建议在膝关节屈曲90°时进行旋转触诊。

2.如果被检查者不对抗辅助手阻力在膝关节屈曲小腿以收缩腘绳肌，治疗师要用辅助手托住被检查者的小腿，让腘绳肌完全放松。如果被检查者将小腿屈曲置于空中，腘绳肌无法完全放松。通过完全收缩与完全放松之间的张力变化更容易定位和触诊。

3.很难区分半腱肌与半膜肌肌腱。注意半腱肌的远端肌腱明显且易触诊，半膜肌的肌腱在半腱肌肌腱两侧均可触及，内侧更为明显(图 18-8)。

4.股二头肌肌腹的正前方是股外侧肌，可通过在膝关节屈伸和伸展小腿来区分这两块肌肉的边缘。大腿近端内侧腘绳肌的正前方是大收肌，通过屈曲小腿可以区分它们的边缘。大收肌未跨过髋关节，在腘绳肌收缩、膝关节屈曲时大收肌放松。

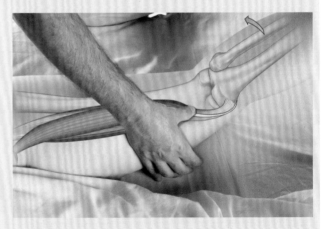

图 18-8 半膜肌远端可以在半腱肌远端的任何一侧触及。图示是在其外侧触诊。

腘绳肌——俯卧位(续)

其他触诊体位——坐位

被检查者取坐位,足部平放在地面上,在膝关节可以自由旋转小腿来定位远端股二头肌、半腱肌与股薄肌的肌腱(图 18-9)。外旋时,股二头肌在外侧很容易被触诊,内旋时内侧的半腱肌和股薄肌显得很突出,其中半腱肌更大、更靠近外侧(更靠近大腿中线)。

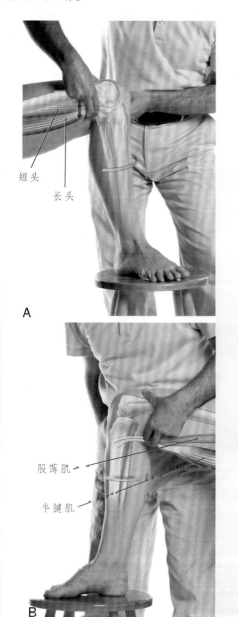

短头

长头

A

股薄肌

半腱肌

B

图 18-9　在被检查者在膝关节旋转小腿时触诊股二头肌、半腱肌、股薄肌远端肌腱。(A)被检查者外旋小腿时触诊股二头肌。(B)被检查者内旋小腿时,触诊半腱肌和股薄肌。注意:图示被检查者站立,足部放到凳了上。

扳机点

1.腘绳肌扳机点(图 18-10)产生和长期存在的原因是肌肉急性或慢性的过度使用,以及长期坐位导致大腿后侧远端缺血,长期像胎儿一样的卧姿导致的肌肉短缩也会导致扳机点的产生。

2.内侧腘绳肌扳机点产生表面刺痛,而外侧腘绳肌扳机点产生深层钝痛,外侧扳机点通常会使被检查者夜间痛醒,无法入眠。

3.腘绳肌扳机点的牵涉痛模式要与梨状肌、臀中肌、臀小肌、闭孔内肌、股外侧肌、腘肌、跖肌、腓肠肌的扳机点疼痛牵涉痛模式区分开。

4.腘绳肌扳机点经常会被误诊为坐骨神经痛或膝关节退行性病变。

5.相关扳机点通常发生在大收肌、股外侧肌、腓肠肌、髂腰肌和股四头肌。

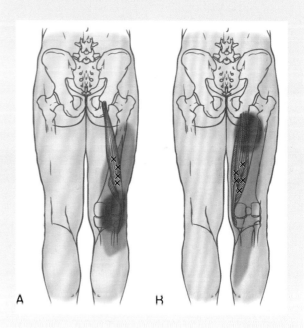

A　　　　B

图 18-10　腘绳肌外侧和内侧常见的扳机点及相应牵涉区域的后面观。(A)腘绳肌外侧(股二头肌)。(B)腘绳肌内侧(半腱肌和半膜肌)。

腘绳肌——俯卧位(续)

腘绳肌的牵伸(图 18-11)

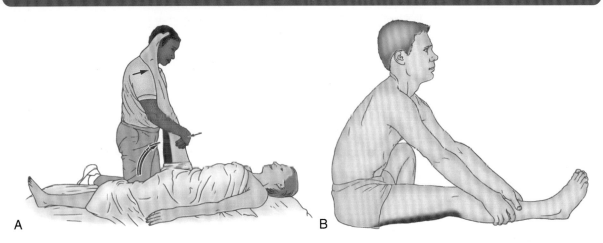

图 18-11　牵伸右侧腘绳肌：被检查者在膝关节完全伸直时屈曲髋关节。(A)治疗师辅助牵伸。在髋关节处屈曲大腿使髋关节屈曲。(B)自我牵伸。通过在髋关节处前倾骨盆屈曲髋关节。注意：在牵伸时，脊柱不能弯曲。

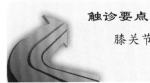

触诊要点

膝关节对抗阻力屈曲。

 绕行方法

大收肌

　　一旦在大腿后侧近端定位到内侧腘绳肌，沿着内侧缘向内侧(前侧)移动即可触及大收肌，它位于内侧腘绳肌与股薄肌之间。为明确定位，嘱被检查者屈曲膝关节，这时腘绳肌和股薄肌收缩而大收肌未收缩。髋关节对抗阻力内收可以使大收肌(和股薄肌)收缩(图 18-12)。

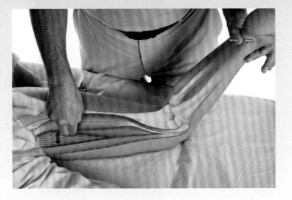

图 18-12　大收肌可以在腘绳肌、股薄肌内侧被触及。当被检查者屈曲膝关节时内侧的腘绳肌和股薄肌收缩，但大收肌不会。

阔筋膜张肌(图 18-13)——仰卧位

☑ 附着点

□ 髂前上棘(ASIS)和前侧髂嵴

　至

□ 髂胫束(ITB),大腿下 1/3

☑ 运功功能

□ 在髋关节内旋大腿

□ 在髋关节屈曲大腿

□ 在髋关节外展大腿

□ 在髋关节前倾骨盆

□ 在髋关节同侧骨盆下降

初始体位(图 18-14)

■ 被检查者取仰卧位,右侧大腿平放在治疗床上,小
　腿悬于治疗床外

■ 治疗师站在被检查者身体一侧

■ 触诊手置于靠近髂前上棘外侧

■ 如果需要施加阻力,辅助手置于大腿前外侧远端

触诊步骤

1. 嘱被检查者内旋屈曲髋关节,在靠近髂前上棘稍
　外侧即可感受到阔筋膜张肌的收缩(图 18-15)。

2. 继续触诊阔筋膜张肌,垂直按压肌肉并向远端延
　伸至髂胫束。

3. 通常让被检查者对抗自身重力抬起内旋的大腿屈
　曲即可感受到阔筋膜张肌的收缩。如果需要,可以
　用辅助手在大腿前外侧远端施加额外的阻力。

4. 一旦准确定位阔筋膜张肌,嘱被检查者放松,触诊
　并评估基础张力。

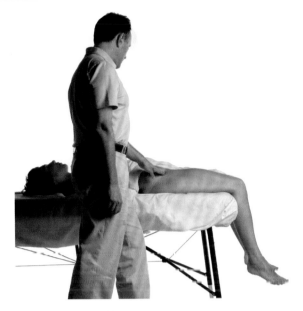

图 18-14　仰卧位触诊右阔筋膜张肌的初始体位。

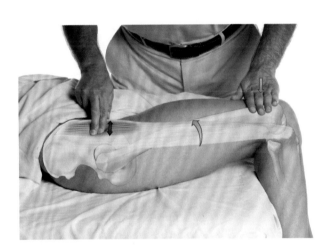

图 18-15　通过被检查者在髋关节屈曲和内旋大腿可以触及
右阔筋膜张肌。

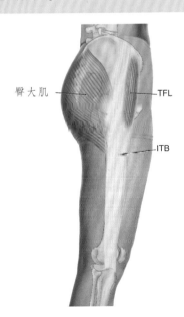

臀大肌　TFL

ITB

图 18-13　右侧阔筋膜张肌(TFL)的外侧观,臀大肌被阴影化。
ITB,髂胫束。

阔筋膜张肌——仰卧位(续)

触诊笔记

1. 阔筋膜张肌的位置表浅，很容易触诊。

2. 比较阔筋膜张肌和缝匠肌的触诊程序很有意思，因为这两块肌肉与 ASIS 可在髋关节屈曲大腿，但是阔筋膜张肌可以内旋大腿，而缝匠肌可以外旋大腿。因此，在触诊阔筋膜张肌的时候，触诊手放在髂前上棘内侧，嘱被检查者在髋关节内旋和屈曲大腿。触诊缝匠肌的时候，触诊手放在髂前上棘外侧，嘱被检查者在髋关节外旋和屈曲大腿。

3. 阔筋膜张肌和缝匠肌近端附着点中间是股直肌肌群。

4. 小腿悬于床沿是为了辨别股直肌，在该体位嘱被检查者在膝关节伸直(伸展)小腿，髋关节保持不动，保持屈肌不收缩，即可快速定位股直肌。一旦定位了股直肌，就很容易区分股直肌与阔筋膜张肌。此外，这种姿势也有利于触诊大腿前侧和内侧的其他肌肉。

其他触诊体位——侧卧位(图 18-16)

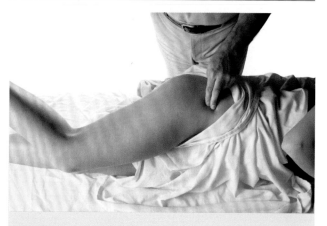

图 18-16　因为阔筋膜张肌位于大腿前外侧，在被检查者取侧卧位时很容易触诊到。嘱被检查者在髋关节内旋和屈曲(可能稍微增加内收的力)大腿，可触及 TFL 收缩。

扳机点

1. 扳机点产生和长期存在的原因是肌肉急性或慢性的过度使用，长期像胎儿一样的卧姿或坐姿导致的肌肉短缩也会导致扳机点的产生。

2. 阔筋膜张肌的扳机点牵涉痛模式必须与臀中肌、臀小肌、股外侧肌和腰方肌的扳机点牵涉痛模式相区分(图 18-17)。

3. 阔筋膜张肌的扳机点经常会被误诊为转子滑膜炎、骶髂关节综合征或感觉异常性股骨痛。

4. 相关扳机点通常出现在臀小肌前侧、股直肌、髂腰肌和缝匠肌。

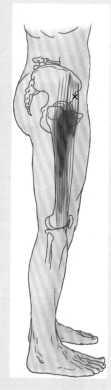

图 18-17　阔筋膜张肌常见的扳机点及相应牵涉区域的侧面观。

触诊要点

内旋和屈曲大腿。

阔筋膜张肌——仰卧位(续)

阔筋膜张肌的牵伸(图 18-18)

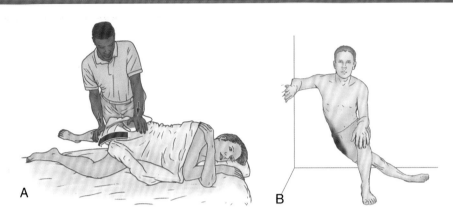

图 18-18 右侧阔筋膜张肌牵伸。被检查者伸展和内收大腿。(A)治疗师辅助牵伸。治疗师扶住被检查者的大腿外侧(而非小腿)。如果被检查者外旋大腿,会加强对 TFL 的牵伸。注意:治疗师的另一只手固定被检查者的骨盆防止下沉,用一个软垫会比较舒适。(B)自我牵伸。被检查者斜靠在墙上,起到固定和支撑作用。注意:不要对踝关节背侧施加太大的重力。图 16-31 显示了另一种牵伸方法。

缝匠肌(图 18-19)——仰卧位

✅ **附着点**

☐ 髂前上棘
　　至
☐ 胫骨近端前内侧面

✅ **运动功能**

☐ 在髋关节外旋大腿
☐ 在髋关节屈曲大腿
☐ 在髋关节外展大腿
☐ 在髋关节同侧骨盆前倾
☐ 在髋关节同侧骨盆下降
☐ 在膝关节屈曲小腿
☐ 在膝关节内旋小腿

初始体位(图 18-20)

■ 被检查者取仰卧位,右侧大腿平放在治疗床上,小腿悬于治疗床外
■ 治疗师站在被检查者身体一侧
■ 触诊手置于靠近髂前上棘内侧
■ 如果需要施加阻力,可以将辅助手放在大腿前内侧远端

触诊步骤

1. 嘱被检查者在髋关节外旋和屈曲大腿,在靠近髂前上棘稍内侧即可感受到缝匠肌的收缩(图 18-21)。
2. 如果需要,可以用辅助手施加外旋和屈曲的阻力。
3. 继续触诊缝匠肌,垂直按压肌肉并向远端延伸至其附着点。
4. 一旦准确定位缝匠肌,嘱被检查者放松,触诊并评估基础肌张力。

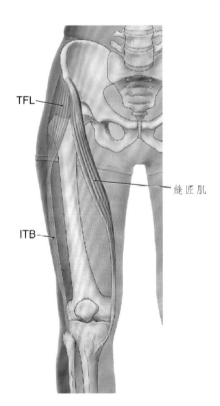

图 18-19 右侧缝匠肌的前面观。阔筋膜张肌和髂胫束被阴影化。

缝匠肌——仰卧位(续)

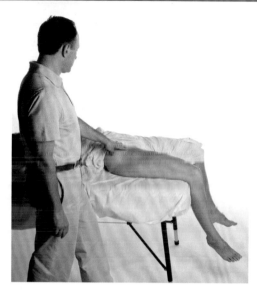

图18-20　仰卧位触诊右侧缝匠肌的初始体位。

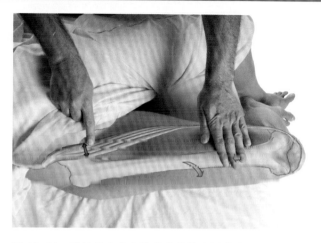

图18-21　当被检查者在髋关节外旋和屈曲大腿时，右侧缝匠肌近端肌腹参与收缩，并很容易触及。注意：治疗师通常会站在检查床的同侧触诊，但这张照片显示的是站在检查床的对面。

触诊笔记

1.尽管缝匠肌的位置很表浅，但是在触诊其远端1/2时很难区分缝匠肌与相邻的肌肉。一种定位方法是首先定位大腿远端的股内侧肌（股内侧肌通常很显著），嘱被检查者在膝关节伸展小腿，即可感受到股内侧肌的收缩。一旦定位股内侧肌，向内(后)侧移动即可触及缝匠肌，然后嘱被检查者在膝关节屈曲小腿，感受缝匠肌的收缩。在这种体位下，嘱被检查者用小腿向下压治疗床完成膝关节屈曲（图18-22）。

2.除了外旋屈曲髋关节之外，还可在髋关节外旋和屈曲大腿。

3.阔筋膜张肌和缝匠肌的触诊很相似，在触诊缝匠肌的时候，触诊手放在髂前上棘外侧，嘱被检查者在髋关节外旋和屈曲大腿。在触诊阔筋膜张肌的时候，触诊手放在髂前上棘内侧，嘱被检查者在髋关节内旋和屈曲大腿。注意：缝匠肌和阔筋膜张肌之间是股直肌。

4.在近端，缝匠肌内侧缘构成股三角外侧缘，股三角内有髂腰肌、耻骨肌、股神经、股动脉和股静脉。

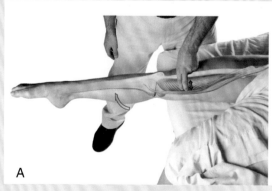
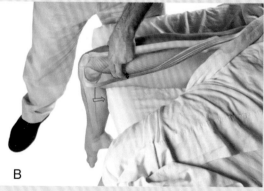

图18-22　定位股内侧肌后，可以触诊右侧缝匠肌远端肌腹。(A)被检查者在膝关节伸直小腿时，可触诊参与收缩的股内侧肌。(B)一旦明确股内侧肌的位置，嘱被检查者对抗阻力在膝关节屈曲小腿，治疗师可在股内侧肌的内侧(后侧)直接触诊缝匠肌远端肌腹。

缝匠肌——仰卧位(续)

其他触诊体位——侧卧位(图 18-23)

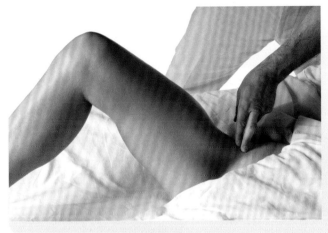

图 18-23 被检查者取仰卧位,大腿和小腿置于检查床上,可触及缝匠肌。被检查者在髋关节外旋和屈曲大腿时可触及参与收缩的缝匠肌。

扳机点

1.缝匠肌扳机点(图 18-24)产生和长期存在的原因是肌肉急性或慢性过度使用,长期盘腿坐位,婴儿取卧姿睡觉导致肌肉短缩也会产生扳机点。

2.与常见的肌筋膜扳机点产生的钝痛相比,缝匠肌扳机点一般产生浅表的锐痛和刺痛。

3.缝匠肌扳机点的牵涉痛模式须与股内侧肌、股中间肌、耻骨肌、髂腰肌和三块内收肌的扳机点区分。

4.缝匠肌扳机点经常被误诊为感觉异常性股骨痛或内侧膝关节功能障碍。

5.相关扳机点还会出现在股四头肌和三块内收肌。

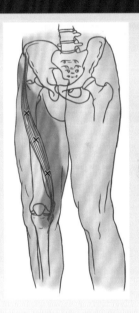

图 18-24 缝匠肌常见的扳机点及相应牵涉区域的前内侧观。

触诊要点

外旋和屈曲大腿。

缝匠肌—仰卧位(续)

缝匠肌的牵伸(图 18-25)

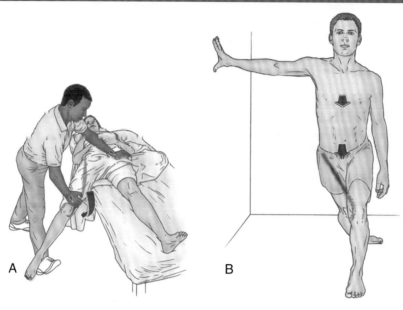

图 18-25　缝匠肌的牵伸。被检查者伸展和内旋大腿，膝关节完全伸展。(A)治疗师辅助牵伸。尽可能避免被检查者内收大腿是很重要的。注意：治疗师的另一只手固定被检查者的骨盆，避免骨盆前倾和向牵伸侧旋转，用软垫可以舒适一些。(B)自我牵伸。给予内收的大腿伸展和内旋的力。注意：确保重力不要过多地施加在踝关节的背侧非常重要。

⟳ 绕行方法

髂腰肌远端肌腹与肌腱

　　从缝匠肌近端肌腱向内侧滑动，即可触及髂腰肌远端肌腹和肌腱。为了确定是否为髂腰肌，可以嘱被检查者在脊柱关节轻度屈曲躯干(小幅度的仰卧起坐)，感受髂腰肌远端腰大肌束的肌腹和肌腱的张力(髂腰肌里的腰大肌更靠近内侧)(图18-26)。注意，当大幅度仰卧起坐时，为了保持骨盆稳定，防止骨盆后倾(髋关节屈肌使骨盆前倾)。注意股神经、股动脉和股静脉附着在髂腰肌远端肌腹和肌腱之上。

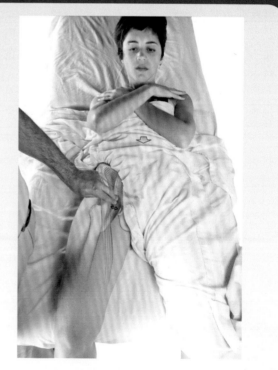

图 18-26　被检查者取仰卧位做蜷曲动作时，可在缝匠肌内侧触及右腰大肌的远端肌腹和肌腱。

股四头肌——仰卧位

股四头肌(图 18-27)包括股直肌、股内侧肌、股中间肌和股外侧肌。

☑ 附着点

股直肌

□ 髂前上棘

至

□ 胫骨结节

股内侧肌、股外侧肌和股中间肌

□ 股骨粗线

至

□ 胫骨结节

☑ 运动功能

□ 所有四块股四头肌都可以在膝关节伸展小腿

股直肌还可以:

□ 在膝关节屈曲小腿

□ 在髋关节前倾骨盆

初始体位(图 18-28)

■ 被检查者取仰卧位,右侧大腿平放在治疗床上,小腿悬于治疗床外

■ 治疗师站在被检查者的身体一侧

■ 触诊手置于大腿前侧近端

■ 如果需要施加阻力,可以将辅助手放在小腿远端,对踝关节处给予阻力

触诊步骤

1. 在近端,股直肌位于阔筋膜张肌和缝匠肌之间,可以先定位阔筋膜张肌肌腱,然后向内侧移动,也可以先定位缝匠肌肌腱,然后向外侧移动,两种方法都可以定位股直肌。

2. 嘱被检查者在膝关节伸展小腿,感受股直肌的收缩(图 18-29A)。如果需要,可以用辅助手给予适当阻力。

3. 垂直按压肌腹,一直向远端延伸至胫骨结节。

4. 当触诊大腿前内侧的股内侧肌时,可以在被检查者在膝关节伸直小腿时,在髌骨内侧近端感受到股内侧肌的收缩。然后垂直按压肌腹,尽可能触诊股内侧肌肌腹(图 18-29B)。

5. 当触诊大腿前外侧的股外侧肌时,可以在被检查者在膝关节伸直小腿时,在髌骨外侧近端感受到股外侧肌的收缩。然后垂直按压肌腹,在大腿前外侧触诊股外侧肌,股外侧肌在大腿外侧位于髂胫束深层,在大腿后外侧刚好位于髂胫束后方(图 18-29C)。

6. 一旦明确股四头肌的位置,嘱被检查者放松,触诊并评估基础张力。

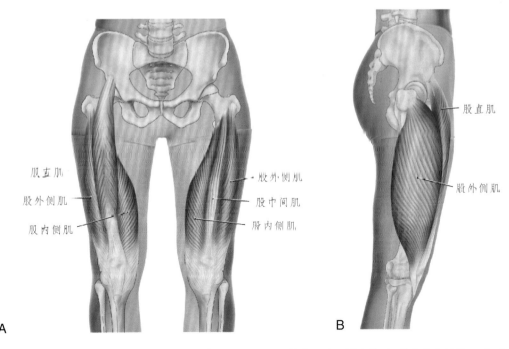

图 10-27 股四头肌。(A)浅层和深层前面观。右侧是浅层观,左侧的股直肌被去除后,露出股中间肌。(B)右腿的外侧观。

股四头肌——仰卧位(续)

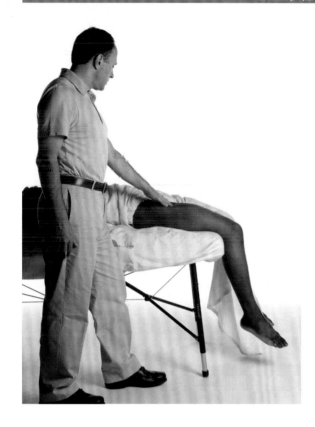

图 18-28   仰卧位触诊右侧股四头肌的初始体位。

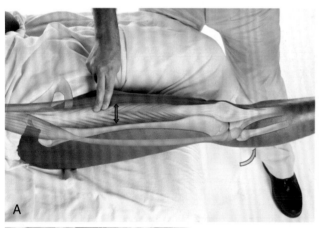

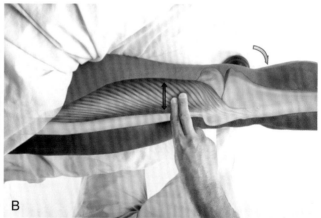

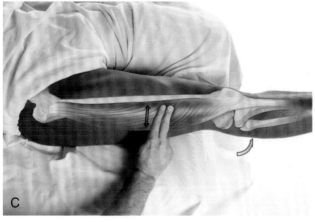

图 18-29   被检查者在膝关节伸展小腿时触诊股四头肌。(A)
股内侧肌触诊的前面观。(B)股内侧肌触诊的前面观。(C)股外
侧肌触诊的前面观。

股四头肌——仰卧位(续)

触诊笔记

1.嘱被检查者在膝关节伸展小腿,确保被检查者没有在髋关节屈曲大腿,且髋关节屈曲肌群未协同收缩,否则难以准确定位近端股直肌。

2.在近端,股直肌位于缝匠肌与阔筋膜张肌之间,这两块肌肉都可以作为定位股直肌的标记。

3.从股直肌近端附着点往深处触诊一直到髂前下嵴。在初始位置(图 18-28)持续触诊髂前下嵴,被动屈曲被检查者的髋关节。嘱被检查者主动伸膝和屈膝来交替收缩和放松股直肌,感受股直肌肌腱的张力。当触及髂前下嵴时,确保股直肌放松,以便于区分坚硬的髂前下嵴与股直肌及周围相邻的软组织(图 18-30)。

4.对于发育良好的个体,通常在外侧可区分股直肌与股外侧肌的边缘,在内侧区分股直肌与股内侧肌的边缘。当股直肌收缩的时候,垂直弹拨股直肌,感受肌肉两边的宽度。然后可以感受到两侧股直肌与股内侧肌和股外侧肌之间垂直的凹陷/沟槽。

5.股内侧肌在大腿远端的部分比较表浅,很容易触及,但是近端部分较深,很难与相邻肌肉区分开来。

6.股外侧肌在大腿前外侧的部分表浅,在大腿外侧深至髂胫束。在这些位置很容易触诊。在大腿后外侧的部分也比较表浅,在髂胫束后方很容易触及。但是在股骨粗线处的附着点位置较深,触诊相当困难。

7.由于股外侧肌位于髂胫束深层,因此股外侧肌张力增高经常会被误诊为髂胫束张力增高。

8.股中间肌最难触诊和区分,因为它位于股直肌和股外侧肌深层,而且与它们的运动功能是相同的。

9.髌骨是股四头肌肌腱下面的一块籽骨,它的主要作用是增加股四头肌的力臂,从而增加股四头肌的力量。

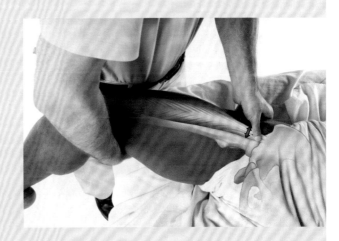

图 18-30 在髂前下棘触诊股直肌近端肌腱(见触诊笔记第 3 条)。

其他触诊体位——侧卧位(图 18-31)

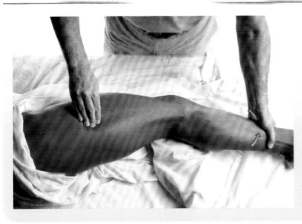

图 18-31 股外侧肌相当靠近外侧,在被检查者取侧卧位时很容易触及。在髂胫束前部、深部和后面都可以触及,并且被检查者在膝关节伸展小腿时能感觉到股外侧肌的收缩。注意:因为在该体位伸直小腿是不对抗重力的,通常辅助手在伸展小腿时施加阻力,以强化股外侧肌的收缩,更易于触诊。

股四头肌——仰卧位(续)

扳机点

1.股四头肌扳机点(图 18-32)产生和长期存在的原因有肌肉急性或慢性的过度使用(如跑步、骑自行车)、外伤或膝关节长时间牵伸不足(这主要发生在久坐的患者或膝关节、髋关节骨折术后的患者)。其他因素还包括坐位时腿上放置重物(笔记本电脑、孩子等)和重复肌肉内注射治疗。

2.股四头肌扳机点经常导致膝关节疼痛(儿童和成人很常见)，有时还会导致膝关节无力，步行时出现膝关节塌陷。股外侧肌扳机点还会经常影响被检查者的睡眠。

3.股四头肌扳机点的牵涉痛模式须与臀中肌、臀小肌、缝匠肌、阔筋膜张肌、三块内收肌、股薄肌、耻骨肌和髂腰肌区分。

4.股四头肌扳机点经常被误诊为膝关节功能障碍、转子滑囊炎或感觉异常性股骨痛。

5.相关扳机点还会出现在腘绳肌、缝匠肌、髂腰肌、三块大腿内收肌和臀小肌。

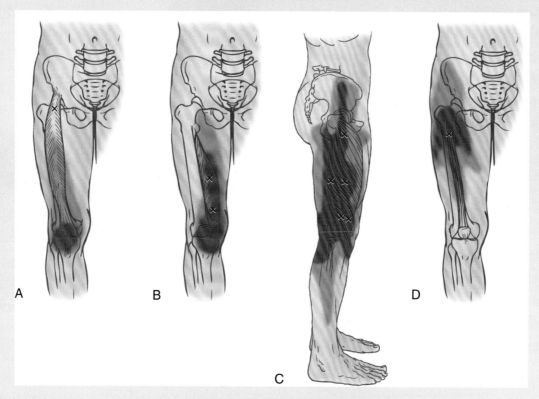

图 18-32　股四头肌常见扳机点及相应牵涉区域。(A)股直肌的前面观。(B)股内侧肌的前面观。(C)股外侧肌的外侧观。(D)股中间肌的前面观。

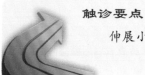

触诊要点

伸展小腿。

股四头肌——仰卧位(续)

股四头肌的牵伸(图 18-33)

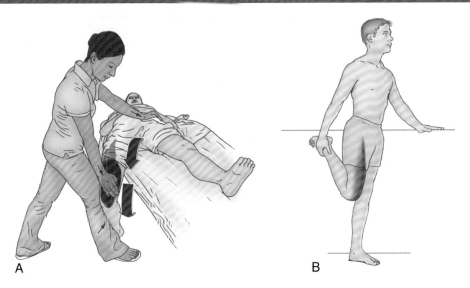

图 18-33 股四头肌的牵伸。被检查者屈曲膝关节。如果伸展髋关节,牵伸力量集中于股直肌上。(A)治疗师辅助牵伸。治疗师右手扶住被检查者的大腿前面,治疗师右腿抵住被检查者的小腿前部,屈曲其膝关节。注意:治疗师的另一只手固定骨盆避免前倾和向牵伸方向旋转,使用软垫可以舒适一些。(B)自我牵伸。注意:牵伸时避免膝关节旋转是很重要的。

耻骨肌(图 18-34)——仰卧位

☑ **附着点**

□ 耻骨上支

  至

□ 股骨近端后侧耻骨线

☑ **运动功能**

□ 在髋关节内收大腿

□ 在髋关节屈曲大腿

□ 在髋关节前倾骨盆

初始体位(图 18-35A)

■ 被检查者取仰卧位,右侧大腿平放在治疗床上,小腿悬于治疗床外

■ 治疗师站在被检查者的同侧一侧

■ 触诊手放在大腿近端前内侧,定位长收肌近端肌腱,沿着耻骨从外侧向内侧触诊,直到触及一条很明显的肌腱(此区域最明显的肌腱)(图 18-35B)

■ 辅助手放在大腿前内侧远端,靠近膝关节处

触诊步骤

1. 定位长收肌近端肌腱之后,向前(外)滑动手指即可触及耻骨肌(图 18-35C)。

2. 触及耻骨,嘱被检查者在髋关节内收大腿,同时辅助手可以给予适当阻力(图 18-36)。

3. 定位到耻骨肌之后,垂直弹拨肌腹,尽可能向远端触诊。

4. 一旦明确耻骨肌的位置,嘱被检查者放松,触诊并评估基础张力。

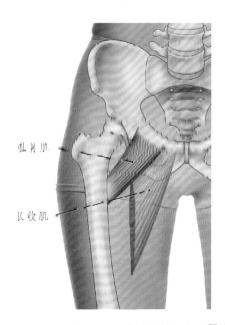

图 18-34 右耻骨肌前面观。长收肌被切断和阴影化。

耻骨肌——仰卧位(续)

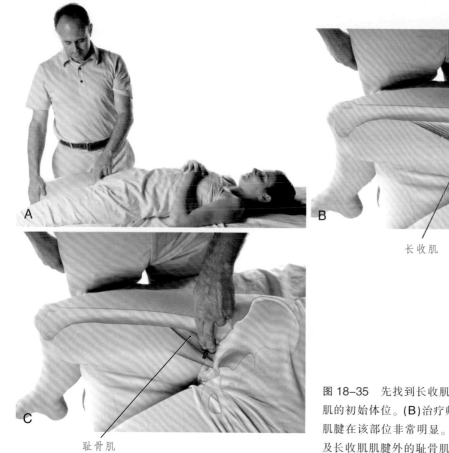

耻骨肌

长收肌

耻骨肌

图 18-35　先找到长收肌肌腱，再定位耻骨肌。(A)仰卧位触诊耻骨肌的初始体位。(B)治疗师首先定位和触诊长收肌的近端肌腱，这个肌腱在该部位非常明显。(C)治疗师手指向前(外侧)划动会直接触及长收肌肌腱外的耻骨肌上。

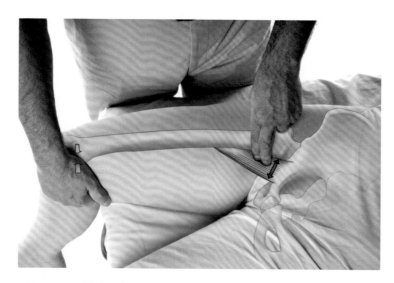

图 18-36　被检查者内收大腿对抗阻力时耻骨肌参与，可触及其收缩。

耻骨肌——仰卧位(续)

触诊笔记

1.在定位耻骨肌的时候,长收肌是很好的定位标记,因为它是该区域最明显的一块肌肉。定位长收肌的时候要紧贴耻骨。距离耻骨太远则无法准确定位长收肌。

2.另一种定位耻骨肌的方法是首先定位髂腰肌远端肌腱,然后向内(后)侧移动,触及耻骨肌。为了区分耻骨肌与髂腰肌边界,可以嘱被检查者轻度或中度卷腹。此时腰大肌收缩,而耻骨肌不收缩。如果此时手指仍在髂腰肌上,继续沿着耻骨向内移动,直到触及一块未收缩的肌肉,即为耻骨肌。

3.尽管耻骨肌的位置比较表浅,但是它嵌在邻近肌肉的深层。在触诊耻骨肌的时候,通常感觉手指像是放在一个凹陷里面。因此,有时触诊会相对困难,需要触诊手指更深地按压或在髋关节内收大腿对抗阻力。

4.注意被检查者主动内收大腿的时候,其他内收肌也会同时收缩。

5.如果被检查者在髋关节内收大腿不能引起耻骨肌的收缩,尝试让被检查者屈曲大腿,然后沿着斜方向做屈曲与内收的混合运动(辅助手给予阻力)。但是,要记住做这个动作的时候,大腿前方的屈髋肌也会同时收缩。

6.在触诊大腿前方肌肉的时候需要格外注意,股神经、股动脉和股静脉位于髂腰肌和耻骨肌的上方。如果感觉手指按压到股动脉,应当迅速离开,如果按压到股神经并产生放射痛,也应当迅速把手指移开。

扳机点

1.耻骨肌的扳机点(图 18-37)产生和长期存在的原因包括肌肉急性或慢性的过度使用 (如骑马、体操与性交等活动)、长期盘腿坐位和婴儿睡姿导致的肌肉短缩,髋关节退行性病变也会导致耻骨肌扳机点产生。

2.耻骨肌扳机点会产生腹股沟区的深部钝痛。

3.耻骨肌扳机点牵涉痛模式须与髂腰肌、缝匠肌、股薄肌三块内收肌区分。

4.耻骨肌扳机点经常被误诊为退行性髋关节疾病或闭孔神经卡压。

5.相关扳机点还会出现在髂腰肌、股薄肌与三块大腿内收肌。

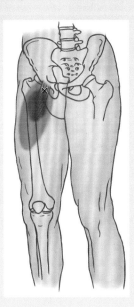

图 18-37 耻骨肌常见的扳机点和相应牵涉区域的前内侧观。

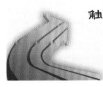

触诊要点

沿着长收肌肌腱向前滑动。

耻骨肌——仰卧位(续)

耻骨肌的牵伸(图 18-38)

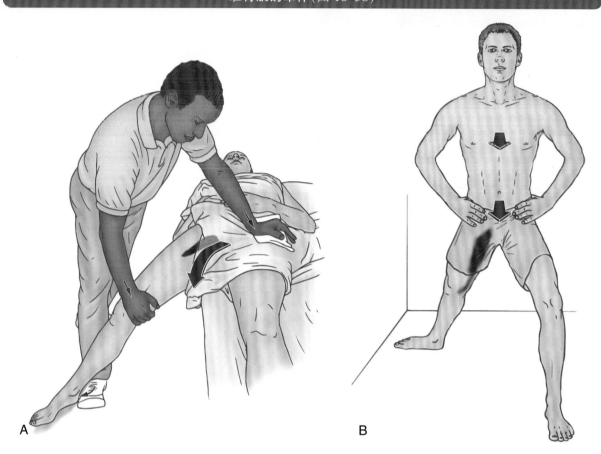

图 18-38 右侧耻骨肌的牵伸。被检查者在膝关节完全伸直情况下外展、伸展、外旋大腿。(A)治疗师辅助牵伸。治疗师用右手移动被检查者大腿，同时用右足和小腿维持膝关节伸直。注意：治疗师的另一只手固定被检查者的骨盆，防止骨盆前倾或向牵伸方向旋转，使用软垫会舒适一些。(B)自我牵伸。注意：不要将过多重力施加在踝关节足背侧很重要。图 18-43 和图 18-57 显示了另外两种耻骨肌牵伸方法。

长收肌(图 18-39)——仰卧位

☑ **附着点**

□ 耻骨体

至

□ 股骨粗线

☑ **运功功能**

□ 在髋关节内收大腿

□ 在髋关节屈曲大腿

□ 在髋关节前倾骨盆

初始体位(图 18-40)

■ 被检查者取仰卧位,右侧大腿平放在治疗床上,小腿悬于治疗床外

■ 治疗师站在被检查者的身体一侧

■ 触诊手放在大腿近端前内侧,定位长收肌近端肌腱

■ 辅助手放在大腿前内侧远端,靠近膝关节处

触诊步骤

1. 长收肌近端肌腱是大腿近端内侧最明显的一条肌腱,很容易触诊,沿着耻骨由外向内触诊,即可触及长收肌肌腱。

2. 为了进一步明确定位,嘱被检查者在髋关节内收大腿对抗阻力,感受肌腱的收缩(图 18-41)。

3. 垂直弹拨肌肉感受肌肉的宽度。

4. 顺着肌肉走行,向远端股骨粗线附着点继续触诊。

5. 一旦准确定位长收肌,嘱被检查者放松,触诊并评估基础肌张力。

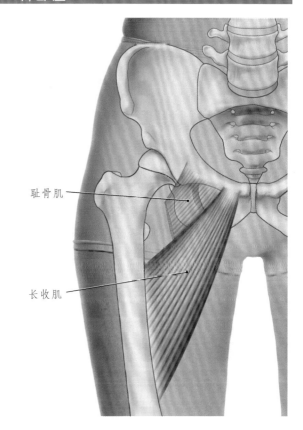

耻骨肌

长收肌

图 18-39 长收肌的前面观。耻骨肌切断并被阴影化。

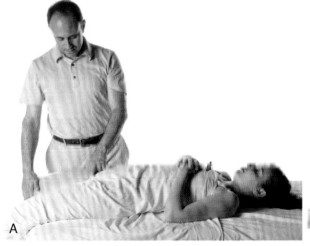

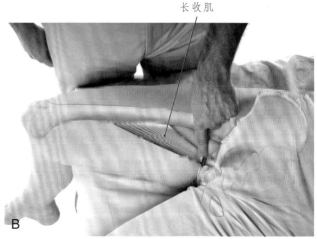

长收肌

图 18-40 触诊右长收肌。(A)仰卧位触诊长收肌的初始体位。(B)定位长收肌近端肌腱,在该部位最为明显。

长收肌——仰卧位(续)

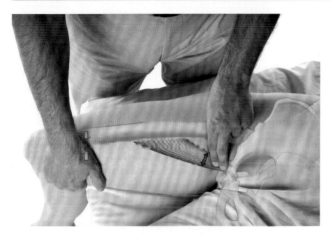

图 18-41 被检查者在髋关节内收大腿对抗阻力时,右侧长收肌参与收缩并可触及。

触诊笔记

1.长收肌近端肌腱十分明显,即使肌肉放松的时候也很容易触诊,同时长收肌也是定位耻骨肌(位于长收肌前侧)与股薄肌(位于长收肌后侧)的重要标记。如果无法找到此肌腱,可能距离耻骨太远,一定要沿着耻骨进行触诊。

2.在近端,长收肌内侧缘构成股三角内侧缘,在股三角内有髂腰肌、耻骨肌、股神经、股动脉和股静脉穿过。

触诊要点

腹股沟区最明显的肌腱。

扳机点

1.长收肌扳机点(图 18-42)产生和长期存在的原因包括肌肉急性或慢性过度使用(骑马)、长期一侧卧位睡觉或盘腿坐导致的肌肉缩短。

2.长收肌扳机点通常是腹股沟区疼痛的首要原因,它也会限制在髋关节外展大腿。

3.长收肌扳机点的牵涉痛模式须与另外两条内收肌、耻骨肌、缝匠肌和股内侧肌区分。

4.长收肌扳机点经常被误诊为内收肌肌腱炎/骨膜炎、髋关节退行性病变、腹股沟疝、前列腺炎、闭孔神经或生殖股神经卡压。

5.相关扳机点还会出现在另外两条内收肌、股薄肌、耻骨肌和股内肌。

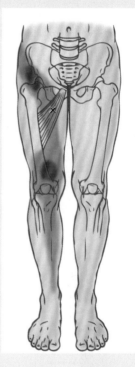

图 18-42 长收肌常见的扳机点和相应牵涉区域的前面观。

长收肌——仰卧位(续)

长收肌和短收肌的牵伸(图 18-43)

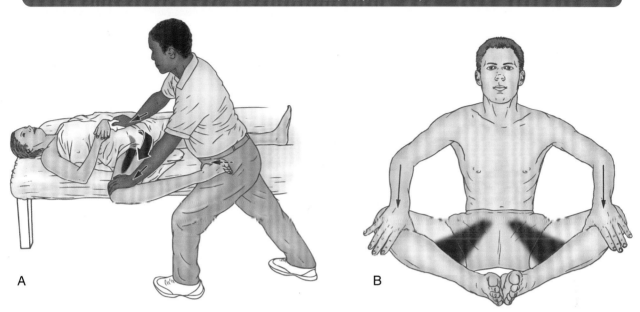

图 18-43　长收肌和短收肌牵伸。被检查者在髋关节外展和外旋大腿,膝关节屈曲。(A)治疗师辅助牵伸长收肌和短收肌。治疗师用左手推大腿远端向下,被检查者的足抵住治疗师的髂前上棘。注意:治疗师右手固定骨盆,防止向牵伸侧旋转,固定左侧防止骨盆下沉,使用软垫更舒适一些。(B)双侧长收肌、短收肌的自我牵伸。被检查者取坐位,重力使大腿外展、伸展,被检查者可用双手增加牵伸力量。图 18-38 和图 18-57 显示了长收肌和短收肌的另外两种牵伸方法。

长收肌——仰卧位(续)

续行方法

短收肌

　　短收肌(图18-44A)附着在耻骨和股骨粗线上，通常位于其他内收肌的深层(尤其是长收肌)，它的作用也是屈曲和内收髋关节，因此，触诊和鉴别短收肌是非常困难的。但是，有时候短收肌有一部分位于长收肌与股薄肌之间是可以触诊到的。为了触诊短收肌，首先要找到长收肌与股薄肌的边缘，然后在两块肌肉中间按压，触诊深层的短收肌(图18-44B)。此外，还可以经由长收肌触诊

短收肌。但是要记住，被检查者内收大腿的时候，所有的内收肌都是收缩的，因此很难鉴别出短收肌。

扳机点

　　1.短收肌扳机点产生和(或)长期存在的原因及引起的症状都与长收肌一致。

　　2.短收肌扳机点的疼痛转移模式尚未与长收肌区分开来。

　　3.注意：由于短收肌位于深层，触诊和鉴别短收肌扳机点非常困难。

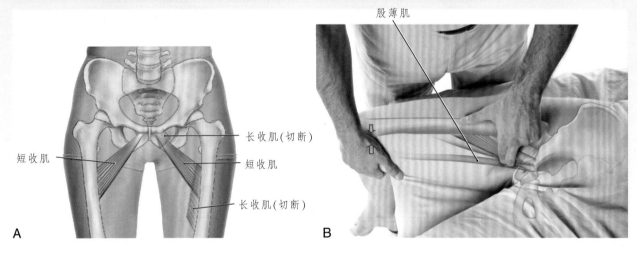

图18-44　短收肌。(A)前面观。左侧长收肌已切断并被阴影化。(B)被检查者对抗阻力内收大腿时，右侧短收肌近端可在长收肌(已被阴影化)和股薄肌之间被触及。

触诊要点

　　在长收肌和股薄肌之间触诊。

股薄肌(图 18-45)——仰卧位

☑ 附着点

☐ 耻骨体和耻骨下支
  至
☐ 胫骨前内侧近端鹅足

☑ 运动功能

☐ 在髋关节内收大腿
☐ 在髋关节屈曲大腿
☐ 在膝关节屈曲小腿
☐ 在膝关节内旋小腿
☐ 在髋关节前倾骨盆

初始体位(图 18-46A)

■ 被检查者取仰卧位,右侧大腿平放在治疗床上,小腿悬于治疗床外
■ 治疗师站在被检查者的身体一侧
■ 触诊手放在大腿近端前内侧,定位长收肌近端肌腱

触诊步骤

1. 首先定位长收肌肌腱,长收肌肌腱是大腿近端内侧最明显的一条肌腱,很容易触诊。沿着耻骨由外向内触诊即可触及长收肌肌腱(图 18-46B,C),然后向后(内)侧移动即可触及股薄肌(图 18-47A)。

2. 嘱被检查者在膝关节屈曲小腿,引起股薄肌的收缩,嘱被检查者向检查床下压小腿。两侧的长收肌与大收肌并不会收缩,因此很容易在大腿近端将股薄肌辨别出来(图 18-47B)。

3. 一旦定位到股薄肌,垂直弹拨肌纤维,尽可能继续向远端触诊。

4. 一旦准确定位股薄肌,嘱被检查者放松,触诊并评估基础张力。

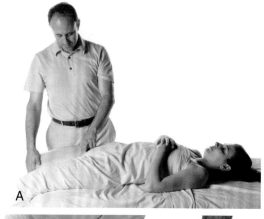

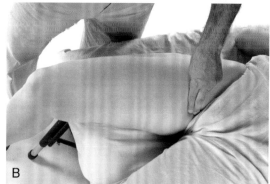

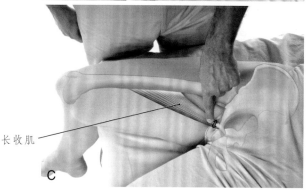

长收肌

图 18-46 首先定位长收肌肌腱后,再定位右侧股薄肌近端。(A)仰卧位触诊右侧股薄肌的初始体位。(B,C)治疗师首先定位和触诊长收肌近端肌腱,该肌肉在此区域最为明显。

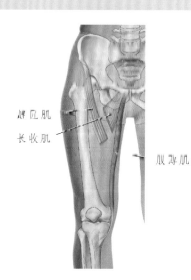

髂腰肌
长收肌
股薄肌

图 18-45 右股薄肌的前面观。长收肌和缝匠肌已被切断并被阴影化。

股薄肌——仰卧位(续)

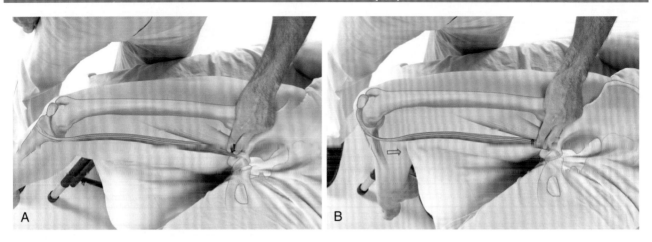

图 18-47　右侧股薄肌近端触诊。(A)治疗师通过手指向内侧划过长收肌肌腱,可直接触及股薄肌近端肌腱。(B)被检查者屈曲小腿对抗检查床的阻力,股薄肌参与收缩并可触及。注意:长收肌已被阴影化。

触诊笔记

1.在大腿近端,股薄肌位于长收肌前侧和大收肌的后侧。长收肌和大收肌都没有跨过膝关节,因此嘱被检查者在膝关节屈曲小腿,可引起股薄肌的收缩,但不会引起长收肌和大收肌的收缩。这是一种很有效的触诊和鉴别股薄肌的方法。

2.通过在髋关节内收与外展大腿,可以在大腿远端鉴别股薄肌与缝匠肌。股薄肌收缩可以内收髋关节,而缝匠肌收缩可以外展髋关节。

3.股薄肌远端肌腱也很容易定位。在被检查者在膝关节内旋小腿时(膝关节必须屈曲使其能够旋转)触诊大腿后内侧远端,可以感受到两条肌腱的张力显著增加(图 18-48)。股薄肌是其中靠近内侧且较小的一条 (半腱肌是靠近外侧较大的一条,更靠近大腿中线)。一旦定位股薄肌肌腱,垂直弹拨肌纤维向近端耻骨触诊。

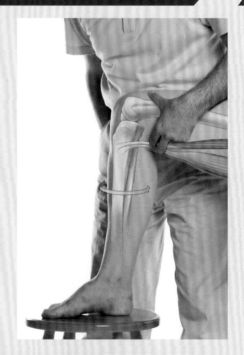

图 18-48　当被检查者取坐位在膝关节内旋小腿时,可以触及股薄肌远端的肌腱。半腱肌被阴影化。注意:这个照片是被检查者取站立位,足放在凳子上。

股薄肌——仰卧位(续)

其他触诊体位——坐位、俯卧位与侧卧位

多种姿势下均可以触诊股薄肌。可以在坐位下触诊(触诊笔记第 3 条,图 18-48)。俯卧位也可以触诊股薄肌,股薄肌位于大收肌上方(前侧)。侧卧位下,在小腿处附着点可以触诊股薄肌。注意:在触诊股薄肌的时候,远离检查床屈曲被检查者对侧的髋关节和膝关节,这样更容易触诊(图 18-49)。

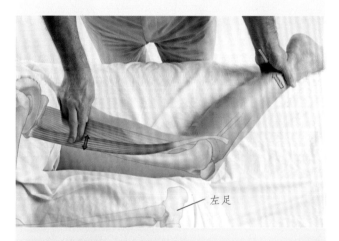

左足

图 18-49　侧卧位下被检查者对抗阻力在膝关节屈曲小腿触诊右侧股薄肌。大收肌被阴影化。注意:为了能够触及股薄肌,被检查者屈曲左侧髋关节和膝关节。

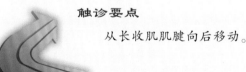

触诊要点

从长收肌肌腱向后移动。

扳机点

1.股薄肌扳机点(图 18-50)产生和长期存在的原因包括肌肉急性或慢性过度使用(如骑马)、长期向一侧卧位睡觉或盘腿坐导致肌肉缩短。

2.股薄肌扳机点一般产生剧烈的刺痛或深层的钝痛,并导致髋关节外展活动受限,被检查者很难找到一个舒适的姿势。

3.股薄肌扳机点的牵涉痛模式需要与三块大腿内收肌、耻骨肌、缝匠肌、股内侧肌区分。

4.股薄肌扳机点经常被误诊为内收肌肌腱炎/骨膜炎、腹股沟疝、鹅足滑囊炎、前列腺炎或闭孔神经和生殖股神经卡压。

5.相关扳机点还会出现在缝匠肌远端。

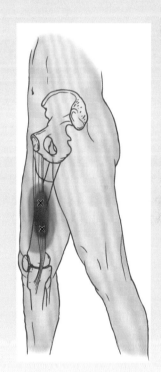

图 18-50　股薄肌常见扳机点及相应牵涉区域的内侧观。

股薄肌——仰卧位(续)

股薄肌的牵伸(图 18-51)

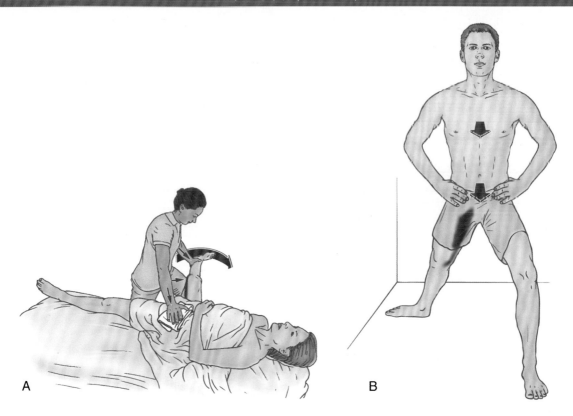

图 18-51 股薄肌的牵伸。被检查者外展、外旋并伸直大腿,同时保持膝关节完全伸直。(A)治疗师辅助牵伸。治疗师用左手和左大腿抵住被检查者。注意:治疗师的右手固定被检查者的骨盆,防止向牵伸方向旋转,并固定对侧(左侧)骨盆防止下沉,使用软垫会舒适一些。(B)自我牵伸。注意:防止骨盆前倾并确保不要让重力过多地施加在踝关节的足背侧是很重要的。图 18-57 显示了另一种股薄肌牵伸方法。

大收肌(图 18-52)——仰卧位

✅ **附着点**
- ☐ 坐骨结节和耻骨坐骨支
  至
- ☐ 股骨粗线和内收肌结节

✅ **运功功能**
- ☐ 在髋关节内收大腿
- ☐ 在髋关节伸展大腿
- ☐ 在髋关节后倾骨盆

初始体位(图 18-53)

■ 被检查者取仰卧位,右侧大腿平放在治疗床上,小腿悬于治疗床外

■ 治疗师站在被检查者的身体一侧

■ 触诊手放在大腿近端内侧 (股薄肌与内侧腘绳肌之间)

■ 辅助手放在大腿内侧远端,如果需要的话给予内收的阻力

触诊步骤

1. 大收肌在大腿近端内侧,位于股薄肌与内侧腘绳肌(半腱肌和半膜肌)之间的凹陷处,很容易触诊。

2. 首先通过在膝关节屈曲小腿,嘱被检查者将小腿向检查床下压,定位股薄肌与内侧腘绳肌。一旦感受到触及的肌肉变硬,在它们之间触诊大收肌(在膝关节活动的时候大收肌是放松的)(图 18-54A)。

3. 嘱被检查者对抗辅助手施加的阻力内收大腿或在髋关节伸展大腿对抗检查床的阻力,引起大收肌收缩,以确认定位是否准确(图 18-54B)。

4. 嘱被检查者交替地收缩与放松肌肉,垂直弹拨肌纤维尽可能向远端触诊。

5. 一旦准确定位大收肌,嘱被检查者放松,触诊并评估基础张力。

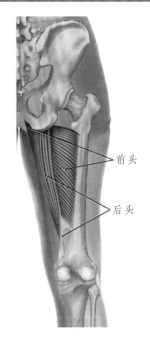

图 18-52　右侧大收肌的后面观。

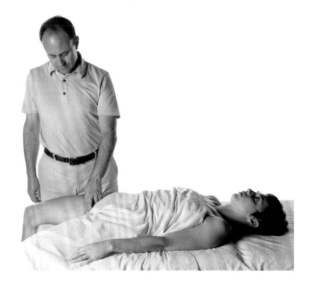

图 18-53　仰卧位下右大收肌触诊的初始体位。

大收肌——仰卧位(续)

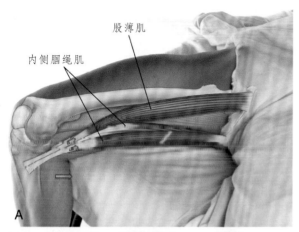

内侧腘绳肌　股薄肌

A

B

图18-54　在大腿内侧的股薄肌和内侧腘绳肌触诊右侧大收肌。(A)当被检查者在膝关节屈曲小腿，下压小腿对抗检查床的阻力，股薄肌和内侧腘绳肌会参与收缩。(B)当被检查者在髋关节伸展大腿向下对抗检查床的阻力时，这些肌肉之间的大收肌会参与收缩并可触及。

触诊笔记

1.定位大收肌最简单的方法就是嘱被检查者在膝关节屈曲小腿，此时股薄肌与内侧腘绳肌(半腱肌与半膜肌)收缩变得坚硬，而大收肌不收缩仍然保持松弛。如果触诊手位于两块坚硬的肌肉之间，说明此时已经定位到大收肌。

2.嘱被检查者在髋关节内收和伸展大腿对抗阻力。注意股薄肌在髋关节内收时也会收缩，但是伸展时不会。而腘绳肌在髋关节伸展时会收缩，内收时却不会，这些动作可以帮助我们区分大收肌与周围相邻肌肉的边界。

3.大收肌在大腿内侧，位于股薄肌与内侧腘绳肌之间的凹陷里，因此在触诊大收肌时需要轻柔地施加一定的压力才能触及。

4.大收肌除了在大腿近端部分肌束位置比较表浅，其余大部分肌肉都位于深层，触诊起来非常困难。在前面观，大收肌可以视为前方内收肌群的基底，在后面观，大收肌可以视为后方腘绳肌的基底。

5.大收肌在股骨内侧膝关节处的内收肌结节附着点经常是可以触及的。

其他触诊体位——俯卧位或侧卧位

　　在俯卧位与侧卧位也可以评估大收肌。在俯卧位，大收肌位于内侧腘绳肌的前方(图18-1A)。在侧卧位，必须屈曲对侧髋关节和膝关节，便于触诊靠近床面一侧下肢的大收肌(图18-55)。

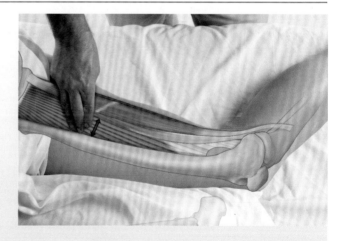

图18-55　侧卧位触诊右大收肌。

大收肌——仰卧位(续)

扳机点

1.大收肌扳机点(图 18-56A)产生和长期存在的原因包括肌肉急性或慢性过度使用(如骑马或滑雪)、长期向一侧卧位睡觉或盘腿坐导致的肌肉缩短。

2.伴有大收肌扳机点的被检查者夜间通常会感觉下肢不适,扳机点越靠近近端(图 18-56B),会引发骨盆的疼痛,部分被检查者在性交时疼痛尤为明显。

3.大收肌扳机点的牵涉痛模式须与其他两块内收肌、耻骨肌、缝匠肌、股内侧肌或髂腰肌区分。

4.大收肌扳机点经常被误诊为内收肌肌腱炎/骨膜炎、腹股沟疝、前列腺炎、内脏和妇产科疾病或闭孔神经、生殖股神经卡压。

5.相关扳机点还会出现在其他两块内收肌、耻骨肌和股内侧肌

6.注意:由于大收肌大部分位于深层,触诊大收肌的扳机点是非常困难的。

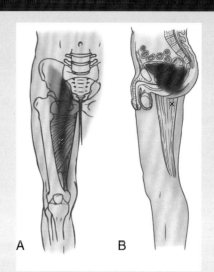

图 18-56　右大收肌常见的扳机点及相应牵涉区域。(A)前面观。(B)穿过骨盆的矢状位内侧观,显示另一大收肌常见的扳机点和内脏牵涉区域。

大收肌的牵伸(图 18-57)

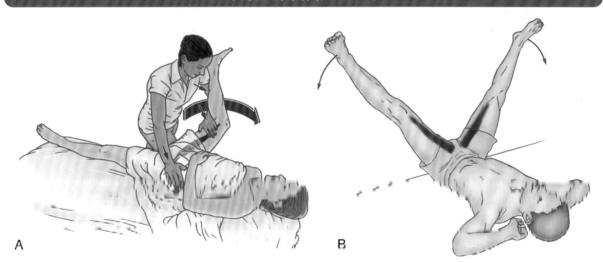

图 18-57　大收肌的牵伸。被检查者外展和屈曲大腿。(A)治疗师辅助牵伸右侧大收肌。治疗师用左手和前臂抵住被检查者。注意:治疗师用右手固定被检查者的骨盆,防止向牵伸方向旋转,并固定对侧(左侧)骨盆防止下沉,使用软垫会舒适一些。(B)自我牵伸双侧大收肌。被检查者靠墙躺下,用双腿的重力牵拉大腿外展。图 18-43 显示另一种大收肌牵伸方法。图 18-51 展示了大收肌前头肌纤维牵伸的好方法。

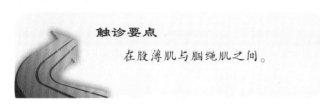

触诊要点

在股薄肌与腘绳肌之间。

大腿肌肉

接下来的快速触诊回顾是本章肌肉触诊方案的概括。如果你仔细阅读并理解目前为止呈现的每个方案,快速触诊回顾部分会让你快速和有效地串联本章中所有肌肉的触诊方法。触诊时,治疗师站在被检查者身体一侧。

被检查者取仰卧位

除了俯卧位触诊腘绳肌,其余肌肉的触诊均在仰卧位进行,以右侧肢体为例,右侧大腿平放在治疗床上,小腿悬于床的边缘。

1.阔筋膜张肌(TFL):嘱被检查者先在髋关节内旋大腿再在空中屈曲大腿,在近端髂前上棘外侧感受肌肉的收缩。

2.缝匠肌:嘱被检查者先在髋关节外旋大腿再在空中屈曲大腿,在近端髂前上棘内侧感受肌肉的收缩。垂直弹拨肌纤维,尽可能向远端附着点触诊。在远端,缝匠肌位于股内侧肌后侧,让被检查者伸直膝关节以定位股内侧肌,然后让被检查者在膝关节屈曲小腿抵抗检查床以确认缝匠肌是否定位准确。

3.股四头肌:在近端,股直肌位于缝匠肌与阔筋膜张肌之间。首先找到这两块肌肉中的一块,然后移到股直肌上。嘱被检查者伸直膝关节,感受股直肌的收缩。垂直弹拨肌纤维向远端继续触诊,大腿前内侧是股内侧肌,前外侧是股外侧肌,可以通过伸直小腿让这些肌肉收缩。

4.髂腰肌远端肌腹和肌腱:首先定位缝匠肌肌腱,然后稍向内侧移动即可触及髂腰肌远端肌腹和肌腱。嘱被检查者轻中度卷腹,感受腰大肌肌腱收缩。注意股神经、股动脉和股静脉位于此区域。

5.长收肌:在大腿内侧沿着耻骨体触诊,可以触及一块非常明显的肌腱,即长收肌。一旦定位长收肌,嘱被检查者对抗轻至中度阻力内收大腿,感受肌肉的收缩。垂直弹拨肌纤维,继续向远端触诊。注意内收大腿可以引起该区域所有内收肌均收缩。

6.耻骨肌:首先定位长收肌近端肌腱,然后向外侧(前侧)移动到耻骨肌上,嘱被检查者内收和(或)在髋关节屈曲大腿,感受耻骨肌的收缩。有时需要往深处按压和(或)增加阻力。垂直弹拨肌纤维,继续向远端触诊。注意股神经、股动脉和股静脉位于此区域。

7.股薄肌:首先定位长收肌近端肌腱,然后向内侧(后侧)移动到股薄肌上。嘱被检查者在膝关节屈曲小腿,并下压小腿抵抗检查床,感受股薄肌收缩。垂直弹拨肌纤维,继续向远端鹅足附着点触诊。注意:股薄肌远端肌腱还可以在大腿后内侧远端进行定位,嘱被检查者在膝关节内旋小腿,股薄肌和半腱肌同时收缩,股薄肌更小且更靠近内侧,垂直弹拨肌纤维向近端耻骨处触诊。

8.大收肌:沿着股薄肌往后触诊即为大收肌。当被检查者的小腿下压床面(在膝关节屈曲小腿)时,治疗师不会感受到肌肉的收缩。为了确认定位是否准确,可以嘱被检查者在髋关节内收大腿对抗阻力(注意所有内收肌均会参与收缩)或在髋关节伸展大腿,且大腿下压抵抗检查床(注意腘绳肌也会参与收缩)来感受肌肉收缩。垂直弹拨肌纤维,继续向远端触诊。注意:大收肌位于股薄肌与内侧腘绳肌之间,被检查者下压小腿抵抗检查床的时候股薄肌和内侧腘绳肌会收缩。而大收肌不跨过膝关节,因此在膝关节屈曲小腿的时候大收肌不会收缩。

9.腘绳肌(仰卧位):沿着大收肌往后触诊即为内侧腘绳肌(半腱肌与半膜肌)。嘱被检查者下压小腿抵抗检查床(在膝关节屈曲小腿),感受腘绳肌的收缩,确认定位是否准确。

被检查者取俯卧位,在膝关节部分屈曲小腿

10.全部腘绳肌:嘱被检查者在膝关节进一步屈曲小腿,在坐骨结节附近感受全部腘绳肌肌腱的收缩。垂直弹拨肌纤维,向远端腓骨头触诊股二头肌,沿着大腿内侧向远端触诊内侧腘绳肌,内侧腘绳肌与外侧腘绳肌在大腿近端彼此相邻,在远端相互分离。注意:半腱肌的位置比半膜肌表浅,远端肌腱更加明显,在半腱肌肌腱两侧可以触及半膜肌。

问题回顾

1.列出阔筋膜张肌的附着点。

2.列出耻骨肌的附着点。

3.缝匠肌收缩有什么功能?

4.股薄肌收缩有什么功能?

5.在触诊腘绳肌的时候通常利用在膝关节屈曲小腿这一动作,因为所有的腘绳肌均可以产生这个动作。那么其他关节的动作是否也可以帮助触诊腘绳肌?

6.在仰卧位触诊阔筋膜张肌的时候,被检查者的小腿悬于床沿有什么优点?

7.缝匠肌近端内侧缘构成什么重要解剖结构?

8.髌骨是什么类型的骨骼?它与股四头肌有什么关系?

9.耻骨肌的位置很表浅,但为什么耻骨肌触诊起来很困难?耻骨肌还有什么结构和特征需要引起治疗师特别注意的?

10.为什么长收肌是定位周围相邻结构的重要标记?

11.股薄肌与内侧腘绳肌之间是什么肌肉?

12.什么肌肉的扳机点会使被检查者夜间睡觉的时候感到不适,并且在性交的时候出现骨盆疼痛?

13.腘绳肌的扳机点的疼痛强度和定位有什么区别?

14.如何正确牵伸左侧阔筋膜张肌?

15.如何指导被检查者收缩左侧股薄肌?

16.描述一下治疗师如何将内外侧腘绳肌与周围相邻肌肉区分出来。

17.描述一下治疗师触诊和鉴别股薄肌与大收肌的方法。

案例学习

被检查者是一名45岁男性,右膝后外侧及大腿后方疼痛、不适,起初表现为上述部位钝痛,数月以来逐渐加重,目前主要症状是锐痛,夜间常常因为疼痛无法入眠。

被检查者是一名数据库管理员,主要工作是维修软件,平时长时间伏案工作,偶尔离开办公室去维修硬件。患者有高血压和高血脂病史,并且体重超重至少40磅(1磅≈0.45kg)。因为膝痛多次向他的主管物理治疗师寻求帮助,膝关节MRI结果提示没有明显损伤。他接受了一段时间包括抗阻肌力训练等在内的物理治疗,但是治疗期间疼痛加剧,故暂停了治疗。

体格检查与触诊结果提示,该被检查者右侧髋关节屈曲功能减退,右侧膝关节屈曲肌力减退,双侧臀大肌张力增高。

1.被检查者的症状符合哪些肌肉的扳机点分布?双侧涉及哪些肌肉的扳机点模式?

2.被检查者日常生活中哪些因素可能会产生上述症状?这些症状是如何产生的?

(鲁俊 译 夏楠 兰纯娜 校)

第 19 章

过程 10 小腿肌肉的触诊

概述

　　本章描述小腿肌肉的触诊过程。从前方肌肉开始,然后到侧方肌肉,最后是后方浅层和深层肌肉。前方肌肉触诊在仰卧位下进行,侧方肌肉触诊在侧卧位下进行,后方肌肉触诊在俯卧位下进行,此外还有其他可供选择的体位。这一区域的主要肌肉或肌群都有自己独立的布局可供触诊,其他肌肉也有多种方法进行触诊。本章还会对大腿每块肌肉的扳机点方面的知识及牵伸技术做一些讲解。牵伸技术包括治疗师辅助牵伸和被检查者自我牵伸。本章最后部分是高级的快速触诊回顾,对本章提及所有肌肉的连续触诊做一个总结。

本章大纲

胫前肌——仰卧位
趾长伸肌——仰卧位
　　绕行至第三腓骨肌
踇长伸肌——仰卧位
腓骨长肌与腓骨短肌——侧卧位
腓肠肌——俯卧位
　　绕行至跖肌
比目鱼肌——俯卧位
腘肌——俯卧位
胫后肌、趾长屈肌和踇长屈肌——俯卧位
快速触诊过程:小腿肌肉

本章目标

阅读完本章,学生或治疗师应该能够完成以下内容:
1. 描述肌肉附着点。
2. 描述肌肉运功功能。
3. 描述触诊初始体位。
4. 描述并解释每一步触诊步骤的目的。
5. 触诊每块肌肉。
6. 描述"触诊要点"。
7. 描述肌肉替代触诊体位。
8. 描述常见位置的扳机点。
9. 描述扳机点的牵涉区域。
10. 描述常见导致扳机点或使其长期存在的因素。
11. 描述扳机点引起的常见症状。
12. 描述治疗师辅助或自我牵伸技术。

右腿前面观、后面观、外侧观和内侧观如图 19-1 至图 19-4 所示。

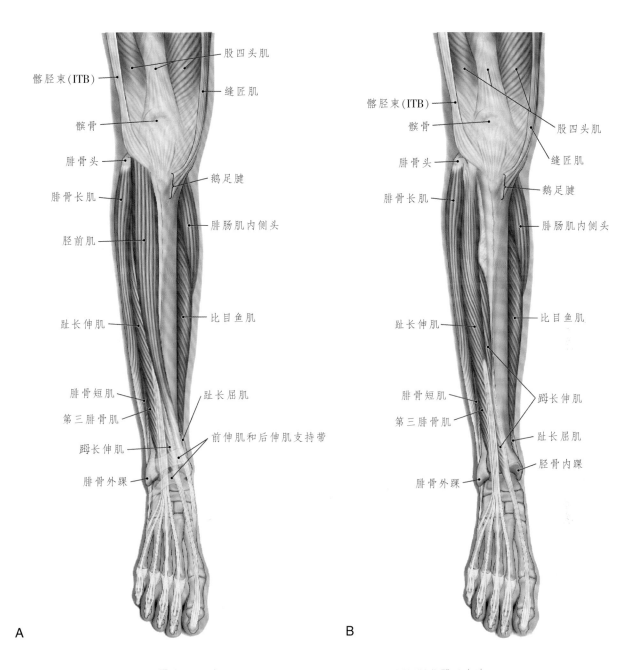

图 19-1　右腿的前面观。(A)浅层观。(B)深层观(胫前肌已去除)。

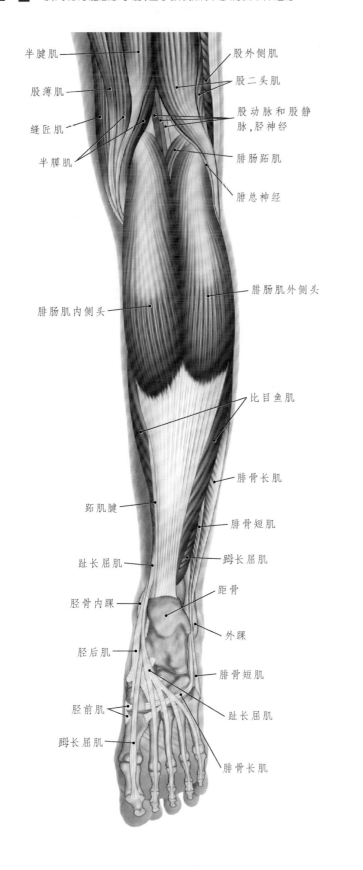

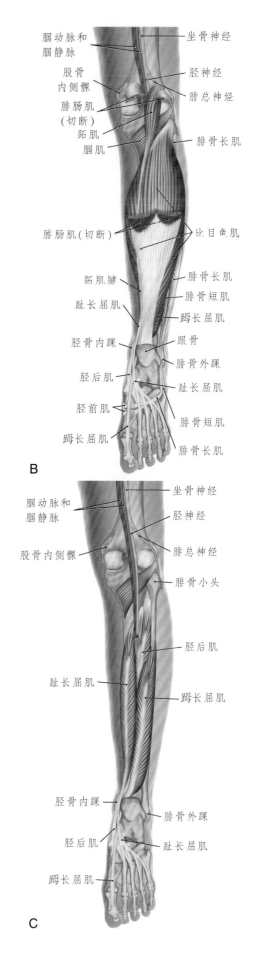

图 19-2　右腿的后面观。(A)浅层观。(B)中层观(腓肠肌已去除)。(C)深层观(腓肠肌、比目鱼肌和跖肌已去除)。

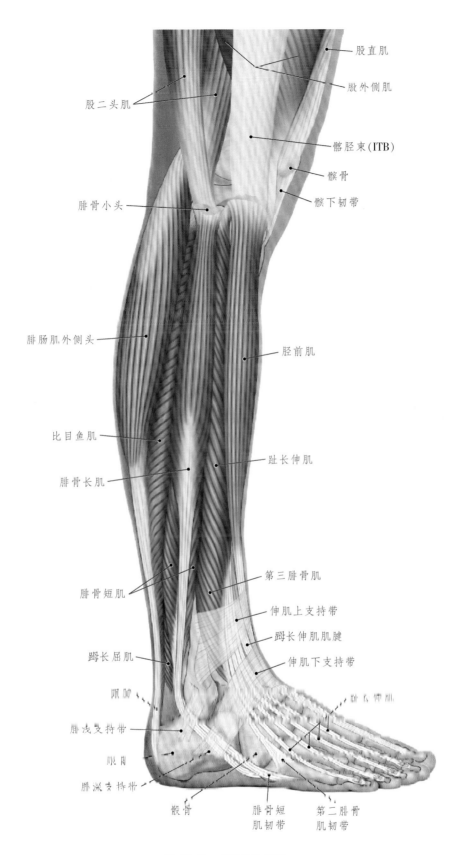

图 19-3 右腿的外侧观。

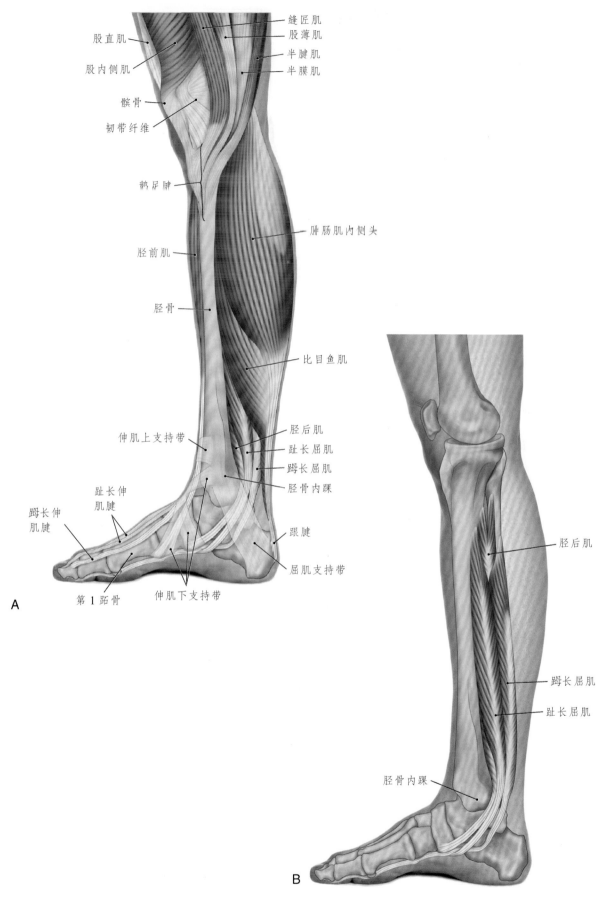

图 19-4　右腿的内侧观。(A)浅层观。(B)深层观。

胫前肌(图 19-5)——仰卧位

☑ 附着点

☐ 胫骨外侧髁和胫骨前缘近端 2/3

至

☐ 第一楔骨和第一跖骨基底

☑ 运功功能

☐ 在踝关节背屈足部

☐ 在跗骨关节内翻足部

初始体位(图 19-6)

■ 被检查者取仰卧位

■ 治疗师站在被检查者旁边

■ 触诊手不要放在患者身上

■ 辅助手放在足远端的内侧

触诊步骤

1.嘱被检查者对抗阻力背屈和内翻足部,在足踝关节内侧找到胫前肌远端肌腱,它很容易被找到(图 19-7)。

2.通过垂直轻弹法来触诊远端肌腱。垂直弹拨触及肌纤维时,继续触诊胫前肌并向胫骨外侧髁延伸,胫前肌肌腹位于小腿前方胫骨外侧缘(图 19-8)。

3.一旦明确胫前肌位置,嘱患者放松肌肉,触诊并评估基础肌张力。

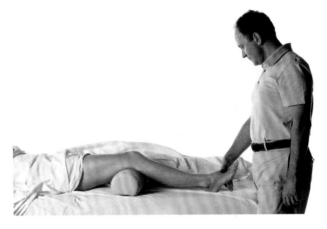

图 19-6　仰卧位触诊右胫前肌的初始体位。

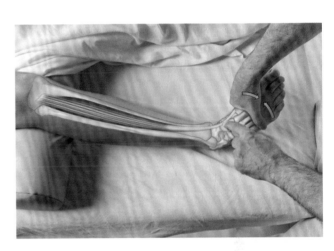

图 19-7　对抗阻力背屈和内翻足部,胫前肌远端肌腱很容易发现。

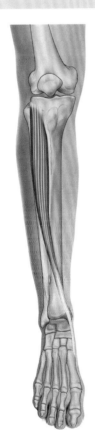

图 19-5　右胫前肌的前面观。

胫前肌——仰卧位(续)

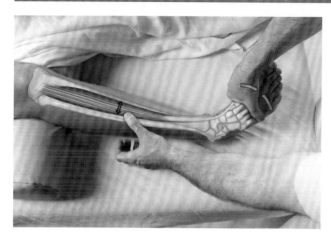

图 19-8 触诊右胫前肌肌腹。

其他触诊姿势——坐位

胫前肌在坐位下也是很容易触诊的。

 触诊笔记

1.触诊所有的表浅肌肉,在触诊之前(最好)先观察,否则触诊手会阻挡视线,使得观察和定位肌肉及其肌腱变得困难。

2.胫前肌远端肌腱通常显而易见。肌腹在小腿前侧胫骨平台外侧也很明显。如果治疗师看不到胫前肌的肌腱和肌腹,可以通过垂直弹拨进行触诊。

3.嘱被检查者轻微对抗阻力,交替收缩和放松胫前肌,沿胫前肌向第一楔骨和第一跖骨基底部移动,通过仔细地触诊可以辨认出胫前肌的远端附着点。

4.为了(仔细)区分胫前肌与毗邻的趾长伸肌,不要让被检查者背屈踝关节,因为背屈时两块肌肉均会收缩,而是嘱被检查者内翻和外翻踝关节来鉴别。内翻时胫前肌收缩而趾长伸肌不收缩,外翻时则相反。

5.姆长伸肌肌腱和肌腹位于胫前肌旁,背屈和内翻足部时姆长伸肌也会收缩,由于姆长伸肌的存在很难辨认出胫前肌。嘱被检查者适当对抗阻力背屈和内翻足部时屈曲姆趾,姆趾屈曲可以交互抑制姆长伸肌(注意背屈/内翻阻力过大将不能产生姆长伸肌的交互抑制)。

1.急性或慢性肌肉的过度使用、外伤、长期维持某一姿势导致肌肉短缩或踝关节跖屈肌紧张是胫前肌扳机点产生和长期存在的原因。

2.胫前肌扳机点(图 19-9)会导致踝关节背屈无力(足下垂)。

3.胫前肌扳机点牵涉痛模式须与姆长伸肌、趾长伸肌、第三腓骨肌、趾短伸肌、姆短伸肌和足背第一骨间肌的扳机点牵涉痛模式进行区分。

4.胫前肌扳机点经常被误诊为前侧骨筋膜室综合征、前侧胫骨应力综合征(胫纤维发炎/胫前筋膜炎)、L5 神经根压迫或第一跖趾关节功能障碍。

5.相关扳机点还会出现在腓骨长肌、姆长伸肌和趾长伸肌。

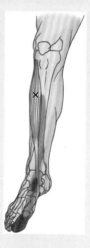

图 19-9 胫前肌常见的扳机点及牵涉区域的前内侧观。

 触诊要点

首先观察远端肌腱。

胫前肌——仰卧位(续)

胫前肌的牵伸(图 19-10)

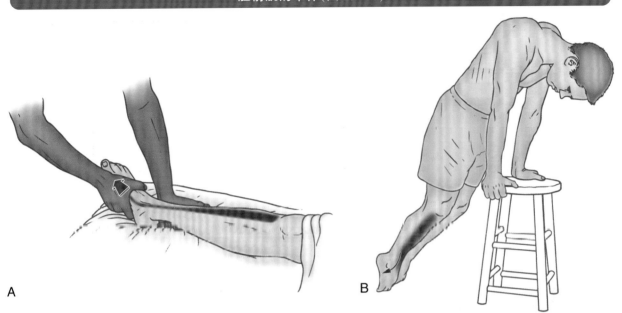

A

B

图 19-10　胫前肌的牵伸。被检查者跖屈和外翻足部。(A)治疗师辅助牵伸右胫前肌。注意:治疗师用另一只手固定下肢。(B)自我牵伸双侧胫前肌。凳子的作用是支撑和防止被检查者的足趾和足部过度负重。

趾长伸肌(图 19-11)——仰卧位

☑ **附着点**

□ 腓骨前缘近端 2/3 和胫骨外侧髁
　　至
□ 第 2~5 趾骨中远端背侧面

☑ **运动功能**

□ 在第 2~5 跖趾关节和趾间关节伸展足趾
□ 在踝关节背屈足部
□ 在踝关节外翻足部

初始体位(图 19-12)

■ 被检查者取仰卧位
■ 治疗师站在被检查者旁边
■ 触诊手不要放在被检查者身上
■ 辅助手手指放在第 2~5 趾骨背侧面

触诊步骤

1. 嘱被检查者在第 2~5 跖趾关节和趾间关节对抗阻力伸展足趾,在足背寻找趾长伸肌肌腱。
2. 垂直弹拨触诊远端肌腱(图 19-13A)。
3. 继续垂直弹拨向近端触诊趾长伸肌(图 19-13B),大部分趾长伸肌肌腹位于胫前肌和腓骨长肌之间(图 19-1A)。

4. 一旦明确趾长伸肌的位置,嘱被检查者放松肌肉,触诊并评估基础张力。

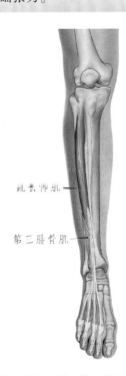

趾长伸肌

第三腓骨肌

图 19-11　趾长伸肌的前面观。第三腓骨肌已被阴影化。

趾长伸肌——仰卧位(续)

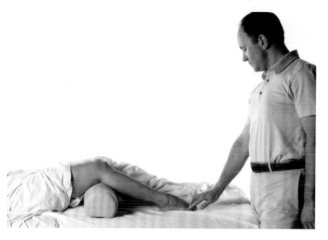

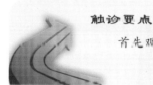

其他触诊姿势——坐位

趾长伸肌在坐位下也是很容易触诊的。

触诊要点

首先观察第2~5趾骨远端肌腱。

图 19-12　仰卧位触诊右趾长伸肌的初始体位。

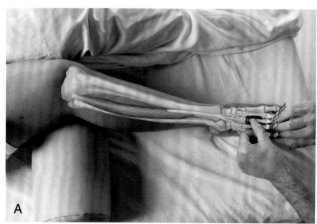

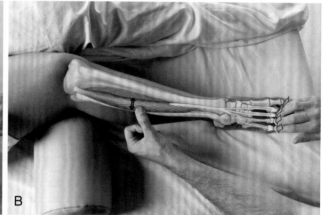

图 19-13　右趾长伸肌的前面观，被检查者伸展第 2~5 趾抵抗阻力。(A)触诊足背侧远端肌腱。(B)触诊小腿前外侧肌腹。

触诊笔记

1.很多人的足趾独立活动困难，被检查者在伸展第 2~5 趾时无法保证姆趾不伸展。如果出现这种情况，不要限制姆趾的伸展，这样只会阻止姆趾的活动，但不会阻止姆长伸肌等长收缩。在诱发趾长伸肌收缩时，不希望出现姆长伸肌的等长收缩。

2.触诊所有的表浅肌肉，在触诊之前(最好)先观察，否则触诊手会阻挡视线，使得观察和定位肌肉及其肌腱变得困难。趾长伸肌的远端肌腱通常显而易见，可以通过垂直弹拨触及。

3.为了(仔细)区分趾长伸肌与毗邻的胫前肌，不要让被检查者背屈足部，因为两块肌肉均参与收缩。可以通过踝关节内翻与外翻来鉴别，外翻时趾长伸肌收缩而胫前肌不会收缩，内翻时胫前肌收缩而趾长伸肌不会收缩。

4.为了(仔细)区分趾长伸肌与毗邻的腓骨长肌，不要让患者外翻足部，因为两块肌肉均会参与收缩。可通过踝关节背屈与跖屈来鉴别，背屈时趾长伸肌收缩而腓骨长肌不会收缩，跖屈时腓骨长肌收缩而趾长伸肌不会收缩。

趾长伸肌——仰卧位(续)

扳机点

1.趾长伸肌扳机点(图 19-14)产生和长期存在的原因包括肌肉急性或慢性损伤，如过度使用(尤其是因为腓骨长肌无力)、长期维持肌肉缩短的姿势(如开车时脚与油门的角度太小)、慢性肌肉拉长(如穿高跟鞋、睡觉时足部背屈)、跖屈拮抗肌紧张、外伤、绊倒(踝关节跖屈)、前侧-骨筋膜室综合征或 L4-L5 神经根压迫。

2.趾长伸肌的扳机点会导致踝关节背屈无力(足下垂)、深层腓总神经卡压(可以加重踝关节背屈无力)、逐渐加重的疼痛和夜间肌腹痉挛。

3.趾长伸肌的扳机点牵涉痛模式须与腓骨长肌、腓骨短肌、第三腓骨肌、趾短伸肌、足背侧骨间肌和蹚短伸肌的扳机点牵涉痛模式区分。

4.趾长伸肌的扳机点经常被误诊为跗骨关节功能障碍、跖趾关节功能障碍或 L4 神经根压迫。

5.相关扳机点还会出现在腓骨长肌、腓骨短肌、第三腓骨肌、胫前肌或蹚长伸肌。

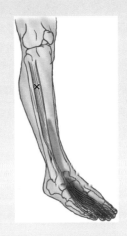

图 19-14　趾长伸肌常见扳机点和牵涉区域的前外侧观。

趾长伸肌的牵伸(图 19-15)

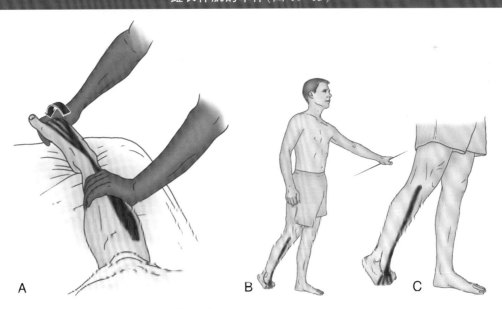

图 19-15　右侧趾长伸肌的牵伸。被检查者屈曲足趾(第 2~5 趾)，跖屈和内翻足部。(A)治疗师辅助牵伸,注意治疗师用另一只手固定被检查者的小腿。(B,C)自我牵伸。被检查者需要抓住固定的物体以支撑身体且防止足背的过度负重。

趾长伸肌——仰卧位(续)

绕行方法

第三腓骨肌

第三腓骨肌(图 19-16A)实际上是趾长伸肌最远端和最外侧部分，它附着于腓骨远端前方和第五跖骨基底。首先在足背侧找到第五足趾的趾长伸肌肌腱，然后在其外侧触诊，可以找到一条肌腱连接第五跖骨。这条肌腱通常看不到，所以需要沿着肌纤维的方向垂直弹拨进行触诊，有时甚至需要用指甲触诊。如果仍不能触及，可以嘱被检查者对抗阻力外翻和背屈足部（第三腓骨肌的作用），再次触诊第三腓骨肌肌腱(图 19-16B)。一旦定位第三腓骨肌远端肌腱，继续让被检查者对抗阻力外翻和背屈足部，并沿着小腿继续向近端触

诊第三腓骨肌(图 19-16C)。由于第三腓骨肌的作用是外翻和背屈足部，因此内翻和跖屈足部可以牵伸第三腓骨肌。

注意：第三腓骨肌通常单侧或双侧缺失。

扳机点

1.第三腓骨肌扳机点产生和(或)长期存在的原因，以及产生的症状与趾长伸肌相同。

2.第三腓骨肌的扳机点可以在踝关节主动背屈时产生疼痛，或在跖屈关节活动度末端产生疼痛。

3. 第三腓骨肌的扳机点通常与腓骨长肌、腓骨短肌和趾长伸肌的扳机点有关。

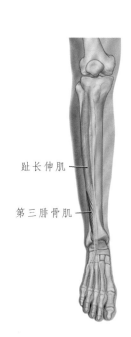
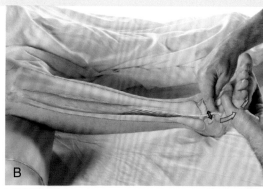
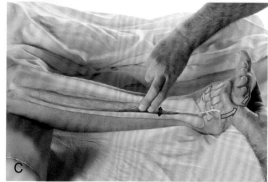
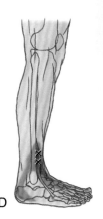

趾长伸肌

第三腓骨肌

图 19-16　右侧第三腓骨肌。(A)右侧第三腓骨肌的前面观。趾长伸肌被阴影化。(B,C)在被检查者对抗阻力外翻和背屈足部时，分别触诊第三腓骨肌远端肌腱和肌腹的前外侧观。趾长伸肌被阴影化。(D)第三腓骨肌常见的扳机点和牵涉区域的侧面观。

触诊要点

在第 5 趾骨趾长伸肌肌腱外侧触诊。

蹬长伸肌(图 19-17)——仰卧位

☑ 附着点

□ 腓骨前方中间 1/3

　　至

□ 第 1 趾骨远节趾骨背侧面

☑ 运动功能

□ 在第 1 趾骨跖趾关节与趾间关节伸展蹬指

□ 在踝关节背屈足部

□ 内翻跗关节

初始体位(图 19-18)

■ 被检查者取仰卧位

■ 治疗师站在被检查者旁边

■ 触诊手不要放在被检查者身上

■ 辅助手手指放在第 1 趾骨远节趾骨背侧面

触诊步骤

1.嘱被检查者对抗阻力在第 1 趾骨跖趾关节与趾间关节伸展蹬趾,找到蹬长伸肌肌腱。

2.通过垂直弹拨触诊蹬长伸肌远端肌腱(图 19-19A)。

3.继续垂直弹拨向近端触诊蹬长伸肌肌纤维。当蹬长伸肌到达胫前肌与趾长伸肌深处时,无须再垂直弹拨肌纤维。当伸展第一趾骨时,感受其他肌肉深部的蹬长伸肌的收缩(图 19-19B)。

4.一旦明确蹬长伸肌的位置,嘱被检查者放松肌肉,触诊并评估基础张力。

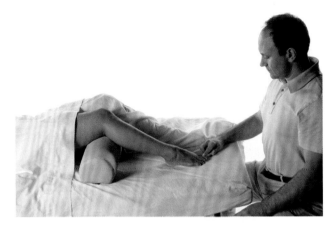

图 19-18　仰卧位触诊右侧蹬长伸肌的初始体位。

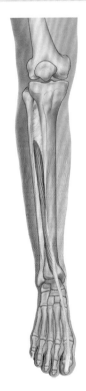

图 19-17　右侧蹬长伸肌的前面观。

跛长伸肌——仰卧位(续)

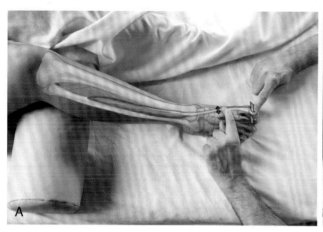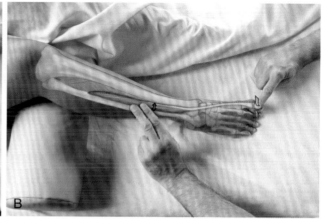

图19-19　患者对抗阻力背伸踇趾时,触诊右侧踇长伸肌。(A)在足背触诊远端肌腱。(B)在小腿前外侧触诊肌腹。

触诊笔记

1.许多被检查者的足趾独立活动困难,在伸展踇趾时无法保证其他足趾不动。如果出现这种情况,不要限制其他足趾的伸展,这样只会阻止其他足趾活动而不能阻止趾长伸肌等长收缩,在诱发踇长伸肌肌腹收缩时不希望出现趾长伸肌的等长收缩。

2.踇长伸肌的大部分肌腹位于胫前肌与趾长伸肌深部。当向近端触诊踇长伸肌,深及其他肌肉时,应当闭上眼睛消除视觉干扰,触诊手轻轻地按压肌腹,嘱患者对抗阻力或不对抗阻力伸展踇趾,感受深层踇长伸肌的轻微收缩。

3.在触诊踇长伸肌时不要让被检查者在踝关节背屈足部,因为背屈时小腿前方所有肌肉均会收缩。不要让被检查者在跗骨关节内翻足部,因为会引起胫前肌收缩,同样也不要让被检查者足外翻,因为会引起趾长伸肌收缩。当触诊踇长伸肌时,任何其他肌肉的收缩都会增加触诊和识别的难度。

其他触诊姿势——坐位

踇长伸肌在被检查者坐位时容易触及。

触诊要点

首先寻找踇趾远端肌腱。

扳机点

1.踇长伸肌扳机点(图19-20)产生和长期存在的原因包括肌肉急性或慢性损伤,如过度使用(尤其是因为腓骨长肌无力)、长期维持肌肉短缩的姿势(如开车时足部与油门的角度太小)、慢性肌肉牵拉(如穿高跟鞋、睡觉时踝关节跖屈)、跖屈肌紧张、外伤、绊倒(踝关节跖屈)、前侧-骨筋膜室综合征或L4-L5神经根压迫。

2.踇长伸肌的扳机点会导致踝关节背屈无力(足下垂)、逐渐加重的疼痛和夜间肌腹痉挛。

3.踇长伸肌的扳机点牵涉痛模式须与胫前肌和踇短伸肌区分。

4.踇长伸肌的扳机点经常被误诊为跖趾关节功能障碍或L4-L5神经根压迫。

5.相关扳机点还会出现在胫前肌、踇短伸肌、趾长伸肌和第三腓骨肌。

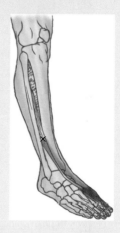

图19-20　踇长伸肌常见扳机点及牵涉区域的前外侧观。

踇长伸肌——仰卧位(续)

踇长伸肌的牵伸(图 19-21)

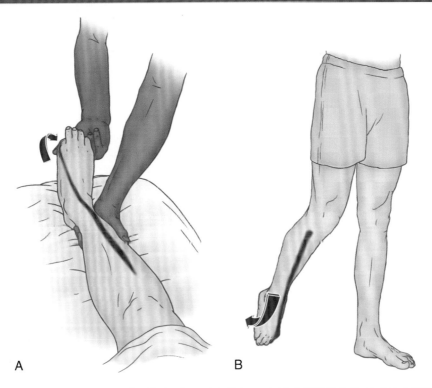

A　　　　　　　　　　B

图 19-21　右侧踇长伸肌的牵伸。患者踇趾屈曲,同时足部跖屈和外翻。(A)治疗师辅助牵伸,注意治疗师用另一只手固定患者的小腿。(B)自我牵伸,患者抓住固定的物体以支撑身体和防止足背过度负重。

腓骨长肌与腓骨短肌(图 19-22)——侧卧位

☑ 附着点

腓骨长肌

☐ 腓骨外侧近端 1/2

　　至

☐ 第一楔骨和第一跖骨基底

腓骨短肌

☐ 腓骨外侧远端 1/2

　　至

☐ 第五跖骨外侧

☑ 运动功能

腓骨长肌与腓骨短肌

☐ 在跗骨关节外翻足部

☐ 在踝关节跖屈足部

初始体位(图 19-23)

■ 被检查者取侧卧位

■ 治疗师站在被检查者旁边

■ 触诊手放在腓骨外侧，即腓骨头远端

■ 辅助手放在足外侧

触诊步骤

1. 嘱被检查者在跗骨关节对抗阻力外翻足部，感受腓骨长肌收缩(图 19-24)。

2. 垂直弹拨肌纤维后继续向远端触诊腓骨长肌，注意腓骨长肌大约在小腿 1/2 处变为肌腱。

3. 腓骨长肌远端肌腱在外踝的后方很容易触诊(图 19-25)。

4. 在小腿远端 1/2 处，触诊腓骨长肌任意一侧，可以触及腓骨短肌(图 19-26A)。

5. 在远离腓骨外侧肌腱的足近心端通常可以看到且很好地触及腓骨短肌的远端肌腱(图 19-26B)。

6. 一旦明确腓骨长肌与腓骨短肌的位置，嘱被检查者放松肌肉，触诊并评估基础张力。

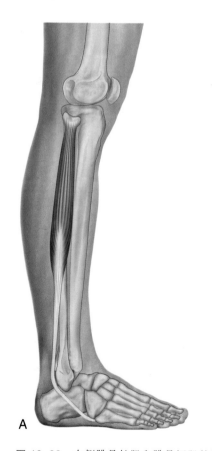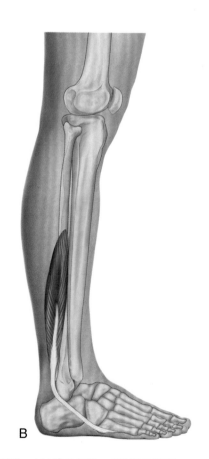

图 19-22　右侧腓骨长肌和腓骨短肌的侧面观。(A)腓骨长肌。(B)腓骨短肌。

腓骨长肌与腓骨短肌——　侧卧位(续)

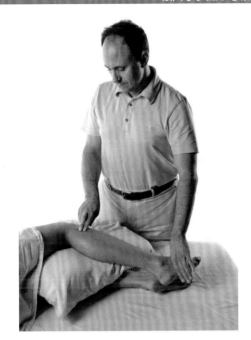

图 19-23　侧卧位触诊右侧腓骨长肌和腓骨短肌的初始体位。

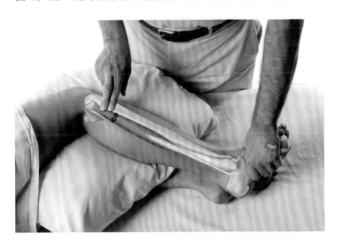

图 19-24　患者对抗阻力外翻足部时触诊腓骨长肌肌腹。

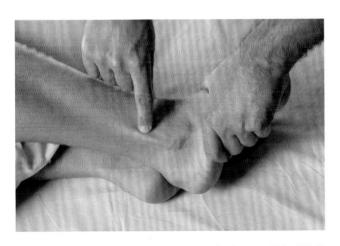

图 19-25　当被检查者对抗阻力外翻足部时,可以观察到腓骨长肌远端肌腱正好位于腓骨外踝的近端。

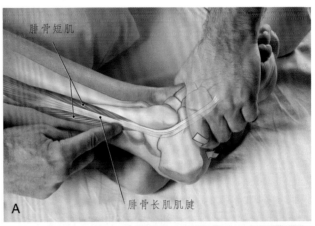

腓骨短肌

腓骨长肌肌腱

A

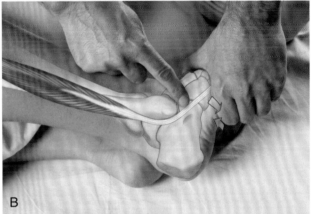

B

图 19-26　患者对抗阻力外翻足部时触诊右侧腓骨短肌。(A)腓骨长肌后方直接触诊肌腹。(B)在外踝后方触诊远端肌腱。

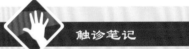

触诊笔记

1.在绕过骰骨到达足的内侧之前,腓骨长肌肌腱的远端在外踝处通常可以看见且易触及。一旦它进入足底表面,腓骨长肌远端肌腱的位置就会变得很深且难以辨别,直到其止点——第一跖骨和第一楔骨附近,又可以被触及。

2.嘱被检查者在踝骨关节外翻足部并不能帮助区分趾长伸肌与腓骨长短肌的边缘,可以利用在踝关节背屈和跖屈足部来区分。趾长伸肌在背屈时收缩,而腓骨长短肌在跖屈时收缩(注意:足外翻可以区分腓骨长短肌与比目鱼肌,因为比目鱼肌的作用是足内翻)。

腓骨长肌与腓骨短肌——侧卧位(续)

其他触诊姿势——坐位

　　仰卧位、俯卧位或坐位也可以触诊腓骨长肌和腓骨短肌。

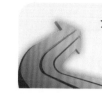

触诊要点

　　触诊腓骨外侧并外翻足部。

扳机点

　　1.腓骨长肌和腓骨短肌扳机点(图 19-27)产生和长期存在的原因包括肌肉急性或慢性损伤,如过度使用、长期维持肌肉短缩的姿势(睡觉时踝关节处于跖屈位)、长期制动(石膏)、踝关节内翻扭伤、胫前肌和(或)胫后肌慢性张力过高、穿高跟鞋、扁平足、在不平坦的(倾斜的)路面跑步、坐位时习惯性一条腿放在另一条腿上、臀小肌扳机点、Morton 脚,或袜子弹力太紧阻碍(血液)循环。

　　2.腓骨长肌和腓骨短肌的扳机点会导致踝关节无力,主动外翻时疼痛、被动内翻至(关节活动度)终末端时疼痛,腓总神经、腓深神经(该两条神经中任一条卡压会导致足下垂)和腓浅神经卡压。

　　3. 腓骨长肌和腓骨短肌的扳机点牵涉痛模式须与胫前肌、趾长伸肌、踇长伸肌、趾短伸肌、踇短伸肌和臀小肌区分。

　　4.腓骨长肌和腓骨短肌的扳机点经常被误诊为外侧骨筋膜室综合征或腰椎间盘突出症。

　　5.相关扳机点会出现在其他腓骨肌肉、趾长伸肌、胫后肌或臀小肌。

　　6.注意:腓骨长肌与腓骨短肌的牵涉痛模式没有区别。

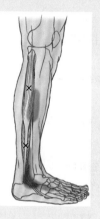

图 19-27　腓骨长肌常见扳机点及牵涉区域的侧面观。

腓骨长肌和腓骨短肌的牵伸(图 19-28)

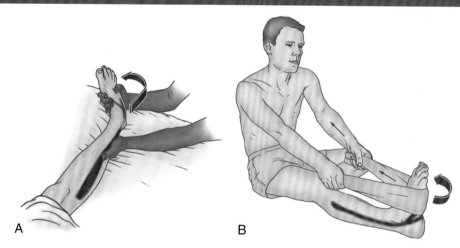

A　　　　　　　　　　　　　　　　　　B

图 19-28　右侧腓骨长肌和腓骨短肌的牵伸。被检查者内收和背屈足部。(A)治疗师辅助牵伸。注意治疗师用另一只手固定患者的小腿。(B)自我牵伸。患者用毛巾牵拉足部内翻和背屈。

腓肠肌(图 19-29)——俯卧位

✔ 附着点
☐ 股骨内外侧髁后表面
   至
☐ 跟骨后表面(经跟腱)

✔ 运功功能
☐ 在踝关节跖屈足部
☐ 在跗骨关节内翻足部
☐ 在膝关节屈曲小腿

初始体位(图 19-30)
■ 被检查者取俯卧位,膝关节完全或接近完全伸直
■ 治疗师站在被检查者的旁边
■ 触诊手放在小腿近端后侧
■ 辅助手放在足部的跖面

触诊步骤
1. 嘱被检查者对抗阻力跖屈足部,感受腓肠肌的收缩(图 19-31A)。
2. 在小腿近端后侧触诊腓肠肌内外侧肌腹。
3. 大约在小腿的 1/2 处腓肠肌移行成肌腱,沿着该肌腱一直触诊,经过跟腱,触及跟骨后面的附着点(图 19-31B)。
4. 一旦明确腓肠肌的位置,嘱被检查者放松肌肉,触诊并评估基础张力。

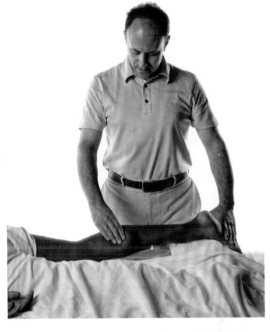

图 19-30 俯卧位触诊右侧腓肠肌的初始体位。

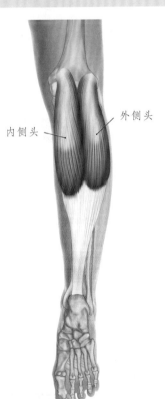

内侧头   外侧头

图 19-29 右侧腓肠肌的后面观。

腓肠肌——俯卧位(续)

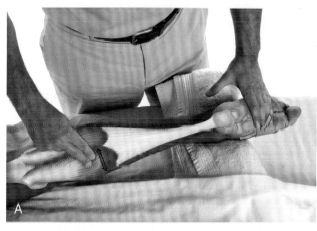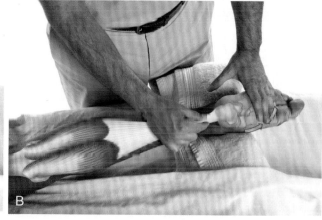

图 19-31　被检查者对抗阻力跖屈足部时触诊右侧腓肠肌。**(A)**触诊内侧肌腹。**(B)**手指放置在跟骨近端一侧肌腱触诊跟腱(阿基里斯腱)。

 触诊笔记

1.跟腱,又称为阿基里斯腱,是腓肠肌与比目鱼肌的远端附着点。

2.在腓肠肌肌腹近端,被检查者对抗阻力跖屈足部而交替收缩和放松腓肠肌时,腓肠肌的近端附着点在股骨髁后面可触及。腓肠肌有两个头,每次触诊一个。确保触诊腓肠肌外侧头的时候位于股二头肌远端肌腱内侧,触诊腓肠肌内侧头的时候位于半腱肌和半膜肌肌腱外侧(图 19-32)。

当手置于腘窝时,被动屈曲被检查者的膝关节约90°以放松腘绳肌,触诊腓肠肌内外侧头位于股骨髁的附着点。注意:触诊腘窝的时候要格外小心,因为此处有胫骨、腓总神经、腘动脉和腘静脉(图19-2)。

3.很难区分腓肠肌外侧头近端附着点与跖肌,因为这两块肌肉紧密相邻且作用相同(图 19-35B)。

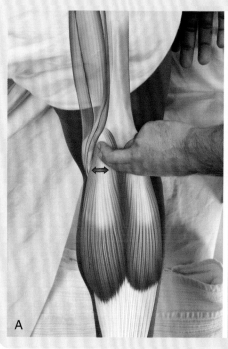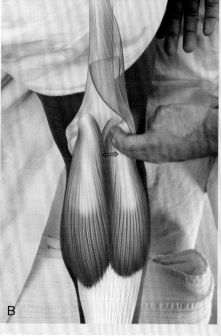

图 19-32　腓肠肌近端附着点触诊。**(A)**内侧头。半腱肌和半膜肌被阴影化。**(B)**外侧头。跖肌已显示,股二头肌长头和短头被切断并被阴影化。

腓肠肌——俯卧位(续)

扳机点

1.腓肠肌扳机点(图 19-33)产生和长期存在的原因包括肌肉急性或慢性损伤,如过度使用(如上坡步行/跑步)、长期维持肌肉短缩的姿势(如穿高跟鞋、睡觉时踝关节长期维持跖屈位、开车踩油门时踝关节长期维持在跖屈位)、骑自行车时坐垫位置太低、肌肉受凉、制动(石膏)、袜子过紧影响(血液)循环和 S1 神经根压迫。

2.腓肠肌的扳机点会造成小腿痉挛(包括夜间痉挛)、间歇性跛行和踝关节背屈时无法伸展膝关节。

3.腓肠肌扳机点的牵涉痛模式须与比目鱼肌、跖肌、腘肌、胫后肌、趾长屈肌、腘绳肌和臀小肌区分。

4.腓肠肌的扳机点经常被误诊为后方骨筋膜室综合征、深静脉血栓形成、S1 神经根压迫或生长痛。

5.相关扳机点还会出现在比目鱼肌、腘绳肌、胫前肌、趾长伸肌、姆长伸肌和臀小肌。

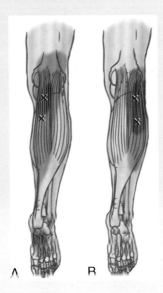

图 19-33　腓肠肌常见扳机点和牵涉区域的后面观。(A)内侧头。(B)外侧头。

其他触诊体位——站立位

被检查者取站立位也容易触诊腓肠肌,嘱被检查者提踵站立,使腓肠肌收缩变得清晰可见,以便于触诊。

触诊要点

膝关节伸直,对抗阻力跖屈足部。

腓肠肌——俯卧位(续)

腓肠肌的牵伸(图 19-34)

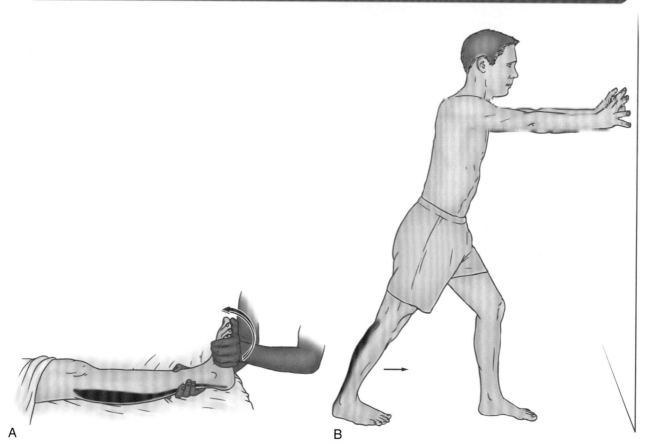

A   B

图 19-34　右侧腓肠肌的牵伸。被检查者在膝关节伸展位背屈足部(如果膝关节屈曲,就变成牵伸比目鱼肌了)。(A)治疗师辅助牵伸。注意治疗师用另一只手固定患者的小腿。(B)自我牵伸。足跟不要离地,这一点非常重要。

腓肠肌——俯卧位(续)

 绕行方法

跖肌

　　跖肌是连接股骨外侧髁与跟骨的一条很小的肌肉(图 19-35A),其近端肌腹很短,远端肌腱很长,肌腹位于腓肠肌外侧头近端附着点的正中(图 19-32B)。触诊跖肌时,从腘窝中线开始,触诊手逐渐轻柔地向外侧移动,同时被检查者在踝关节跖屈足部,直到感受到肌肉收缩(图 19-35B),即可触及跖肌。鉴别跖肌与腓肠肌外侧头很难,因为这两块肌肉作用相同,牵伸腓肠肌同样可以牵伸跖肌。

　　注意:跖肌的扳机点通常在踝关节背屈活动末端引起疼痛。跖肌扳机点与腓肠肌扳机点有关(图 19-35C)。

触诊要点

　　触诊腓肠肌外侧头内侧。

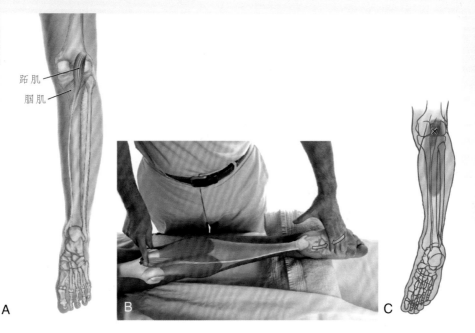

跖肌
腘肌

A　　　　B　　　　C

图 19-35　右侧跖肌。(A)跖肌的后面观,腘肌已被阴影化。(B)触诊跖肌。(C)跖肌常见扳机点和牵涉区域的后面观。

比目鱼肌(图 19-36)——俯卧位

☑ **附着点**

☐ 腓骨头和腓骨近端 1/2 与胫骨后方比目鱼肌线
至

☐ 跟骨后方(经跟腱)

☑ **运功功能**

☐ 在踝关节跖屈足部

☐ 在跗骨关节内翻足部

初始体位(图 19-37)

■ 被检查者取俯卧位,膝关节屈曲约 **90°**

■ 治疗师站在被检查者旁边

■ 触诊手放在小腿后方近端

■ 辅助手放在足的跖面

触诊步骤

1. 嘱被检查者适度对抗阻力跖屈足部,在腓肠肌深处感受比目鱼肌的收缩(图 19-38A)。

2. 触诊比目鱼肌近端附着点,并通过跟腱(阿基里斯腱)向远端跟骨附着点触诊。

3. 尽管从后面观,比目鱼肌位于腓肠肌深部,但是从侧面观,比目鱼肌的位置比较表浅,很容易触及(图 19-38B)。注意:比目鱼肌有一部分在小腿近端内侧位置比较表浅,很容易触及(图 19-4A)。

4. 一旦明确比目鱼肌的位置,嘱被检查者放松肌肉,触诊并评估基础张力。

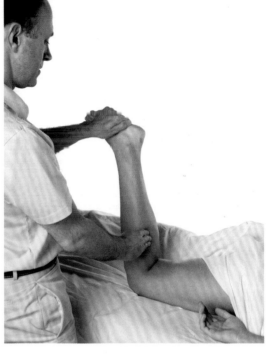

图 19-37 俯卧位触诊右比目鱼肌的初始体位。

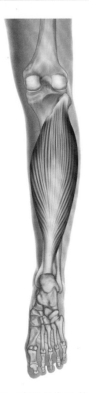

图 19-36 右比目鱼肌的后面观。

比目鱼肌——俯卧位(续)

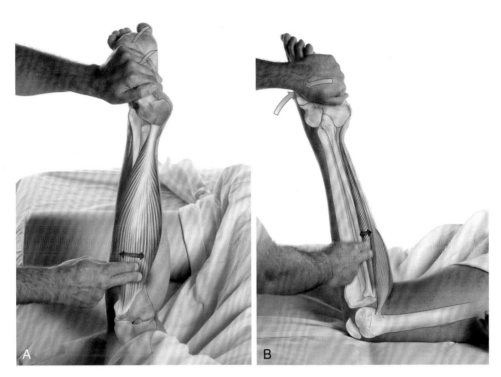

图 19-38 被检查者膝关节屈曲的情况下对抗阻力跖屈足部,触诊右侧比目鱼肌。(A)经由腓肠肌触诊后侧面。(B)侧面触诊,该位置比目鱼肌表浅。

触诊笔记

1.跟腱,又称为阿基里斯腱,是腓肠肌与比目鱼肌的远端附着点。

2.触诊比目鱼肌时,嘱被检查者在膝关节屈曲小腿,该体位可以放松腓肠肌,从而抑制腓肠肌收缩(主动不足原则)。如果腓肠肌被抑制,就可以经腓肠肌触诊比目鱼肌(图19-38A触诊右侧面)。注意:给予被检查者的阻力不要太大,否则无法抑制腓肠肌收缩。_____由腓肠肌触诊比目鱼肌了。

触诊要点

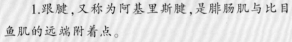

适当对抗阻力跖屈足部,膝关节保持屈曲。

比目鱼肌——俯卧位(续)

扳机点

1.比目鱼肌扳机点(图 19-39)产生和长期存在的原因包括肌肉急性或慢性损伤，如过度使用(如上坡步行/跑步)、长期维持肌肉短缩的姿势(如穿高跟鞋、睡觉时踝关节呈跖屈位、开车踩油门时踝关节长期维持在跖屈位)、外伤和肌肉受凉。

2.比目鱼肌的扳机点会导致踝关节背屈受限、走路时疼痛(尤其是上坡和上楼)、胫神经和相关血管卡压、负重时足跟痛、足/踝水肿。

3.比目鱼肌扳机点的牵涉痛模式须与腓肠肌、跖肌、胫后肌、趾长屈肌、腘绳肌、臀小肌、跖方肌及踇外展肌区分。

4.比目鱼肌的扳机点经常被误诊为后方骨筋膜室综合征、后侧胫骨应力综合征、生长痛、跟腱炎、腘窝囊肿、深静脉血栓、S1 神经根压迫、间歇性跛行、足底筋膜炎或跟骨骨刺。

5.相关扳机点还会出现在腓肠肌、胫后肌、趾长屈肌、踇长屈肌和臀小肌。

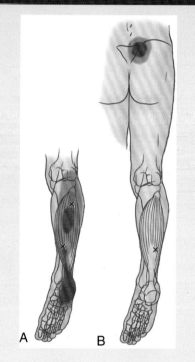

图 19-39　比目鱼肌常见的扳机点及牵涉区域的后面观。

比目鱼肌的牵伸(图 19-40)

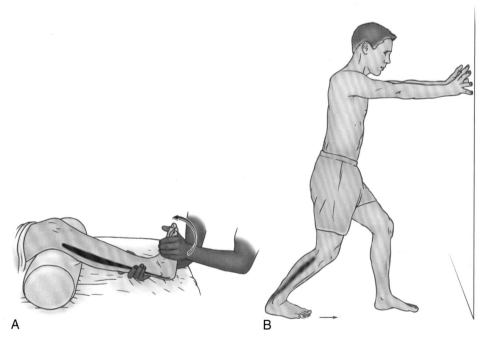

图 19-40　右侧比目鱼肌的牵伸。患者足部背屈、膝关节屈曲(如果膝关节伸直，则变成牵伸腓肠肌)。(A)治疗师辅助牵伸，需要在腘窝垫一个圆筒以使膝关节屈曲。注意治疗师需要用另一只手固定患者的小腿。(B)自我牵伸。保持足跟不离开地面，这一点非常重要。

腘肌(图 19-41)——俯卧位

☑ 附着点

□ 股骨外侧髁外侧面

　至

□ 胫骨近端后方内侧

☑ 运功功能

□ 在膝关节内旋小腿

□ 在膝关节屈曲小腿

初始体位(图 19-42)

■ 被检查者取俯卧位,膝关节屈曲约 90°

■ 治疗师站在患者旁边

■ 触诊手指环绕胫骨近端内侧缘后方

■ 如果需要施加阻力,辅助手放在小腿远端(靠近踝
关节)

触诊步骤

1. 触诊手指环绕并按压胫骨,嘱被检查者在膝关节
内旋小腿,感受腘肌的收缩。如果需要施加阻力,
可以用辅助手在小腿远端施加阻力(图 19-43)。

2. 一旦感受到腘肌胫骨附着点的收缩,嘱被检查者
在膝关节内旋小腿,交替收缩与放松腘肌,经由腓
肠肌继续向近端附着点触诊。

3. 一旦明确腘肌的位置,嘱被检查者放松肌肉,触诊
并评估基础张力。

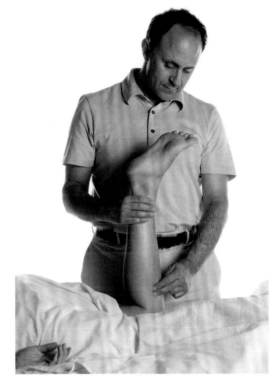

图 19-42 俯卧位触诊右侧腘肌的初始体位。

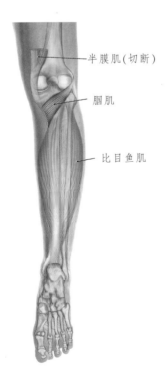

图 19-41 右侧腘肌的后面观。比目鱼肌和被切断的半膜肌远
端肌腱被阴影化。

半膜肌(切断)

腘肌

比目鱼肌

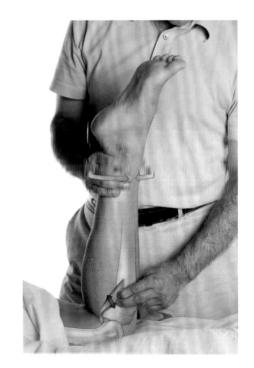

图 19-43 患者对抗阻力内旋小腿时,触诊右腘肌附着点。

腘肌——俯卧位(续)

触诊笔记

1.很多人无法独立进行膝关节内旋运动。为了帮助被检查者完成内旋运动,在触诊前可以先帮助被检查者把小腿摆在内旋位,让被检查者感受这一运动。然后嘱被检查者自己主动完成一次,这样在触诊时被检查者可以更好地完成内旋运动。在坐位时更容易完成膝关节的内旋动作(图19-44)。

2.腘肌大部分肌腹位于腓肠肌深部,在经由腓肠肌触诊腘肌时,为了避免视觉干扰,建议治疗师闭上眼睛,在被检查者对抗阻力或不对抗阻力内旋膝关节时,触诊手指轻轻按压可以感受腘肌轻微的收缩。继续朝着股骨近端附着点触诊腘肌,某种程度上,腘肌的远端附着点在关节腔内,无法触及。

3.在股骨外侧髁处,腘肌近端附着点是可以触及的。为了触诊股骨外侧髁外侧[外侧(腓)副韧带后方],嘱被检查者对抗阻力内旋膝关节,感受腘肌近端肌腱紧张(图19-45)。

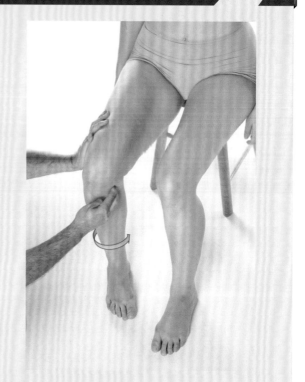

图19-44 坐位下触诊腘肌的优点是如果被检查者的足部平放在地面上,比较容易独立完成膝关节内旋动作。患者坐位下触诊腘肌的步骤与俯卧位时一样。

其他触诊姿势——坐位

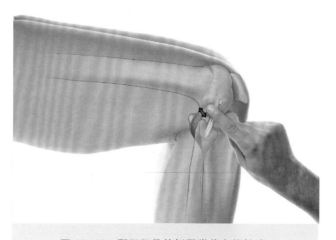

图19-45 腘肌股骨外侧髁附着点的触诊。

触诊要点

触诊手指环绕胫骨近端内侧。

腘肌——俯卧位(续)

扳机点

1.腘肌扳机点(图 19-46)产生和长期存在的原因包括肌肉急性或慢性损伤,如过度使用(如跑步或滑雪下山、种树或砍树时膝关节长时间微屈)、距下关节过度内旋、穿高跟鞋和后交叉韧带撕裂。

2.蹲伏、步行/跑步下山或下楼梯时,腘肌的扳机点会引起膝关节后侧疼痛,膝关节伸展和外旋活动度降低。

3.腘肌扳机点的牵涉痛模式须与腓肠肌、比目鱼肌、跖肌、腘绳肌和臀小肌区分。

4.腘肌的扳机点经常被误诊为腘窝囊肿、膝关节不稳、腘肌肌腱炎/腱鞘炎、半月板损伤或跖肌撕裂。

5.相关扳机点还会出现在腓肠肌。

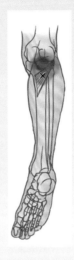

图 19-46 腘肌常见扳机点和牵涉区域的后内侧观。

腘肌的牵伸(图 19-47)

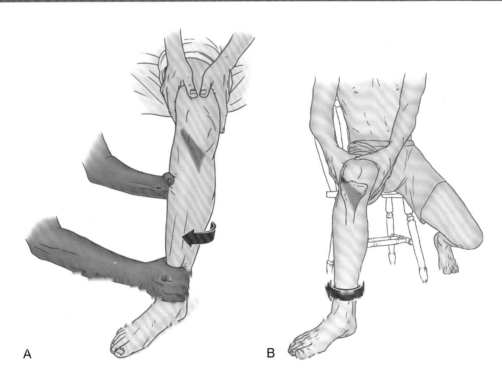

A B

图 19-47 右侧腘肌的牵伸。被检查者在膝关节外旋小腿(膝关节从完全伸直位屈曲大约 45°)。被检查者用手固定大腿。(A)治疗师辅助牵伸。治疗师用双手外旋被检查者的小腿。(B)自我牵伸。

胫后肌、趾长屈肌、姆长屈肌——俯卧位

"Tom,Dick,Harry 肌肉"（胫后肌= Tom，趾长屈肌= Dick，姆长屈肌= Harry）（图 19-48）

☑ 附着点

胫后肌(TP)

☐ 胫骨和腓骨后侧近端 2/3

　　至

☐ 足的跖面（第 2~4 跖骨和除距骨外的跗骨）

趾长屈肌(FDL)

☐ 胫骨后侧中 1/3

　　至

☐ 第 2~5 趾骨跖面远端

姆长屈肌(FHL)

☐ 腓骨后侧远端 1/3

　　至

☐ 第 1 趾骨跖面远端

☑ 运功功能

TP

☐ 在跗骨关节内翻足部

☐ 在踝关节跖屈足部

FDL

☐ 在跖趾关节和趾间关节屈曲第 2~5 趾

☐ 在跗骨关节内翻足部

☐ 在踝关节跖屈足部

FHL

☐ 在跖趾关节和趾间关节屈曲姆趾

☐ 在跗骨关节内翻足部

☐ 在踝关节跖屈足部

初始体位（图 19-49A）

■ 被检查者取俯卧位,踝关节下方放置一个滚筒

■ 治疗师站在或坐在被检查者的旁边

■ 触诊手指放在内踝后方和远端，直到看到胫后肌肌腱

■ 如果需要施加阻力，辅助手放在足部

触诊步骤

● 注意:胫骨后肌、趾长屈肌、姆长屈肌三块肌肉位置都很表浅,在小腿远端内侧面均能触及。FDL暴露最多,FDL 和 TP 的肌腱可以触及,且往往在内踝后方可以看到（图 19-49B）。

TP

1. 嘱被检查者跖屈踝关节并内翻跗骨关节,在胫骨干后方腿中部远端和内踝后方远端寻找胫后肌远

端肌腱。如果想明显地暴露肌腱,需要辅助手给予适当阻力,（图 19-50A）。

2. 一旦定位好胫后肌,嘱被检查者不断地收缩和放松肌肉,垂直轻弹肌腱,尽可能向近端和远端触诊（图 19-50B）。注意:胫后肌是三块肌肉中最靠近内踝的。

3. 胫后肌肌腹位于小腿后方骨筋膜室的深层,很难触诊和鉴别，触诊胫后肌肌腹时应适当按压小腿后方中线部位,嘱被检查者内翻跗骨关节,感受肌肉的收缩（图 19-50C）。

4. 一旦定位好胫后肌,嘱被检查者放松肌肉,触诊并评估基础张力。

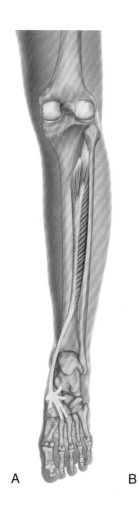
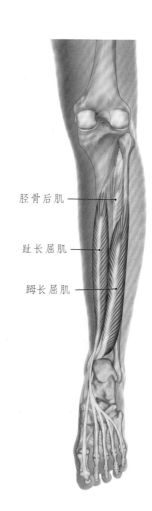

胫骨后肌

趾长屈肌

姆长屈肌

A　　　　B

图 19-48　右侧 Tom、Dick 和 Harry 肌肉的后面观。(A)胫后肌(TP,Tom)。(B)趾长屈肌(FDL,Dick)和姆长屈肌(FHL,Harry)。TP 已被阴影化。

胫后肌、趾长屈肌、跨长屈肌——俯卧位(续)

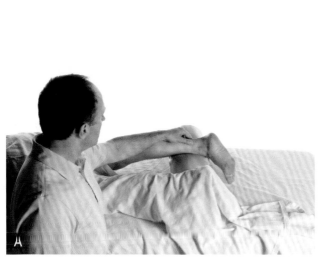

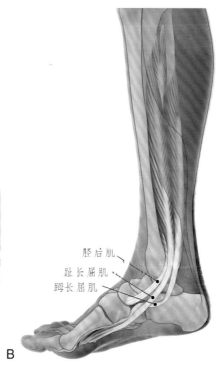

胫后肌
趾长屈肌
跨长屈肌

B

图 19-49　俯卧位触诊 Tom、Dick 和 Harry 肌群的初始体位。首先尽可能地观察肌腱。(B)这三块肌肉的远端肌腱在内踝附近。腓肠肌和比目鱼肌被阴影化。Tom=胫后肌(TP)，Dick=趾长屈肌(FDL)，Harry=跨长屈肌(FHL)。

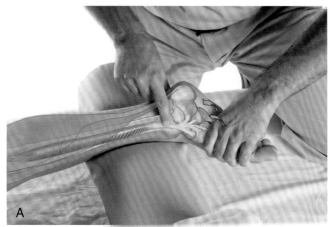

A

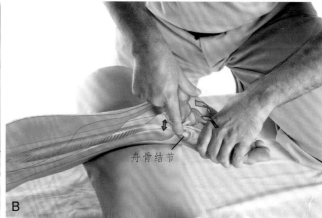

舟骨结节

B

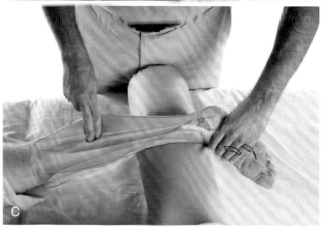

C

图 19-50　患者对抗阻力跖屈和内翻足部时触诊胫后肌。(A)在内踝和舟骨结节附近观察到远端的肌腱。(B)弹拨远端的肌腱。(C)在腓肠肌和比目鱼肌深层触诊近端的肌腹。注意：腓肠肌和比目鱼肌在这二幅图中已被阴影化。

胫后肌、趾长屈肌、跗长屈肌——俯卧位(续)

FDL

5. 趾长屈肌部分肌腹在小腿胫骨干远端和比目鱼肌之间位置比较表浅,嘱被检查者屈曲第2~5趾,感受趾长屈肌收缩(图19-51A)。如果需要对抗阻力,辅助手可以给予阻力。

6. 一旦定位好趾长屈肌,嘱被检查者不断地收缩和放松肌肉,垂直轻弹肌纤维,尽可能向近端和远端触诊。

7. 在内踝水平,趾长屈肌远端肌腱通常可以触及,有时候在内踝后方远端可以触及(图19-51B),它距离内踝相对于胫后肌远端肌腱较远。

8. 在踝关节跖屈位,趾长屈肌远端肌腱位置很表浅,可以嘱被检查者在跖趾关节和趾间关节屈曲第2~5趾,交替地收缩和放松趾长屈肌来触诊(图19-51C)(注意:一些被检查者有时候很难独立屈曲第2~5趾而保持跗趾不屈)。然而,很难精确定位这些肌肉的位置并区分毗邻的肌肉和软组织的边界,尝试沿肌腱延伸至足趾。

9. 趾长屈肌肌腹位于小腿后方骨筋膜室的深层,很难触诊和鉴别。触诊趾长屈肌肌腹时,应当适当按压小腿后方内侧部位,嘱被检查者屈曲第2~5趾,感受肌肉的收缩(图19-51D)。

10. 一旦定位好趾长屈肌,嘱被检查者放松肌肉,触诊并评估基础张力。

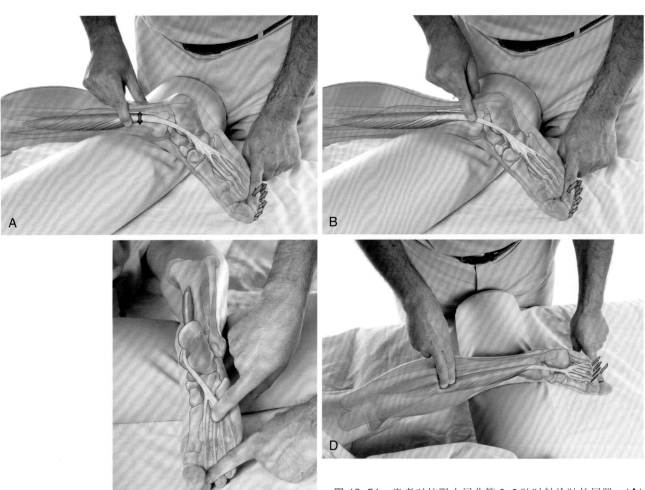

图19-51　患者对抗阻力屈曲第2~5趾时触诊趾长屈肌。(A)触诊小腿内侧远端肌腹。(B)触诊内踝附近远端的肌腱。(C)在足底触诊远端肌腱。(D)在小腿后面触诊深层近端肌腹。注意:在图A、B、D中腓肠肌和比目鱼肌已被阴影化。

胫后肌、趾长屈肌、姆长屈肌——俯卧位(续)

FHL

11. 姆长屈肌只有一小部分肌腹在小腿内侧远端于趾长屈肌与跟腱中间的位置比较表浅(图 19-52A)。嘱被检查者屈曲姆趾，感受姆长屈肌的收缩，如果需要对抗阻力的话辅助手可以给予阻力。

12. 一旦找到姆长屈肌，垂直轻弹肌纤维，尽可能向远端触诊。在内踝处，姆长屈肌远端肌腱位置很深，很难触诊。

13. 在踝关节跖屈位，姆长屈肌远端肌腱位置很表浅，嘱被检查者在跖趾关节和趾间关节屈曲姆趾，交替收缩和放松趾长屈肌来触诊(注意：一些

被检查者有时候很难独立屈曲姆趾而保持其他足趾不屈曲)。然而，很难精确定位这些肌肉的位置并区分与相邻的肌肉和软组织的边界，尝试沿肌腱延伸至姆趾(图 19-52B)。

14. 姆长屈肌肌腹位于小腿后方骨筋膜室的深层，很难触诊和鉴别。触诊姆长屈肌肌腹时，应当适当按压小腿后方外侧部位，嘱被检查者屈曲姆趾，感受肌肉的收缩(图 19-52C)。

15. 一旦定位好姆长屈肌，嘱被检查者放松肌肉，触诊并评估基础张力。

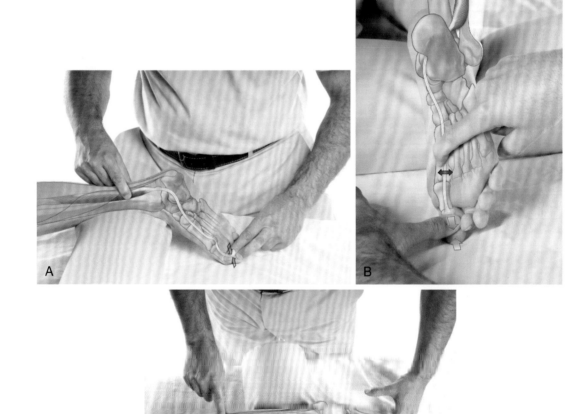

图 19-52　患者对抗阻力屈曲姆趾时触诊姆长屈肌。(A)在小腿内侧远端触诊肌腹。(B)在足底触诊远端肌腱。(C)在小腿后面深层触诊近端肌腹。注意：在图 A 和图 C 中腓肠肌和比目鱼肌已被阴影化。

胫后肌、趾长屈肌、姆长屈肌——俯卧位(续)

触诊笔记

1. 这三块肌肉又称为"Tom、Dick 和 Harry 肌"，因为它们均连接小腿和足后方，且均靠近内踝，由近到远依次是胫后肌、趾长屈肌和姆长屈肌。由于它们均跨过踝关节后方和距下/跗骨关节内侧，它们的作用都是跖屈踝关节和内翻跗骨关节。

2. 首次触诊 Tom、Dick 和 Harry 肌时，在把触诊手放到被检查者小腿上之前先寻找胫后肌和趾长屈肌肌腱，否则触诊手会阻碍治疗师的视线。

3. 在触诊胫后肌时，嘱被检查者伸直 5 个足趾，这样可以放松并抑制趾长屈肌和姆长屈肌收缩，便于触诊和鉴别胫后肌。

4. 在触诊趾长屈肌和姆长屈肌时不要跖屈踝关节和(或)内翻跗骨关节，因为这些动作会引起 Tom、Dick 和 Harry 三块肌肉都收缩，从而难以辨别单块肌肉。

5. 胫后肌远端大部分肌纤维都附着在舟骨结节上，在足内侧很容易触及这些附着点（图 19-50B）。触诊时先在内踝附近定位胫后肌肌腱，然后嘱被检查者不断收缩与放松胫后肌，垂直轻弹肌纤维，一直触诊至舟骨结节。胫后肌远端其他附着点位于足底深层，很难触诊并与周围组织区分。

6. 在触诊小腿后方骨筋膜室深层的 Tom、Dick 和 Harry 肌腹时，建议治疗师闭上眼睛(消除视觉干扰)，轻柔地按压组织，按照上述方法嘱被检查者收缩与放松肌肉，感受肌肉收缩时的张力变化。注意在小腿后方，趾长屈肌肌腹位于内侧，姆长屈肌肌腹位于外侧，胫后肌肌腹位于中间。

7. 在小腿外侧比目鱼肌后侧与腓骨长短肌前侧之间可以触及一小部分姆长屈肌(图 19-3)。触诊姆长屈肌时，嘱被检查者对抗阻力屈曲姆趾。注意不能跖屈踝关节，因为这样会引起比目鱼肌和腓骨长短肌共同收缩。

触诊要点

触诊小腿远端内侧面和内踝后方远端。

其他触诊姿势——侧卧位或仰卧位

在侧卧位和仰卧位均可以触诊 Tom、Dick 和 Harry 肌。在侧卧位，被检查者的髋关节和膝关节离开检查床面屈曲，以便于触诊下方小腿内侧面。

胫后肌、趾长屈肌、姆长屈肌——俯卧位（续）

扳机点

1.胫后肌、趾长屈肌和姆长屈肌扳机点（图19-53）产生和长期存在的原因包括肌肉急性或慢性损伤，如过度使用（如在柔软的沙滩上行走）、在不平坦的路面行走/奔跑、距下关节过度内旋、穿高跟鞋或 Morton 脚。

2.胫后肌、趾长屈肌和姆长屈肌的扳机点会产生步行或跑步时足部疼痛（足底，尤其是足后跟或者足趾）、相关肌肉痉挛、距下关节过度内旋及相关足趾背伸受限。

3.胫后肌、趾长屈肌和姆长屈肌的扳机点牵涉痛模式须与骨筋膜室后方深层其他肌肉、腓肠肌、比目鱼肌、臀小肌（与胫后肌）、姆内收肌、足底骨间肌、足背骨间肌、趾短屈肌（与趾长屈肌和姆长屈肌）小趾外展肌（与趾长屈肌）、姆短屈肌（与姆长屈肌）区分。

4.胫后肌、趾长屈肌和姆长屈肌的扳机点经常被误诊为胫骨应力综合征、后方深层骨筋膜室综合征、跗管综合征及相关肌肉腱鞘炎。

5.相关扳机点还会出现在后方骨筋膜室深层

其他肌肉、腓骨长肌、腓骨短肌、第三腓骨肌（胫后肌相关扳机点）、趾长伸肌、趾短伸肌、趾短屈肌（趾长屈肌相关扳机点）、姆长伸肌、姆短伸肌和姆短屈肌（姆长屈肌相关扳机点）。

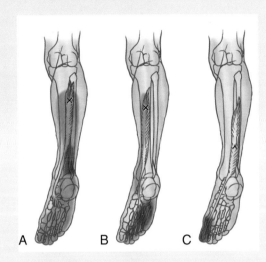

图 19-53　胫后肌、趾长屈肌和姆长屈肌常见的扳机点及牵涉区域的后面观。

胫后肌、趾长屈肌、踇长屈肌——俯卧位(续)

胫后肌、趾长屈肌、踇长屈肌的牵伸(图 19-54)

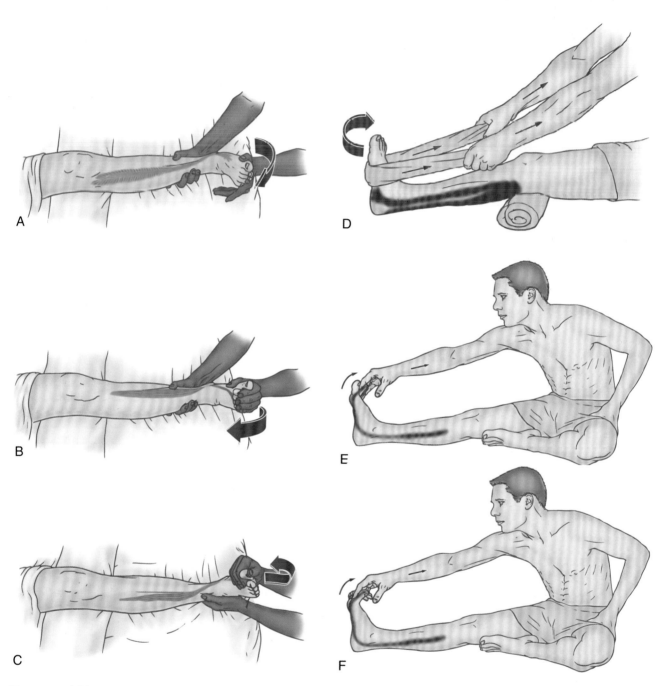

图 19-54　右侧 Tom、Dick 和 Harry 肌群的牵伸。背屈和外翻足部时牵伸胫后肌(TP),伸展第 2~5 趾可牵伸趾长屈肌(FDL)(背屈和外展足部可加强其牵伸作用)。伸展踇趾可牵伸踇长屈肌(FHL)(背屈和外展足部可加强其牵伸作用)。(A~C)治疗师辅助牵伸 TP、FDL 和 FHL。

小腿肌肉

接下来的快速触诊回顾是本章肌肉触诊方案的概括。如果你仔细阅读并理解目前为止呈现的每个方案,快速触诊回顾部分会让你快速和有效地串联本章中所有肌肉的触诊方法。

前室肌肉:被检查者取仰卧位,伴随膝关节伸直

1.胫前肌:被检查者对抗阻力背伸和内翻足部,观察并感受足背侧胫前肌远端肌腱的张力。继续触诊胫前肌,沿着胫骨的外侧缘到近端附着点,同时垂直地弹触。

2.趾长伸肌:被检查者对抗阻力伸展第2~5趾,观察并感受足背侧表面的肌腱。继续触摸并弹拨近端趾长伸肌至其近端的附着点。注意:在近端,趾长伸肌位于胫前肌和腓骨长肌之间。通过外翻足部从胫前肌去辨别趾长伸肌;通过背伸足部从腓骨长肌辨别趾长伸肌。

3.第三腓骨肌:触诊小趾趾长伸肌外侧肌腱,嘱被检查者背伸和(或)外翻足部。观察并感受第三腓骨肌的肌腱。一旦确定位置,沿着第三腓骨肌的近端至小腿远端触诊。注意:有些人的第三腓骨肌不存在。

4.蹑长伸肌:嘱被检查者对抗阻力伸展蹑趾,观察并感受足背侧中间的蹑长伸肌的远端肌腱。沿蹑长伸肌的近端垂直弹拨。当它处于胫前肌和趾长伸肌的深部,当被检查者伸展蹑趾时,轻压并感受它的收缩。

侧室肌肉:被检查者取侧卧位

5.腓骨长肌:嘱被检查者对抗阻力外翻足部,感受小腿近端外侧腓骨长肌的收缩,仅仅是远端到腓骨头。一旦明确定位,继续触诊并同时垂直轻弹腓骨长肌的近端到外侧缘。注意:腓骨长肌位于趾长伸肌和比目鱼肌之间。通过跖屈足部,使腓骨长肌伸展,从而区分趾长伸肌,利用外翻足部,使腓骨长肌伸展,从而区分比目鱼肌。

6.腓骨短肌:定位小腿中段腓骨长肌的肌腱。然后触诊其中一边,嘱被检查者足外翻时,感受腓骨短肌(阻力可能增加)。腓骨短肌远端的肌腱在外踝和第五跖骨之间通常可见并能够触及。

浅表后室肌肉:被检查者取俯卧位

7.腓肠肌:被检查者取俯卧位,伸直膝关节,嘱被检查者跖屈足部对抗阻力,感受小腿近端后侧腓肠肌的收缩。触诊内侧头和外侧头,然后触诊直到跟骨处的附着点。

8.跖肌:当被检查者跖屈足部时,轻压腘窝的中心(阻力可以增加)。跖屈足部时,逐渐向外侧移动触诊,直至感受到肌肉组织的收缩。触诊跖肌,垂直弹拨这条肌肉。很难辨别跖肌的和腓肠肌外侧头的边缘。

9.比目鱼肌:被检查者取俯卧位,屈膝大约90°,嘱被检查者跖屈足部(如果须施加阻力,给予轻微阻力)并透过小腿远端后侧腓肠肌来感受比目鱼肌的收缩。继续向远端触诊比目鱼肌,直至触及跟骨附着点。注意:比目鱼肌位于小腿的外侧,腓肠肌和腓骨长肌之间,位置表浅易触及,并且在小腿内侧腓肠肌和胫骨(和趾长屈肌)之间,位置表浅易触及。

深部后室肌肉:被检查者取俯卧位

为触诊腘肌,治疗师应站在被检查者同侧;对于其余部分的触诊,治疗师应坐或站在被检查者的对侧。

10.腘肌:被检查者取俯卧位,屈膝大约90°,找到胫骨粗隆。然后,在胫骨周围弯曲触诊手指,对抗胫骨内侧缘后面进行触诊,当被检查者主动内旋膝关节时,感受腘肌的收缩(如果需要,可以增加阻力)。一旦定位,当被检查者交替收缩和放松肌肉时,尝试沿着腘肌深入到腓肠肌,直到触及腘肌在股骨的附着点。

11.胫后肌:胫后肌的远端肌腱直接附着于大腿远端内侧胫骨后侧的表浅部。嘱被检查者跖屈和内翻足部,并感受胫骨后肌肌腱的张力。继续触诊并垂直轻弹肌腱直至内骨粗隆。胫后肌远端肌腱易在胫骨内踝远端视诊及触诊。当被检查者跖屈并内翻足部时,通过轻压小腿后部的中间位置来触诊胫后肌近端肌腹。

12.趾长屈肌:部分趾长屈肌存在于大腿远端内侧的表浅部,在胫骨干轴和比目鱼肌之间。嘱被检查

小腿肌肉（续）

者屈曲第2~5跖趾关节（如果需要对抗阻力）并感受趾长屈肌的收缩。尽可能地从趾长屈肌远端继续触诊并垂直轻弹。沿后侧从远端直至内踝可视诊及触诊趾长屈肌肌腱。当被检查者收缩趾长屈肌时，也可能在足的跖屈位触及其肌腱。当被检查者屈曲第2~5趾时，通过轻压小腿的后内侧来触诊其近端肌腹。

13.姆长屈肌：很小一部分的姆长屈肌存在于趾

长屈肌和比目鱼肌之间的大腿远端内侧的表浅位置。嘱被检查者屈曲第一跖趾关节（必要时对抗阻力）来感受姆长屈肌的收缩。尽可能从远端连续触摸。当它经过后方然后从远端到达内踝时，通常不可能触及其他远端的肌腱。但是，当被检查者收缩肌肉时，可能在足跖屈位触及其远端的肌腱。当被检查者屈曲第二跖趾关节，通过轻压腿部后外侧来触及其近端的肌腹。

复习题

1.列出趾长伸肌的附着点。

2.列出比目鱼肌的附着点。

3.趾长屈肌有什么功能？

4.姆长伸肌有什么功能？

5.全面评估胫前肌远端的肌腱需要沿着哪两块骨骼触诊？

6.当触诊和评估趾长伸肌时，关于足趾的运动，我们需要记住什么内容？

7.哪块肌肉的远端肌腱通常可见并从远端到外踝可以触及？

8.是否有一些定位指示来帮助腓肠肌近端附着点的触诊？

9.哪些是触诊比目鱼肌的有利或不利影响因素？

10.从前到后，"Tom、Dick 和 Harry"肌群的肌

腱顺序是什么？

11.腘肌的触诊要点是什么？在触诊和评估时，被检查者应该处于何种体位才能使特定的肌肉收缩？

12.哪块肌肉的扳机点可能引起腓深神经卡压？

13.S1神经根受压迫、袜子过紧和骑自行车时座位不正确地抬高可能导致哪些肌肉出现扳机点？

14.左侧趾长伸肌牵伸时应处于何种体位？

15.描述腓骨长短肌有效牵伸的方法。

16.治疗师如何辨别小腿前外侧趾长伸肌和胫前肌之间的界线？

17.当发现腓肠肌和比目鱼肌紧张，被检查者询问牵伸是否有帮助时，你如何回答这位被检查者？

　　被检查者是一名 27 岁男性,主诉左腿后侧疼痛和肌肉抽筋,右腿前侧持续疼痛。左腿疼痛程度不断变化,为 4~7 分,右腿疼痛程度为 5~6 分。该患者是一名长跑爱好者,为了参加今年的铁人三项项目(耐力跑、自行车和游泳),去年他训练了至少 10 个月。他的日常常规训练包括跑步,现在又增加了举重、自行车和游泳。

　　腿部没有外伤史,除了新的体育赛事的训练,其他生活方式没有改变。医生评估显示无其他重要的问题,医生提醒他近几周减少训练量,需要的时候服用止疼药。

　　体格检查显示右侧胫骨外缘中度压痛。踝关节主动背屈时,右腿前部产生疼痛(5/10 分)。对踝关节主动背屈和内翻进行徒手对抗阻力时引起小腿前侧尖锐的剧烈疼痛(7/10 分)。左腿腓肠肌在整个过程中都是紧张的并伴有一些扳机点。同时需要注意的是,患者在承重时,右侧足弓有轻微的塌陷。

　　1. 患者的何种生活方式和活动可能导致上述问题?

　　2. 承重时足弓塌陷会带来什么影响?

　　3. 你的治疗计划包括哪些?

(鲁俊 译　夏楠 兰纯娜 校)

第 20 章

过程 11 　足部固有肌的触诊

本章描述足部固有肌的触诊过程。从足背侧肌开始,然后到足底肌。足背侧肌触诊在仰卧位下进行,足底肌触诊在俯卧下进行。此外也有其他可供选择的体位,足部主要肌肉或肌群均有独立的分层。还会有一些流程介绍相应区域的其他肌肉。大部分足固有肌相对容易被触诊和辨别。但是,足部固有肌触诊较困难,由于被检查者通常不能通过靶肌肉的单独收缩来完成关节的运动。本章还会对肌肉的扳机点方面的知识及牵伸技术做一些讲解。牵伸技术包括治疗师辅助牵伸和被检查者自我牵伸方法。本章最后部分是高级的快速触诊回顾,对本章提及所有肌肉的连续触诊做一个总结。

本章大纲

趾短伸肌和踇短伸肌——仰卧位

足背侧骨间肌——仰卧位

踇外展肌和踇短屈肌——俯卧位

　绕行至踇收肌

小趾展肌和足小趾屈肌——俯卧位

　绕行至足蚓状肌和足底骨间肌

趾短屈肌——俯卧位

　绕行至跖方肌

快速触诊过程:足部固有肌

本章目标

阅读完本章,学生或治疗师应该能够完成以下内容:

1. 描述肌肉附着点。

2. 描述肌肉运功功能。

3. 描述触诊初始体位。

4. 描述并解释每一步触诊步骤的目的。

5. 触诊每块肌肉。

6. 描述"触诊要点"。

7. 描述肌肉替代触诊体位。

8. 描述常见扳机点的位置。

9. 描述扳机点牵涉区域。

10. 描述常见导致扳机点或使其长期存在的因素。

11. 描述由扳机点引起的最常见症状。

12. 描述治疗师辅助或自我牵伸技术。

右足足底肌肉、右足肌肉的背侧观、内侧观和外侧观如图 20-1 至图 20-3 所示。

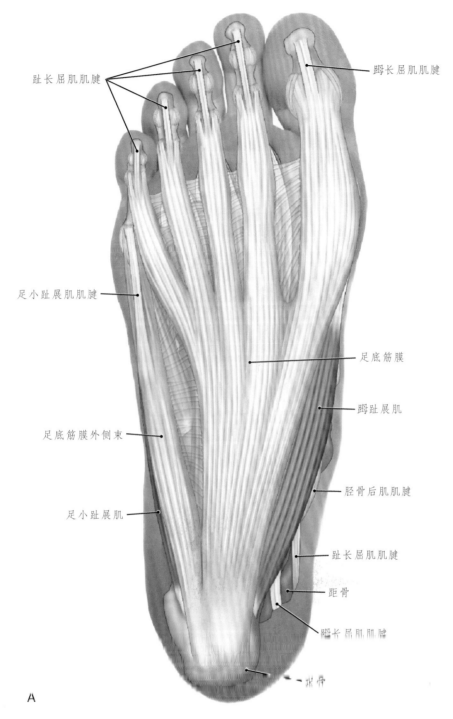

趾长屈肌肌腱

姆长屈肌肌腱

足小趾展肌肌腱

足底筋膜

姆趾展肌

足底筋膜外侧束

足小趾展肌

胫骨后肌肌腱

趾长屈肌肌腱

距骨

姆长屈肌肌腱

跟骨

A

图 20-1　右足足底肌肉。(A)浅层观,包括足底筋膜。(待续)

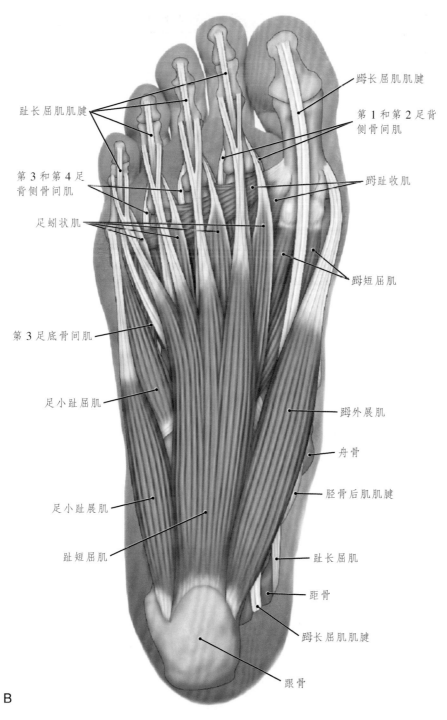

趾长屈肌肌腱

第3和第4足背侧骨间肌

足蚓状肌

第3足底骨间肌

足小趾屈肌

足小趾展肌

趾短屈肌

拇长屈肌肌腱

第1和第2足背侧骨间肌

拇趾收肌

拇短屈肌

拇外展肌

舟骨

胫骨后肌肌腱

趾长屈肌

距骨

拇长屈肌肌腱

跟骨

B

图 20-1(续)　(B)浅层肌肉观。(待续)

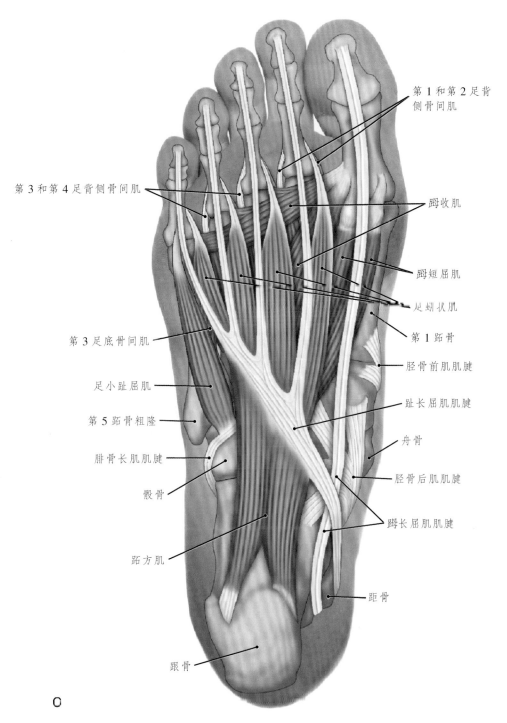

第 1 和第 2 足背
侧骨间肌

第 3 和第 4 足背侧骨间肌

跗收肌

跗短屈肌

足蚓状肌

第 1 跖骨

第 3 足底骨间肌

胫骨前肌肌腱

足小趾屈肌

趾长屈肌肌腱

第 5 跖骨粗隆

舟骨

腓骨长肌肌腱

胫骨后肌肌腱

骰骨

跗长屈肌肌腱

跖方肌

距骨

跟骨

图 20-1(续) (G)中层观。(待续)

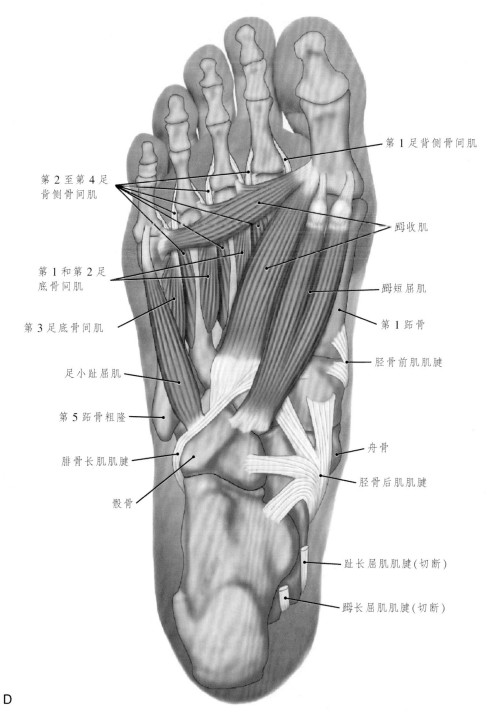

第1足背侧骨间肌

第2至第4足背侧骨间肌

姆收肌

第1和第2足底骨间肌

姆短屈肌

第3足底骨间肌

第1跖骨

胫骨前肌肌腱

足小趾屈肌

第5跖骨粗隆

舟骨

腓骨长肌肌腱

胫骨后肌肌腱

骰骨

趾长屈肌肌腱(切断)

姆长屈肌肌腱(切断)

D

图 20-1(续)　(D)深层观。

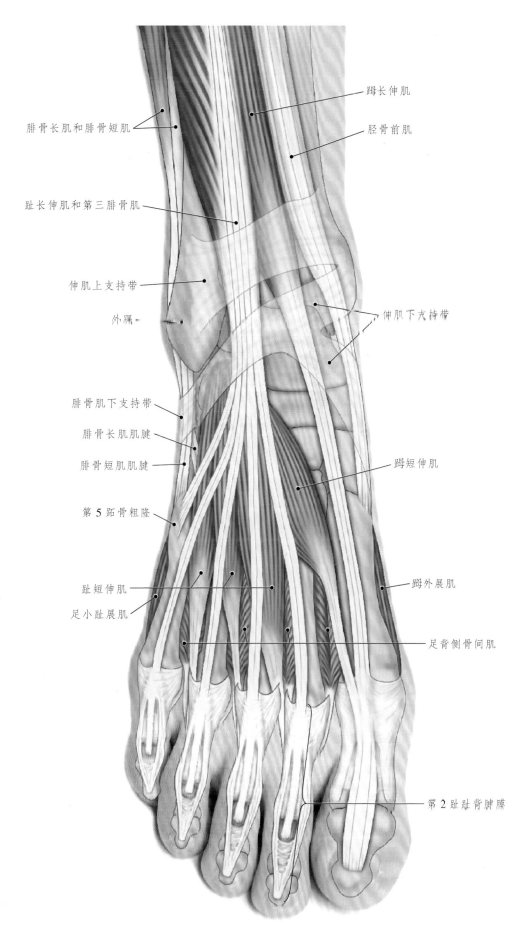

图 20 2　右足肌肉的背侧观。

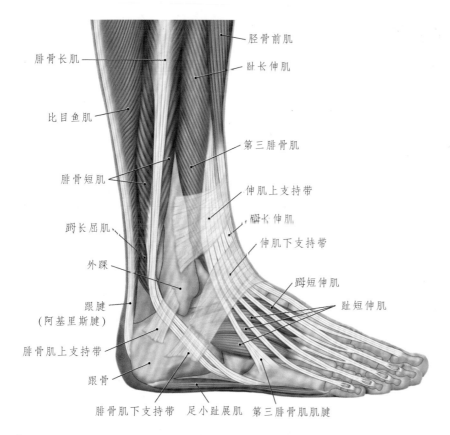

腓骨长肌
胫骨前肌
趾长伸肌
比目鱼肌
第三腓骨肌
腓骨短肌
伸肌上支持带
拇长伸肌
拇长屈肌
伸肌下支持带
外踝
拇短伸肌
趾短伸肌
跟腱（阿基里斯腱）
腓骨肌上支持带
跟骨
腓骨肌下支持带　足小趾展肌　第三腓骨肌肌腱

A

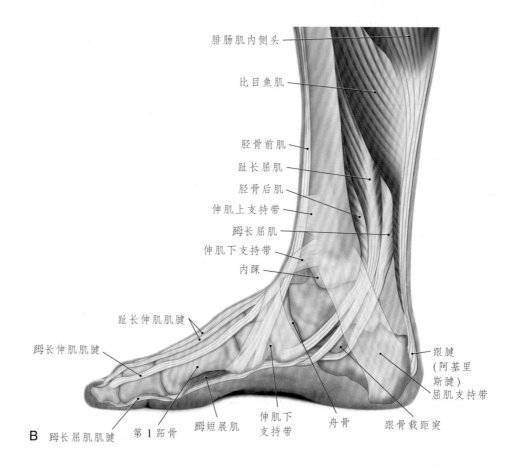

腓肠肌内侧头
比目鱼肌
胫骨前肌
趾长屈肌
胫骨后肌
伸肌上支持带
拇长屈肌
伸肌下支持带
内踝
趾长伸肌肌腱
拇长伸肌肌腱
拇短展肌
伸肌下支持带
舟骨
跟腱（阿基里斯腱）
屈肌支持带
跟骨载距突
B　拇长屈肌肌腱　第1跖骨　拇短展肌

图 20-3　右足肌肉的内侧观和外侧观。(A)外侧观。(B)内侧观。

趾短伸肌和踇短伸肌——仰卧位

☑ 附着点

□ 在近端,趾短伸肌和踇短伸肌(图 20-4)都起于跟骨背侧表面

□ 在远端,趾短伸肌止于第 2~4 趾长伸肌肌腱远端外侧面

□ 在远端,踇短伸肌止于踇趾近节趾骨基底部

☑ 运动功能

□ 在跖趾关节、近端趾间关节和远端趾间关节趾短伸肌伸展第 2~4 趾

□ 踇短伸肌在跖趾关节伸展踇趾

初始体位(图 20-5)

■ 被检查者取仰卧位

■ 治疗师坐在被检查者一侧

■ 观察到趾短伸肌和踇短伸肌的共同肌腹后,将触诊手指放在足近端外侧表面肌腹处(大约外踝末端 2.5cm 处)

■ 辅助手的手指放在第 2~4 近节趾骨

触诊步骤

1. 将辅助手的手指放在第 2~4 近节趾骨,施加阻力抵抗被检查者在跖趾关节伸展第 2~4 趾,使趾短伸肌收缩并触诊其肌腹(注意:如果趾短伸肌看不到,那么在足背侧近端触诊)(图 20-6A)。

2. 触诊踇短伸肌,遵循同样的步骤,只是将辅助手放在踇趾近节趾骨,以抵抗踇趾伸展(图 20-6B)。

3. 嘱被检查者对抗阻力并交替收缩和放松趾短伸肌和踇短伸肌,垂直弹拨肌腱,尝试沿趾短伸肌向远端触诊第 2~4 趾或沿着踇短伸肌触及踇趾(触诊笔记第 3 条)。

4. 一旦触及趾短伸肌和(或)踇短伸肌,嘱被检查者放松,触诊评估这两块肌肉的基础张力。

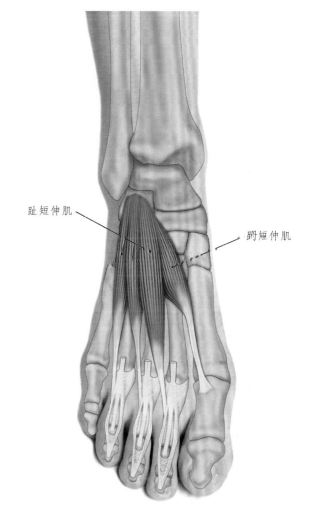

图 20-4 趾短伸肌和踇短伸肌的足背侧观。

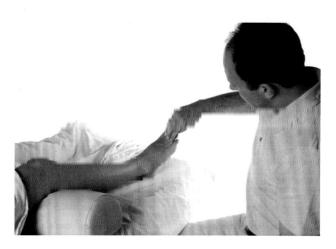

图 20-5 仰卧位触诊右足趾短伸肌和踇短伸肌的初始体位。

趾短伸肌和蹈短伸肌——仰卧位(续)

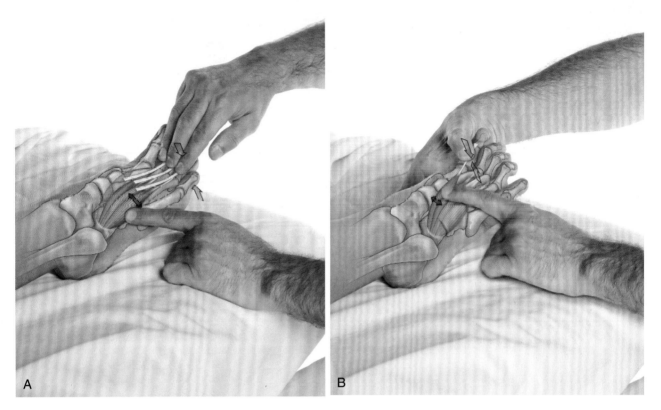

图 20-6　触诊右足趾短伸肌和蹈短伸肌。(A)当被检查者对抗阻力伸展第 2~4 趾时,触诊趾短伸肌。蹈短伸肌被阴影化。(B)当被检查者对抗阻力伸展蹈趾时触诊蹈短伸肌,趾短伸肌被阴影化。

　触诊笔记

1.从结构上来讲,趾短伸肌和蹈短伸肌实际上是一块肌肉。从功能上讲,根据它们的止点不同,被分为两块独立的肌肉。止于第 2~4 趾的纤维被命名为趾短伸肌,止于蹈趾的纤维被命名为蹈短伸肌。

2.在两块肌肉共同肌腹处,外侧纤维是趾短伸肌,内侧纤维是蹈短伸肌。

3.趾短伸肌和蹈短伸肌的末端很难被触及和辨别,因为它们位于趾长伸肌肌腱远端的深部,这些肌腱随着第 2~4 近节趾骨的伸展而绷紧。

4.为了辨别趾短伸肌和蹈短伸肌,需要被检查者能够单独伸展蹈趾。许多人做不到这个动作。即使固定住足趾也没有帮助,因为即使足趾不动,但应该放松的肌肉可能在做等长收缩,使得辨别这两块肌肉更困难。例如,如果触诊趾短伸肌,蹈短伸肌须保持放松,但被检查者必须伸直蹈趾才能同时伸直第 2~4 趾,按下大蹈指对触诊没有帮助,因为蹈短伸肌的肌腹将抵抗治疗师手指的阻力做等长收缩。

其他触诊体位——坐位

趾短伸肌和蹈短伸肌在坐位下也可以很容易地被触诊。

趾短伸肌和姆短伸肌——仰卧位(续)

扳机点

1.趾短伸肌和姆短伸肌的扳机点(图 20-7)通常源于或产生于急性或慢性过度使用，持续使肌肉变长的姿势(例如，仰卧位睡觉时绷紧床单使足趾保持屈曲位)、持续使肌肉变短的姿势(例如，穿高跟鞋)、穿足底不可弯曲的鞋(不允许跖趾关节运动)、穿很紧的鞋(或鞋带太紧)、外伤或跖骨应力性骨折。

2.趾短伸肌和姆短伸肌的扳机点可能导致跖趾关节屈曲活动下降、足部痉挛或避痛步态。

3.趾短伸肌和姆短伸肌的扳机点牵涉痛模式必须与趾长伸肌、第二骨间肌、胫骨前肌、足跖骨间肌和背侧骨间肌、足蚓状肌扳机点牵涉痛模式相区别。

4.趾短伸肌和姆短伸肌的扳机点可能被误诊为跖骨应力性骨折或跖骨间神经卡压。

5.相关的扳机点常会发生在趾长伸肌和姆长伸肌。

6.注意:趾短伸肌和姆短伸肌有相同的扳机点牵涉痛模式。

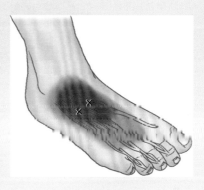

图 20-7 趾短伸肌和姆短伸肌扳机点和牵涉区域的前外侧观(足背外侧)。

触诊要点

在足背外侧的丰隆处寻找趾短伸肌和姆短伸肌。

趾短伸肌和踇短伸肌——仰卧位(续)

趾短伸肌和踇短伸肌的牵伸(图 20-8)

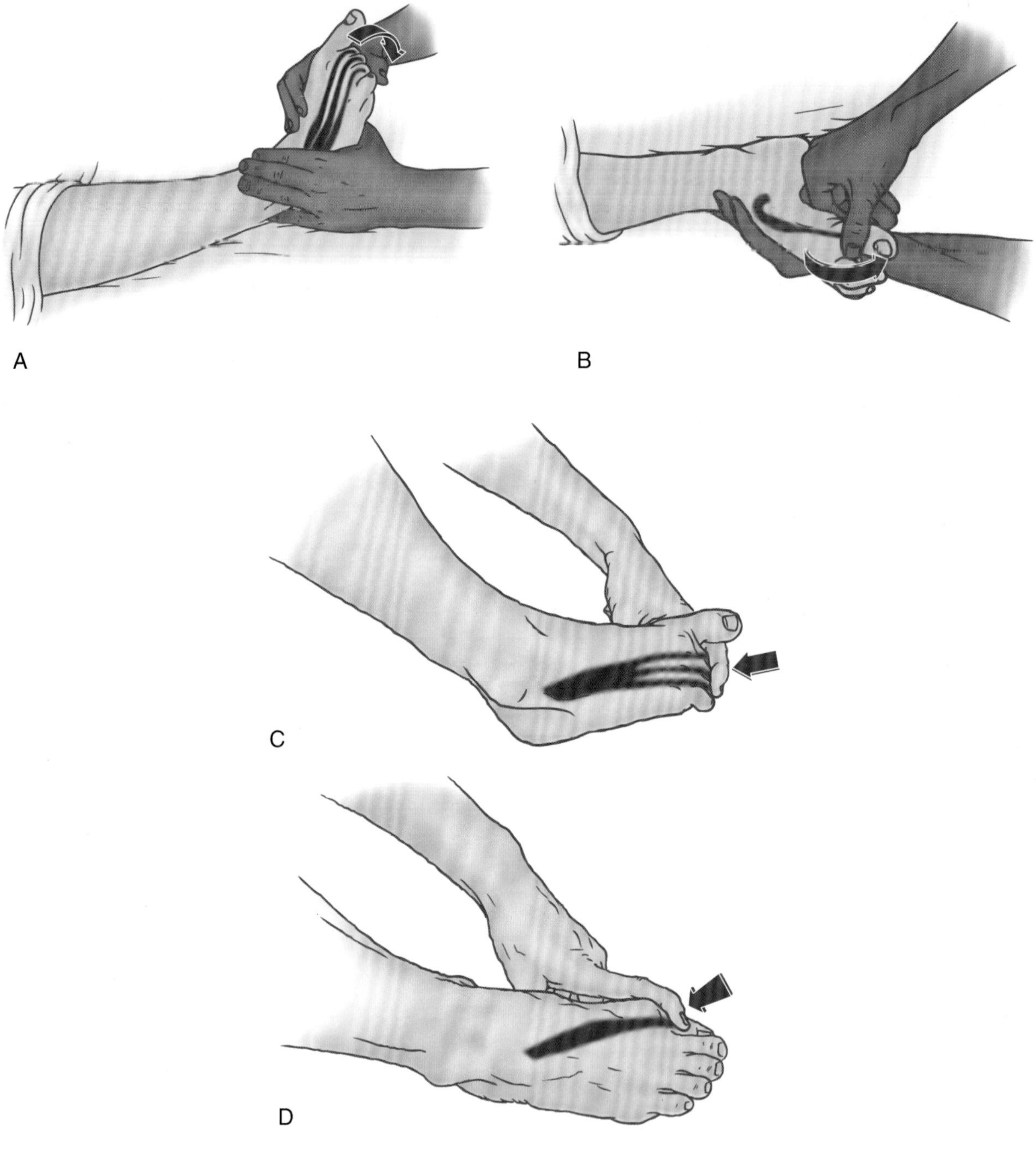

A

B

C

D

图 20-8　右足趾短伸肌和踇短伸肌的牵伸。对于趾短伸肌而言,屈曲第 2~4 近节、中节和远节趾骨。对于踇短伸肌而言,屈曲踇趾近节趾骨。(A,B)治疗师辅助牵伸趾短伸肌和踇短伸肌。注意:治疗师另一只手要固定被检查者的足部。(C,D)被检查者自我牵伸趾短伸肌和踇短伸肌。

足背侧骨间肌——仰卧位

足背侧骨间肌(图 20-9)有 4 条,从内侧到外侧分别定义为第 1~4 足背侧骨间肌。

☑附着点
□ 在近端,每条足背侧骨间肌连接相邻跖骨的两侧
□ 在远端,每条足背侧骨间肌止于近端趾骨的侧方(远离第 2 趾的那一侧),以及止于那根足趾的趾长伸肌肌腱

☑运功功能
□ 在跖趾关节外展第 2~4 趾
□ 在跖趾关节屈曲第 2~4 趾
□ 在近端和远端趾间关节伸展第 2~4 趾

初始体位
■ 被检查者取仰卧位
■ 治疗师坐在被检查者一侧
■ 触诊手放在足背第 4 和第 5 跖骨间
■ 辅助手放在第 4 趾近端外侧

触诊步骤
1. 第 4 足背侧骨间肌:嘱被检查者对抗阻力外展第 4 趾,且在第 4 和第 5 跖骨间感觉第 4 足背侧骨间肌收缩(图 20-10A)。
2. 在被检查者交替对抗阻力收缩和放松肌肉时,在近端和远端触诊第 4 足背侧骨间肌。
3. 第 3 足背侧骨间肌:按上述步骤来触诊第 3 足背侧骨间肌,将手放在足背第 3 和第 4 跖骨间,嘱被检查者对抗阻力外展第 3 趾(图 20-10B)。
4. 第 2 足背侧骨间肌:按上述步骤来触诊第 2 足背侧骨间肌,将手放在足背第 2 和第 3 跖骨间,嘱被检查者对抗阻力向腓侧外展第 2 趾(图 20-10C)。
5. 第 1 足背侧骨间肌:按上述步骤来触诊第 1 足背侧骨间肌,将手放在足背第 1 和第 2 跖骨间,嘱被检查者对抗阻力向胫侧外展第 2 趾(图 20-10D)。
6. 一旦定位任意一条足背侧骨间肌,嘱被检查者先放松,再评估肌肉的基础张力。

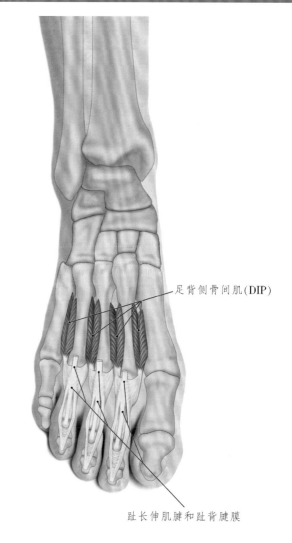

足背侧骨间肌(DIP)

趾长伸肌腱和趾背腱膜

图 20-9　右足背侧骨间肌的背侧观。

足背侧骨间肌——仰卧位(续)

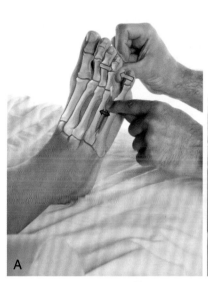
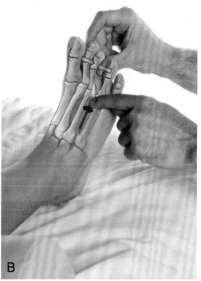
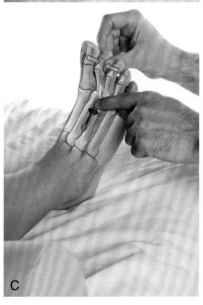
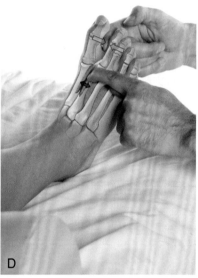

图 20-10　足背侧骨间肌触诊。(A)当被检查者对抗阻力外展第4趾时，触诊第4足背侧骨间肌。(B)当被检查者对抗阻力外展第3趾时，触诊第3足背侧骨间肌。(C)当被检查者向腓侧对抗阻力外展第2趾时，触诊第2足背侧骨间肌。(D)当被检查者向胫侧对抗阻力外展第2趾时，触诊第1足背侧骨间肌。

触诊笔记

1.第2趾向两个方向外展。腓侧外展是向外侧展(朝腓骨侧)，胫侧外展是向内侧展(朝胫骨侧)。

2.很多被检查者不能单独外展足趾，尤其是第2趾的胫侧与腓骨侧外展。如果被检查者不能做出单一足背侧骨间肌的关节动作，只须在肌肉处于放松状态时依据位置来触诊。

3.要注意足趾的伸肌(趾长伸肌和趾短伸肌)位于足背侧骨间肌表面。因此，被检查者避免尝试伸趾是非常重要的，否则趾伸肌收缩，将会使得足背侧骨间肌的触诊和辨别很困难。

其他触诊体位——坐位

足背侧骨间肌在被检查者取坐位时也很容易被触诊。

触诊要点

在足背侧跖骨之间触诊。

足背侧骨间肌——仰卧位(续)

扳机点

1.足背侧骨间肌扳机点通常源于或产生于急性或慢性的肌肉过度使用(例如,在较软的沙滩上行走)、长时间保持引起肌肉持续收缩的姿势(例如,穿高跟鞋)、穿不合适的鞋子(鞋太紧或鞋带绑得太紧,穿尖头鞋)、穿着使足趾处于屈曲位的鞋(不允许跖趾关节运动)、足部固定在过度旋前的位置(需要足固有肌更多的收缩提供稳定)、足结构畸形、扭伤或跖骨应力性骨折。

2.足背侧骨间肌的扳机点易产生从足背到脚掌垂直方向的疼痛,一直放射到足背侧骨间肌止点(图 20-11 是第 1 和第 4 足背侧骨间肌典型模式)。足背侧骨间肌扳机点也易引起足部疼痛和酸痛(尤其是承重的时候),步行时疼痛,第 2~5 趾跖趾关节内收或伸展减少或疼痛,足部肌肉痉挛或疼痛步态。此外,第 1 足背侧骨间肌的扳机点会产生姆趾的刺痛。

3.足背侧骨间肌扳机点的牵涉痛模式必须要与趾短屈肌、足小趾展肌、姆收肌、足底骨间肌、足蚓状肌、趾长伸肌及趾长屈肌扳机点的牵涉痛模式相鉴别。

4.足背侧骨间肌的扳机点会被误诊为足底筋膜炎、跖骨应力骨折、趾神经跖骨间卡压或跗骨关节功能紊乱。

5.相关的扳机点常会发生在足底骨间肌和足蚓状肌。

6.注意:足底骨间肌和足蚓状肌扳机点牵涉痛模式与足背侧骨间肌是一样的。

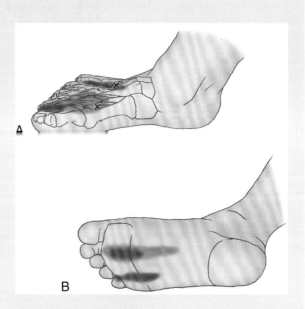

图 20-11　第 1 和第 4 足背侧骨间肌常见扳机点及相应牵涉区域。(A)足背侧骨间肌常见扳机点及相应牵涉区域的内侧观。(B)其他牵涉区域的跖面观。注意:扳机点通常是 4 条足背侧骨间肌同时发生。

足背侧骨间肌——仰卧位(续)

足背侧骨间肌的牵伸(图 20-12)

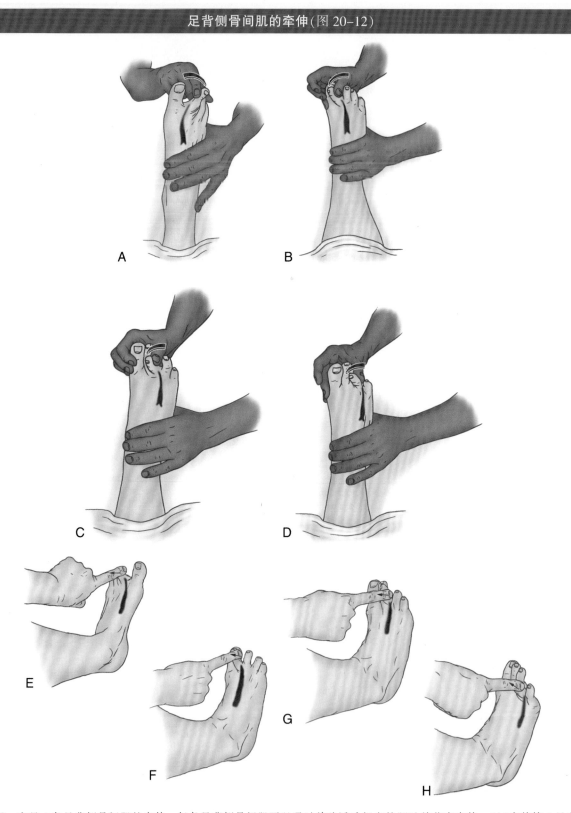

图 20-12　右足 4 条足背侧骨间肌的牵伸。每条足背侧骨间肌可以通过单独活动相应的跖趾关节来牵伸。(A)牵伸第 1 足背侧骨间肌,需要将第 2 趾被动向胫侧外展。(B)牵伸第 2 足背侧骨间肌,需要将第 2 趾被动向腓侧外展。(C)牵伸第 3 足背侧骨间肌,需要将第 3 趾被动外展。(D)牵伸第 4 足背侧骨间肌,需要将第四趾被动外展。(A~D)治疗师辅助牵伸第 1~4 足背侧骨间肌。注意:治疗师以另一只手固定被检查者的足部。(E~H)被检查者自我牵伸第 1~4 足背侧骨间肌。

跨外展肌(图 20-13)和跨短屈肌(图 20-14)——俯卧位

跨外展肌

☑ 附着点

□ 跟骨结节

至

□ 跨趾近节趾骨基底部跖面内侧

☑ 运动功能

□ 在跖趾关节外展跨趾

□ 在跖趾关节屈曲跨趾

跨短屈肌

☑ 附着点

□ 骰骨和第三楔骨

至

□ 跨趾近节趾骨基底部跖侧面的内侧和外侧

☑ 运动功能

□ 在跨指的跖趾关节处屈曲跨趾

初始体位(图 20-15)

■ 被检查者取俯卧位

■ 治疗师坐在床尾

■ 触诊手放在足的内侧,靠近跖面

触诊步骤

1.先从跨展肌触诊开始,其比较表浅容易触及。

2.嘱被检查者在跖趾关节外展跨趾,感受跨展肌的收缩。如果有必要,可以将辅助手置于跨趾近节趾骨内侧施加阻力(图 20-16)。

3.定位到跨外展肌后,垂直拨动其肌纤维,向近端和远端触诊至其附着点。

4.一旦定位后,嘱被检查者放松,再评估肌肉的基础张力。

5.而后触诊跨短屈肌,其比较表浅,容易触及,将触诊手移动到第一跖骨的跖侧。

6.嘱被检查者在跖趾关节屈曲跨趾,感受跨短屈肌收缩。如果有必要,可以将辅助手置于跨趾近节趾骨跖侧施加阻力(图 20-17)。

7.定位到跨短屈肌后,垂直拨动其肌纤维,向远端触诊到跨指的近端趾骨。然后,尽可能往近端触诊。

8.一旦定位跨短屈肌,嘱被检查者放松,再评估肌肉的基础张力。

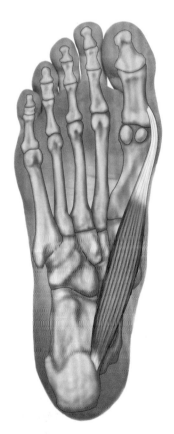

图 20-13 右足跨展肌的跖面观。

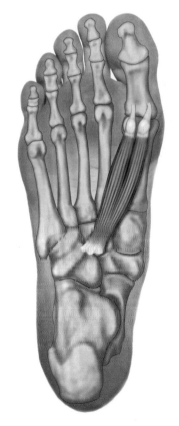

图 20-14 右足跨短屈肌的跖面观。

蹑外展肌和蹑短屈肌——俯卧位(续)

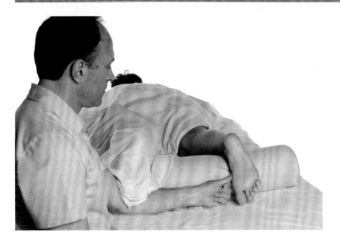

图20-15　俯卧位触诊右足蹑展肌的初始体位。

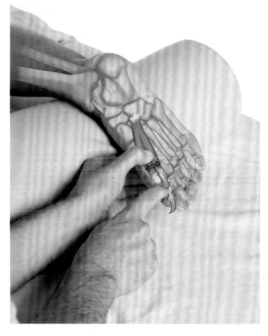

图20-17　被检查者对抗阻力屈曲蹑趾,触诊右足蹑短屈肌。

其他触诊体位——仰卧位

蹑展肌和蹑短屈肌也能很容易在被检查者取仰卧位时被触及。

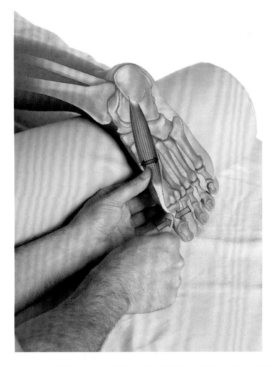

图20-16　被检查者对抗阻力外展蹑趾,触诊右足蹑展肌。

触诊要点

蹑展肌:在足内侧触诊,上下弹拨。

蹑短屈肌:屈曲蹑趾时,横跨第一蹑骨蹑面触诊。

蹑展肌触诊笔记

1.在蹑趾关节外展蹑趾,是蹑趾关节向内侧运动。

2.整个蹑展肌通常都能被触诊和识别。

3.很多被检查者不能单独外展蹑趾。如果发生这种情况,将辅助手的手指放在蹑趾近节趾骨内侧,并要求被检查者将蹑趾推向施力的手指,手指按压的阻力有助于被检查者做出蹑趾外展的运动。

4.如果被检查者对抗阻力仍不能外展蹑趾(参见触诊笔记第3条),可以尝试抵抗被检查者

在蹑趾关节屈曲蹑指,在足的内侧感受蹑展肌的收缩。嘱被检查者保持蹑指伸直,否则蹑长屈肌会收缩来屈曲蹑指近端趾骨,蹑外展肌不会收缩。注意:蹑短屈肌也会随着在蹑趾关节屈曲蹑趾而收缩,应确保触诊手离足蹑底表面不会太远。

5.另一个区分蹑展肌和蹑短屈肌的方法是,嘱被检查者在蹑趾关节外展和伸直蹑趾,伸直的动作将会交互抑制和放松蹑短屈肌。

姆外展肌和姆短屈肌——俯卧位(续)

姆短屈肌触诊笔记

1.尽管姆短屈肌位于足底第二层,它的大部分肌肉还是相当容易被触及的。最难触及的是它位于骰骨和第3楔骨的近端附着处。如果被检查者能单独屈曲姆趾而不屈曲其他几个足趾,那么它的近端附着处通常也能很容易地被触诊到,并与相对表浅的趾短屈肌相鉴别。然而,很多被检查者不能单独完成这个动作。

2.用辅助手去限制第2-5趾的屈曲是没有用的,因为即使其他足趾不动,应该放松的姆短屈肌肌腹可能会做出等长收缩,经趾短屈肌触诊姆短

屈肌的近端附着处会变得更加困难。

3.姆长屈肌远端肌腱直接位于姆短屈肌的浅层,这两块肌肉都会使姆指屈曲,所以很难将它们加以区别。

4.为了将姆短屈肌和位于其浅表的姆长屈肌区分开,可以尝试让被检查者在趾间关节伸展姆趾的情况下在跖趾关节屈曲姆趾。这个动作会使姆短屈肌而非姆长屈肌收缩。但是,很多被检查者都无法做到这一点。

扳机点

1.姆展肌和姆短屈肌扳机点通常来源于或出现于肌肉的急性损伤或慢性过度使用(例如,在较软的沙滩上行走),长时间保持引起肌肉持续拉长的姿势(例如,穿高跟鞋),穿着不合适脚的鞋子(鞋太紧或是鞋带绑得太紧,尖头的鞋),穿着使足趾处于屈曲位的鞋(不允许跖趾关节运动),足部固定在过度旋前的位置(需要足固有肌更多地收缩以提供稳定),足结构畸形、扭伤或跖骨应力性骨折。

2.姆展肌和姆短屈肌的扳机点易造成足部疼痛和酸痛(尤其是承重的时候),步行时疼痛,姆趾跖趾关节内收或伸展时活动幅度减少或疼痛,足部肌肉痉挛或止痛步态。此外,姆展肌会产生胫后神经和(或)它的两个分支卡压,内侧和外侧跖神经卡压[会导致足底表面感觉异常和(或)足底固有肌肌力减弱]。

3.姆外展肌的扳机点牵涉痛模式必须要与足底骨间肌、足背侧骨间肌、止于第1和第2趾的足蚓状肌、足方肌及腓肠肌内侧头扳机点牵涉痛模式相鉴别。姆短屈肌扳机点牵涉痛模式必须要与姆长屈肌、姆展肌、胫骨前肌及姆长伸肌的扳机点牵涉痛模式相鉴别。

4.姆展肌的扳机点(图20-18)常会被误诊为跟腱炎或跗骨关节功能紊乱。姆短屈肌的扳机点常会被误诊为痛风、足底筋膜炎、跖骨应力性骨折

或跗骨关节功能紊乱。

5.与姆外展肌相关的扳机点往往出现姆短屈肌和趾短屈肌。与姆短屈肌相关的扳机点往往发生在趾外展肌、跖方肌和趾长屈肌。

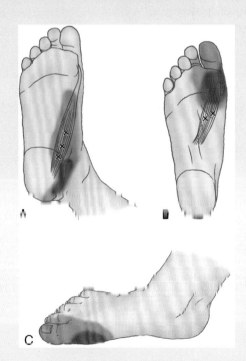

图20-18　(A)足底内侧观,姆展肌的扳机点和牵涉区域。(B,C)足底观和足内侧观,姆短屈肌的扳机点及牵涉区域。

踇外展肌和踇短屈肌——俯卧位(续)

踇展肌和踇短屈肌的牵伸(图 20-19)

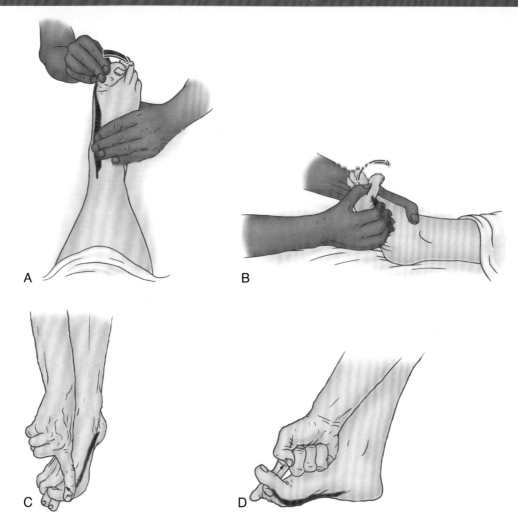

图 20-19　右足踇展肌和踇短屈肌的牵伸。这两块肌肉均可通过在跖趾关节活动踇趾来牵伸。为了牵伸踇展肌，应被动外展和伸展踇趾。为了牵伸踇短屈肌，应被动伸展踇趾。(A,B)治疗师辅助牵伸踇展肌和踇短屈肌。注意：治疗师的另一只手固定被检查者的足部。(C,D)被检查者自我牵伸踇展肌和踇短屈肌。

跨外展肌和跨短屈肌——俯卧位（续）

绕行方法

跨收肌

跨收肌（图 20-20）有两个头部，即一个斜头和一个横头，起于第 2~4 跖骨，腓骨长肌肌腱和跖趾关节的足底韧带，止于跨趾近端趾骨。它的功能是通过运动跖趾关节来内收屈曲跨趾。它位于跖底筋膜和趾短屈肌深部。因为它的位置比较深，并且很多被检查者内收跨趾困难，所以要想触摸和辨识出它是很有挑战的。触诊时，触诊手置于第 2~4 跖骨头部，嘱被检查者对抗阻力内收跨趾，感受横头的收缩。用类似的方法触诊斜头。

扳机点

1.跨收肌扳机点产生原因通常与跨展肌和跨短屈肌扳机点产生原因是一样的。

2.跨收肌的扳机点常会导致承重或行走时足部的疼痛，减痛步态，足部肌肉痉挛，跨趾外展或伸展活动减少，牵涉痛区域麻木。

3.跨收肌的扳机点牵涉痛模式必须要与趾短屈肌、足小趾展肌、跨短屈肌、足背侧骨间肌和足底骨间肌、足蚓状肌、趾长屈肌和跨长屈肌的扳机点牵涉痛模式相区别。

4.跨收肌的扳机点常会被误诊为跖底筋膜炎，跖骨应力性骨折，或者附骨关节功能紊乱。

5.相关的扳机点常会发生在跨短屈肌和跨外展肌。

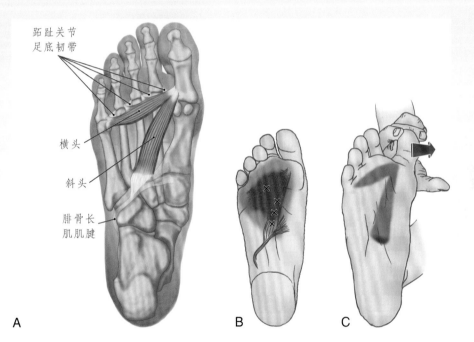

跖趾关节
足底韧带

横头

斜头

腓骨长
肌肌腱

A　　　　　　　　　　　B　　　C

图 20-20　右足跨收肌。(A)跨收肌(横头和斜头)前侧面观。(B)跨收肌单扳机点和牵涉区域的前面观。(C)在伸跨肌肌，跨趾被动外展远离第 2 趾，轻微被动伸展。

小趾展肌(图 20-21)和小趾屈肌(图 20-22)——俯卧位

小趾展肌

☑附着点
□ 跟骨结节

至

□ 小趾近端趾骨跖面外侧

☑运功功能
□ 在跖趾关节外展小趾

□ 在跖趾关节屈曲小趾

小趾屈肌

☑附着点
□ 第 5 跖骨粗隆跖面和腓骨长肌腱

至

□ 小趾近节趾骨基底部跖面

☑运功功能
□ 在跖趾关节屈曲小趾

初始体位(20-23)

■ 被检查者取俯卧位

■ 治疗师坐在床尾

■ 触诊手指置于前足外侧,靠近跖面

触诊步骤

1. 由触诊小趾展肌开始,它比较表浅且容易触及。

2. 嘱被检查者外展小趾,感受足小趾展肌的收缩。如果有需要，将辅助手手指置于小趾近节趾骨外侧并施加阻力(图 20-24)。

3. 一旦定位到小趾展肌后,进行垂直纤维方向的弹拨触诊,向其近端和远端触诊其附着点。

4. 一旦定位到小趾展肌后,嘱被检查者放松,触诊评估肌肉的基础张力。

5. 而后触诊小趾屈肌,它也是比较表浅且容易触及的。将触诊手指移到第 5 跖骨的跖面。

6. 嘱被检查者屈曲小趾,感受小趾屈肌的收缩。如果有必要，可以将辅助手置于小趾近节趾骨跖面施加阻力(图 20-25)。

7. 定位到小趾屈肌后,沿远端的小趾近节趾骨方向,进行垂直纤维方向的弹拨触诊，然后再尽可能地向近端触诊。

8. 一旦定位到足小趾屈肌后,嘱被检查者放松,触诊评估肌肉的基础张力。

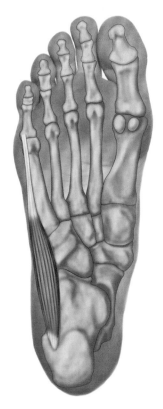

图 20-21 右足小趾展肌的跖面观。

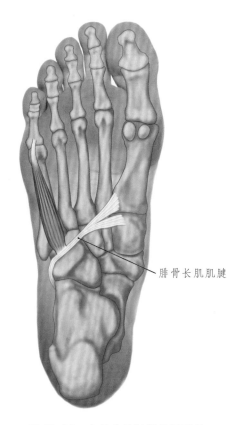

腓骨长肌肌腱

图 20-22 右足小趾屈肌的跖面观。

小趾展肌和小趾屈肌——俯卧位(续)

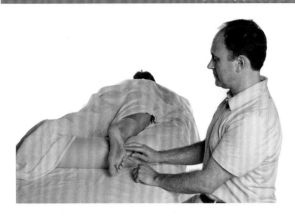

图 20-23　俯卧位触诊右足小趾展肌的初始体位。

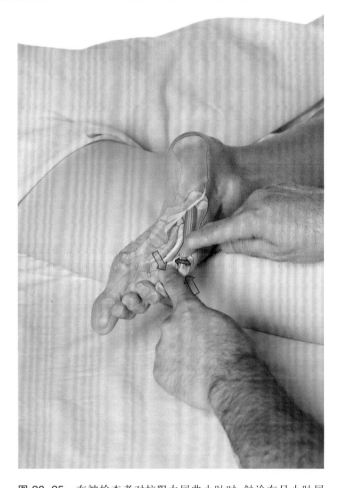

图 20-25　在被检查者对抗阻力屈曲小趾时,触诊右足小趾屈肌。

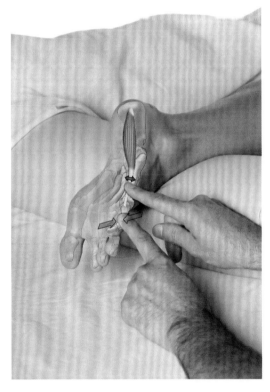

图 20-24　在被检查者对抗阻力外展小趾时,触诊右足小趾展肌。

 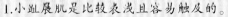 **足小趾展肌触诊笔记**

1. 小趾展肌是比较表浅且容易触及的。

2. 在跖趾关节外展小趾是向着足外侧的运动。

3. 尽管全部小趾展肌都能被触及,但其远端 1/2 最容易被触及。

4. 许多被检查者无法单独做出外展小趾的动作,如果这种情况发生,可以将辅助手的手指置于小趾近节趾骨外侧,并要求被检查者将小趾推向

辅助手的手指。手指按压的阻力常有助于被检查者产生外展运动。

5. 为了识别足小趾展肌和小趾屈肌的边缘,要确保被检查者在外展小趾时没有屈曲小趾。如果有必要,可以让被检查者在跖趾关节外展和伸展小趾。伸展动作将会交互抑制和放松小趾屈肌。

小趾展肌和小趾屈肌——俯卧位(续)

小趾屈肌触诊笔记

1.小趾的趾短屈肌和趾长屈肌位于小趾屈肌浅层。因此,要想把小趾屈肌和它们区分开是困难的,因为小趾屈曲时它们是同时收缩的。

2.为了区分开小趾屈肌与趾短屈肌和趾长屈肌,可以尝试着让被检查者独立在跖趾关节屈曲小趾时保持小趾伸直。这样可以使小趾屈肌比趾短屈肌和趾长屈肌更多地收缩。但是,很多被检查者做不出这个动作。

扳机点

1.小趾展肌和小趾屈肌的扳机点(图 20-26)通常源于或出现于急性损伤或慢性肌肉过度使用(如在较软的沙滩上行走),长时间保持引起肌肉持续拉长的姿势(如穿高跟鞋),穿着不合脚的鞋子(鞋太紧或鞋带绑得太紧,穿尖头的鞋),穿着使足趾处于屈曲位的鞋(不允许跖趾关节运动),足部固定在过度旋前的位置 (需要足固有肌更多地收缩以提供稳定),足结构畸形、扭伤或跖骨应力性骨折。

2.小趾展肌和小趾屈肌的扳机点易引起足部疼痛(尤其是承重的时候),行走时疼痛,小趾跖趾关节内收或伸直的动作幅度减小或疼痛,足部肌肉痉挛或止痛步态。

3.小趾展肌和小趾屈肌的扳机点牵涉痛模式必须与小趾短屈肌、足底骨间肌、足背侧骨间肌、止于第 4 和第 5 趾的足蚓状肌、蹈展肌、趾长屈肌的扳机点牵涉痛模式相鉴别。

4.小趾展肌和小趾屈肌的扳机点常会被误诊为足底筋膜炎、跖骨应力性骨折或跗骨关节功能紊乱。

5.相关的扳机点往往发生在趾短屈肌。

6.注意:小趾展肌和小趾屈肌有共同的牵涉痛模式。

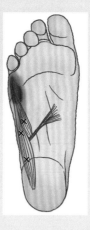

图 20-26 小趾展肌和小趾屈肌的扳机点和牵涉区域的跖面观。

其他触诊体位——仰卧位

足小趾展肌和足小趾屈肌在仰卧位也很容易被触及。

触诊要点

小趾展肌:在足外侧触诊,上下弹拨。

小趾屈肌:当屈曲小趾时,横跨第 5 跖骨跖面触诊。

小趾展肌和小趾屈肌——俯卧位(续)

小趾展肌和小趾屈肌的牵伸(图 20-27)

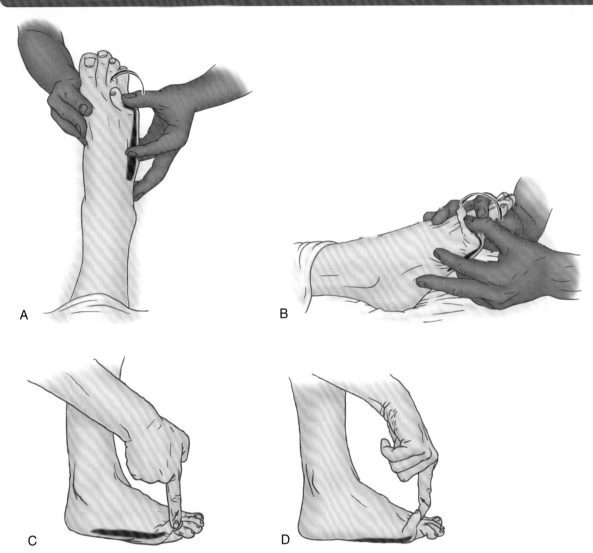

图 20-27　右足小趾展肌和小趾屈肌的牵伸。每块肌肉都是通过在跖趾关节活动小趾来牵伸。对于小趾展肌,通过小趾内收和伸展来牵伸。对于小趾屈肌,通过小趾伸展来牵伸。(A,B)治疗师辅助牵伸小趾展肌和小趾屈肌。注意:治疗师的另一只手用来固定被检查者的足部。(C,D)被检查者自我牵伸小趾展肌和小趾屈肌。

小趾展肌和小趾屈肌——俯卧位(续)

 绕行方法

足蚓状肌

足部有 4 条蚓状肌，从内侧到外侧分别是第 1~4 蚓状肌。虽然它们都位于足部跖底第 2 层肌肉，但是比较容易被触诊。它们起于趾长屈肌肌腱远端，止于趾长伸肌肌腱的远端(图 20 28A)，负责在跖趾关节屈曲和在趾间关节伸展第 2~5 趾。为了触诊这几块肌肉，应该在跖底跖骨间隙进行触诊。如果被检查者能做出伸展第 2~5 趾同时屈曲跖趾关节这一动作，嘱其做出该动作，并感受肌肉的收缩。为了牵伸蚓状肌，需要在跖趾关节伸展第 2~5 趾的同时屈曲趾间关节(图 20-28B)。

足底骨间肌

足部有 3 块足底骨间肌，从内向外分别是第 1~3 足底骨间肌，起于第 3~5 跖骨，止于第 3~5 近节趾骨的内侧面(图 20-28C)，位于蚓状肌的深部；部分位于趾短屈肌和跖底筋膜深部。它们的主要功能是在跖趾关节内收第 3~5 趾。然而，很多被检查者不能单独完成足趾内收动作。由于位置比较深且内收困难，足底骨间肌通常很难被触及且不易与周围的软组织相区别。为了牵伸它们，需要在跖趾关节外展第 3~5 趾(远离第 2 趾)(图 20-28D)。

扳机点

1.造成足蚓状肌和足底骨间肌的扳机点的原因与小趾展肌的扳机点相同，而且产生的症状也大致相同。

2.像很多跖侧固有肌一样，足蚓状肌和足底骨间肌扳机点易产生足部酸痛（尤其是承重的时候），行走时疼痛，跖趾关节伸展幅度减少或疼痛，足部肌肉痉挛，或止痛步态。

3.足蚓状肌和足底骨间肌的扳机点牵涉痛模式与足背侧骨间肌相似，其扳机点常会被误诊为足底筋膜炎、跖骨应力性骨折、跗骨关节功能紊乱，或跖骨间趾神经卡压。

4.相关的扳机点往往发生在趾短屈肌、跗短屈肌和小趾屈肌。

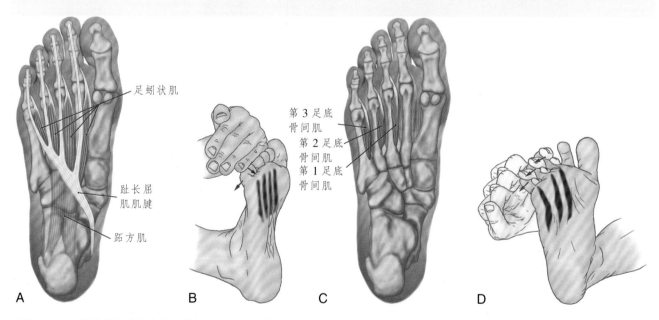

图 20-28　右足足蚓状肌和足底骨间肌。(A)足蚓状肌的跖面观，跖方肌被阴影化。(B)足蚓状肌的牵伸，在跖趾关节屈曲第 2~5 趾和在趾间关节伸展第 2~5 趾。(C)足底骨间肌的跖面观，足背侧骨间肌被阴影化。(D)足底骨间肌的牵伸。在跖趾关节外展第 3~5 趾。

趾短屈肌(图 20-29)——俯卧位

☑ 附着点

☐ 跟骨结节

至

☐ 第 2~5 中间趾骨跖面

☑ 运功功能

☐ 在跖趾关节和近端趾间关节屈曲第 2~5 趾

初始体位(图 20-30)

■ 被检查者取俯卧位

■ 治疗师坐在床尾

■ 触诊手放在近端足部跖面的中间

■ 如果需要施加阻力,辅助手的手指放在第 2~5 近端趾骨或中间趾骨的跖面。

触诊步骤

1. 嘱被检查者在跖趾关节屈曲第 2~5 趾,感受趾短屈肌的收缩。如有必要,用辅助手施加阻力(图 20-31)。

2. 定位到趾短屈肌后,向近端跟骨方向进行垂直肌纤维方向的弹拨触诊,然后尽可能地向远端触诊。

3. 一旦明确趾短屈肌,嘱被检查者放松,触诊评估肌肉的基础张力。

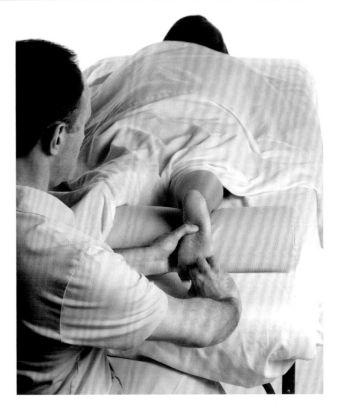

图 20-30 俯卧位触诊趾短屈肌的初始体位。

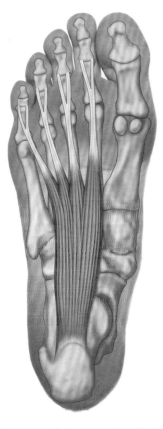

图 20-29 右足趾短屈肌的跖面观。

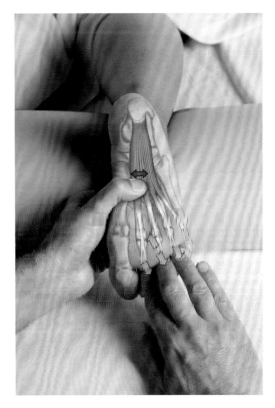

图 20-31 被检查者右足对抗阻力屈曲第 2~5 趾时,触诊趾短屈肌。

趾短屈肌——俯卧位(续)

触诊笔记

1.尽管趾短屈肌位于跖底筋膜深部,通常可以很容易触及趾短屈肌肌腹的收缩。

2.趾短屈肌的深层是趾长屈肌的远端肌腱。由于屈曲第2~5趾时这两块肌肉同时收缩,因此想把它们区分开来是困难的。尤其是在足的远端,趾短屈肌肌腱直接叠加于趾长伸肌。

3.为了将趾短屈肌及其深层的趾长屈肌区分开,可以让被检查者单独屈曲跖趾关节,同时伸展趾间关节。相比趾长屈肌,这将会增大趾短屈肌的运动。然而,很多被检查者不能完成这个动作。

4.在足的近端跖方肌位于趾短屈肌深部,且其具有屈曲第2~5足趾的功能。因此,这两块肌肉相互区分开也是困难的。

其他触诊体位——仰卧位

被检查者取仰卧位,趾短屈肌也比较容易被触及。

触诊要点

屈趾时,在足近端跖面中线上触诊。

扳机点

1.趾短屈肌的扳机点(图 20-32)通常源于或出现于急性损伤或慢性的肌肉过度使用(如在较软的沙滩上行走),长时间保持引起肌肉持续拉长的姿势(如穿高跟鞋),穿着不合脚的鞋子(鞋太紧或鞋带绑得太紧,穿尖头鞋),穿着使足趾处于屈曲位的鞋(不允许跖趾关节运动),足部固定在过度旋前的位置(需要足固有肌更多地收缩以提供稳定),足趾畸形、扭伤或跖骨应力性骨折。

2.小趾展肌和小趾屈肌的扳机点易产生足部酸痛无力(尤其是承重的时候),步行时疼痛,在跖趾关节伸展第2~5趾时疼痛或活动幅度减少,足底筋膜炎、足部痉挛、止痛步态。

3.趾短屈肌的扳机点牵涉痛模式必须与拇收肌、趾长屈肌、拇长屈肌、小趾展肌、拇短屈肌、足底骨间肌和背侧骨间肌、足蚓状肌的扳机点牵涉痛模式相鉴别。

4.趾短屈肌的扳机点常会被误诊为足底筋膜炎、跖骨应力性骨折或跗骨关节功能紊乱。

5.相关扳机点经常发生在趾长屈肌、拇短屈肌、小趾屈肌。

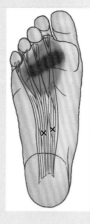

图 20-32 趾短屈常见扳机点和牵涉区域的跖面观。

趾短屈肌——俯卧位(续)

趾短屈肌的牵伸(图 20-33)

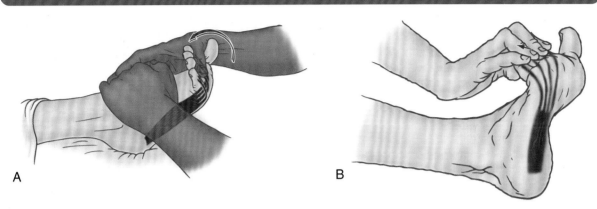

图 20-33　右足趾短屈肌的牵伸。趾短屈肌牵伸通过在跖趾关节和近端趾间关节伸展第 2~5 趾来进行。(A)治疗师辅助牵伸，注意：治疗师的另一只手常用于固定被检查者的足部。(B)被检查者自我牵伸。

绕行方法

跖方肌

　　跖方肌(图 20-34)起于跟骨，止于趾长屈肌肌腱远端。为了触诊到这块肌肉，手须置于足跖面近端中线，嘱被检查者屈曲第 2~5 趾。由于跖方肌位于趾短屈肌深部，且两块肌肉都具有屈曲第 2~5 趾功能，所以要触诊并与趾短屈肌区别开来是很困难的。

扳机点

　　1.跖方肌扳机点和趾短屈肌的扳机点具有同样的产生原因(尽管它们的牵涉区域完全不一样)。

　　2.跖方肌的扳机点牵涉痛模式必须要与比目鱼肌和跛外展肌的扳机点牵涉痛模式相区别。

　　3.相关扳机点往往发生在趾短屈肌和趾长屈肌。

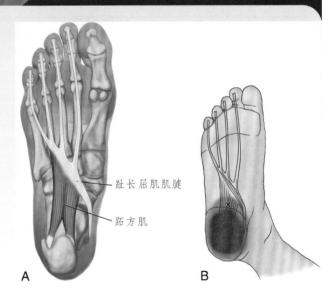

趾长屈肌肌腱

跖方肌

图 20-34　右足跖方肌。(A)跖方肌的跖面观。(B)跖方肌常见扳机点相牵涉区域的跖面内侧观。

足部固有肌

接下来的快速触诊回顾是本章肌肉触诊方案的概括。如果你仔细阅读并理解目前为止呈现的每个方案,快速触诊回顾会让你快速和有效地串联本章中所有肌肉的触诊方法。

被检查者取仰卧位

为了触诊下列足背侧固有肌,被检查者取仰卧位,膝下置一垫子,治疗师坐在被检查者患侧面。

1.趾短伸肌和蹞短伸肌:在外踝远端足背上,观察、定位、触诊趾短伸肌和蹞短伸肌肌腹。在被检查者在跖趾关节和趾间关节伸直第2~4趾,以及在跖趾关节伸直蹞趾时感受它们的收缩。趾短伸肌肌腹位于共同伸肌肌腹外侧,蹞短伸肌肌腹位于共同伸肌肌腹内侧。一旦感觉到肌肉收缩,嘱被检查者交替收缩和放松肌肉,垂直肌纤维方向弹拨,直至触及每个肌腱在远端足趾的止点。如有必要,可以施加阻力。

2.足背侧骨间肌:在足背跖骨间进行触诊。要确定触及的是足背侧骨间肌,嘱被检查者外展该肌肉所连接的足趾。位于第4和第5跖骨间的第4跖骨肌外展第4趾;位于第3和第4跖骨间的第3跖骨肌外展第3趾;位于第2和第3跖骨间的第2跖骨肌向腓侧外展第2趾;第1和第2跖骨间的第1跖骨肌向胫侧外展第2趾。尽可能地向远端和近端触诊。如有必要,可以施加阻力。

被检查者取俯卧位

为了触诊下列足底固有肌,被检查者取俯卧位,踝前侧置一垫子,治疗师坐在床尾。

3.蹞展肌:在足内侧靠近跖面触诊,当被检查者在跖趾关节外展蹞趾时,感受蹞外展肌肌腹的收缩。一旦明确定位到,尽可能向近端和远端垂直肌纤维进行弹拨触诊。如有必要,可以施加阻力。

4.小趾展肌:在足外侧靠近跖面触诊,当被检查者在跖趾关节外展小趾时,感受小趾外展肌肌腹的收缩。一旦定位到,尽可能向近端和远端垂直肌纤维进行弹拨触诊。如有必要,可以施加阻力。

5.趾短屈肌:在近端足底中间处触诊,当被检查者在跖趾关节和趾间关节屈曲第2~5趾时,感受趾短屈肌肌腹的收缩。一旦定位到,尽可能向近端跟骨和远端垂直肌纤维进行弹拨触诊。如有必要,可以施加阻力。绕行方法:当被检查者屈曲第2~5趾时,跖方肌可以在足跖底近端中线被触及。但是,因为它位于趾短屈肌深部,所以很难将它们区分开。

6.蹞短屈肌:在第1跖骨的跖面触诊,当被检查者在跖趾关节屈曲蹞趾时,感受蹞短屈肌肌腹的收缩。一旦定位到,尽可能向近端和远端垂直肌纤维进行弹拨触诊。如有必要,可以施加阻力。

7.小趾屈肌:在第5跖骨跖面触诊,当被检查者在跖趾关节屈曲小趾时,感受小趾屈肌肌腹的收缩。一旦定位到,尽可能向近端和远端垂直肌纤维进行弹拨触诊。如有必要,可以施加阻力。绕行方法:①足蚓状肌可在足底跖骨间被触及,如果可能的话,可以嘱被检查在跖趾关节屈曲第2~5趾和伸展趾间关节;②足底骨间肌是很难被触诊和鉴别的。为了尝试触及它,嘱被检查被检查者内收第3~5趾时在足底第2~5跖骨间进行触诊。

复习题

1. 列出蹈短伸肌的附着点。

2. 列出小趾展肌的附着点。

3. 足蚓状肌有什么功能？

4. 足背侧骨间肌有什么功能？

5. 当触诊趾短伸肌时，治疗师应该在什么位置施加阻力？

6. 触诊蹈短伸肌时，不能单独运动足趾的被检查者，在伸展足趾时其他足趾的运动多于蹈趾，这种情况下最好的处理方法是什么？

7. 哪个没有关联的关节运动会影响足背侧骨间肌的触诊，为什么？

8. 如果被检查者不能外展蹈趾，还有什么方法可以帮助治疗师触诊蹈外展肌？

9. 蹈短屈肌位于跖底哪一层？

10. 嘱被检查者收缩足底骨间肌会产生什么运动？

11. 跖方肌直接位于哪块肌肉下面，它会产生什么运动？

12. 哪块足部固有肌的扳机点牵涉痛位于足跟？

13. 哪块肌肉的扳机点会卡压足底内侧和外侧神经？

14. 如何牵伸足背侧骨间肌？

15. 如何牵伸小趾展肌？

16. 趾短伸肌和蹈短伸肌结构和功能有什么关系？

17. 简述小趾展肌和小趾屈肌边缘的鉴别方法。

案例学习

一位 38 岁女性因足部疼痛就诊，当她步入治疗室时，观察到其跛行，并且右脚支撑相对变短。

病史表明，她从 20 岁起就是一名跑步爱好者，偶尔足部和腿部会疼痛、不适。在 30 岁时，被检查者的双足发生足底筋膜炎，但左侧在 6 个月内缓解，右侧仍然存在。直到 35 岁，在右足的疼痛仍没有缓解的情况下，她接受了足底筋膜松解手术。在恢复和物理治疗后，疼痛明显减轻，偶尔有不适。但是，在最近两个月，疼痛又出现了。她指出疼痛位于足内侧，从蹈趾到足跟，偶尔会扩散到跟骨前面或远端的足背侧。足底偶尔还会有刺痛和痒的感觉。

物理检查发现右足过度旋前，内侧纵弓柔软，且足趾屈曲活动减少。被检查者提供的最近的 X 线片报告显示第 2 和第 3 跖骨有陈旧性应力性骨折迹象，且伴有跟骨骨刺。

1. 基于症状，你推测该名被检查者的哪块肌肉可能是紧张的？

2. 该名被检查者的足底筋膜松解手术效果如何？

3. 该名被检查者的初步处理可能包括哪些内容？

（薛学永 译　厦楠 周大成 校）

附 录

人体骨骼肌名称

索 引

好书推荐

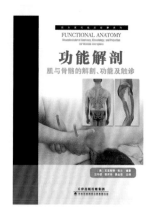

功能解剖:肌与骨骼的解剖、功能及触诊
著者:(美)克里斯蒂·凯尔
主译:汪华侨,郭开平,麦全安
精装 • 198.00 元
内容简介: 本书的目的在于帮助读者了解人体解剖学结构的协作及产生运动的原理,按照由深及表建立的解剖区域进行阐述,这种编写方式能够帮助读者理解静态结构,如骨、韧带、关节囊与肌的动态功能关系,以及练习系统的触诊技能。本书总论中详细讨论了人体的基本结构和系统,如人体层次结构、解剖学术语和运动;并对骨和关节进行深入探讨,包括其基本结构,不同的形状、功能、分类及不同类型骨和关节的位置;最后探讨骨骼肌的功能、特性、纤维方向和分类,产生的不同类型收缩及如何调节等。各论则针对人体各特定部位进行论述,按照统一的格式编排,便于查找,且帮助读者更深刻地理解人体结构和功能,进而掌握治疗的技巧。

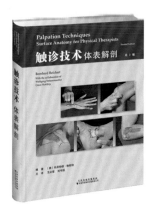

触诊技术:体表解剖
著者:(德)伯恩哈德·赖歇特
主译:王红星,刘守国
精装 • 198.00 元
内容简介: 《触诊技术:体表解剖》作者结合自己多年物理治疗、手法治疗的丰富临床经验,围绕人体所有主要肌肉骨骼区域提供了分层和分区域识别解剖结构的方法。这是一本非常完美的有关触诊技术操作和应用的图解指南,层次清晰,进阶式描述,配有800余幅直接描绘在皮肤上的关于肌肉、骨骼和韧带的人体实例结构图,并图解每一个解剖区域的功能意义。原版书有读者评论道:"想要学习触诊的学生,以及想要对触诊进行深入研究的经验丰富的临床医生,将会发现该书是一个很好的学习资源。"

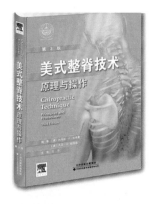

美式整脊技术:原理与操作
著者:(美)托马斯·F.伯格曼,大卫·H.彼得森
主译:王平
精装 • 180.00 元
内容简介: 本书原版在美国整脊行业影响力较大,被美国国家整脊考试委员会列为整脊实践考试的重要参考书,其中译本是目前我国第一本系统介绍美式整脊技术的专业类图书,它综合展示了成熟的美式手法矫正技术,既有解剖学和生物力学的基础理论,也有可操作性的实践展示,同时配图1300余幅,使内容更加清晰直观。全书内容共分七章,系统讲述了整脊行业相关的基本知识、原理和实践技巧,包括:整脊行业的概况,关节解剖和基础生物力原理,关节评估的原则和程序,矫正技术的原理,脊柱的解剖结构、生物力学及评定和整脊技巧,非脊柱关节技术,关节松动术、牵引和软组织矫形等非推力操作技术。

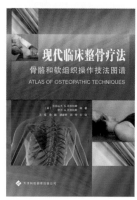

现代临床整骨疗法:骨骼和软组织操作技法图谱
著者:(美)亚历山大·S.尼科拉斯,伊万·A.尼科拉斯
主译:王超,章越等
精装 • 198.00 元
内容简介: 本书共分为两个部分。第一部分介绍整骨疗法的基本原理,以及肌肉、骨骼动静态检查方法;第二部分介绍整骨疗法的具体操作手法,分章节详细论述不同部位相应的安全、恰当的操作手法,并附有1000多幅真人演示的操作步骤配对图片,以便可视化地指导读者操作。本书步骤清晰,浅显易懂且可操作性强,使读者能够把具体的手法及其诊疗规范联系起来。并强调术者同患者的互动,综合术者和患者双方身体、思想及精神的集合以提高手法疗效,操作简便易于掌握。该书不仅适合于医学生和临床医生作为学习整骨疗法的参考书,也可作为自身保健及家庭护理的健康指导用书。

扫码可购买